中文翻译版

哈里森风湿病学

Harrison's Rheumatology

原书第3版

〔美〕安东尼·福西（Anthony S. Fauci） 著

田新平 曾小峰 主译

译　者（以姓氏笔画为序）

王　立	王　迁	尤　欣	田新平	史　群	刘金晶
苏金梅	李　菁	李梦涛	杨云娇	杨华夏	吴　迪
吴庆军	吴婵媛	冷晓梅	沈　敏	张　文	张　莉
张　烜	张上珠	陈　华	赵　岩	赵久良	赵丽丹
周佳鑫	郑文洁	侯　勇	姜　楠	费允云	徐　东
彭琳一	蒋　颖	曾小峰

科学出版社

北　京

图字：01-2017-7666

内 容 简 介

本书为世界风湿病学经典专著，由北京协和医院著名风湿病专家田新平、曾小峰教授领衔翻译，多名风湿病专家共同参与。全书包括3部分24章，分别介绍了：风湿病，包括免疫介导的损伤性疾病、关节及关节周围组织疾病等；免疫介导的损伤性疾病，包括系统性红斑、类风湿抗磷脂综合征、关节炎等；关节及关节周围组织疾病，包括关节及肌肉骨骼疾病的诊断思路，骨关节炎、痛风及其他晶体相关性关节炎等。最后是自测题，并进行了详尽的解析，用于强化理解全书的重点和难点。

本书是风湿病相关专业医生、科研人员、医学院校学生的必备参考书，还适合用于内科系统的医学继续教育工作。

图书在版编目(CIP)数据

哈里森风湿病学（原书第3版）/（美）安东尼·福西（Anthony S. Fauci）著；田新平，曾小峰主译. — 北京：科学出版社，2018.4
  书名原文：Harrison's Rheumatology
  ISBN 978-7-03-055994-4

Ⅰ. ①哈… Ⅱ. ①安… ②田… ③曾… Ⅲ. ①风湿性疾病 Ⅳ. ① R593.2

中国版本图书馆 CIP 数据核字 (2017) 第 312892 号

责任编辑：路 弘 / 责任校对：李 影
责任印制：李 彤 / 封面设计：龙 岩

版权所有，违者必究，未经本社许可，数字图书馆不得使用

Anthony S. Fauci, Carol A. Langford
Harrison's Rheumatology
ISBN 978-0-07-181484-3
Copyright © 2013 by McGraw-Hill Education.
All Rights reserved. No part of this publication may be reproduced or transmitted in any form or by any means, electronic or mechanical, including without limitation photocopying, recording, taping, or any database, information or retrieval system, without the prior written permission of the publisher.

This authorized Chinese translation edition is jointly published by McGraw-Hill Education and Medical and Health Branch of Science Press.This edition is authorized for sale in the People's Republic of China only, excluding Hong Kong, Macao SAR and Taiwan.
Translation Copyright © 2017 by McGraw-Hill Education and Medical and Health Branch of Science Press.

版权所有。未经出版人事先书面许可，对本出版物的任何部分不得以任何方式或途径复制或传播，包括但不限于复印、录制、录音，或通过任何数据库、信息或可检索的系统。

本授权中文简体字翻译版由麦格劳-希尔（亚洲）教育出版公司和中国科技出版传媒股份有限公司（科学出版社）合作出版。此版本经授权仅限在中华人民共和国境内（不包括香港特别行政区、澳门特别行政区和台湾）销售。

版权 © 2017 由麦格劳-希尔（亚洲）教育出版公司与中国科技出版传媒股份有限公司（科学出版社）所有。

本书封面贴有McGraw-Hill Education公司防伪标签，无标签者不得销售。

北京市版权局著作权合同登记号：01-2017-7666

科 学 出 版 社 出版
北京东黄城根北街16号
邮政编码：100717
http://www.sciencep.com

北京建宏印刷有限公司印刷
科学出版社发行　各地新华书店经销

*

2018年4月第　一　版　开本：889×1094　1/16
2021年9月第四次印刷　印张：19
字数：595 000

定价：120.00 元
（如有印装质量问题，我社负责调换）

HARRISON'S™ RHEUMATOLOGY

3rd Edition

EDITOR

Anthony S. Fauci, MD
Chief, Laboratory of Immunoregulation;
Director, National Institute of Allergy and Infectious Diseases,
National Institutes of Health
Bethesda, Maryland

ASSOCIATE EDITOR

Carol A. Langford, MD, MHS
Harold C. Schott Chair
Associate Professor of Medicine
Director, Center for Vasculitis Care and Research
Department of Rheumatic and Immunologic Diseases
Cleveland Clinic
Cleveland, Ohio

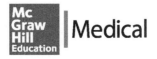

New York   Chicago   San Francisco   Lisbon   London   Madrid   Mexico City
Milan   New Delhi   San Juan   Seoul   Singapore   Sydney   Toronto

CONTRIBUTORS

原著者

Robert C.Basner,MD
Professor of Clinical Medicine, Division of Pulmonary, Allergy, and Critical Care Medicine, Columbia University College of Physicians and Surgeons, New York, New York [Appendix]

Robert P.Baughman,MD
Department of Internal Medicine, University of Cincinnati Medical Center, Cincinnati, Ohio [14]

Cynthia D.Brown,MD
Assistant Professor of Medicine, Division of Pulmonary and Critical Care Medicine, University of Virginia, Charlottesville, Virginia [Review and Self-Assessment]

Jonathan Carapetis,PhD,MBBS,FRACP,FAFPHM
Director, Menzies School of Health Research, Charles Darwin University, Darwin, Australia [7]

Lan X.Chen,MD,PhD
Penn Presbyterian Medical Center, Philadelphia, Pennsylvania [20]

Leslie J.Crofford,MD
Gloria W.Singletary Professor of Internal Medicine; Chief, Division of Rheumatology, University of Kentucky, Lexington, Kentucky [22]

John J.Cush,MD
Director of Clinical Rheumatology, Baylor Research Institute, Dallas, Texas [18]

Marinos C.Dalakas,MD,FAAN
Professor of Neurology, Department of Pathophysiology, National University of Athens Medical School, Athens, Greece [17]

Betty Diamond,MD
The Feinstein Institute for Medical Research, North Shore LIJ Health System; Center for Autoimmunity and Musculoskeletal Diseases, Manhasset, New York [3]

Andrew J.Einstein,MD,PhD
Assistant Professor of Clinical Medicine, Columbia University College of Physicians and Surgeons; Department of Medicine, Division of Cardiology, Department of Radiology, Columbia University Medical Center and New York-Presbyterian Hospital, New York, New York [Appendix]

Anthony S.Fauci,MD,DSc(Hon),DM&S(Hon),DHL (Hon),DPS(Hon),DLM(Hon),DMS(Hon)
Chief, Laboratory of Immunoregulation; Director, National Institute of Allergy and Infectious Diseases, National Institutes of Health, Bethesda, Maryland [1, 11]

David T.Felson,MD,MPH
Professor of Medicine and Epidemiology; Chair, Clinical Epidemiology Unit, Boston University School of Medicine, Boston, Massachusetts [19]

Bruce C.Gilliland,a MD
Professor of Medicine and Laboratory Medicine, University of Washington School of Medicine, Seattle, Washington [24]

Bevra Hannahs Hahn,MD
Professor of Medicine, University of California, Los Angeles, David Geffen School of Medicine, Los Angeles, California [4]

Barton F.Haynes,MD
Frederic M.Hanes Professor of Medicine and Immunology, Departments of Medicine and Immunology; Director, Duke Human Vaccine Institute, Duke University School of Medicine, Durham, North Carolina [1]

Anna R.Hemnes,MD
Assistant Professor, Division of Allergy, Pulmonary, and Critical Care Medicine, Vanderbilt University Medical Center, Nashville, Tennessee [Review and Self-Assessment]

Daniel L.Kastner,MD,PhD
Scientific Director, National Human Genome Research Institute, National Institutes of Health, Bethesda, Maryland [15]

Alexander Kratz,MD,PhD,MPH
Associate Professor of Pathology and Cell Biology, Columbia

University College of Physicians and Surgeons; Director, Core
Laboratory, Columbia University Medical Center, New York,
New York [Appendix]

Carol A. Langford, MD, MHS
Harold C. Schott Chair, Associate Professor of Medicine;
Director, Center for Vasculitis Care and Research,
Department of Rheumatic and Immunologic Diseases, Cleveland
Clinic, Cleveland, Ohio [11, 13, 23, 24]

Peter E. Lipsky, MD
Charlottesville, Virginia [3, 18]

Elyse E. Lower, MD
Medical Oncology and Hematology, University of Cincinnati;
Oncology Hematology Care, Inc., Cincinnati, Ohio [14]

Lawrence C. Madoff, MD
Professor of Medicine, University of Massachusetts Medical School,
Worcester, Massachusetts; Director, Division of Epidemiology and
Immunization, Massachusetts Department of Public Health, Jamaica
Plain, Massachusetts [21]

Brian F. Mandell, MD, PhD, MACP, FACR
Professor and Chairman of Medicine, Cleveland Clinic Lerner
College of Medicine; Department of Rheumatic and Immunologic
Disease, Cleveland Clinic, Cleveland, Ohio [23]

Haralampos M. Moutsopoulos, MD, FACP, FRCP, Master
ACR
Professor and Director, Department of Pathophysiology, Medical
School, National University of Athens, Athens, Greece [5, 9, 12]

Gerald T. Nepom, MD, PhD
Director, Benaroya Research Institute at Virginia Mason; Director,
Immune Tolerance Network; Professor, University of Washington
School of Medicine, Seattle, Washington [2]

Michael A. Pesce, PhD
Professor Emeritus of Pathology and Cell Biology, Columbia
University College of Physicians and Surgeons; Columbia
University Medical Center, New York, New York [Appendix]

H. Ralph Schumacher, MD
Professor of Medicine, Division of Rheumatology, University of
Pennsylvania, School of Medicine, Philadelphia, Pennsylvania [20]

David C. Seldin, MD, PhD
Chief, Section of Hematology–Oncology, Department of
Medicine; Director, Amyloid Treatment and Research Program,
Boston University School of Medicine; Boston Medical Center,
Boston, Massachusetts [16]

Ankoor Shah, MD
Department of Medicine, Division of Rheumatology and
Immunology, Duke University Medical Center, Durham,
North Carolina [6]

Martha Skinner, MD
Professor, Department of Medicine, Boston University School of
Medicine, Boston, Massachusetts [16]

Kelly A. Soderberg, PhD, MPH
Director, Program Management, Duke Human Vaccine Institute,
Duke University School of Medicine, Durham, North Carolina [1]

E. William St. Clair, MD
Department of Medicine, Division of Rheumatology and Immunology,
Duke University Medical Center, Durham, North Carolina [6]

Joel D. Taurog, MD
Professor of Internal Medicine, Rheumatic Diseases Division,
University of Texas Southwestern Medical Center, Dallas,
Texas [10]

Athanasios G. Tzioufas, MD
Professor, Department of Pathophysiology, National University of
Athens School of Medicine, Athens, Greece [9]

John Varga, MD
John Hughes Professor of Medicine, Northwestern University
Feinberg School of Medicine, Chicago, Illinois [8]

Panayiotis G. Vlachoyiannopoulos, MD
Associate Professor of Medicine–Immunology, Department of
Pathophysiology, Medical School, National University of Athens,
Athens, Greece [5]

Charles M. Wiener, MD
Dean/CEO Perdana University Graduate School of Medicine,
Selangor, Malaysia; Professor of Medicine and Physiology, Johns
Hopkins University School of Medicine, Baltimore, Maryland
[Review and Self–Assessment]
Harrison_

PREFACE

译者前言

风湿病学是内科学中年轻的专科分支,其发展历史短于其他经典的内科学专科。但毋庸置疑的是,随着免疫学基础研究和基因技术突飞猛进的发展,风湿病学近年来已经成为医学领域中最活跃、发展最快的学科之一,不仅有越来越多的风湿病被大家所认知,而且层出不穷的新的治疗手段也充分反映出风湿病学的飞速发展。可以说,随着风湿病学的发展,风湿病学已经成为内科学中不可或缺的重要组成部分,了解和掌握风湿病学知识是成为一个合格的内科医师的基本要求。

《哈里森风湿病学》第3版在基础理论部分中加入了经证实的新的研究成果,在临床诊治方面增加了最前沿的诊治方法、治疗理念与相关技术,有些章节还根据内容的需要重新编写。可以说,第3版《哈里森风湿病学》既是内科研究人员了解风湿病学研究进展、内科临床医师了解风湿病学诊治知识的教科书,也是风湿病专科医师掌握本领域最前沿概念与知识的必备工具书。书中的复习题不仅可以作为读者是否掌握书中重要内容和知识点的标准,也可作为风湿科人员业务培训的自测练习。

作为一本译著,书中的一些统计数据,一些疾病的发病情况,与我国的实际情况可能不十分相符,但作为一本教科书式的经典参考工具书,还是具有很高参考价值并且非常值得阅读的。

北京协和医院　田新平　曾小峰
2018年4月

PREFACE
原著前言

欢迎来到《哈里森风湿病学》第3版的世界。本分册由第18版《哈里森内科学》中的风湿病学和免疫病学等章节组成。最初引入本分册的目的是为临床医师提供一个风湿病诊治知识的平台，有助于让广大的医师认识到风湿病学在内科临床实践中的重要性。随着风湿病领域的不断成长和世界人群构成的改变，尤其是老年人数的增加，随着时间的推移，搭建这个平台的意义越来越重大。

任何年龄的人都可以患风湿病，但多种类型的关节炎和结缔组织病的发病率随年龄的增长而升高，如骨关节炎、类风湿关节炎、干燥综合征、晶体性关节病、风湿性多肌痛和巨细胞动脉炎。目前全球人口持续增长，近来调查发现目前世界有70亿人口，其中美国的居住人口有3亿，人口的预期寿命也在持续升高，据估计到2030年，美国有20%以上的人口在65岁以上。虽然医学的发展能够使许多老年人活得更久、生活得更健康，但这不能改变世界人口中会有越来越多的人患风湿病，并需要进行相应的治疗。

人类对风湿病相关病理生理和治疗的了解也在快速深入，对我们应对这样的挑战有很大的帮助。风湿病和免疫学之间的密切关系促使我们对风湿病发病机制的生物医学进行研究。在很短的时间里，一些有关免疫系统在风湿病发病中的作用的假说也从最初的炎症组织学发展为更加详尽和精准的研究。这些研究成果与我们能够影响特异性免疫功能的能力共同改变了风湿病的治疗。在每一版的《哈里森风湿病学》中，我们都会引入诸如缓解疼痛、减轻关节和器官损害、改善患者整体预后的新观念，这大大提高了我们预测风湿病学新进展的能力。

随着患者数量和科学信息的不断扩展，临床医生对风湿病学知识的需求也越来越高。《哈里森风湿病学》的主要目的是提供最前沿的风湿病学知识，我们也希望这本书能够激发大家对这个充满活力的领域里相关的临床和科学研究的兴趣。在风湿病诊断的挑战性、多系统疾病的本质和治疗的复杂性等许多方面，都充分体现了内科学的基本原理与原则。由于目前风湿病学具有提高患者生活质量和改善患者日常生活能力，以及将危及生命的疾病转变成慢性疾病的潜力，使临床医师具备了能够显著改变风湿病患者短期和长期预后的能力。风湿病学能够将不断的技术进步与充满技巧、同情心和有意义的治疗巧妙结合提示我们，这就是我们选择毕生不断追求医学发展的原因所在。

如果没有我们非常优秀的作者，不可能有本分册的出版。更重要的是要认识到有许多致力于在本书中风湿病学和免疫学基础研究、转化医学和临床研究及其进展的人员为本书所做出的贡献。本书的编辑人员希望《哈里森风湿病学》能够提高您的风湿病诊治水平，增强您应对风湿病这个充满挑战的专科领域的能力。

Anthony S. Fauci, MD
Carol A. Langford, MD, MHS

目 录

第一部分 风湿病 ... 1
- 第 1 章 免疫系统简介 ... 3
- 第 2 章 主要组织相容性基因复合体 ... 44
- 第 3 章 自身免疫和自身免疫性疾病 ... 56

第二部分 免疫介导的损伤性疾病 ... 63
- 第 4 章 系统性红斑狼疮 ... 65
- 第 5 章 抗磷脂综合征 ... 80
- 第 6 章 类风湿关节炎 ... 83
- 第 7 章 急性风湿热 ... 99
- 第 8 章 系统性硬化症（硬皮病）及相关疾病 ... 105
- 第 9 章 干燥综合征 ... 120
- 第 10 章 脊柱关节病 ... 124
- 第 11 章 血管炎综合征 ... 138
- 第 12 章 贝赫切特病 ... 158
- 第 13 章 复发性多软骨炎 ... 160
- 第 14 章 结节病 ... 164
- 第 15 章 家族性地中海热和其他遗传性周期性发热 ... 174
- 第 16 章 淀粉样变性 ... 179
- 第 17 章 多发性肌炎、皮肌炎、包涵体肌炎 ... 187

第三部分 关节及关节周围组织疾病 ... 199
- 第 18 章 关节及肌肉骨骼疾病的诊治思路 ... 201
- 第 19 章 骨关节炎 ... 214
- 第 20 章 痛风及其他晶体相关性关节病 ... 225
- 第 21 章 感染性关节炎 ... 232
- 第 22 章 纤维肌痛症 ... 240
- 第 23 章 系统性疾病相关的关节炎和其他类型的关节炎 ... 244
- 第 24 章 肢体关节周围软组织疾病 ... 254

附录 复习和自测 ... 258

彩图 ... 283

第一部分　风湿病

第1章
Chapter 1
免疫系统简介

Barton F. Haynes　Kelly A. Soderberg　Anthony S. Fauci

定义

- 获得性免疫系统——近期发展而来的、由T细胞和B淋巴细胞介导的免疫应答系统。这些细胞介导的免疫反应是基于克隆型受体识别的特异性抗原，这些克隆型受体是生物体在发育和整个生命过程中基因重排的产物。其他获得性免疫系统的细胞还包括多种类型的抗原递呈细胞。

- 抗体——在B细胞发育过程中由重排的基因编码合成的、由B细胞产生的分子，抗体由免疫球蛋白重链和轻链构成，是B细胞受体与抗原结合的核心部分。抗体可以作为B细胞表面抗原识别分子存在，也可以以血浆和其他体液中的分泌分子形式存在（表1-13）。

- 抗原——能够被获得性和固有免疫系统识别的外源性或自身分子，会引起免疫细胞激活、T细胞活化和（或）B细胞产生抗体。

- 抗微生物肽——长度小于100个氨基酸的短肽，由固有免疫系统细胞产生，具有抗感染活性（表1-2）。

- 凋亡——细胞的程序化死亡过程，通过细胞表面的多种"死亡受体"［如肿瘤坏死因子（TNF）受体，CD95］引起一系列信号链级反应，包括半胱氨酸蛋白酶家族分子激活，导致DNA裂解和细胞死亡。凋亡并不会诱导过度的炎症反应，而与之相反的细胞坏死过程可以引发炎症反应。

- 自身免疫性疾病——获得性免疫系统的细胞如自体反应的T细胞和B细胞过度活化，并产生自身反应性T细胞和抗体反应。如系统性红斑狼疮和类风湿关节炎。

- 自身炎症性疾病——一种遗传性疾病，如遗传性周期性发热（HPFs），以反复发作的严重炎症和发热为特点，这是由于控制固有炎症反应的基因发生突变，即控制炎性小体的基因发生突变（见后文，表1-6）。患有HPFs的患者也有皮疹、浆膜和关节炎症，有些患者还会有神经系统症状。自身炎性疾病和自身免疫性疾病不同，在自身炎性疾病中没有获得性免疫细胞活化，如没有自身反应性B细胞存在的证据。

- B细胞抗原受体——在出生后B细胞发育过程中经过重排形成的表面分子复合体，由表面免疫球蛋白（Ig）和相应的Ig αβ链分子组成，Ig αβ链分子可以通过Ig重链和轻链的可变区识别表面抗原，同时给B细胞传导信号，使其最终分化产生抗原特异性抗体（图1-8）。

- B淋巴细胞——骨髓来源或相当于法氏囊结构来源的淋巴细胞，表达表面免疫球蛋白（B细胞结合抗原的受体），与抗原发生相互作用后能够分泌特异性的抗体（图1-2和图1-6）。

- 人类淋巴细胞分化抗原的CD分类技术——单克隆抗体技术的发展导致发现了大量新的白细胞表面分子。1982年，首届白细胞分化抗原国际工作组召开会议，创立了人类白细胞表面分子的命名法。此后，白细胞分化工作组又建立了白细胞抗原的分化簇（CD）分类方法（表1-1）。

- 趋化因子——指引并决定免疫细胞移动和循环通路的可溶性分子。

- 补体——血浆酶和效应蛋白的链级反应系列，其功能是溶解病原体和（或）使病原体成为网状内皮系统的中性粒细胞和单核细胞/巨噬细胞系细胞的吞噬目标（图1-5）。

- 共刺激分子——抗原递呈细胞表面的分子（如B7-1和B7-2，或CD40），当与活化T细胞表面的配体（如CD28或CD40配体）结合后可以激活T细胞（图1-7）。

- 细胞因子——通过与参与调节免疫细胞生长和活化的特异性细胞受体结合，介导正常的免疫反应和病理性炎症的可溶性蛋白质(表1-7,表1-9和表1-10)。

· 树突细胞——获得性免疫系统的髓系和(或)淋巴系抗原递呈细胞。未成熟的树突细胞或树突细胞前体,是先天免疫系统的主要组成成分,在感染的状态下能够产生大量细胞因子。树突细胞既可以通过合成细胞因子成为启动先天免疫反应的关键启动者,又可以通过向T淋巴细胞递呈抗原成为获得性免疫反应的启动者(图1-2,图1-3,表1-5)。

· 炎症小体——细胞内蛋白形成的大的细胞质复合物,将微生物产物的感知和细胞应激与具有蛋白水解活化作用的炎症细胞因子IL-1β和IL-18联系起来。炎症小体分子的活化是固有免疫系统识别细胞内的微生物和其他在健康和疾病状态均存在的危险信号反应的关键步骤(表1-6)。

· 先天(固有)免疫系统——古老的宿主免疫识别系统,具有能够识别病原体的生殖细胞系编码模式识别受体(PRRs),启动多种清除病原体的机制。先天免疫系统的细胞包括自然杀伤(NK)细胞、单核/巨噬细胞、树突细胞、中性粒细胞、嗜碱性粒细胞、嗜酸性粒细胞、组织肥大细胞和上皮细胞(表1-2到表1-5和表1-12)。

· 大颗粒淋巴细胞——先天免疫系统的淋巴细胞,含有嗜天青细胞毒性颗粒,具有NK细胞活性,能够杀伤不表达或少量表达自身主要组织相容性复合体(MHC)Ⅰ类分子的外来或宿主细胞(图1-4)。

· 自然杀伤细胞——大颗粒淋巴细胞,能够杀伤不表达或少量表达人类白细胞抗原(HLA)Ⅰ类分子的靶细胞,如肿瘤转化细胞和病毒感染的细胞。此外,在有自身MHCⅠ类分子存在的情况下,NK细胞可以表达具有抑制杀伤细胞功能的受体(图1-4)。

· 自然杀伤(NK)T细胞——与固有免疫系统相似功能的淋巴细胞,利用恒定的T细胞受体(TCR)-α链与有限的TCR-β链结合,并且会同时表达在NK细胞中常见的受体。NK T细胞识别细菌、病毒、真菌及原虫感染病原体的脂质抗原。

· 病原体相关分子模式(PAMPs)——许多微生物表达的恒定分子结构,在介导固有免疫反应时可以被宿主的模式识别受体所识别(图1-1)。

· 模式识别受体(PRRs)——固有免疫系统细胞表达的生殖细胞系编码模式识别受体,能够识别病原体相关分子模式(表1-3)。

· 多反应性天然抗体——由固有B细胞产生的早已存在的低亲和力抗体,与多种抗原发生交叉反应,并且在感染的时候可以结合、覆盖入侵病原体,并控制固有免疫反应以减缓感染,直到出现高亲和力的获得性保护性抗体反应。

· T细胞抗原受体(TCR)——出生后T细胞发育过程中发生重排的表面分子复合物,是由克隆型TCR-α和TCR-β链构成,TCR-α和TCR-β链与由恒定的γ、δ、ε、ζ和η链组成的CD3复合物相关。TCR-α和TCR-β链能够识别蛋白抗原的肽段,与抗原呈递细胞的MHCⅠ类或Ⅱ类分子相结合,通过CD3复合物传递信号来调节效应分子的功能(图1-7)。

· T细胞——胸腺来源淋巴细胞,介导获得性细胞免疫反应,包括辅助T细胞、调节T细胞和细胞毒T淋巴细胞等效应细胞(图1-2,图1-3,图1-7)。

· 耐受——是由于B和T淋巴细胞与外来或自身抗原接触时,在没有抗原递呈细胞表达共刺激分子的情况下出现的对抗原的无反应状态,无论是在中枢性的(胸腺中的T细胞或者骨髓中的B细胞)还是外周性的免疫器官,都可以通过多种机制诱导和维持对抗原的耐受。

概述

人类的免疫系统是由无脊椎和脊椎生物体进化而来的,具有精细复杂的防御机制,可以保护宿主不受微生物及其毒力因子伤害。其经过了数百万年的进化过程。正常的免疫系统有3个关键的特性:多种多样的抗原受体库,可以识别几乎无穷的病原体;免疫记忆,能够发起快速的记忆性免疫应答;以及免疫耐受,避免对正常的自身组织产生免疫损伤。人类从无脊椎生物那里继承了先天(固有)免疫系统,这一古老防御体系通过生殖细胞系编码的蛋白来识别病原体。固有免疫系统的细胞,如巨噬细胞、树突细胞和自然杀伤(NK)淋巴细胞,能够识别多种微生物共有的高度保守的病原体相关的分子模式(PAMPs),并通过在用多种多样的识别受体分子模式组(PRRs)来行使防御功能。先天免疫系统识别微生物的重要组成部分有:①通过生殖细胞系编码的宿主分子进行识别;②识别主要的微生物毒力因子,而不识别自身分子;③不识别对宿主无害的外来分子或微生物。巨噬细胞和NK细胞与病原体接触后可以直接杀伤病原体,或者与树突状细胞共同启动一系列机制,不仅可以减缓感染的发生,同时还能征募人体在近期进化过程中获得的免疫系统——获得性免疫系统。

获得性免疫仅见于脊椎动物，是以基因重排产生的T和B淋巴细胞上的抗原受体为基础的。每一个T或B细胞表面表达都是独特的抗原受体，能够特异地识别环境中无数的感染源的各种抗原，获得免疫与精确协调的特异性识别机制，共同维持机体对自身抗原的耐受性（无反应性）。T和B淋巴细胞将特异性和免疫记忆带到脊椎动物的宿主防御机制中。

本章描述了组成先天免疫和获得性免疫系统的细胞成分、关键分子（表1-1）和形成先天性免疫和获得免疫系统的机制，并描述了固有免疫是如何启动获得性免疫到机体防御机制中来。了解先天免疫和获得性免疫反应的细胞和分子对理解炎症性、自身免疫、感染性和免疫缺陷性疾病的发病机制至关重要。

先天免疫系统

所有多细胞生物，包括人类，都能够通过有限数量的细胞表面和胞内的生殖细胞系编码的分子识别大量的病原体。由于人类的病原体数目繁多，因此人类先天免疫系统的宿主分子会感知"危险信号"，并且或通过多种病原体共有的分子结构识别PAMPs，或识别宿主细胞在感染状态下产生的某些分子如热休克蛋白和细胞外基质片段。PAMPs必须是对于病原体的毒力或存活至关重要的保守结构，例如细菌内毒素，因此病原体不能通过PAMPs突变来逃避人类的先天免疫反应。模式识别受体（PRRs）是固有免疫系统的宿主蛋白，它将PAMPs识别为宿主的危险信号分子（表1-2，表1-3）。因此，造血细胞和非造血组织细胞识别病原体分子后可以激活补体的链级反应、产生细胞因子和抗微生物肽等效应分子。此外，病原体的PAMPs作为宿主危险信号分子可以激活树突细胞，使其成熟，并在树突细胞表面表达能够优化针对外来抗原的抗原递呈过程的分子。

识别方式

PRR蛋白家族主要包括C型凝集素、富含亮氨酸的蛋白、巨噬细胞清道夫受体蛋白、血浆正五聚蛋白、脂质转移酶和整合素（表1-3）。PRR胶原糖蛋白中主要的一组具有C型凝集素结构，称为胶原凝集素，其中包括血清蛋白甘露糖结合凝集素（MBL）。MBL、其他胶原凝集素及2种其他蛋白家族——正五聚蛋白（如C反应蛋白和血清淀粉样物质P）和巨噬细胞清道夫受体都具有对细菌的"调理作用"（包被），使其被巨噬细胞吞噬，而且能够激活补体的链级反应直接溶解细菌。整合素是细胞表面的黏附分子，能够在细胞结合细菌脂多糖（LPS）后启动信号传导，活化吞噬细胞吞噬病原体。

先天免疫系统与获得性免疫系统之间存在多种关联，这些关联包括：①一种血浆蛋白，LPS结合蛋白，能够与LPS结合并且将LPS转运至巨噬细胞的LPS受体CD14；②一种被称作Toll样受体（TLRs）蛋白的人类蛋白家族，其中一些与CD14相关，可以与LPS结合，向上皮细胞、树突细胞和巨噬细胞传递信号，使其产生细胞因子并上调那些能够启动获得性免疫应答的细胞表面分子（图1-1，表1-3，表1-4）；③被称作NOD样受体（NLRs）和RIG样解旋酶（RLHs）的细胞内微生物感应器家族的表达。巨噬细胞、树突细胞、B细胞和多种非造血组织细胞，包括呼吸道上皮细胞都可以表达Toll样家族蛋白。在人类中发现了10个TLRs，在小鼠中发现了13个TLRs（表1-4，表1-5）。在结合后，TLRs受体会激活一系列的胞内事件，导致被细菌和病毒感染的细胞死亡，同时募集、最终激活抗原特异的T和B淋巴细胞（图1-1）。重要的是，大量的LPS通过TLR4传递信号，造成大量的细胞因子释放，这些细胞因子介导LPS诱导的休克。TLR4蛋白突变的小鼠可以受到保护不发生LPS休克，TLR突变的人类个体也会受到保护，不易患LPS诱导的炎性疾病，如LPS诱导的哮喘（图1-1）。

其他两个家族的细胞内PRRs分别是NLRs（NOT样受体）和RLHs（RIG样解旋酶）。这些家族不像TLRs，主要是由可溶性的细胞内蛋白组成，负责监视细胞内的细胞质中是否出现了病原体（表1-2和表1-3）。

细胞内微生物感应器——NLRs，在启动之后，形成大量的称为炎症小体的细胞质复合物，这种复合物是包括NLR家族中的NOD-1样受体热蛋白（NLRP）的分子聚合物（表1-3）。在非细菌性危险信号（细胞处于应激状态）和细菌性PAMPs存在的情况下，炎症小体会活化炎症凋亡蛋白酶和IL-1β。炎症小体蛋白突变可以在称为自身炎症反应综合征（表1-6）的一组周期性发热性疾病中导致慢性炎症。

表1-1 人类白细胞表面抗原——白细胞分化抗原的CD抗原分型

表面抗原（其他名称）	家族	分子量（kDa）	分布	配体	功能
CD1a（T6, HTA-1）	Ig	49	DC，胸腺皮质层细胞，树突状细胞的朗格汉斯细胞亚型	TCR$_{\gamma\delta}$T细胞	通过CD1分子向TCR$_{\gamma\delta}$T细胞递呈的细胞内细菌，如麻风分枝杆菌和结核分枝杆菌的脂类抗原
CD1b	Ig	45	DC，胸腺皮质层细胞，树突状细胞的朗格汉斯细胞亚型	TCR$_{\gamma\delta}$T细胞	
CD1c	Ig	43	DC，胸腺皮质层细胞，B细胞亚群，树突状细胞的朗格汉斯细胞	TCR$_{\gamma\delta}$T细胞	
CD1d	Ig	?	胸腺皮质层细胞，肠上皮细胞，树突状细胞的朗格汉斯细胞亚型	TCR$_{\gamma\delta}$T细胞	
CD2（T12, LFA-2）	Ig	50	T细胞，NK细胞	CD58, CD48, CD59, CD15	T细胞的旁路活化途径，T细胞无能，产生T细胞细胞因子。T或NK细胞介导的细胞裂解，T细胞凋亡，细胞黏附
CD3（T3, Leu-4）	Ig	γ: 25~28, δ: 21~28, ε: 20~25, η: 21~22, ζ: 16	T细胞	与TCR相关	T细胞活化和功能；ζ是CD3复合体的信号传导成分
CD4（T4, Leu-3）	Ig	55	T细胞，骨髓细胞	MHC-Ⅱ, HIV, gp120, IL-16, SABP	T细胞选择，T细胞活化，p56lck信号传导，HIV的主要受体
CD7（3A1, Leu-9）	Ig	40	T细胞，NK细胞	K-12（CD7L）	T细胞和NK的细胞信号传导及调控IFN-γ和TNF-α的合成
CD8（T8, Leu-2）	Ig	34	T细胞	MHC-Ⅰ	T细胞选择，T细胞活化，p56lck的信号传导
CD14（LPS受体）	LRG	53~55	M, G（弱），非髓系前体细胞	内毒素（脂多糖），脂磷壁酸，磷脂酰肌醇	TLR4与LPS和其他PAMP介导的先天免疫系统激活
CD19 B4	Ig	95	B细胞（除浆细胞），FDC	未知	与CD21和CD81一起形成复合体，参与B细胞发育、活化和分化的信号传导过程
CD20（B1）	未划分	33~37	B细胞（除浆细胞）	未知	细胞信号传导通路，可能在B细胞活化和增殖过程中起重要作用
CD21（B2, CR2, EBV-R, C3dR）	RCA	145	成熟B细胞，FDC，胸腺细胞亚群	C3d, C3dg, iC3b, CD23, EBV	与CD19和CD81一起形成复合体，参与B细胞发育、活化和分化过程；作为Epstein-Barr病毒受体

续表

表面抗原（其他名称）	家族	分子量（kDa）	分布	配体	功能
CD22（BL-CAM）	Ig	130~140	成熟B细胞	CDw75	细胞黏附，与p72sky，p53/56lyn，PI3激酶，SHP1，fLCγ一起进行相关的信号传导
CD23（FcεRⅡ，B6，Leu-20，BLAST-2）	C型植物血凝素	45	B细胞，M，FDC	IgE，CD21，CD11b，CD11c	调节IgE合成，单核细胞释放细胞因子
CD28	Ig	44	T细胞，浆细胞	CD80，CD86	T细胞活化的共刺激因子；参与决定T细胞活化和T细胞无反应的过程
CD40	肿瘤坏死因子受体	48~50	B细胞，DC，EC，胸腺上皮细胞，吞噬细胞，肿瘤	CD154	B细胞活化、增殖和分化；GCs的形成；同种型转化；凋亡解救
CD45（LCA，T200，B220）	PTP	180，200，210，220	所有白细胞	半乳糖凝集素-1，CD2，CD3，CD4	T细胞和B细胞活化，胸腺细胞发育，信号传导，凋亡
CD45RA	PTP	210，220	T细胞亚群，胸腺髓质细胞，幼稚T细胞	半乳糖凝集素-1，CD2，CD3，CD4	含外显子4（A）的CD45异构体，仅限于T细胞的一部分亚群
CD45RB	PTP	200，210，220	所有白细胞	半乳糖凝集素-1，CD2，CD3，CD4	含外显子5（B）的CD45异构体
CD45RC	PTP	210，220	T细胞亚群，胸腺髓质T细胞，幼稚T细胞	半乳糖凝集素-1，CD2，CD3，CD4	含外显子6（C）的CD45异构体，仅限于T细胞的一部分亚群
CD45RO	PTP	180	T细胞亚群，胸腺皮质层细胞，记忆T细胞	半乳糖凝集素-1，CD2，CD3，CD4	不含有差异剪切外显子的CD45异构体，仅限于T细胞的一部分亚群
CD80（B7-1，BB1）	Ig	60	活化的B细胞和T细胞，MP，DC	CD28，CD152	T细胞活化的辅助调节因子；经CD28刺激的T细胞信号传导和经CD152介导的抑制T细胞活化
CD86（B7-2，B70）	Ig	80	B细胞亚群，DC，EC，活化T细胞，胸腺上皮细胞	CD28，CD152	T细胞活化的辅助调节因子；经CD28刺激进行信号传导和经CD152介导抑制T细胞的活化
CD95（APO-I，Fas）	TNFR	135	活化T细胞和B细胞	Fas配体	介导凋亡
CD152（CTLA-4）	Ig	30~33	活化T细胞	CD80，CD86	抑制T细胞增殖
CD154（CD40L）	TNF	33	活化CD4$^+$T细胞，CD8$^+$T细胞亚群，NK细胞，M，嗜碱细胞	CD40	T细胞活化，B细胞增殖和分化的共刺激因子

CTLA.细胞毒性T淋巴细胞相关蛋白；DC.树突状细胞；EBV.Epstein-Barr病毒；EC.内皮细胞；FDC.滤泡树突状细胞；G.粒细胞；HTA.人胸腺细胞抗原；LCA.白细胞共同抗原；LPS.脂多糖；MHC-Ⅰ.Ⅰ类主要组织相容性复合体；MP.巨噬细胞；Mr.相对分子量；NK.自然杀伤细胞；PTP.蛋白酪氨酸激酶；TCR.T细胞受体；TNF.肿瘤坏死因子。更详细的人类抗原分化群（CD）列表，请见Harrison's Online http://harrisons accessmeducine.com；来自人白细胞分化抗原的完整人类抗原分化群列表（Ⅶ）见 http://mpr.nci.nih.gov/prow/.

源自：T Kishimoto et al (eds): Leukocyte Typing VI, New York, Garland Publishing 1997; R Brines et al: Immunology Today 18S: 1, 1997; and S Shaw (ed): Protein Reviews on the Web, http://mpr.nci.nih.gov/prow/.

表1-2 先天免疫系统的主要成分

模式识别受体（PRR）	C型凝集素、富含亮氨酸蛋白、清道夫受体、正五聚体蛋白、脂质转移酶、整合素和炎症小体蛋白
抗微生物肽	α-防御素、β-防御素、组织溶素、抗菌肽（protegrin）、granulsyin、富组蛋白、分泌型白细胞蛋白酶抑制剂和益生菌
细胞	巨噬细胞、树突细胞、NK细胞、NK-T细胞、中性粒细胞、嗜酸性粒细胞、肥大细胞、嗜碱性粒细胞和上皮细胞
补体	补体活化的经典途径和替代途径、与补体成分结合的蛋白
细胞因子	通过自分泌、旁分泌和内分泌方式分泌的介导宿主防御和炎症反应，以及募集、引导和调控获得性免疫反应的细胞因子

NK细胞.自然杀伤细胞

表1-3 先天免疫系统的主要模式识别受体

PRR蛋白家族	表达部位	举例	配体（PAMPs）	PRR功能
Toll样受体	多种细胞类型	TLR2-10	细菌和病毒，糖类	活化的先天免疫系统的细胞对多种病原体发生反应，并启动获得性免疫反应
C型凝集素	血浆蛋白	胶原凝集素		对细菌和病毒的调理作用，激活补体
体液细胞	巨噬细胞，树突细胞	巨噬细胞甘露糖受体	HLA分子上的末端甘露糖碳水化合物结构	吞噬病原体
	NK细胞	NKG2-A		抑制对表达自身HLA+肽的宿主细胞的杀伤
富含亮氨酸蛋白	巨噬细胞、树突细胞、上皮细胞	CD14	脂多糖（LPS）	与LPS和Toll蛋白结合
清道夫受体蛋白	巨噬细胞	巨噬细胞清道夫受体	细菌细胞壁	吞噬细菌
五聚体蛋白	血浆蛋白	C反应蛋白	磷脂酰胆碱	细菌的调理作用，激活补体
	血浆蛋白	血浆淀粉样蛋白P	细菌细胞壁	细菌调理作用，激活补体
脂质转移酶	血浆蛋白	LPS结合蛋白	LPS	结合LPS，向CD14转运LPS
整合素	巨噬细胞、树突细胞、NK细胞	CD11b, c; CD18	LPS	传导细胞信号、启动吞噬作用
NOD样受体	固有细胞	NALP-3	病毒DNA细菌胞壁酰二肽	参与固有免疫系统感知的胞质蛋白

PAMPs.病原体相关分子模式

表1-4 模式识别受体（PRRS）在调节获得性免疫反应中的作用

PRR蛋白家族	PRRS	配体	DC或巨噬细胞细胞因子反应	获得性免疫反应
TLRs	TLR2（带有TLR1或6的异二聚体）	脂肽类	低IL-12p70	T_H1
		Pam-3-cys（TLR2/1）	高IL-10	T_H2
		MALP（TLR2/6）	IL-6	调节性T细胞
	THR3	dsDNA	IL-12p70	T_H1
			INF-α	
			IL-6	
	TLR4	大肠埃希菌脂多糖	高IL-12p70	T_H1
			中IL-10	
			IL-6	
	TLR5	鞭毛素	高IL-12p70	T_H1
			低IL-12p70	T_H2
	TLR7/8	ssRNA	高IL-12p70	T_H1
		咪唑并喹啉	IFN-α	
			IL-6	

续表

PRR蛋白家族	PRRS	配体	DC或巨噬细胞细胞因子反应	获得性免疫反应
	TLR9	CpG DNA	高IL-12p70 低IL-10 IL-6 INF-α	T_H1
	TLR10	?	?	?
C型凝集素	DC-SIGN	HIV包膜；HCV核心蛋白；结核分枝杆菌成分；幽门螺杆菌，Lewis Ag	幽门螺杆菌，Lewis Ag 抑制IL-12p70 抑制DCs中TLR的信号传导	T_H2 调节T细胞
NOD	NOD2	肽聚糖的胞壁酰二肽	诱导DCs中的IL-10	减弱T细胞反应（免疫耐受？）
甘露糖受体	甘露糖受体	来自于卡介苗和结核分枝杆菌的甘露糖基化糖脂（lipoarabinomannans）	抑制IL-12和DCs中TLR的信号传导	减弱T细胞反应（免疫耐受？？）

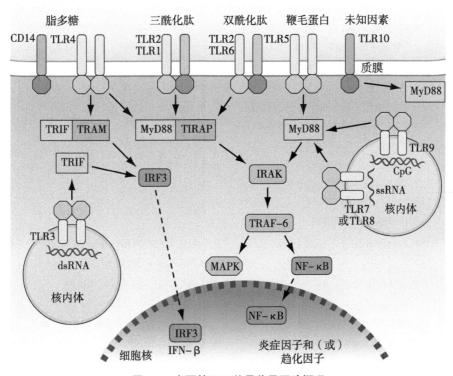

图1-1　主要的TLR信号传导通路概况

除了TLR3以外，所有的TLRs都是通过MyD88来传导信号的。TLR4和TLR2亚家族（TLR1, TLR2, TLR6）也参与了TIRAP。TLR3通过TRIF来传导信号。在TLR-MyD88非依赖性途径中，联合使用TRIF与TRAM来传导信号。虚线箭头表示移位到细胞核。dsRNA.双链RNA；ssRNA.单链RNA；MAPK.有丝分裂原活化的蛋白激酶；NF-κB.细胞核因子-κB；IFN.干扰素；IRF3.干扰素调节因子3；TLR. Toll样受体。（经许可摘自D van Duin et al: Trends Immuno 27: 49, 2006.）

先天免疫系统的效应细胞

表1-5列出了先天免疫系统的各种细胞及它们在宿主一线防御中的作用。具有同等重要性的是，这些细胞不仅在介导固有免疫反应中起重要作用，每种细胞在招募适应性免疫系统的T和B淋巴细胞参与特定的抗病反应/抗病原体反应中也起同等重要的作用。

单核-巨噬细胞

单核细胞来源于骨髓中的前体细胞（图1-2），在血液循环中的半衰期为1~3d。单核细胞在毛细血管中

表1-5 先天免疫系统细胞及其在启动获得性免疫中的作用

细胞类型	在先天免疫系统中的主要作用	在获得性免疫系统中的主要作用
巨噬细胞	吞噬和杀伤细菌；产生抗微生物肽；结合脂多糖（LPS）；产生炎症细胞因子	合成白介素（IL）1和肿瘤坏死因子（TNF）α来上调淋巴细胞黏附分子和趋化因子活性，吸引抗原特异性淋巴细胞。合成IL-12以募集T_H1辅助T细胞反应；上调共刺激分子和MHC分子表达促进T和B淋巴细胞识别和活化；在LPS传导信号后作用于巨噬细胞和树突细胞，上调活化抗原特异性抗致病源T细胞所需的共刺激分子B7-1（CD80）和B7-2（CD86）；在与LPS结合后，B细胞和树突细胞表面的Toll样蛋白也诱导这些细胞表面产生CD80和CD86，辅助其向T细胞递呈抗原
淋系浆细胞样树突细胞	产生大量干扰素（IFN）α，干扰素α具有抗肿瘤和抗病毒活性，见于淋巴器官的T细胞区，这些细胞存在于血液循环中	FN-α是巨噬细胞和成熟DCs的高效活化因子，促使其吞噬入侵病原体并且向T和B细胞的递呈病原体抗原
髓系树突细胞：间质来源和Langerhans来源	间质DCs是IL-12和IL-10合成的主力，分布于淋巴器官的T细胞区，可以进入血液循环，分布于肺、心脏和肾脏的组织间隙；Langerhans DCs是IL-12合成的主力，分布于淋巴结T细胞区、皮肤上皮和胸腺髓质；可进入血液循环	间质DCs是T细胞的主要活化者，是成熟DC细胞吞噬入侵病原体的主要激活者，将病原体递呈给B细胞和T细胞
自然杀伤细胞	杀伤表达低水平MHC+自身肽的外源细胞和宿主细胞。表达在存在高表达自身MHC的情况下能够抑制NK功能的NK受体	合成TNF-α和IFN-γ，募集T_H1辅助T细胞反应
NK-T细胞	同时表达T细胞和NK细胞表面标记的淋巴细胞，能够通过CD1分子识别胞内菌如结核分枝杆菌的脂质抗原，杀伤被胞内菌感染的宿主细胞	合成IL-4来募集T_H2辅助T细胞反应、合成IgG1和IgE
中性粒细胞	吞噬和杀伤细菌；产生抗微生物肽	产生一氧化氮合成酶和一氧化氮，抑制淋巴细胞凋亡，并能延长获得性免疫反应的持续时间
嗜酸性粒细胞	杀伤侵入机体的寄生虫	合成IL-5，募集Ig-特异性抗体反应
肥大细胞和嗜碱性粒细胞	能够对多种细菌PAMPs发生反应，释放TNF-α、IL-6和IFN-γ	合成IL-4，募集T_H2辅助T细胞反应，募集IgG1和IgE特异性抗体反应
上皮细胞	产生抗微生物肽；组织特异性上皮细胞产生介导局部先天免疫的物质，例如肺上皮细胞合成表面活性物质（胶原凝集素家族蛋白），这些物质能够与侵入肺的微生物结合促进其清除	合成TGF-β，触发IgA特异性抗体反应

PAMP.抗原相关分子模式；TNF-α.组织坏死因子α；IL-4、IL-5、IL-6、IL-10、IL-12.分别为白介素4、5、6、10、12

移动，离开外周循环，移行至巨大的血管外池中。组织巨噬细胞一部分来源于从血循环中移行出的单核细胞，另一部分来源于组织中的前体巨噬细胞的原位增殖。组织巨噬细胞（包括其某些特殊类型）通常分布于淋巴结、脾脏、骨髓、血管周围的结缔组织，浆膜腔如腹膜腔、胸膜腔，皮肤结缔组织、肺（肺泡巨噬细胞）、肝（库普弗细胞）、骨（破骨细胞）、中枢神经系统（小胶质细胞）和滑膜（A型衬里细胞）。

一般来说，单核-巨噬细胞是先天免疫的第一道防线，可通过释放毒性物质如过氧化氢（H_2O_2）和一

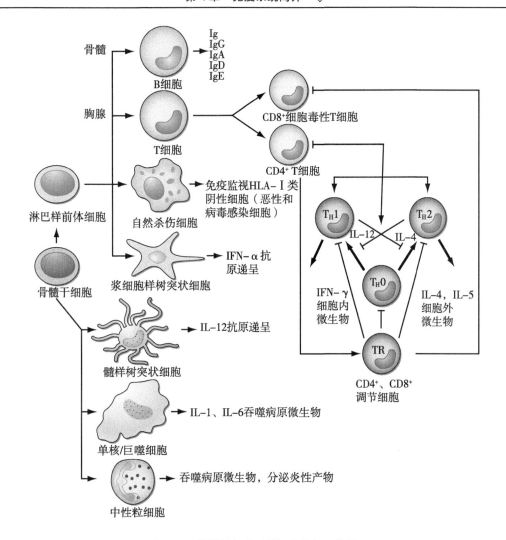

图1-2 获得性免疫系统细胞间相互作用

在该图中，箭头表示细胞从前体细胞发展而来或产生细胞因子或抗体；末端带有横线的实线代表细胞间是相互抑制作用。干细胞分化为T细胞、抗原递呈树突状细胞、自然杀伤细胞、巨噬细胞、粒细胞或B细胞。树突状细胞加工外源性抗原，并将外源性抗原的多肽片段递呈给CD4$^+$和（或）CD8$^+$T细胞。CD8$^+$T细胞的活化诱导细胞毒T淋巴细胞（CTL）或杀伤T细胞的生成，同时诱导产生细胞因子的CD8$^+$细胞毒T细胞。针对相同抗原的抗体产生，活化的抗原与B细胞受体复合物中的sIg相结合，驱动B细胞成熟为分泌Ig的浆细胞。TH1或TH2CD4$^+$T细胞产生白介素（IL）4、5或干扰素（IFN）γ来调节Ig类别转换并决定产生抗体的类型。TH17细胞分泌IL-17、IL-22、IL-26，这些都有助于宿主抵御胞外细菌和真菌感染，特别是在黏膜的表面。一旦微生物被清除后，CD4$^+$、CD25$^+$T调节细胞将产生IL-10，下调T细胞和B细胞反应

氧化氮（NO）来吸收和破坏微生物。巨噬细胞产生的炎症介质会吸引更多的效应细胞到达感染部位，如中性粒细胞。巨噬细胞的炎症介质包括前列腺素、白三烯、血小板活化因子；巨噬细胞产生的细胞因子包括白介素-1（IL-1）、肿瘤坏死因子（TNF）α、IL-6、IL-12和趋化因子（表1-7至表1-10）。

虽然曾经认为单核-巨噬细胞是免疫系统的主要抗原递呈细胞（APCs），但现在已经很清楚，树突细胞才是体内最强的、最高效的APCs（见下文）。单核-巨噬细胞能够介导先天免疫的一些效应功能，如破坏被抗体包被的细菌、肿瘤细胞，甚至在一些类型的自身免疫性细胞减少症中能够破坏正常的造血组织细胞。单核-巨噬细胞吞噬细菌后或被病毒感染后，常会发生程序性细胞死亡或凋亡。被胞内病原体感染的巨噬细胞会被树突细胞识别，将被树突细胞作为被感染或凋亡的细胞而吞噬。树突细胞通过这一方式向T淋巴细胞"交叉递呈"巨噬细胞内的病原体抗原。活化的巨噬细胞介异抗原非特异性的溶解细胞活性清除一些细胞，如在没有抗体参与下清除肿瘤细胞。这种活性大多数都是由细胞因子介导的（如TNF-α和IL-1）。单核-巨噬细胞表达谱系特异分子（如细胞表面LPS受体CD14）和一些分子的表

表1-6 炎症体活化相关疾病

疾病	临床特点	基因突变	病因学介质	涉及的炎症体活化程度	阿那白滞素反应
寒冷型自身炎症综合征（FCAS）	发热、关节痛、寒冷诱发荨麻疹	NALP3		过度活化	有
威尔斯-马克尔综合征（MWS）	发热、关节痛、荨麻疹、感音性耳聋、淀粉样变性	NALP3		过度活化	有
慢性婴儿期皮肤关节综合征(CINCA,NOMID)	发热、严重关节痛、荨麻疹、神经异常、严重的淀粉样变性	NALP3		过度活化	有
家族性地中海热（FMF）	发热、腹膜炎、胸膜炎、淀粉样变性	Pyrin		过度活化	部分
化脓性关节炎、脓皮病坏疽和痤疮综合征（PAPA）	化脓性无菌性关节炎	PSTPIP1		过度活化	有
高免疫球蛋白D综合征（HIDS）	关节痛、腹痛、淋巴结肿大	甲羟戊酸激酶		尚待证明	有
肿瘤坏死因子受体1相关综合征（TRAPS）	发热、腹痛、皮肤损伤	TNF-R1		尚待证明	有
系统性幼年特发性关节炎（SOJIA）	慢性关节炎		不明	尚待证明	有
成人Still病（AOSD）	关节炎、发热		不明	尚待证明	有
白塞病	关节炎、葡萄膜炎、溃疡		不明	尚待证明	有
施尼切勒综合征	荨麻疹、发热、关节痛		不明	尚待证明	有
痛风	代谢性关节炎、疼痛		尿酸（MSU）	活化	有
假性痛风	关节炎		CPPD	活化	有
接触性皮炎	荨麻疹		刺激物	活化	不明
发热综合征	发热	NALP12		不明	不明
葡萄胎	葡萄胎	NALP7		不明	不明
白癜风	皮肤色素脱失、自身免疫	NALP1		不明	不明

表1-7 细胞因子及其受体

细胞因子	受体	细胞来源	靶细胞	生物活性
IL-1α, β	1型IL-1r, 2型IL-1r	单核/巨噬细胞，B细胞，纤维母细胞，大多数上皮细胞包括胸腺上皮细胞，内皮细胞	所有细胞	上调黏附分子的表达、中性粒细胞和巨噬细胞的迁移；模拟休克和发热；上调肝急性期蛋白的合成；促进造血功能
IL-2	IL-2r α, β, 共同γ	T细胞	T细胞、B细胞、NK细胞、单核/巨噬细胞	促进T细胞活化和增殖、B细胞增殖、NK细胞活化增殖、增强单核/巨噬细胞的细胞溶解活性
IL-3	IL-3r, 共同β	T细胞、NK细胞、肥大细胞	单核/巨噬细胞、肥大细胞、嗜酸性粒细胞、骨髓干祖细胞	刺激造血干祖细胞

续表

细胞因子	受体	细胞来源	靶细胞	生物活性
IL-4	IL-4rα, 共同γ	T细胞、肥大细胞、嗜碱性粒细胞	T细胞、B细胞、NK细胞、单核/巨噬细胞、中性粒细胞、嗜酸性粒细胞、内皮细胞、纤维母细胞	刺激T_H2辅助T细胞增殖分化；刺激B细胞Ig类型转换为IgG1和IgE；作用于T细胞和单核细胞产生抗炎作用
IL-5	IL-5rα, 共同γ	T细胞、肥大细胞、嗜酸性粒细胞	嗜酸性粒细胞、嗜碱性粒细胞、小鼠B细胞	调控嗜碱性粒细胞迁移和活化
IL-6	IL-6r, gp130	单核/巨噬细胞、B细胞、纤维母细胞、大多数上皮细胞包括胸腺上皮细胞、内皮细胞	T细胞、B细胞、上皮细胞、肝细胞、单核/巨噬细胞	诱导急性期蛋白合成，T和B细胞分化增殖，骨髓瘤细胞生长，破骨细胞生长和活化
IL-7	IL-7rα, 共同γ	骨髓、胸腺上皮细胞	T细胞、B细胞、骨髓细胞	B、T、NK前体细胞分化；T、NK细胞活化
IL-8	CXCR-1, CXCR-2	单核/巨噬细胞、T细胞、中性粒细胞、纤维母细胞、内皮细胞、上皮细胞	中性粒细胞、T细胞、单核/巨噬细胞、内皮细胞、嗜碱性粒细胞	诱导中性粒细胞、单核细胞和T细胞移行；诱导中性粒细胞与内皮细胞黏附，诱导嗜碱性粒细胞释放组胺；刺激血管生成；抑制肝细胞前体细胞增殖
IL-9	IL-9rα, 共同γ	T细胞	骨髓祖细胞，B细胞，T细胞，肥大细胞	诱导肥大细胞增殖和发挥功能，在IgG和IgE的合成与T细胞生长、活化和分化上与IL-4具有协同作用
IL-10	IL-10r	单核/巨噬细胞、T细胞、B细胞、角质细胞、肥大细胞	单核/巨噬细胞、T细胞、B细胞、NK细胞、肥大细胞	抑制巨噬细胞合成致炎性细胞因子；下调Ⅱ型细胞因子抗原和B7-1及B7-2的表达；抑制T_H1辅助T细胞的分化；抑制NK细胞的功能；刺激肥大细胞增殖和发挥功能，刺激B细胞的活化和增殖
IL-11	IL-11r, gp130	骨髓基质细胞	巨核细胞、B细胞、肝细胞	诱导巨核细胞集落形成和成熟；增强抗体的反应；刺激急性期蛋白生成
IL-12（35 kDa和40 kDa亚基）	IL-12r	活化巨噬细胞、树突细胞、中性粒细胞	T细胞、NK细胞	诱导T_H1辅助细胞形成及淋巴因子活化杀伤细胞形成；增加$CD8^+CTL$的活性。↓IL-17, ↑IFN-γ
IL-13	IL-13/IL-4	T细胞（T_H2）	单核/巨噬细胞、B细胞、内皮细胞、角质细胞	上调VCAM-1和C-C趋化因子在内皮细胞的表达；上调B细胞的活化和分化；抑制巨噬细胞促炎性细胞因子的合成

续表

细胞因子	受体	细胞来源	靶细胞	生物活性
IL-14	不明	T细胞	正常和发生恶变的B细胞	诱导B细胞增殖
IL-15	IL-15rα，共同γ，IL2rβ	单核/巨噬细胞，上皮细胞，纤维母细胞	T细胞，NK细胞	促进T细胞活化和增殖、促进血管形成和NK细胞活化与增殖
IL-16	CD4	肥大细胞，嗜酸细胞，$CD8^+$T细胞，呼吸道上皮细胞	$CD4^+$T细胞，单核/巨噬细胞，嗜酸性粒细胞	促进CD4细胞、单核细胞和嗜酸性粒细胞趋化。抑制HIV复制。抑制T细胞经CD3/T细胞受体活化
IL-17	IL-17r	$CD4^+$T细胞	纤维母细胞、内皮细胞、上皮细胞	促进细胞因子分泌
IL-18	IL-18r(IL-1R相关蛋白)	角质细胞、巨噬细胞	T细胞、B细胞、NK细胞	上调IFN-γ生成，增强NK细胞的细胞毒作用
IL-21	IL-δγ链/IL-21R	CD4 T细胞	NK细胞	下调NK细胞活化分子，NKG 2D/DAP10
IL-23	IL-12Rb1/IL23R	巨噬细胞，其他细胞类型	T细胞	IL-12的相反效应(↑IL-17,↑IFN-γ)
IFN-α	干扰素Ⅰ型受体	所有细胞	所有细胞	增强抗病毒活性；刺激T细胞、巨噬细胞和NK细胞活性；引导抗肿瘤作用；上调MHC-Ⅰ类分子的表达；用于病毒感染和自身免疫性疾病的治疗
IFN-β	干扰素Ⅰ型受体	所有细胞	所有细胞	抗病毒活性；刺激T细胞、巨噬细胞和NK细胞的活性；直接的抗肿瘤作用；上调MHC-Ⅰ类分子的表达；用于病毒感染和自身免疫性疾病的治疗
IFN-γ	干扰素Ⅱ型受体	T细胞和NK细胞	所有细胞	调控巨噬细胞和NK细胞活性；刺激B细胞分泌免疫球蛋白；诱导组织相容性Ⅱ类抗原的表达；T_H1 T细胞分化
TNF-α	TNF-rⅠ，TNF-rⅡ	单核/巨噬细胞、肥大细胞、嗜碱性粒细胞、嗜酸性粒细胞、NK细胞、B细胞、T细胞、角质细胞、纤维母细胞、胸腺上皮细胞	除红细胞以外的所有细胞	发热、厌食、休克、毛细血管渗漏综合征、增强白细胞的细胞毒作用、增强NK细胞功能、急性期蛋白合成、诱导促炎性细胞因子的合成
TNF-β	TNFrⅠ,TNFrⅡ	T细胞，B细胞	除红细胞以外的所有细胞	细胞毒性,淋巴结和脾脏发育
LT-β	LTβR	T细胞，除红细胞外的所有细胞		细胞毒性,正常淋巴结的发育
G-CSF	G-CSFr; gp130	单核/巨噬细胞、纤维母细胞、内皮细胞、胸腺上皮细胞、基质细胞	髓系细胞、内皮细胞	调节髓系造血；增强中性粒细胞的存活和功能；临床用于逆转细胞毒性化疗后中性粒细胞减少

续表

细胞因子	受体	细胞来源	靶细胞	生物活性
GM-CSF	GM-CSFr,共同β	T细胞、单核/巨噬细胞、纤维母细胞、内皮细胞、胸腺上皮细胞	单核/巨噬细胞、中性粒细胞、嗜酸性粒细胞、纤维母细胞、内皮细胞	调节髓系造血；增强巨噬细胞的抗菌和抗肿瘤活性；介导树突细胞成熟和功能；临床上用于逆转化疗后中性粒细胞减少
M-CSF	M-CSFr(*c-fms*癌基因)	纤维母细胞、内皮细胞、单核/巨噬细胞、T细胞、B细胞、上皮细胞包括胸腺上皮细胞	单核/巨噬细胞	调控单核/巨噬细胞的生成和功能
LIF	LIFr; gp130	活化T细胞,骨髓基质细胞,胸腺上皮细胞	巨核细胞、单核细胞、肝细胞、可能的淋巴细胞亚群	诱导肝脏急性期蛋白合成,刺激巨噬细胞分化,促进骨髓瘤细胞和造血祖细胞生长,刺激血小板生成
OSM	OSMr, LIFr, gp130	活化的单核/巨噬细胞和T细胞,骨髓基质细胞,一些乳腺癌细胞系,骨髓瘤细胞	神经元,肝细胞,单核/巨噬细胞,脂肪细胞,胚胎干细胞,黑色素瘤细胞,纤维母细胞,骨髓瘤细胞	诱导肝脏急性期蛋白合成,刺激巨噬细胞分化,促进骨髓瘤细胞和造血祖细胞生长,刺激血小板生成。刺激卡波西肉瘤细胞的生长
SCF	SCFr(*c-kit*原癌基因)	骨髓基质细胞和纤维母细胞	胚胎干细胞和淋巴祖细胞、肥大细胞	刺激造血祖细胞生成,肥大细胞生长,促进胚胎干细胞迁移
TGF-β(3个同形异构体)	Ⅰ,Ⅱ,Ⅲ型TGF-β受体	大多数细胞类型	大多数细胞类型	下调T细胞、巨噬细胞和粒细胞反应。刺激基质蛋白的合成。刺激血管生成
淋巴细胞趋化因子/SCM-1	未知	NK细胞、肥大细胞、双阴性胸腺细胞、活化的CD8$^+$T细胞	T细胞、NK细胞	淋巴细胞趋化因子,唯一已知的C类趋化因子
MCP-1	CCR2	纤维母细胞、平滑肌细胞、活化的PBMCs	单核/巨噬细胞、NK细胞、记忆T细胞、嗜碱性粒细胞	单核细胞的趋化,活化记忆T细胞和NK细胞。诱导CD8$^+$T细胞和NK细胞释放颗粒。嗜碱性粒细胞强效的组胺释放因子。抑制造血祖细胞的增生,调节单核细胞蛋白酶的合成
MCP-2	CCR1、CCR2	纤维母细胞、活化的PBMCs	单核/巨噬细胞、T细胞、嗜酸性粒细胞、嗜碱性粒细胞、NK细胞	单核细胞,记忆和幼稚T细胞,树突状细胞,嗜酸性粒细胞,？NK细胞的趋化因子。活化嗜碱性粒细胞和嗜酸性粒细胞,调节单核细胞蛋白酶的产生
MCP-3	CCR1、CCR2	纤维母细胞、活化的PBMCs	单核/巨噬细胞、T细胞、嗜酸性粒细胞、嗜碱性粒细胞、NK细胞、树突状细胞	单核细胞,记忆和幼稚T细胞,嗜酸性粒细胞,？NK细胞的趋化因子。活化嗜碱性粒细胞和嗜酸性粒细胞,调节单核细胞蛋白酶的产生

续表

细胞因子	受体	细胞来源	靶细胞	生物活性
MCP-4	CCR2、CCR3	肺、结肠、小肠上皮细胞,活化的内皮细胞	单核/巨噬细胞、T细胞、嗜酸性粒细胞、嗜碱性粒细胞	单核细胞、T细胞、嗜酸性粒细胞和嗜碱性粒细胞的趋化物
Eotaxin	CCR3	肺上皮细胞、心脏	嗜酸性粒细胞、嗜碱性粒细胞	嗜酸性和嗜碱性粒细胞的强效趋化物。诱导气道过敏。与IL-5共同活化嗜酸性粒细胞。嗜酸性粒细胞趋化因子的抗体可以抑制气道炎症
TARC	CCR4	胸腺细胞、树突细胞、活化的T细胞	T细胞、NK细胞	T细胞和NK细胞的趋化物
MDC	CCR4	单核/巨噬细胞、树突细胞、胸腺细胞	活化的T细胞	活化T细胞的趋化物。抑制嗜T细胞的HIV感染
MIP-1α	CCR1、CCR5	单核/巨噬细胞、T细胞	单核/巨噬细胞、T细胞、树突细胞、NK细胞、嗜酸性粒细胞、嗜碱性粒细胞	单核细胞、T细胞、树突细胞、NK细胞的趋化物和嗜酸性粒细胞及嗜碱性粒细胞的弱趋化物。活化NK细胞功能。抑制造血干细胞增生。与柯萨奇病毒感染所致的心肌炎相关。抑制嗜单核细胞的HIV感染
MIP-1β	CCR5	单核/巨噬细胞、T细胞	单核/巨噬细胞、T细胞、NK细胞、树突细胞	单核细胞、T细胞和NK细胞的趋化物,刺激NK细胞功能,抑制嗜单核细胞的HIV感染
趋化因子	CCR1、CCR2、CCR5	单核/巨噬细胞、T细胞、纤维母细胞、嗜酸性粒细胞	单核/巨噬细胞、T细胞、NK细胞、树突细胞、嗜酸性粒细胞、嗜碱性粒细胞	单核/巨噬细胞、$CD4^+$、$CD45Ro^+$ T细胞、$CD8^+$ T细胞、NK细胞、嗜酸性粒细胞、嗜碱性粒细胞的趋化物。刺激嗜碱性粒细胞释放组胺,抑制嗜单核细胞的HIV感染
LARC/MIP-3α/Exodus-1	CCR6	树突细胞、胎儿肝脏细胞、活化T细胞	T和B细胞	淋巴细胞趋化
ELC/MIP-3β	CCR7	胸腺细胞,淋巴结,阑尾	活化T和B细胞	B细胞、T细胞趋化物。上调EBV感染的B细胞和HSV感染的T细胞受体
I-309/TCA-3	CCR8	活化T细胞	单核/巨噬T细胞	单核细胞趋化物。阻止一些T细胞系发生糖皮质激素诱导的凋亡
SLC/TCA-4/Exodus-2	不详	胸腺上皮细胞、淋巴结、阑尾和脾脏	T细胞	T淋巴细胞的趋化物,抑制造血
DC-CK1/PARC	不详	刺激次级淋巴组织中的树突细胞	幼稚T细胞	可能在诱导免疫反应中发挥作用

续表

细胞因子	受体	细胞来源	靶细胞	生物活性
TECK	不详	树突细胞、胸腺、肝、小肠	T细胞、单核/巨噬细胞、树突状细胞	胸腺树突细胞来源的细胞因子,可能参与T细胞发育
GRO-α/MGSA	CXCR2	活化粒细胞、单核/巨噬细胞和上皮细胞	中性粒细胞、上皮细胞和?内皮细胞	中性粒细胞趋化物和激活物。促进一些黑色素瘤细胞有丝分裂,抑制造血祖细胞增生,具有促新生血管作用
GRO-β/MIP-2α	CXCR2	活化粒细胞、单核/巨噬细胞	中性粒细胞和?内皮细胞	中性粒细胞趋化物和激活物。具有促血管新生作用
NAP-2	CXCR2	血小板	中性粒细胞、嗜碱性粒细胞	由血小板碱性蛋白衍生而来,中性粒细胞趋化物和活化物
IP-10	CXCR3	单核/巨噬细胞、T细胞、纤维母细胞、内皮细胞、上皮细胞	活化T细胞,肿瘤浸润淋巴细胞,?内皮细胞,?NK细胞	IFN-γ诱导蛋白,是T细胞趋化物。抑制造血祖细胞增殖
MIG	CXCR3	单核/巨噬细胞、T细胞、纤维母细胞	活化T细胞、肿瘤浸润淋巴细胞	IFN-γ诱导蛋白,是T细胞的趋化物。抑制造血祖细胞增殖
SDF-1	CXCR4	纤维母细胞	T细胞,树突细胞,?嗜碱性粒细胞,?内皮细胞	低效能、高效力的T细胞趋化物。B淋巴细胞发育必需的。防止CD4$^+$、CXCR4$^+$细胞受到嗜T细胞的HIV感染
Fractalkine	CX3CR1	活化内皮细胞	NK细胞、T细胞、单核/巨噬细胞	细胞表面趋化因子/具有趋化作用的黏蛋白杂合分子,是白细胞趋化物和细胞黏附分子
PF-4	不详	血小板,巨核细胞	纤维母细胞,内皮细胞	纤维母细胞趋化物。抑制造血祖细胞增殖。抑制内皮细胞增生和血管生成

IL.白介素,NK.自然杀伤细胞;T_H1和T_H2.辅助T细胞亚型;Ig.免疫球蛋白;CXCR.CXC型趋化因子受体;B7-1.CD80、B7-2.CD86;IFN.干扰素;MHC.主要组织相容性复合体;TNF.肿瘤坏死因子;G-CSF.粒细胞集落刺激因子;GM-CSF.粒细胞-巨噬细胞集落刺激因子;M-CSF.巨噬细胞CSF;LIF.白血病抑制因子;OSM.制瘤蛋白M;SCF.干细胞因子;TGF.转录生长因子;MCP.单核趋化因子;CCR.CC型细胞因子受体;TARC.胸腺活性调节细胞因子;MDC.巨噬细胞趋化因子;MIP.巨噬细胞炎症蛋白;LARC.肝和活性调节细胞因子;ELC.EB11配体细胞因子(MIP-1b);PARC.肺的活性调节细胞因子;SLC.次级淋巴结组织活性蛋白;TECK.胸腺表达细胞因子;MGSA.黑色素瘤生长刺激活性;NAP.中性粒活性蛋白;IP-10.可诱导INF-γ的蛋白10;MIG.INF-γ诱导的单核细胞;SDF.基质细胞衍生因子;PF.血小板因子

源自:经许可摘自JS Sundy et al:Appendix.B, in: Inflammation, Basic Principles and Clinical Correlates, 3d ed.Philadephia, Lippincott Williams&Wilkins, 1999.)

表1-8　趋化因子和趋化因子受体CC、CXC_1、CX_3、C_1和XC家族

趋化因子受体	趋化因子配体	细胞类型	相关疾病
CCR1	CCL3(MIP-1α), CCL5(趋化因子), CCL7(MCP-3), CCL14(HCC1)	T细胞,单核细胞,嗜酸性粒细胞,嗜碱性粒细胞	类风湿关节炎,多发性硬化
CCR2	CCL2(MCP-1), CCL8(MCP-2), CCL7(MCP-3), CCL13(MCP-4), CCL16(HCC4)	单核细胞,树突细胞(不成熟),记忆T细胞	动脉粥样硬化,类风湿关节炎,多发性硬化,胞内病原体免疫,2型糖尿病
CCR3	CCL11(eotaxin), CCL13(eotaxin-2), CCL7(MCP-3), CCL5(RANTES), CCL8(MCP-2), CCL13(MCP-4)	嗜酸性粒细胞,嗜碱性粒细胞,肥大细胞,T_H2,血小板	过敏性哮喘和鼻炎
CCR4	CCL17(TARC), CCL22(MDC)	T细胞(T_H2),树突细胞(成熟),嗜碱性粒细胞,巨噬细胞,血小板	寄生虫感染,移植物抵抗,T细胞向皮肤归巢
CCR5	CCL3(MIP-1α), CCL4(MIP-1α), CCL5(RANTES), CCL11(eotaxin), CCL14(HCC1), CCL16(HCC4)	T细胞,单核细胞	HIV-1共同受体(嗜T细胞株),移植物排斥反应
CCR6	CCL20(MIP-3α, LARC)	T细胞(T调节和记忆),B细胞,树突细胞	黏膜的体液免疫,过敏性哮喘,肠T细胞归巢
CCR7	CCL19(ELC), CCL21(SLC)	T细胞,树突细胞(成熟)	将T细胞和树突细胞转运至淋巴结,抗原呈递和细胞免疫
CCR8	CCL1(1309)	T细胞(T_H2),单核细胞,树突细胞	树突细胞转移至淋巴结,2型细胞免疫,肉芽肿形成
CCR9	CCL25(TECK)	T细胞,IgA$^+$浆细胞	T细胞和IgA$^+$浆细胞向肠归巢,炎症性肠病
CCR10	CCL27(CTACK), CCL28(MEC)	T细胞	T细胞向肠道和皮肤归巢
CXCR1	CXCL8(IL-8), CXCL6(GCP2)	中性粒细胞,单核细胞	炎症性肺病,COPD
CXCR2	CXCL8, CXCL1(GROα), CXCL2(GROα), CXCL3(GROα), CXCL5(ENA-78), CXCL6	中性粒细胞,单核细胞,微血管内皮细胞	炎症性肺病,COPD,肿瘤生长中的血管生成
CXCR3-A	CXCL9(MIG), CXCL10(IP-10), CXCL11(I-TAC)	1型辅助细胞,肥大细胞,肾小球系膜细胞	炎症性皮肤疾病,多发性硬化,移植物排斥反应
CXCR3-B	CXCL4(PF4), CXCL9(MIG), CXCL10(IP-10), CXCL11(I-TAC)	微血管内皮细胞,肿瘤细胞	抑制肿瘤生长的血管生成
CXCR4	CXCL12(SDF-1)	广泛表达	HIV-1共受体(嗜T细胞),肿瘤转移,造血
CXCR5	CXCL13(BCA-1)	B细胞,滤泡辅助T细胞	B细胞滤泡生成
CXCR6	CXCL16(SR-PSOX)	CD8$^+$T细胞,自然杀伤细胞和记忆CD4$^+$T细胞	炎性肝病,动脉粥样硬化(CXCL16)
CX_3CR1	CX3CL1(分形趋化因子)	巨噬细胞,内皮细胞,平滑肌细胞	动脉粥样硬化
XCR1	XCL1(淋巴细胞趋化因子), XCL2	T细胞,自然杀伤细胞	类风湿关节炎,IgA肾病,肿瘤反应

MIP.巨噬细胞炎症蛋白; MCP.单核细胞趋化蛋白; HCC.hemofiltrate 趋化因子; T_H2.2 型辅助T 细胞; TARC.胸腺活化调节细胞因子; MDC.巨核细胞来源的趋化因子; LARC.肝和活性调节趋化因子; ELC.Epstein-Barr Il配体趋化因子; SLC.次级淋巴组织趋化因子; TECK.胸腺表达趋化因子; CTACK.皮肤T细胞招募趋化因子; MEC.乳腺富含的趋化因子; GCP.粒细胞趋化因子蛋白; COPD.慢性阻塞性肺疾病; GRO.生长调节致癌基因; ENA.上皮细胞来源的中性粒细胞活化多肽; MIG.干扰素-γIP-10诱导的单核因子; IP-10.干扰素可诱导的10; I-TAC.干扰素可诱导的T细胞α趋化物; PF.血小板因子; SDF.基质细胞来源的因子; BCA-1.B细胞趋化物 1; SR-PSOX.包含磷酯酰丝氨酸的被氧化的脂质的清道夫受体

第1章 免疫系统简介

表1-9 细胞因子的四个主要结构家族

4个α螺旋家族	白介素2（IL-2）亚家族
	白介素：IL-2、IL-3、IL-4、IL-5、IL-6、IL-7、IL-8、IL-9、IL-11、IL-12、IL-13、IL-15、IL-21、IL-23
	未被称为白介素者：集落刺激因子1（GSF1）、粒细胞-巨噬细胞集落刺激因子（GSF2）、F1t-3配体、促红细胞生成素（EPO）、血小板生成素（THPO）、白细胞抑制因子（LIF）
	非白介素：生长激素（GH1）、泌乳素（PRL）、瘦素（LEP）、心肌营养素（CTF1）、睫状体神经细胞影响因子（CNTF）、细胞因子受体样因子1（CLC或CLF）
	干扰素（IFN）亚家族：IFN-β、IFN-α
	IL-10亚家族：IL-10、IL-19、IL-20、IL-22、IL-24和IL-26
IL-1家族	IL-1α（IL-1A）、IL-1β（IL-1B）、IL-18和类似物、IL-17A、IL-17B、IL-17C、IL-17D、IL-17E、IL-17F
趋化因子	IL-8、MCP-1、MCP-2、MCP-3、MCP-4、嗜酸性粒细胞趋化因子、TARC、LARC/MIP-3α、MDC、MIP-1α、MIP-1β、RANTES、MIP-3β、I-309、SLC、PARC、TECK、GROα、GROβ、NAP-2、IP-19、MIG、SDF-1、PF4

GRO.生长相关肽；IL.白介素；IP.IFNδ诱导蛋白；LARC.肝和活化调节趋化因子；MCP.单核细胞趋化蛋白；MDC.巨噬细胞趋化因子；MIG.IFNδ诱导的monoteine；MIP.巨噬细胞炎性蛋白；NAP.中性粒细胞活化蛋白；PARC.肺和活化调节趋化因子；PF4.血小板因子；RANTES.调节活化正常T细胞表达与分泌的细胞因子，正常情况下由T细胞表达和分泌的活化调节因子；SDF.体细胞因子；SLC.次级淋巴组织趋化因子

来源：经许可摘自JWSchrader; Trends Immunol 23: 573, 2002.

表1-10 根据相似结构分类的细胞因子家族

促红细胞生成素	IL-2、IL-3、IL-4、IL-5、IL-6、IL-7、IL-9、IL-11、IL-12、IL-15、IL-16、IL-17、IL-21、IL-23、EPO、LIF、GM-CSF、G-CSF、OSM、CNTF、GH和TPO
	TNF-α、LT-α、LT-β、CD40L、CD30L、CD27L、4-1BBL、OX40、OPG和FasL
IL-1	IL-1α、IL-1β、IL-1ra、IL-18、bFGF、aFGF和ECGF
PDGF	PDGF A、PDGF B和M-CSF
TGF-β	TGF-β和BMPs（1, 2, 4等）
C-X-C 趋化因子	IL-8、Gro-α/β/γ、NAP-2、ENA78、GCP-2、PF4、CTAP-3、MIG和IP-10
C-C 趋化因子	MCP-1、MCP-2、MCP-3、MIP-1α、MIP-1β、RANTES

aFGF.酸性纤维母细胞生长因子；4-1BBL.401 BB配体；bFGF.基础纤维母细胞生长因子；BMP.骨髓巨噬细胞蛋白；C-C.半胱氨酸-半胱氨酸；CD.分化簇；CNTF.睫状节神经细胞营养因子；CTAP.链接组织活性肽；C-X-C.半胱氨酸-X-半胱氨酸；ECGF.内皮细胞生长因子；EPO.红细胞生成素；FasL.Fas配体；GCP-2.粒细胞趋化蛋白2；G-CSF.粒细胞集落刺激因子；GH.生长激素；GM-CSF.粒细胞巨噬细胞集落刺激因子；Gro.生长相关基因产物；IFN.干扰素；IL.白介素；IP.干扰素-γ诱导蛋白；LIF.白血病抑制因子；LT.淋巴毒素；MCP.单核细胞趋化物；M-CSF.巨噬细胞集落刺激因子；MIG.干扰素-γ诱导的单核因子；MIP.巨噬细胞炎症蛋白；NAP-2.中性粒细胞活化蛋白2；OPG.护骨素；OSM.抑瘤素M；PDGF.血小板来源的生长因子；PF.血小板因子；RANTES.正常T细胞表达和分泌活性调节；TGF.转录生长因子；TNF.肿瘤坏死因子；TPO.甲状腺过氧化物酶

面受体，包括IgG的Fc段、活化的补体成分和多种细胞因子（表1-7）。

树突细胞

人类树突细胞（DCs）是一组异质性的细胞，包括髓样DCs和浆细胞样DCs。髓样DCs可以分化成单核-巨噬细胞或组织特异性CDs。与髓样DCs不同的是，浆细胞样DCs虽然是低效能的抗原递呈细胞，但在抗病毒性感染中它能产生大量的Ⅰ型干扰素（如IF-α）。细胞间接触与可溶性因子可以调节DCs的成熟，DCs通过分泌化学因子吸引免疫效应物。当DCs与细菌产物、病毒蛋白，或者受损宿主细胞（图1-2和图1-3）作为危险信号释放出来的宿主蛋白相接触时，感染源分子与多种多样的TLRs相结合，并激活DCs释放细胞因子和趋化因子，这些因子驱使先天免疫系统细胞使其活化，对入侵微生物做出反应，同时招募获得性免疫系统的T和B淋巴细胞做出反应。浆细胞样DCs产生抗病毒的IFN-α，激活NK细胞杀伤被病原体感染的细胞；IFN-α也激活T细胞使其成熟为抗病原体的细胞毒（杀伤）T细胞。在与病原体接触后，髓样DCs和浆细胞样DCs都会产生趋化因子，这些趋化因子吸引辅助和细胞毒

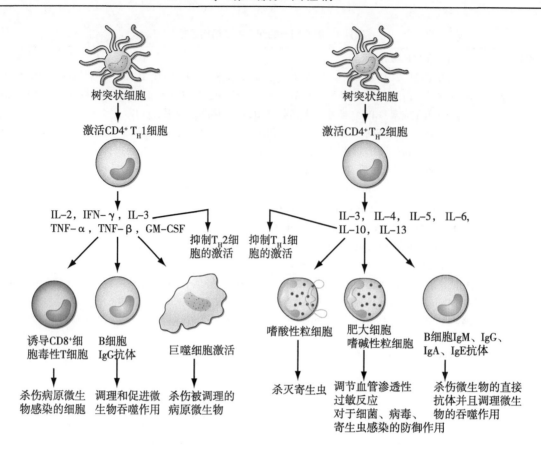

图1-3 CD4⁺辅助T1（T_H1）细胞和T_H2 T细胞分泌的细胞因子，既不相同又有重叠

T_H1 CD4⁺细胞通常是被针对胞内细菌或病毒的免疫和炎症反应所活化，而T_H2 CD4⁺细胞通常是被针对寄生虫和细胞外有荚膜的细菌所产生的一些类型的抗体所激活；在变态反应性疾病，两者也均可被活化。GM-CSF.粒细胞-巨噬细胞集落刺激因子；IFN.干扰素；IL.白介素；TNF.肿瘤坏死因子。改编自：S Romagnani: CD4 etfector cells, in inflammation: Basic Priciples and clinical Correlates, 3rd ed, J Gallin, R Synderman（eds）.Philadelphia; Lippincott williams & wilkins, 1999,pp 177;（征得允许使用）

T细胞、B细胞、多型核细胞、幼稚和记忆T细胞及调节T细胞，一旦病原体控制后，调节T细胞便最终抑制免疫反应。DCs细胞上的TLR可以上调MHC Ⅱ、B7-1（CD80）和B7-2（CD86），可以加强DC特异性抗原的递呈并诱导细胞因子的产生（表1-7）。因此，DCs是连接早期（先天性）和晚期（获得性）免疫反应之间的重要桥梁。DCs也通过DCs表达的TLRs（浆细胞样DCs表达的是TLR7-9，单核细胞样DCs表达的是TLR4）和被诱导的与TLRs结合的TLR调节蛋白来调节和决定由病原体诱导的免疫反应类型（图1-1，表1-4）。另外，其他的PRRs，如C型凝集素、NLRs和连接病原体产物的甘露醇受体，激活获得性免疫系统的细胞并且像TLR被许多因素刺激一样，决定了所触发的获得性免疫反应的类型及质量（表1-4）。

大颗粒淋巴细胞/自然杀伤细胞

大颗粒淋巴细胞（LGLs）或NK细胞占外周血淋巴细胞5%~15%。NK细胞属于非黏附性、非吞噬性细胞，胞质含有较大的嗜天青颗粒。NK细胞表达IgG的Fc段受体（CD16）表面受体和NCAM-1（CD56）受体，许多NK细胞表达T细胞系标志，尤其是CD8，并在IL-2的刺激下增殖。NK能够在骨髓和胸腺微环境中增殖。从功能上来说，NK细胞同时具有单核-巨噬细胞和中性粒细胞的特性，即NK细胞能够介导抗体依赖细胞毒作用（ADCC）和NK细胞活性。ADCC是指经过调理（抗体包被）的靶细胞通过抗体的Fc受体与表达Fc受体的效应细胞结合，导致靶细胞被效应细胞溶解的过程。NK细胞的细胞毒活性是通过非免疫性的（即效应细胞既往从未与靶细胞接触）、非MHC限制性的、非抗体介导的方式来杀伤靶细胞的，通常是肿瘤细胞、移植的异体细胞或病毒感染细胞。因此，NK细胞的细胞毒性在免疫监视和杀伤恶变或被病毒感染的宿主细胞方面发挥重要作用。

患有白细胞异常色素减退综合征(Chediak-Higashi综合征)的患者会出现NK细胞功能低下,该综合征是一种常染色体隐性遗传病,伴有胞质颗粒融合和中性粒细胞溶酶体脱颗粒障碍。

NK细胞表面有多种受体,既有抑制功能又有活化功能,属于两个结构家族。这些家族包括免疫球蛋白超家族和凝集素样的Ⅱ型跨膜蛋白。NK免疫球蛋白超家族受体包括免疫球蛋白样的杀伤细胞活化或抑制性受体(KIRs),其中有许多已经显示有HLA Ⅰ类分子的配体(表1-11)。KIRs是由2个(KIR2D)或3个(KIR3D)细胞外免疫球蛋白结构域(D)组成。另外,它们的命名也是根据功能来设定的,或为带有长(L)细胞质尾的抑制性KIRs和以酪氨酸激酶为基础的免疫受体抑制性功能基团(ITIM)(KIRDL)或带有短(S)细胞质尾的活化性KIRs(KIRDS)。NK细胞被KIRs灭活是防止正常宿主细胞受到损害的核心机制。基因研究证明KIRs与病毒感染结局及自身免疫疾病相关(表1-11)。

除KIRs之外,另一组免疫球蛋白超家族受体包括自然细胞毒受体(NCRs),NCRs包括NKp46、NKp30和NKp44。这些受体有助于调节NK细胞对抗靶细胞的活化。大部分与NCRs结合的靶细胞的配体仍尚不明确。

因此,NK细胞的信号传导是高度协同的一系列抑制和活化信号,阻止NK细胞对非感染性的、非恶性自身细胞做出反应;但是,它们会被活化来攻击恶性及病毒感染的细胞(图1-4)。近期研究表明,NK细胞虽然不具备免疫重排识别基因,但可能能够介导NK细胞对病毒应答和免疫应答(如接触性超敏反应)的记忆。

一些NK细胞表达CD3和恒定的T细胞受体(TCR)α链,被称为NK T细胞。在与APCs表面存在的CD1d分子共同存在的情况下,NK T细胞的TCRs可以识别细胞内细菌的脂质分子。在活化的情况上,NK T细胞会分泌效应细胞因子,如IL-4和IFNγ。NK T细胞对细胞内细菌例如单核细胞李斯特菌和结核分枝杆菌的这种识别方式可以诱导DCs的活化,认为这也是机体抵御这些生物体的重要固有防御机制。

中性粒细胞、嗜酸性粒细胞和嗜碱性粒细胞

几乎所有类型的炎症反应中都可以见到粒细胞,粒细胞是先天免疫的增强者和效应细胞(图1-2和图1-3)。没有受到控制的粒细胞聚集和活化可以造成宿主组织损伤,如中性粒细胞和嗜酸性粒细胞介导的系统性坏死性血管炎。粒细胞来源于骨髓干细胞。每种类型的粒细胞(中性粒细胞、嗜酸性粒细胞和嗜碱性粒细胞)是由不同的祖细胞亚群在受到集落刺激因子的刺激下分化而成的(表1-7)。在粒细胞的最后成熟阶段形成种类特异性的细胞核形态和胞质颗粒,这些特点有助于通过组织学手段鉴定出不同类型的粒细胞。

中性粒细胞表达IgG的Fc段受体(CD16)和活化补体成分(C3b或CD35)的受体。当中性粒细胞与被调理后的细菌或免疫复合物发生相互作用时,会释放含有髓过氧化酶、溶酶体、弹性蛋白酶和其他

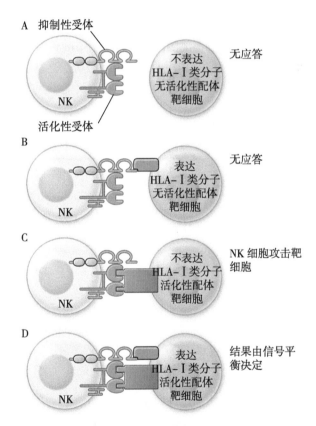

图1-4 NK细胞之间的交联:潜在的目标和可能的结局

NK细胞表面的活化和抑制性受体的数量与靶细胞表面配体的数量,以及信号转导中的质量差异,共同决定了NK细胞反应的程度。A.当靶细胞没有HLA-Ⅰ类分子或者活化配体时,NK细胞不能杀死靶细胞。B.当靶细胞携带自身HLA时,NK细胞不能杀伤靶细胞。C.当靶细胞被病原体感染并下调HLA、表达活化的配体时,NK细胞将杀伤靶细胞。D.当NK细胞遇到同时具有HLA和活化受体时,杀伤靶细胞的水平取决于向NK细胞传导的抑制性与活化性信号之间的平衡。HLA,人类白细胞抗原;NK,自然杀伤细胞。(摘自Lanier; reproduced with permission from Annual Reviews Inc. Copyright 2011 by Annual Reviews Inc.)

酶类的嗜天青颗粒及含有乳铁蛋白、溶酶体酶、胶原酶和其他酶类的特异性颗粒，同时在中性粒细胞表面合成具有杀菌作用的过氧化基团（O_2^-）。过氧化物的产生通过直接造成组织的损伤及引起大分子（如胶原和DNA）发生结构改变而导致炎症反应。

嗜酸性粒细胞表达IgG的Fc段受体（CD32），是机体针对各种寄生微生物最强有力的细胞毒效应细胞，在巴西日圆线虫感染时，嗜酸粒细胞是清除这些寄生虫的重要细胞毒效应细胞。而产生IL-4的抗原特异性T辅助细胞，是调节嗜酸性粒细胞对巴西日圆线虫细胞毒作用的关键，这是获得性免疫抗原特异性T细胞调控固有免疫反应的一个例证。嗜酸性粒细胞的胞质内成分，如主要的碱性蛋白、嗜酸性阳离子蛋白和嗜酸性粒细胞来源的神经毒素，都可以直接造成组织损伤，并且可能部分与嗜酸性粒细胞增多症的器官功能障碍有关。由于嗜酸性粒细胞颗粒中含具有抗炎作用的酶类（组胺酶、芳基硫酸酯酶、磷脂酶D），因此嗜酸性粒细胞可能参与下调或终止正在进行的炎症反应，起到维持内平衡的作用。

嗜碱性粒细胞和组织肥大细胞是细胞因子如IL-4的强有力的储存场所，并且可以通过其表面表达的多种TLRs与细菌和病毒发生反应并合成抗病原体的细胞因子。肥大细胞和嗜碱性粒细胞也可以通过与抗病原体抗体的结合来调节免疫功能。这对宿主针对寄生虫的防御机制来说尤其重要。嗜碱性粒细胞表达高亲和力的IgE表面受体（FcRI），当嗜碱性粒细胞表面的IgE与抗原发生交联后，会引起组胺、过敏性嗜酸性粒细胞趋化因子和中性蛋白酶的释放，所有这些物质都是速发型超敏反应（过敏）的介质（表1-12）。此外，嗜碱性粒细胞表面还表达活化补体成分（C3a、C5a）的受体，这些受体可以直接影响介质的释放。因此，嗜碱性粒细胞像大部分的免疫细胞一样，在提供宿主防御病原体的过程中可以被激活，或者在激活后释放介质并在过敏性和炎症性疾病中引起致病反应。

表1-11 抑制性受体相关疾病

疾病	相关抑制性受体	评价
银屑病性关节炎	KIR2DS1/KIR2DS2；HLA-Cw 组纯质性	易感的
脊柱关节炎	增加KIR3DL2表达	可能与疾病的病理学有关
	HLA-B27纯合子与KIR3DL1/KIR3DL2的相互作用；独立的多肽	可能与疾病的病理学有关
强直性脊柱炎	KIR3DL1/3DS1；HLA B27 基因型	易感的
类风湿血管炎	KIR2DS2；HLA-Cw*03	易感的
	具有关节外表现的患者KIR2L2/2DS2增多	临床表现有不同的KIR基因亚型的基因背景
类风湿关节炎	没有骨侵蚀的患者 KIR2DS1/3DS1减少	易感的
	KIR2DS4；HLA-Cw4	易感的
硬皮病	KIR2DS2+/KIR2DL2-	易感的
白塞综合征	KIR3DL1 表达改变	与严重的眼部疾病相关
寻常型银屑病	2DS1；HLA-Cw*06	易感的
	2DS1；2DL5；单体型B	易感的
IDDM	KIR2DS2；HLA-C1	易感的
1型糖尿病	KIR2DS2；HLA-C1和无HLA-C2，无HLA-Bw4	促进疾病进展
子痫前期	KIR2DL1伴随KIR2DS减少（母体）；HLA-C2（胎儿）	促进疾病进展
AIDS	KIR3DS1；HLA-Bw4Ile[80]	减缓疾病进展
	KIR3DS1 纯合子；NoHLA-Bw4Ile[80]	促进疾病进展
HCV感染	KIR2DL3 纯合子；HLA-C1纯合子	减缓疾病进展
宫颈肿瘤（HPV导致）	KIR3DS1；HLA-C1 纯合子和无HLA-Bw4	促进疾病进展
恶性黑色素瘤	KIR2DL2和（或）KIR2DL3；HLA-C1	促进疾病进展

HCV.丙型肝炎病毒；HLA.人类白细胞抗原；HPV.人类乳头瘤样病毒；IDDM.胰岛素依赖的；KIR.杀伤细胞免疫球蛋白样受体

源自：R Diaz-Pena et al: Adv Exp Med Biol 649: 286, 2009.

补体系统

补体系统是先天免疫系统重要的可溶性成分，由一系列血浆蛋白酶、调节蛋白和其他通过链式反应逐渐激活的蛋白组成，最终导致细胞溶解。补体系统包括4条途径，由抗原/抗体免疫复合物激活的经典途径、由具有末端甘露糖基团的微生物激活的MBL（一种血清胶原凝集素，表1-3）途径、由微生物或肿瘤细胞激活的替代途径，以及前三条途径的共同末端途径，最后形成膜攻击复合物，导致靶细胞溶解（图1-5）。在补体系统中的一系列酶是丝氨酸蛋白酶。

免疫复合物与C1q结合激活的补体活化的经典途径，通过免疫复合物中的特异抗体将先天免疫系统和获得性免疫系统联系起来。补体活化的旁路途径是非抗体依赖性的，通过C3直接与病原体和"发生改变的自身细胞"如肿瘤细胞相结合被激活。IgA肾病是一种肾小球的炎症性疾病，在此疾病中，IgA激活补体活化的旁路途径，引起肾小球损伤和肾功能受损。通过C1、C4和C2激活补体活化的经典途径，以及通过D因子、C3和B因子激活的补体的旁路途径，都可以引起C3的活化和裂解。C3活化片断与靶细胞如细菌表面和其他外源性抗原的结合，在吞噬的准备阶段——调理作用（包被抗体和补体）中起关键作用。MBL相关丝氨酸蛋白酶（MASPs）1和（MASPs）2替代MBL途径中的C1q、C1r和C1s，活化C4。MBL活化途径是由细菌和病毒表面的甘露糖活化的。

补体活化的三条途径最终都汇集到共同的末端通路。每条途径所裂解的C3引起C5、C6、C7、C8和C9活化，形成膜攻击复合物，插入靶细胞膜或细菌膜内，将其溶解。

因此，补体活化是先天免疫抗微生物感染反应的关键组成部分。图1-5显示了三条起始途径和共同末端途径使补体活化后产生的功能情况。总的来说，补体成分的裂解产物能够加速微生物和损伤细胞的清除（C1q、C4、C3），促进激活并增强炎症反应（过敏素、C3a、C5a），促进微生物和经过调理作用的靶细胞溶解（膜攻击复合物）。

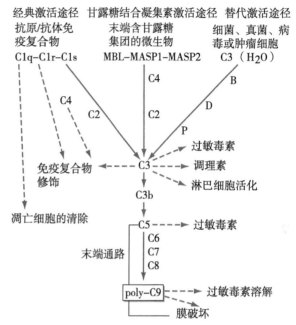

图1-5 补体活化的4条途径和补体系统的效应机制

虚线箭头表示该途径成分的功能。（来源：BJ Morley, MJ Walport: The Complement Facts Books. London, Academic Press, 2000; with permission. Copyright Academic Press, London, 2000.）

细胞因子

细胞因子是由多种造血和非造血细胞产生的可溶性蛋白（表1-7~表1-10）。细胞因子在先天免疫反应和获得性免疫反应中发挥重要作用，大多数免

表1-12 人肥大细胞和嗜碱性粒细胞释放的介质

介质	活性
组胺	收缩平滑肌，增加血管通透性
过敏性慢反应物质（SRSA）（白三烯C4、D4、E4）	收缩平滑肌
过敏性嗜酸性粒细胞趋化因子（ECF-A）	嗜酸性粒细胞趋化作用
血小板活化因子	激活血小板并释放5-羟色胺和其他介质，收缩平滑肌、增加血管通透性
中性粒细胞趋化因子（NCF）	中性粒细胞趋化作用
白细胞趋化活性物质（白三烯B4）	中性粒细胞趋化作用
肝素	抗凝
过敏性碱性激肽释放酶（BK-A）	通过酶切将激肽原转化为缓激肽

疫、炎症和感染性疾病都可以干扰细胞因子的表达。

细胞因子不仅参与了免疫系统细胞的生长、发育和活化过程的调控作用，而且介导了炎症反应。总的来说，细胞因子以明显的冗余为特征；不同的细胞因子可以具有相似的功能。另外，许多细胞因子都具有多种效应功能，即一种细胞因子可以作用于多种不同类型的细胞。这种功能的多效性源于多种细胞表达的受体对应同样的细胞因子（见下文），从而导致形成所谓的"细胞因子网络"。细胞因子的作用方式包括：①自分泌，即细胞因子的靶细胞同时也是其分泌细胞因子的细胞；②旁分泌，即靶细胞就在附近；③内分泌，细胞因子分泌进入血液循环，作用于远处的靶细胞。

细胞因子是依据其假定的靶细胞或根据其假设的功能来命名的。主要作用于白细胞的细胞因子被称为白细胞介素（IL-1、IL-2、IL-3等）。许多细胞因子是根据最初发现时的某一种功能来命名的，此后一直保留原命名（粒细胞集落刺激因子或G-CSF等）。总的来说，细胞因子可以分为3个主要的结构家族：红细胞生成素家族；TNF、IL-1、血小板生长因子（PDGF）和转化生长因子β家族；CXC、C-C趋化因子家族（表1-10）。趋化因子是调节细胞迁徙和转运的细胞因子；其通过G蛋白偶联受体发挥作用，具有独特的三维空间结构。IL-8是唯一的以白介素命名的趋化因子（表1-7）。

总的来说，细胞因子通过影响基因的活化来调控细胞的活化、生长和分化、功能性细胞表面分子的表达及细胞效应功能。由此可见，细胞因子在免疫反应及多种疾病发病机制上有显著的调节作用。实际上，T细胞是根据T细胞分泌的细胞因子模式来进行分类的，T细胞分泌的这些细胞因子可以参与体液免疫（T_H2）或细胞免疫（T_H1）。第三种类型的辅助T细胞是T_H17细胞，有助于宿主防御细胞外细菌和真菌，尤其是在黏膜部位（图1-2）。

根据细胞因子受体的胞外氨基酸序列和保守结构域的相似性可以将细胞因子受体分为5个总的家族。免疫球蛋白超家族代表了数量巨大的细胞表面蛋白和分泌蛋白。IL-1受体（1型和2型）是具有胞外Ig结构域的细胞因子受体的代表。

造血组织生长因子（1型）受体家族的标志是每一受体的胞外区含有2个保守基团。一个基团是位于N末端的富含半胱氨酸残基的结构。另一个基团是位于C末端靠近跨膜区的由5个氨基酸残基构成的结构，色氨酸-丝氨酸-X-色氨酸-丝氨酸（WSXWS）。还可以根据受体亚单位数量和受体共同具有的亚单位的使用情况来进一步分类。一些细胞因子受体，如IL-6、IL-11、IL-12和白血病抑制因子与gp130偶联。IL-3、IL-5和GM-CSF受体均有一个150kDa的亚单位。IL-2、IL-4、IL-7、IL-9和IL-15受体都有一个IL-2受体的γ链（$γ_c$）。因此，特异性的细胞因子受体与其特异性配体结合有关，而亚单位如gp130、150kDa亚基和$γ_c$在信号传导中起重要作用。$γ_c$编码基因位于X染色体，$γ_c$蛋白的突变可以引起X-连锁严重联合免疫缺陷综合征（X-SCID）。

干扰素（Ⅱ型IFN）受体家族的成员包括IFN-γ和IFN-β受体，这些受体都具有一个相似的210个氨基酸的结合域，该结合域在N末端和C末端具有含有成对半胱氨酸的保守区。TNF（Ⅲ型）受体家族成员均有一个由富含半胱氨酸重复序列组成的结合域。该家族成员包括TNF的p55和p75受体（分别为TNF-R1和TNF-R2）；CD40抗原，是重要的B细胞表面标志，参与免疫球蛋白同种型转化；fas/Apo-1的触发能够诱导凋亡；CD27和CD30，见于活化的T和B细胞；以及神经生长因子受体。

7个跨膜螺旋受体家族的共同基序最初是在GTP结合蛋白偶联受体上发现的。这一受体家族包括趋化因子受体（表1-8）、β肾上腺能受体和视网膜视紫红质受体。需要特别注意的是已经发现趋化因子受体家族中的2个成员——4型CXC趋化因子受体（CXCR4）和5型β趋化因子受体（CCR5），是与HIV结合并进入表达CD4的宿主细胞的两个主要共同受体。

在确定细胞因子发挥其胞内效应所借助的信号传导途径方面已取得重大进展。Janus酪氨酸蛋白激酶家族（JAK）是通过促红细胞生成素受体进行信号传导过程中的重要组成部分。有4种JAK激酶，JAK1、JAK2、JAK3和Tyk2，可以选择性地与不同的细胞因子受体亚单位结合。细胞因子与相应受体结合后，受体亚单位会并置形成一对，这样可以使一对JAK磷酸化并且相互激活。受体的酪氨酸残基在JAKs的作用下发生磷酸化，使信号分子能够与受体结合，结合后这些分子发生磷酸化。信号分子与受体的结合是因为它们都拥有能与磷酸化的酪氨酸残基结合的结合域（SH2，又称src同源结合域2）。这些重要的信号传导分子中有许多能够与受体结合发挥其效应，如调节分子SHC，它在与受体偶联后，可以激活有丝分裂原活化的蛋白激酶通路。此外，JAKs

的一类重要的底物是信号传导分子和转录因子的转录活化子家族（STATs）。STATs具有SH2结构域，使其能与磷酸化的受体结合，然后在JAKs的作用下发生磷酸化。不同的STATs对不同的受体亚单位似乎有一定的特异性。然后STAT与受体分离，转入细胞核，与其所识别的DNA基团结合，调控基因的表达。不同STATs会与稍有不同的DNA优先结合，从而对特定基因的转录进行调控。这一信号通路在淋巴细胞发育过程中发挥着极其重要的作用。JAK3本身发生的突变也可以引起与X-SCID相同的疾病，但由于JAK3基因位于19号染色体，而不在X染色体上，因此男性和女性儿童都可以出现JAK3缺乏。

获得性免疫系统

获得性免疫的特点是针对外来抗原或病原体发生的抗原特异性反应。获得性免疫的重要特征是在初次接触抗原（免疫诱导）后，再次接触同一抗原时能够引发更迅速、更强烈的免疫反应（免疫记忆）。获得性免疫系统由两部分组成，即细胞免疫和体液免疫。细胞免疫的主要效应细胞是T淋巴细胞，而体液免疫的主要效应细胞是B淋巴细胞。B和T淋巴细胞起源于共同的干细胞（图1-6）。

不同组织中免疫活性细胞的比例和分布反映了

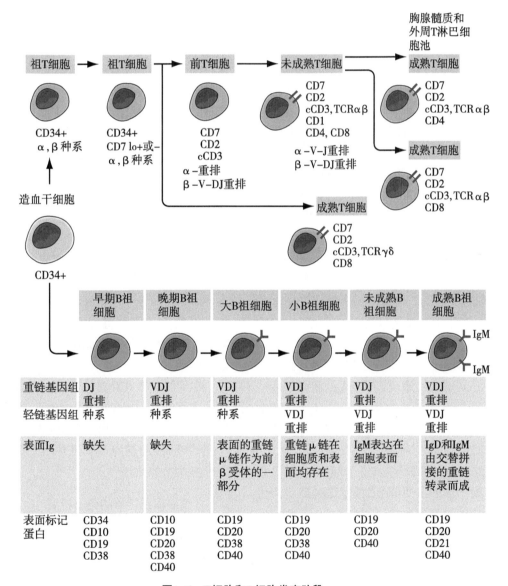

图1-6　T细胞和B细胞发育阶段

该图对T细胞和B细胞抗原受体的发育过程进行了示意。根据免疫球蛋白（Ig）、重链（H）和轻链（L）基因重排情况及是否出现特异性的表面标志物，将B细胞的发育过程划分成不同阶段。[经许可改编自CA Janeway et al(eds)：immunobiology. The immune Systemic Health and Disease, 4th ed, New York, Garland, 1999; with permission.]。T细胞发育阶段的分类主要取决于细胞表面标记蛋白的表达（sCD3.表面CD3表达；cCD3.胞质CD3表达；TCR.T细胞受体）

细胞迁移、归巢模式和效应能力不同。骨髓是B淋巴细胞、单核-巨噬细胞、树突细胞成熟的场所，骨髓中含有多能干细胞，能够在不同集落刺激因子作用下分化出各种类型的造血干细胞。T细胞前体细胞也来自造血干细胞，归巢入胸腺进一步分化成熟。成熟T淋巴细胞、B淋巴细胞、单核细胞和树突细胞进入血循环，归巢入周围淋巴器官（淋巴结和脾）、黏膜表面相关淋巴组织（肠道、泌尿生殖道和呼吸道）及皮肤、黏膜，等待外来抗原的激活。

T细胞

在生命早期阶段，机体就已经在胸腺建立了效应T细胞池，此后终身靠胸腺产生新的T细胞及抗原刺激"原始"外周T细胞使其扩增并转变成记忆T细胞、"驻扎"在周围淋巴样器官这两种方式来维持。每天约有2%的胸腺细胞进入血液循环，在40岁前每天由胸腺向外周输送的T细胞数量逐年递减3%。

正常情况下，成熟T细胞占外周血淋巴细胞的70%~80%（外周血淋巴细胞仅占人体淋巴细胞总量的2%）；占胸导管内淋巴细胞数量的90%，占淋巴结内淋巴细胞数量的30%~40%，占脾淋巴细胞数量的20%~30%。在B淋巴结内，T淋巴细胞分布于副皮质区深部，在B淋巴细胞生发中心周围，而在脾脏，T淋巴细胞分布于白髓的小动脉周围区。T细胞是细胞免疫反应的主要效应细胞，部分T细胞分化成熟为$CD8^+$细胞毒T细胞，能够溶解病毒感染的细胞或外来细胞（短寿命的效应T细胞）。感染可以触发两类长寿命的记忆T细胞：效应记忆和中枢记忆T细胞。效应记忆T细胞居住在非淋巴器官，并且会对重复的病原体感染做出快速反应：产生细胞因子和细胞毒效应以杀伤被病毒感染的细胞。中枢记忆T细胞归巢到淋巴器官，在那里它们根据需要补充长寿命和短寿命的效应记忆T细胞。

总的来说，$CD4^+$T细胞是T淋巴细胞、B淋巴细胞和单核细胞功能的主要调节细胞，这是通过产生细胞因子和直接的细胞接触来实现的（图1-2）。此外，T细胞还能够调节骨髓中红系细胞的成熟；并且$CD4^+$T细胞通过直接接触（CD40配体）在B细胞激活、诱导Ig同种型转换中发挥重要作用。

根据人类T细胞表达的细胞表面蛋白，可以确定胸腺中T细胞的成熟阶段，或可以根据这些表达的蛋白来区分具备特殊功能的成熟T细胞亚群。此外，许多这些分子都介导或参与重要的T细胞功能（表1-1，图1-6）。

骨髓中的$CD34^+$前-T细胞（这些细胞的TCR基因即没有重排也没有表达）是目前能够识别的最早阶段的T细胞前体细胞。在胸腺内$CD34^+$T细胞前体细胞开始在胞质中合成TCR相关分子的CD3复合体（图1-6）。在T细胞前体内，T细胞前体细胞的TCR抗原基因重排后产生表达TCRαβ链或TCRγδ链的两个系列的T细胞。表达TCRαβ链的T细胞最终分化成为$CD4^+$或$CD8^+$T细胞，是外周血、淋巴结和脾脏中最主要的T细胞。表达TCRγδ链的T细胞进入血循环，但仅占血液中T细胞的少数，尽管对其功能尚不完全了解，但推测通过识别细菌的脂质，参与上皮表面的免疫监视和对分枝杆菌和其他胞内细菌的细胞防御。

在胸腺内，通过识别胸腺上皮细胞上的自身肽，胸腺巨噬细胞和树突细胞在塑造能够识别外源性抗原的T细胞库（阳性选择）、清除具有高度自身反应性的T细胞（阴性选择）中起重要作用。随着未成熟的皮质胸腺细胞表面开始表达抗原的TCR，自身反应性T细胞就被清除（阴性选择），表达在自身MHC抗原存在的情况下与外源性抗原肽结合的TCRs的胸腺细胞被激活并且逐步分化成熟（阳性选择），而不能结合自身MHC抗原的TCRs的胸腺细胞因消耗而死亡（无选择）。经过阳性选择的成熟胸腺细胞或成为$CD4^+$辅助细胞或成为MHCⅡ类分子限制性细胞毒（杀伤）T细胞，或者成为$CD8^+$T细胞，最终成为MHCⅠ类分子限制性细胞毒T细胞。MHCⅠ类或Ⅱ类分子限制性是指T细胞只能分别识别在MHCⅠ类或Ⅱ类分子抗原识别部位递呈的抗原肽片段（参见第2章）。

在胸腺成熟并经过选择后，CD4和CD8胸腺细胞离开胸腺进入外周免疫系统。因此，胸腺都继续向外周免疫系统输入T细胞，直至成人阶段，在正常情况下或当外周T细胞池遭到破坏时，如AIDS和癌症的化疗时都是如此。

T细胞识别抗原的分子机制

抗原TCR是能够与抗原结合的异二聚体分子复合体，由αβ链或γδ链组成，αβ链或γδ链通过非共价键与5个CD3的亚单位（γ、δ、ε、ζ和η）结合（图1-7）。CD3的ζ链或与同二聚体以二硫键结合（DC3-ζ），或通过二硫键与一个ζ链和一个η链形成的异二聚体结合。TCRαβ或TCRγδ分子必须与CD3分子结合才能够插入T表面的细胞膜，TCR-α和TCR-β配对结合，TCR-γ与TCR-δ配对结合。CD3复合体分子通过TCRs介导T细胞活化信号的传导，而TCR-α和TCR-β或TCR-γ和TCR-δ分子通过结合形成TCR抗原结合部位。

与抗原分子结合的TCR-α、TCR-β、TCR-γ和TCR-δ的氨基酸序列具有同源性，其结构与免疫球蛋白的重链和轻链相似，是分子的免疫球蛋白基因超家族成员。编码TCR分子的基因是在T细胞成熟过程中重排形成的一簇编码基因片断。这样就形成了拥有抗原受体分子多样性的高效和紧密机制。

编码TCR-α链的基因位于14号染色体，由一系列编码V（可变）、J（连接）和C（恒定）区组成。编码TCRβ链的基因位于7号染色体，其中含有多个编码V、D（多变）、J和C区的TCR-β基因位点组成。编码TCRγ链的基因也位于第7号染色体，编码TCRδ链的基因位于第14号染色体TCRa位点中间。因此，TCR抗原分子包含恒定区（框架）和可变区，编码这些分子的α、β、γ、δ链的基因片段在胸腺中重新经过重组和选择，最终表达出完整的分子。在T和B细胞前体中（见下文），抗原受体基因的DNA重排都是由相同的酶参与的，重组酶活化基因（RAG）1和RAG2，这两种酶都是DNA依赖性蛋白激酶。

每条受体链的V、D和J片断都经过了多种成熟前的可能的片段组合，在重排的基因片断连接部加入若干核苷酸形成N区多样性及不同链配对形成TCR二聚体，这样形成了不同的V、D和J片段，形成了TCR的多样性。T细胞在胸腺内发育成熟的过程中，通过消除自身反应性T细胞、促进能够与自身MHC分子-抗原发生适当反应的T细胞的增殖，以及允许没有进行TCR重排的T细胞死亡等机制，对能与抗原发生反应的T细胞的功能基团进行修饰。

TCR-αβ细胞不能识别天然的蛋白或糖类抗原。只有APCs产生的抗原或蛋白抗体在经APCs摄取、加工后形成的短肽片断（长度9~13个氨基酸），才能被T细胞识别。外源性抗原通过胞饮作用形成酸性细胞的细胞内囊泡或被吞噬，然后被降解成小肽并且与MHCⅡ类分子结合（外源性抗原递呈途径）。其他外源性抗原是在细胞质基质中内生的（如来自于复制的病毒），被降解为与MHCⅠ类分子结合小肽（内源性抗原递呈途径）。因此APCs通过蛋白水解作用将外源性蛋白抗原降解，然后将降解肽段展现并嵌入MHC分子表面的MHCⅠ或MHCⅡ抗原识别位点，通过这些位点外源性抗肽片断才能够与活化T细胞的TCRαβ或TCRγδ链结合。CD4分子相当于黏附分子，直接与MHCⅡ类分子（DR、DQ或DP）结合，稳定TCR与抗原肽的相互作用（图1-7）。同样，CD8分子也作为黏附分子，直接与MHCⅠ类分子（A、B或C）结合，稳定TCR-抗原的相互作用。

来自胞质和经内源性抗原递呈途径加工的抗原被一个称为蛋白酶体的蛋白酶复合体剪切成为小的肽段。在蛋白酶体内，抗原肽段从胞质内被一个称作抗原加工相关转运体或TAP蛋白的异二聚体复合物运送至内质网腔内，在内质网内，内质网膜上的MHCⅠ类分子与加工过的胞质多肽进行物理上的结合。在肽段与MHCⅠ类分子结合后，肽-Ⅰ类分子复合体被转运至高尔基体，然后被转运到细胞表面，供CD8$^+$T细胞识别。

细胞外抗原通过内吞作用被摄取，进入细胞内的酸性囊泡内，被囊泡内的蛋白酶降解为肽段。含有MHCⅡ类分子的细胞内囊泡与含有肽段的囊泡融合，使肽段与MHCⅡ类分子发生物理上的结合，形成的抗原肽-MHCⅡ类分子复合体被运送至细胞表面，供CD4$^+$T细胞识别（参见第2章）。

众所周知，在有MHCⅠ类或MHCⅡ类分子存在的情况下，TCRαβ受体可以识别抗原肽，胞内菌（如结核分枝杆菌）细胞壁中的脂类也可以被呈递给多种T细胞，包括TCRγδ T细胞亚类和CD8$^+$TCRαβ T细胞亚群。重要的是，细菌的脂类抗原在有MHCⅠ类或MHCⅡ类分子存在时并不能被递呈，而是在有MHC相关CD1分子存在时才被递呈。通过CD1分子识别脂类抗原的一些γδT细胞对TCR的使用具有非常严格的限制性，对细菌脂类的识别不需要抗原引发，这实际上更像是一种先天免疫反应，而不像针对细胞内细菌的获得性免疫反应。

就像外来抗原被降解，产生的肽段通过APCs细胞上的存在的MHCⅠ类或MHCⅡ类分子被递呈一样，内源性自身蛋白同样被降解，自身肽段通过APCs上的MHCⅠ类或MHCⅡ类分子被递呈给T细胞。在外周淋巴样器官中存在能够识别自身蛋白片段的T细胞。但在正常情况下，这些T细胞处于无能或耐受状态，即对自身抗原的刺激不产生反应，这是由于缺乏自身抗原上调性APC共刺激分子，如B7-1（CD80）和B7-2（CD86）（见后文）。

一旦成熟T细胞的TCR在自身MHCⅠ类或MHCⅡ类分子存在时与外来肽段结合，非抗原特异性的黏附分子也与其相应配体结合，如CD54-CD11/CD18和CD58-CD2，这种结合可以稳定MHC肽-TCR结合，上调这些黏附分子的表达（图1-7）。一旦抗原与TCR配体结合后，T细胞膜便被分成脂膜微小结构域或脂质筏，使主要信号传导分子TCR/CD3复合物、CD28、CD2、LAT（T细胞活化连接体）、细胞内活化的（去磷酸化的）src家族蛋白酪氨酸蛋白激酶（PTKs）和关键的CD3ζ结合蛋白-70（ZAP-70）PTK产生交联（图1-7）。重要的是，在T细胞活化过程中，具有蛋白酪氨酸磷酸酯酶活性的CD45分子与TCR复合物分离，使磷酸化过程得以进行。微小结构域中的活化的T淋巴细胞信号传导分子的交联提示T细胞与APC的相互作用可以认为是一种"免疫突触"，与神经突触的功能类似。

在TCR-MHC结合被稳定后，活化信号通过细胞传导至细胞核，从而介导在多种T细胞功能中起重要作用的基因产物的表达，如分泌IL-2。TCR没有内源性信号传导活性，但是可以通过与介导信号传导蛋白结合的多种CD3链上表达的酪氨酸活化基序（ITAM）免疫受体与多个信号通路相关联。每一条信号通路最后都会激活一些特殊的转录因子来调控细胞因子和细胞因子受体基因的表达。因此，TCR与抗原肽-MHC复合物结合诱导PTK的ssrc家族、fyn和lck（lck是与CD4或CD8相关的共刺激分子）的活化、CD3ζ链的磷酸化、相关的酪氨酸激酶ZAP-70和syk活化、下游钙依赖性神经钙蛋白通路、ras通路和蛋白激酶C通路的活化。上述每一种通路均能够激活特异性的转录因子家族（包括NF-AT、fos和jun，以及rel/NF-κB），形成异多聚体，诱导IL-2、IL-2受体、IL-4、TNF-α和其他T细胞调节因子的表达。

除了TCR复合体与CD4、CD8分子向T细胞传导信号外，T细胞表面分子如CD28和可诱导的共刺激分子（ICOS）及树突细胞表面分子如B7-1（CD80）和B7-2（CD86）也能向T细胞传递重要的共刺激信号，上调T细胞合成细胞因子，这是T细胞活化过程所必需的。如果没有通过CD28或ICOS产生信号，或者，如果CD28被阻断，则T细胞进入无能状态（无反

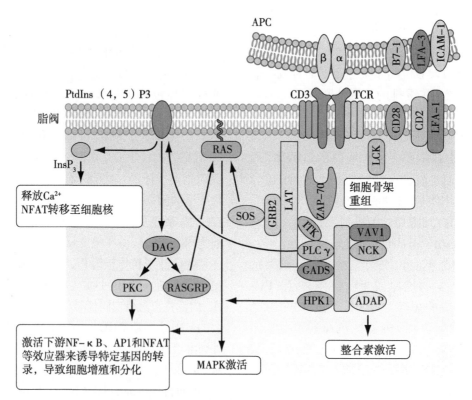

图1-7　通过T细胞受体的信号传导

活化信号是通过LAT和CD3链（蓝色条）中的免疫受体酪氨酸激活基序（ITAM）序列来介导的，LAT和CD3链与酶结合，并通过指示性的细胞内活化通路来向细胞核传导活化信号。T细胞受体（TCR）通过MHC复合体与抗原结合，导致LCK和γ-链-相关70kDa蛋白激酶（ZAP-70）的相继活化。ZAP-70会使数个下游靶点磷酸化，包括LAT（T细胞活化链接体）和SLP76［SCR同源2（SH2）76kDa的含白细胞蛋白的功能基团］。SLP76通过与GADS发生组成性反应被招募到膜表面的LAT。SLP76和LAT一起使一个多分子信号复合物进入细胞核，诱导一系列的下游反应，包括钙流出、丝裂原活化的蛋白激酶（MAPK）活化、整合素活化和细胞支架重组。APC表示抗原递呈细胞。（摘自GA Koretzky et al: Nat Rev Immunol 6: 67, 2006; with permission from Macmillan Publishers Ltd. Copyright 2006.）

应,或耐受),而非被激活(见"免疫耐受和自身免疫"部分)。

T细胞超抗原

传统的抗原与MHC Ⅰ类或MHC Ⅱ类分子的αβ异二聚体上的槽结合,通过T细胞TCR的α和β链的V区与T细胞结合(图1-6)。相反,超抗原则直接与TCRβ链侧部和MHC-Ⅱ类分子的β链结合,仅使用Vβ基因片段就能激活T细胞,整个过程不依赖D、J及Vα序列的参与。所谓超抗原是指能够使外周T细胞库20%的细胞活化的蛋白分子,而传统抗原只能使不到1/10 000的T细胞活化。T细胞超抗原包括葡萄球菌肠毒素和其他的细菌产物。在临床上出现的葡萄球菌中毒性休克综合征就是超抗原刺激人外周血的T细胞,导致大量、过度生成T细胞的细胞因子,造成低血压和休克。

B细胞

成熟B细胞占人外周血淋巴细胞的10%~15%,占淋巴结细胞数量的20%~30%、脾淋巴细胞的50%、骨髓淋巴细胞的10%。B细胞表面表达的膜内免疫球蛋白(Ig)分子在功能上是B细胞抗原受体(BCR),BCR与Ig相关的α和β信号传导分子和抗原组成复合体,在性质上和T细胞表面的受体抗原分子复合体相似(图1-8)。与T细胞不同的是,T细胞只能识别包埋在APCs表面MHC Ⅰ和MHC Ⅱ类抗原槽处的经过加工的经典抗原肽段,而B细胞可以通过抗原与B细胞表面的Ig(sIg)受体结合来识别未经加工的原始抗原并发生增殖。B细胞表面还表达Ig分子的Fc段受体(CD32)及活化补体成分的受体(C3d或CD21,C3b或CD35)。B细胞的主要功能是产生抗体。此外,B细胞还可以行使APCs的功能,并且在抗

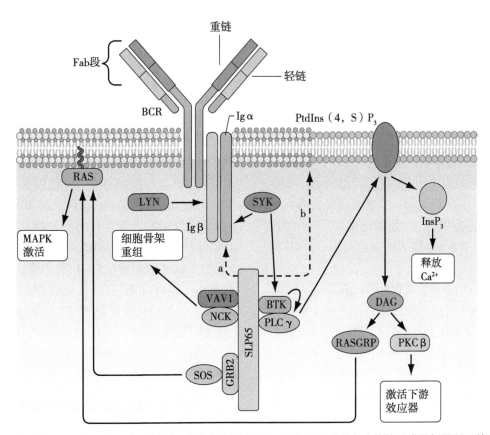

图1-8 B细胞受体(BCR)活化导致蛋白络氨酸激酶的相继活化,这将导致信号复合体的形成及如图所示的下游通路活化

SLP76是通过GADS和LAT被招募到细胞膜的,而SLP65招募的机制尚不清楚。研究发现有两种机制:①通过SLP65的SH2功能基团直接与BCR复合物的免疫球蛋白(Ig)结合;②通过SLP65氨基末端的亮氨酸拉链和一种未知的连接配对物被招募到细胞膜上。ADAP.促黏附与脱颗粒的适配蛋白;AP1.活化蛋白1;BTK.布鲁顿络氨酸激酶;DAG.三酰甘油;GRB2.生长因子受体结合蛋白2;HPK1.造血祖细胞激酶1;InsP3.腺肌醇-1,4,5-三磷酸肌醇;ITK.白介素2诱导性T细胞激酶;NCK.络氨酸激酶的非催化区;NF-κB.细胞核因子B;PKC.蛋白激酶C;PLC.磷脂酶C;PtdIns(4,5)P2.磷脂酰肌醇-4,5-二磷酸肌醇;RASGRP.RAS甲脒基-释放蛋白;SOS.果蝇同族体的子代;SYK.脾络氨酸激酶。(摘自 GA Koretzky et al: Nat Rev Immunol 6: 67, 2006; with permission from Macmillan Publishers Ltd. Copyright 2006.)

原加工过程中效率极高。多种细胞因子可以增强其抗原递呈功能。成熟B细胞来源于骨髓前体细胞，在一生中会不断产生（图1-6）。

B淋巴细胞的发育过程可以分为非抗原依赖阶段和抗原依赖阶段。非抗原依赖阶段的B细胞发育最早出现于初级淋巴器官，包括B细胞发育成熟为sIg+成熟B细胞之前的所有阶段。抗原依赖阶段的B细胞成熟是在抗原和成熟B细胞sIg相互作用的驱动下，形成记忆B细胞诱导、Ig类型转换，直至浆细胞形成。抗原依赖阶段的B细胞成熟发生于次级淋巴器官，包括淋巴结、脾和肠道的潘氏淋巴小结。T细胞库在T细胞接触外源性抗原前已经在胸腺内形成，与此相反，能表达多个抗原反应部位的B细胞库是在抗原刺激后通过进一步的Ig基因改变来进行修饰的——这一过程发生于淋巴结的生发中心，称为体细胞超突变。

在B细胞发育过程中，Ig抗原结合部的可变区的多样性是通过一系列有序的Ig基因的重排形成的，与TCRα、TCRβ、TCRγ和TCRδ基因重排过程类似。对于重链而言，首先是D基因片段至J基因片段之间的重排，继之V基因片段与新形成的D-J序列进行第二次重排，C基因片段与V-D-J序列重排相匹配，形成功能性的Ig重链基因（V-D-J-C）。在后期，V至J基因片段的重排形成功能性的κ或λ轻链基因，最后形成由重链和轻链组成的完整的Ig分子。

Ig基因重排过程是受到调控的，每一个B细胞只能产生一种特异的抗体，每个Ig分子都是由一类重链和一类轻链组成。虽然每一个B细胞都含有两个拷贝的Ig轻链和重链基因，但是最终只能有一种基因可以有效地重排并在B细胞表面表达，这一过程称为等位基因排斥。

人体有近300个Vκ基因和5个Jκ基因，Vκ和Jκ基因在配对过程中可以产生1500种以上的不同的轻链基因组合。但是实际上产生的不同的κ轻链的数量由于Vκ和Jκ基因内部发生的体细胞突变而增加，因此，从有限的胚系基因信息能够产生大量的可能的特异性轻链。如前所述，在Ig重链基因的重排过程中，VH功能区是由V_H、D_H和J_H三种类型的胚系基因组合而成，因此重链可变区的多样性要远远超过轻链区。

最原始的B细胞前体（早期祖B细胞）是没有胞质Ig（cIg）和sIg表达的（图1-6）。大前B细胞以由μ重链（H）和前B轻链（ψLC）组成的前B细胞受体表面为标志。ψLC是由非重排的V前B和λ5轻链位点（前BCR）编码的替代轻链受体。祖B细胞和前B细胞受来自骨髓基质信号的驱动，尤其是IL-7，开始增殖和分化成熟。轻链基因的重排出现在小前B细胞阶段，此时，在不成熟的B细胞表面表达完整的BCR，不成熟B细胞的Ig轻链发生基因重排并表达sIgM。当不成熟B细胞发育成为成熟B细胞时，表面不仅表达sIgM，还表达sIgD。至此，B细胞在骨髓内的发育就完成了，B细胞被释放入周围循环，进入次级淋巴器官，准备与特异性抗原相遇。

Ig基因的随机重排有时会产生针对自身的抗体，机体必须有相应的机制来纠正这种错误。其中一种机制是BCR编辑，在这种机制的作用下，自身反应性BCRs发生突变，不再针对自身抗原，如果受体编辑机制没有能成功地清除自身反应性B细胞，那么针对自身抗原的B细胞会在骨髓内通过BCR与自身抗原结合，诱导细胞凋亡来实现阴性选择。

B细胞离开骨髓后进入外周B细胞区，如淋巴结和脾，准备接受能与B细胞克隆受体发生反应的外来抗原接触。通过BCR识别可以引起抗原驱动的B细胞活化，并且发生一种称为"体细胞超突变"过程，体细胞超突变是指已经重排的重链和轻链基因发生点突变，部分突变后的sIg分子与抗原的结合情况会优于原始的sIg分子。因此，体细胞超突变是一种外周淋巴器官中的B细胞获得最强抗原结合力的过程，或获得最高亲和力的抗体。这种产生最佳抗体的整个过程被称为抗体的亲和力成熟。

合成IgG、IgA和IgE的B淋巴细胞来自sIgM+、sIgD+的成熟B淋巴细胞。在淋巴结和其他周围淋巴组织的生发中心内发生Ig类型转换。B细胞表面的CD40分子和T细胞表面的CD40配体构成了免疫刺激分子中关键的同刺激受体-配体组合。CD40+B细胞和CD40配体+T细胞结合后，通过T细胞产生的细胞因子如IL-4和转化生长因子（TGF）β引驱动B细胞发生Ig类别转换。在IL-1、IL-2、IL-4、IL-5和IL-6的协同作用下，驱动成熟B细胞增殖并进一步分化为分泌Ig的细胞。

获得性免疫的体液介导物：免疫球蛋白

免疫球蛋白由分化好的B细胞产生的，介导免疫反应中的体液免疫反应。抗体的主要功能是特异性结合抗原，从而灭活或清除侵入机体的毒素、微生物、寄生虫或其他异物。Ig分子功能和Ig基因组成的结构基础初步揭示了抗体在正常保护性免疫、免疫复合物介导的病理性免疫损伤和针对宿主抗原决定簇的自身抗体形成方面的作用。

所有的免疫球蛋白分子都具有由两条重链和两条轻链组成的基本结构（图1-8）。免疫球蛋白同种型（如G、M、A、D和E）是由Ig的重链的类型来决定的。根据Ig重链的特异抗原决定簇可以将IgG和IgA同种型进一步分为不同的亚型（G1、G2、G3、G4和A1、A2）。表1-13总结了人免疫球蛋白的特点。组成Ig分子的4条链通过二硫键共价连接。每条链都由V区和C区（也称结构域）组成，这两个区分别由近110个氨基酸组成。轻链含有1个可变区（V_L）和1个恒定区（C_L）；重链由1个可变区（V_H）和3或4个恒定区（C_H）组成，视具体的同种型不同而有差异。从名称就可以看出，Ig分子的恒定区或C区是由同源序列组成，与所有其他同种型和亚型具有相同的一级结构。C区参与Ig分子的生物功能。IgG的C_H2结构域和IgM的C_H4结构域能够在补体活化过程中与C1成分中的C1q结合。Ig分子C-末端的C_H区位，即IgG分子的Fc区（图1-9），能够与巨噬细胞、树突细胞、NK细胞、B细胞、中性粒细胞和嗜酸性粒细胞表面的Fc受体（CD16、CD32、CD64）结合。

可变区（V_L和V_H）构成分子的抗体结合（Fab）区。在V_L和V_H中的超变区（极值序列变异）构成了每一种Ig分子独特的抗原结合部位。独特型是指Ig分子Fab段能与抗原结合的特异性结构域。针对抗体分子独特型结构域的抗体被称为抗独特型抗体。在正常的B细胞抗体反应过程中，在体内，这种抗独特型抗体的产生可以形成一种传递给B细胞的负信号（或"中止"）信号，终止B细胞产生抗体。

IgG占血清免疫球蛋白总量的75%~85%。根据在血清中的含量多少，将IgG分为4种亚型，其中IgG1的血清含量最高，而IgG4最低。不同的IgG亚型与巨噬细胞和中性粒细胞Fc受体结合的能力及活化补体的能力均不相同，具有不同的临床意义（表1-13）。此外，一些IgG亚型的选择性缺乏能引起相应的临床综合征，患者极易发生细菌感染。IgG抗体通常是抗原再次侵入宿主时，宿主产生的主要抗体类型（二次抗体反应）。

IgM抗体通常以950-kDa的5聚体存在于血液循环中。该五聚体是由160-kDa的二价单体通过15-kD非免疫球蛋白分子，即J链连接而成，J链会对IgA分子的聚合作用产生影响。IgM是免疫反应（初级抗体反应）中最早出现的免疫球蛋白，是新生儿体内初始产生的抗体类型。以单体形式存在的膜IgM，是成熟B细胞表面主要的抗原受体（表1-13）。IgM是在自身免疫性疾病中免疫复合物的重要组分。如类风湿关节炎、其他胶原病及某些感染性疾病（亚急性细菌性心内膜炎）中出现的高滴度针对IgG分子的IgM抗体（类风湿因子）。

IgA仅占血清免疫球蛋白总量的7%~15%，但是是分泌物中主要的免疫球蛋白类型。IgA在分泌物（如眼泪、唾液、鼻腔分泌物、胃肠道分泌液和人乳汁）中以分泌型IgA（sIgA）的形式存在，分泌型IgA是由两个IgA单体和一个被称为J链的连接分子及一个被称为分泌蛋白的糖蛋白分子组成的多聚体。IgA具有两个亚型，IgA1主要存在于血清中，而IgA2主要存在于分泌物中。IgA能够通过补体活化的替代途径激活补体，同时能够阻止病毒与呼吸道和消化道上皮细胞结合，具有很强的抗病毒活性。

IgD在血清中含量很少，与IgM一起，是B细胞表面主要的抗原受体。IgE在血清中的含量非常低，是通过Fc段与肥大细胞和嗜碱性粒细胞结合的主要免疫球蛋白，参与肥大细胞和嗜碱性粒细胞的反应。抗原分子与嗜碱性粒细胞和肥大细胞的表面的IgE交联会引起速发型超敏反应（过敏的）介质的释放（表1-13）。

正常免疫反应调节过程中细胞间的相互作用

外来抗原激活获得性免疫系统的体液（B细胞）和细胞免疫（T细胞）的最终结果是特异性效应T细胞或与特异抗体结合直接将抗原清除。图1-2是T细胞和B细胞反应的简化的模式图，显示一些上述细胞间的相互作用。

获得性免疫细胞功能的表达是不同阶段发生的一系列复杂的免疫调控事件的结果。T细胞和B细胞均介导免疫功能，每种细胞类型都是在适当的信号调控下通过不同的阶段，从活化和诱导，经过增殖、分化，最终形成效应细胞发挥功能的。效应细胞的功能可以出现在免疫反应的终末阶段，如已分化的浆细胞分泌抗体，或对其他分子行使调节功能，如$CD4^+$和$CD8^+$T淋巴细胞能够同时调节B细胞分化和$CD8^+$细胞毒T细胞的活化。

根据产生的细胞因子类别，可以将CD4辅助T细胞划分为不同的亚型（图1-2）。活化的T_H-1辅助T细胞能够分泌IL-2、IFNγ、IL-3、TNFα、GM-CSF和TNF-β；而活化的T_H-2辅助T细胞分泌IL-3、IL-

表1-13 人免疫球蛋白的理化和生物特性

特性	IgG	IgA	IgM	IgD	IgE
通常的分子形式	单体	单体或二聚体	五聚体,六聚体	单体	单体
其他链	无	J链,SC	J链	无	无
亚型	G1、G2、G3、G4	A1、A2	无	无	无
重链同种型	Gm(=30)	无A1, A2m(2)	无	无	无
分子量(kDa)	150	160, 400	950, 1150	175	190
	6.6S	7S, 11S	19S	7S	8S
	3	7	10	9	13
成人平均血清水平(mg/ml)	9.5~12.5	1.5~2.6	0.7~1.7	0.04	0.0003
占血清总Ig百分比	75~85	7~15	5~10	0.3	0.019
血清半衰期(d)	23	6	5	3	2.5
合成率,[mg/(kg·d)]	33	65	7	0.4	0.016
抗体效价	2	2, 4	10, 12	2	2
活化补体经典途径	+(G1, 2?, 3)	-	++	-	-
活化补体替代途径	+(G4)	+	-	+	-
通过Fc结合细胞	巨噬细胞,中性粒细胞,大颗粒淋巴细胞	淋巴细胞	淋巴细胞	无	肥大细胞、嗜碱性粒细胞;B细胞
生物特性	穿过胎盘大多数抗原反应的二次抗体	分泌型免疫球蛋白	初级抗体反应	成熟B细胞标志	过敏、抗寄生虫反应

源自: After L Carayannopoulos, JD Capva, in WE Paul(ed): Fundamental Immunology, 3rd. New York Raven, 1993; with permission.

4、IL-5、IL-6、IL-10和IL-13。T_H1 CD4$^+$T细胞通过产生IFNγ,在多种病原体的细胞内清除中发挥核心作用。T_H1 CD4$^+$T细胞还为细胞毒T细胞和某些具有调理作用的抗体的产生提供辅助T细胞,并且它们一般对抗原做出反应,这导致针对许多细胞内病毒和细菌(如HIV或结核分枝杆菌)的迟发型超敏反应。相反,T_H2细胞在体液免疫和同种型转换的调节方面发挥主要作用。此外T_H2细胞通过产生IL-4和IL-10在限制由TH1细胞介导的促炎症反应方面发挥调节作用(图1-2)。此外,T_H2 CD4$^+$T细胞还能够辅助B细胞产生特异性Ig,协助需要高抗体水平才能将外来抗原清除的免疫反应(某些寄生虫和细胞外有荚膜的细菌,如肺炎链球菌感染)。最近,发现了一种称为TH17的新的TH家族亚类,这些细胞以能够分泌细胞因子,如IL-17、IL-22和IL-26为特点。TH17细胞不仅在抵御胞外细菌及真菌感染中起作用,特别是在黏膜表面的细胞外细菌及真菌,还在自身免疫炎症性疾病方面发挥作用(图1-3)。总而言之,在免疫应答中T细胞应答的类型也是由呈递给DCs的微生物PAMPs、DCs表面活化的TLRs、活化的DCs类型及产生的细胞因子决定的(表1-4)。通常,骨髓的DCs产生IL-12,一方面激活T_H1T细胞发生反应,产生IFN-γ,诱导细胞毒性T细胞,浆细胞样DCs产生IFN-α;另一方面激活TH2细胞发生反应,从而产生IL-4并增强抗体反应。

如图1-2和图1-3所示,一旦被树突细胞活化,T细胞亚群将合成IL-2、IL-3、IFN-γ和(或)IL-4、IL-5、IL-6、IL-10和IL-13,对效应T和B细胞发挥正或负性调节作用。对于B细胞来说,多种细胞因子都对它具有促进作用,尤其是T细胞来源的IL-3、IL-4、IL-5和IL-6,这些细胞因子在整个B细胞分化成熟过程中连续发挥作用,实现了B细胞增殖、分化和最终的抗体分泌。对于细胞毒T细胞来说,起促进作用的因子包括诱导T细胞分泌的IL-2、IL-12和IFN-γ。

一种重要类型的控制免疫应答的免疫调节T细胞是CD4$^+$、CD8$^+$T调节细胞。这些细胞均生理性地表达IL-2受体(CD25)的α链,产生大量的IL-10,并可以抑制T和B细胞反应。调节T细胞是未成熟的树突细胞经过诱导产生的,在外周维持对自身抗原的耐受性方面起关键作用。调节T细胞缺乏是小鼠发生器官特异性自身免疫疾病的原因,如自身免疫性甲状腺炎、肾上腺炎和卵巢炎（参见"免疫耐受和自身免疫反应"）。T调节细胞还在控制针对微生物的免疫反应的强度和时间方面发挥关键作用。正常情况下，当针对微生物的初期免疫反应将微生物清除后，调节T细胞被激活，从而抑制抗微生物反应，防止损伤宿主。一些微生物能够获得诱导感染部位的T调节细胞的活化，从而促进寄生虫感染和存活。利什曼原虫感染人体时，原虫在皮肤感染局部诱导T调节细胞聚集，抑制抗利什曼原虫T细胞反应，从而避免寄生虫被清除。有学者推测，许多慢性感染如结核分枝杆菌感染都与T调节细胞的异常活化阻止了微生物的清除有关。

尽管B细胞通过B细胞表面Ig受体识别天然抗原，但B细胞还需要T细胞辅助来产生多种同种型的高亲和力抗体，才能更有效地清除外来抗原。这种可能依赖T细胞的功能在调节B细胞反应和防止产生过多的自身抗体方面发挥作用。T细胞-B细胞相互作用产生高亲和性抗体需要：①B细胞对天然抗原进行加工，在B细胞表面表达肽片段并向T_H细胞递呈；②通过TCR复合体以及CD40配体与B细胞结合；③诱导抗原特异性B细胞克隆发生抗体同种型转换；④在淋巴结和脾的B细胞滤泡生发中心诱导抗体亲和力成熟。

幼稚B细胞表达细胞表面IgD和IgM，通过B细胞表面IgM与天然抗原结合来实现与抗原的首次接触。T_H2细胞与B细胞接触后或通过"旁观效应"释放T细胞细胞因子诱导Ig基因结构变化，促进Ig基因重组，然后这些事件引起活化的B细胞重链外显子表达的转换，与最初的IgM抗体具有相同V区抗原特异性的IgG、IgA或一些情况下为IgE，对各种细胞外细菌、原虫和蠕虫做出反应。活化T细胞表达的CD40配体对于诱导B细胞抗体同种型转换和B细胞对细胞因子的反应性是至关重要的。临床上T细胞CD40配体突变患者的B细胞不能完成同种型转换，导致无法产生记忆型B细胞，这些患者会发生X-连锁高IgM的免疫缺陷综合征。

免疫耐受和自身免疫

免疫耐受是指不产生致病性的自身免疫反应。自身免疫病是指在没有感染或恶性肿瘤等其他明显的原因存在的情况下，T细胞或B细胞活化引起的综合征（参见第3章）。曾经把免疫耐受和自身免疫看作是相互排斥的概念，但现在认为健康人同时具有正常的免疫耐受和自身免疫，当出现异常时，免疫耐受和自身免疫是正常状态的两个极端。如目前已经知道在外周针对自身抗原的低水平的自身免疫性T细胞和B细胞对于T细胞和B细胞的存活至关重要。与此类似，在胸腺内胸腺细胞对自身抗原的识别和低水平的自身免疫机制是形成下述两种情况的机制所在：①正常T细胞经过阳性选择而继续存活，离开胸腺进入外周识别外源微生物；②具有对自身抗原高度反应性的T细胞经过阴性选择后死亡，从而避免过度自身反应性T细胞进入外周（中枢耐受）。然而，并非所有的自身抗原都能在胸腺表达，都能够在胸腺内将过度自身反应性T细胞清除，因此机体还有诱导T细胞的外周耐受机制。与成熟树突细胞递呈微生物抗原不同，未成熟树突细胞递呈的自身抗原既不激活树突细胞，也不使其发育为表达高水平共同刺激分子如B7-1（CD80）或B7-2（CD86）的成熟树突细胞。当外周T细胞在HLA分子复合体存在的情况下，受到表达自身抗原和的树突细胞刺激时，会产生足够的刺激使T细胞存活；否则T细胞仍将处于无能状态或无反应性状态，直至其接触到表达微生物抗原和高水平共同刺激分子的树突细胞时才能被激活。在后一种情况下，正常的T细胞将被活化进而对微生物产生反应。如果B细胞表达高自身反应性BCR，正常情况下这些B细胞或在骨髓中被清除，或是通过受体编辑表达低反应性自身反应性受体。尽管多种自身免疫病都以存在异常的或致病性自身抗体为特点（表1-14），但大多数自身免疫性疾病是T和B细胞同时过度反应的结果。

多种因素与临床自身免疫病的发生有关，包括基因易感性（表1-14）、环境免疫刺激包括药物[如普鲁卡因胺和苯妥英钠（大仑丁）与药物诱导的系统性红斑狼疮]、感染性物质（如EB病毒感染与抗红细胞和血小板自身抗体的产生）及缺乏T调节细胞（导致甲状腺炎、肾上腺炎和卵巢炎）。

黏膜表面的免疫

黏膜覆盖了呼吸道、消化道及泌尿生殖道；眼结膜、内耳和所有外分泌腺的管道都含有固有免疫和获得性黏膜免疫系统的细胞，从而保护这些器官表面免受病原体的侵害。在健康成人中，黏膜相关的淋巴组织（MALT）含有体内80%的免疫细胞，组成了哺乳类最大的淋巴器官系统。

MALT有3项主要功能：①保护黏膜表面免受病原体侵入；②避免从食物摄入，从共生微生物、空气

表1-14 人类自身免疫病相关自身抗体识别的重组或纯化自身抗原

自身抗原	自身免疫病	自身抗原	自身免疫病
细胞或器官特异性自身免疫病			
乙酰胆碱受体	重症肌无力	胰岛素受体	B型胰岛素抵抗、棘皮病、系统性红斑狼疮（SLE）
肌动蛋白	慢性活动性肝炎，原发性胆汁性肝硬化	I型内因子	恶性贫血
腺苷酸转化酶（ANT）	扩张性心肌病，心肌炎	白细胞功能相关抗原（LFA-1）	治疗耐药的莱姆病关节炎
β-肾上腺素能受体	扩张性心肌病		
L芳香族氨基酸脱羧酶	I型自身免疫性多发内分泌综合征（APS1）	髓鞘相关糖蛋白（MAG）	多神经病
无唾液酸糖蛋白受体	自身免疫性肝炎	髓鞘碱性蛋白	多发性硬化，脱髓鞘疾病
杀菌蛋白/通透性增加蛋白（Bpi）	囊性纤维化血管病	髓鞘少突胶质细胞糖蛋白（MOG）	多发性硬化
钙敏感受体	获得性甲状旁腺功能减退	肌球蛋白	风湿热
胆固醇侧链切割酶（CYPⅡa）	自身免疫性多腺体综合征1	p-80-Collin	异位性皮炎
Ⅳ型胶原-α3链	Goodpasture综合征	丙酮酸脱氢酶复合体-E2（PDC-E2）	原发性胆汁性肝硬化
细胞色素氧化酶P450 2D6（CYP2D6）	自身免疫性肝炎		
结蛋白	Crohn病，冠状动脉疾病	碘化钠转运体（NIS）	Graves病，自身免疫性甲状腺功能减退
桥粒核心糖蛋白1	落叶性天疱疮		
桥粒核心糖蛋白3	寻常型天疱疮	SOX-10	白癜风
F肌动蛋白	自身免疫性肝炎	甲状腺和眼肌蛋白	甲状腺相关眼病
GM神经节苷脂	吉兰-巴雷综合征		
谷氨酸脱羧酶（GAD65）	1型糖尿病，僵人综合征	甲状腺球蛋白	自身免疫性甲状腺炎
谷氨酸受体（GLUR）	拉斯穆森脑炎	甲状腺过氧化物酶	自身免疫性桥本甲状腺炎乳糜泻
H/K ATP酶	自身免疫性胃炎	Throtropin受体	Graves病
17-α-羟化酶（CYP17）	自身免疫性多腺体综合征1	组织转谷氨酰胺酶	腹腔疾病
21-羟化酶（CYP21）	Addison病	转录辅助活化因子p75	异位性皮炎
IA-2（ICA512）	1型糖尿病	色氨酸羟化酶	自身免疫性多腺体综合征1
胰岛素	1型糖尿病，胰岛素低血糖综合征（Hirata病）	酪氨酸酶	白癜风，转移性黑色素瘤自身免疫性多腺体综合征1
		色氨酸羟化酶	
系统性自身免疫病			
ACTH	ACTH缺乏症	组蛋白 H2A-H2B-DNA	SLE
氨基酰-tRNA组胺酰合成酶	肌炎，皮肌炎	IgE受体	慢性特发性荨麻疹
氨基酰-tRNA合成酶（几个）	多发性肌炎，皮肌炎	角蛋白	RA
心磷脂	SLE，抗磷脂综合征	Ku-DNA-蛋白激酶	SLE
碳酸酐酶Ⅱ	SLE，干燥综合征，系统性硬化	Ku-核蛋白	结缔组织病
		La磷蛋白（La 55-B）	干燥综合征
胶原（多种类型）	类风湿关节炎（RA），SLE，进行性系统性硬化	髓过氧化物酶	坏死性、新月体型肾小球肾炎（NCGN），系统性血管炎
着丝点相关蛋白	系统性硬化	蛋白酶3（PR3）	肉芽肿性多血管炎（韦格纳肉芽肿），嗜酸性肉芽肿性多血管炎（Churg-Strauss综合征）

续表

自身抗原	自身免疫病	自身抗原	自身免疫病
DNA依赖性核苷刺激ATP酶	皮肌炎	RNA聚合酶Ⅰ-Ⅲ（RNP）	系统性硬化；SLE
纤维蛋白	硬皮病	信号识别蛋白（SRP54）	多肌炎
纤维连接蛋白	SLE, RA, 硬斑病	拓扑异构酶-1（Scl-70）	硬皮病，雷诺现象
6-磷酸葡萄糖异构酶	RA	微管蛋白	慢性肝病，内脏利什曼原虫病
β_2-糖蛋白I（B2-GPI）	原发抗磷脂综合征		
Golgin（95, 97, 160, 180）	干燥综合征, SLE, RA		
热休克蛋白	多种免疫相关疾病	波形蛋白	系统性自身免疫病
半桥粒蛋白180	大疱性类天疱疮，妊娠疱疹，瘢痕性类天疱疮		
血浆蛋白和细胞因子自身免疫			
C1抑制物	自身免疫性C1缺乏	糖蛋白Ⅱb/Ⅲg和Ib/IX	自身免疫性血小板减少性紫癜
C1q	SLE, 膜增生性肾小球肾炎（MPGN）	IgA	SLE、恶性贫血、甲状腺炎、干燥综合征和慢性活动性肝炎相关免疫缺陷
细胞因子（IL-1αIL-1β、IL-6、IL-10、LIF）	RA、系统性硬化、正常人		
凝血Ⅱ、Ⅴ、Ⅶ、Ⅷ、Ⅸ、Ⅹ、Ⅺ因子和凝血酶vWF	凝血时间延长	氧化型LDL（OXLDL）	动脉硬化
肿瘤和副肿瘤自身免疫			
两性蛋白	神经病，小细胞肺癌	P62（IGF-Ⅱ mRNA结合蛋白）	肝细胞癌（中国）
细胞周期蛋白B1	肝细胞癌	恢复蛋白	肿瘤相关视网膜病
DNA拓扑异构酶Ⅱ	肝癌	Ri蛋白	副肿瘤性眼震挛肌阵挛共济失调
桥粒蛋白	副肿瘤天疱疮		
桥尾素	副肿瘤性僵人综合征	βIV血影蛋白	下运动神经元综合征
Hu蛋白	副肿瘤性脑脊髓炎	突触结合蛋白（synaptotagmin）	Lambert-Eaton肌无力综合征
神经元烟碱样胆碱能受体	亚急性自主性神经病，癌	电压门控钙通道	Lambert-Eaton肌无力综合征
p53	癌, SLE	Yo蛋白	副肿瘤脑退行性变

源自：From A Lernmark et al: J Clin Invest 108: 1091, 2001; with permission.

传播的病原体和微粒物质的外源性抗原；③若外源性抗原确实穿过机体的黏膜屏障，MALT系统可以防止机体产生病理性的免疫反应（图1-9）。

MALT是免疫细胞的"腔室化"系统，它的功能独立于全身性免疫器官。在正常情况下全身性免疫器官基本上是处于无菌环境且对致病菌应答活跃，那么MALT系统里的免疫细胞一直沉浸于外源蛋白和共生细菌中，因此MALT系统里的免疫细胞必须选择出机体必须要清除的致病原。MALT包含解剖结构上限定在肠道、扁桃体、阑尾和支气管周围区域的免疫细胞形成的灶，这些都是发生黏膜免疫应答的诱导区。免疫T细胞和B细胞从这些区域迁移到黏膜实质和外分泌腺的效应区，黏膜免疫细胞在这里清除被病原体感染的细胞。除黏膜免疫应答以外，所有的黏膜区域都有强大的机械性和化学性屏障，以及击退致病原的清除功能。

MALT的关键组成成分包括特异的上皮细胞，称为"膜"或"M"细胞，这种细胞能够摄取抗原并将其转运至树突细胞或其他的抗原递呈细胞。MALT中的效应细胞包括能够产生分泌型IgA和IgG同型抗体的B细胞，合成与全身性免疫系统应答相似的细胞因子的T细胞，以及能够对病原体感染的细胞发生免疫反应的T辅助细胞和细胞毒T细胞。

每24小时产生大于50mg/kg体重的分泌型IgA，其功能是抑制细菌黏附、抑制肠道中大分子物质的吸收、中和病毒、通过与IgA结合及受体介导的经上皮细胞的免疫复合物运输，增强组织中抗原的清除。

近期的研究已经证实，肠道和其他黏膜的共生细菌对人类免疫系统健康的重要性。正常的共生菌会诱导肠道的抗炎反应，并通过TLRs和其他PRR信号传导来保护上皮细胞不受病原体的侵害。当肠道的正常共生菌被耗尽，免疫系统就会出现异常，伴有Th1 T细胞功能的缺失。重建正常肠道菌群可重建正常免疫系统特征性的辅助T细胞比例的平衡。当肠道屏障完好无损时，不仅抗原不能透过肠上皮，而且当病原体存在时，一个具有自限性的、保护性的MALT免疫应答就会消除病原体（图1-9）。然而，当肠道屏障受损，对共生菌抗原的免疫应答会导致炎症性肠病，如克罗恩病和溃疡性结肠炎（图1-9）。对食物抗原（如谷蛋白）不受控制的MALT免疫应答会导致乳糜泻。

程序性细胞死亡的细胞和分子调控机制

凋亡（程序性细胞死亡）过程在对抗原的正常免疫反应的调节中至关重要。总的来说，多种刺激可以触发数种凋亡通路中的一种来清除被微生物感染的细胞、清除有DNA损伤的细胞或者已不再需要的活化的免疫细胞（图1-10）。已知的最大的"死亡受体"家族是肿瘤坏死因子受体（TNF-R）家族[TNF-R1、TNF-R2、Fas（CD95）、死亡受体3（DR3）、死亡受体4（DR4，TNF相关的包括细胞凋亡的配体受体1，TRAIL-R1）及死亡受体5（DR5，TRAIL-R2）]；它们的配体都属于TNF-α家族。配体与这些死亡受体结合后，会引起一个信号链级反应，包括半胱氨酸蛋白酶家族分子活化，引起DNA剪切和细胞死亡。另外两种细胞程序死亡途径是p53参与的清除含有异常DNA的细胞及线粒体细胞色素C引起的受损细胞的死亡（图1-10）。目前已经发现许多人类疾病是由凋亡基因突变引起或者与其有关（表1-15）。这些包括自体免疫和淋巴增殖性疾病中的Fas和Fas配体基因突变，以及恶性肿瘤中的凋亡通路相关基因的多发突变。

免疫介导的微生物或宿主组织损伤机制

宿主针对外源微生物的天然免疫系统和获得性免疫系统发生的多种反应累计起来能够迅速而有效地将微生物清除。在这些过程中，获得性免疫系统的经典武器（T细胞、B细胞）与天然免疫细胞（巨噬细胞、树突细胞、NK细胞、中性粒细胞、嗜酸性粒细胞和嗜碱性粒细胞）及可溶性产物（微生

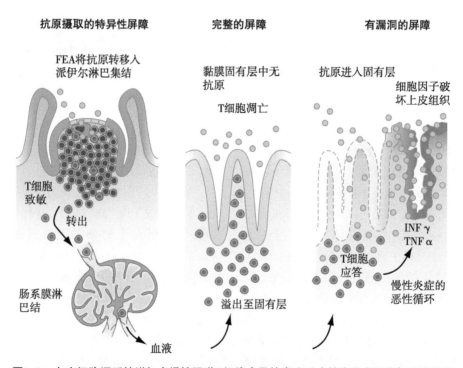

图1-9　上皮细胞通透性增加在慢性肠道T细胞介导的炎症反应的发展中可能起重要作用

被肠道集合淋巴集结中的肠道抗原激活的CD4 T细胞转移给LP。在健康人中，这些细胞通过细胞凋亡而死亡。上皮细胞渗透性增加可能会允许足够的抗原进入LP，从而触发T细胞活化，打破了由免疫抑制性细胞因子及可能的T调节细胞介导的免疫耐受。然后促炎性细胞因子进一步增加上皮细胞的通透性，产生一种慢性炎症的恶性循环。（经允许摘自T MacDonald, G Monteleone: Science 307: 1924, 2005.）

物肽、五聚体蛋白、补体以及凝血系统）发生相互作用。

宿主的防御反应大体上可以划分为5个阶段：①白细胞向抗原所在部位移行；②固有免疫系统的巨噬细胞及其他细胞对病原体进行的非抗原特异性识别；③T和B淋巴细胞介导的对外源性抗原的特异性识别；④通过补体成分、细胞因子、激酶、花生四烯酸代谢产物及肥大细胞的嗜碱性产物募集特异性和非特异性效应细胞，放大炎症反应；⑤巨噬细胞、中性粒细胞和淋巴细胞参与抗原的破坏，通过吞噬（由巨噬细胞或中性粒细胞完成）或直接的细胞毒机制（由巨噬细胞、中性粒细胞、DCs和淋巴细胞参与）最终清除抗原颗粒。在正常情况下，宿主这些阶段防御通常有序展开，形成可控的免疫和炎症反应，保护宿主不受抗原侵入。然而任何宿主防御系统的功能异常将导致宿主组织的损伤、发生临床疾病。此外对于一些病原体或抗原，正常的免疫反应本身可能就会造成严重的组织损伤。如脑组织针对某些病原体如结核分枝杆菌的免疫和炎症反应是造成患者发病的主要原因。此外，一些肺炎如卡氏肺孢子菌肺炎，所伴发的炎症浸润就比微生物本身造成的组织破坏与疾病发生更明显。

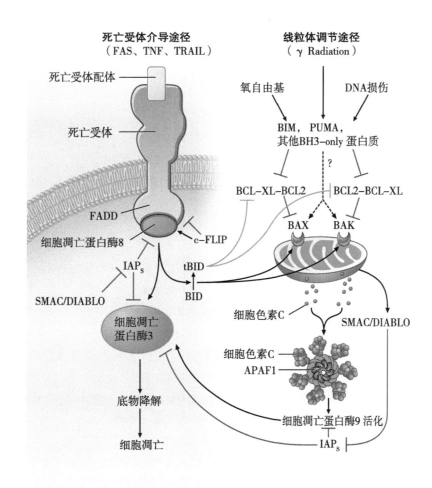

图1-10 细胞凋亡通路

细胞凋亡有两条主要通路：由活化的死亡受体介导的死亡受体通路和由最终可导致线粒体损伤的毒性刺激物介导的BCL-2调节线粒体通路。死亡受体的连接反应招募衔接蛋白FAS-相关死亡域（FADD）。FADD转而招募蛋白酶8，最终活化蛋白酶3，蛋白酶3是蛋白酶的主要"行刑者"。细胞FLICE抑制蛋白（c-FLIP）既可以抑制也可以增强FADD与蛋白酶8的结合，这取决于它的浓度。在内源性途径中，毒性刺激物激活促凋亡BH3蛋白，这可以与抗凋亡BCL2或BCL-XL发生相互作用并抑制它们。因此，BAX和BAK可以自由地通过释放细胞色素C来诱导线粒体通透化，最终通过凋亡复合体导致蛋白酶9的活化。蛋白酶9然后活化蛋白酶3。线粒体通透化后还会释放SMAC/DIABLO，并阻断细胞凋亡蛋白（IAPs）抑制物的作用，从而抑制蛋白酶的活化。这两条通路之间可能存在交叉反应，这种交叉反应是由蛋白酶8介导的BID分裂产生的截短形式的BID（tBID）来介导的；tBID的作用是抑制BCL2-BCL-XL通路并活化BAX和BAK。对于促凋亡蛋白BH3分子（如BIM和PUMA）是直接作用在BAX和BAK来诱导线粒体的通透性还是它们只作用于BCL2-BCL-XL尚有争议（用问号来表示）。APAF1.凋亡蛋白酶活化因子1；BH3.BCL同系物；TNF.肿瘤坏死因子；TRAIL.TNF相关细胞凋亡诱导配体。（经允许摘自RS Hotchkiss et al: N Engl J Med 361: 1570, 2009.）

表1-15 动物或人免疫系统分子缺陷导致的自身免疫病或肿瘤综合征

蛋白	缺陷	疾病或综合征	动物模型或人类
细胞因子和信号蛋白			
肿瘤坏死因子(TNF)α	过表达	炎症性肠病(IBD),关节炎,血管炎	小鼠
TNF-α	低表达	系统性红斑狼疮(SLE)	小鼠
白介素-1受体拮抗剂	低表达	关节炎	小鼠
IL-2	过表达	IBD	小鼠
IL-7	过表达	IBD	小鼠
IL-10	过表达	IBD	小鼠
IL-2受体	过表达	IBD	小鼠
IL-10受体	过表达	IBD	小鼠
IL-3	过表达	脱髓鞘综合征	小鼠
干扰素δ	皮肤中过表达	SLE	小鼠
STAT-3	低表达	IBD	小鼠
STAT-4	过表达	IBD	小鼠
转化生长因子(TGF)β	低表达	多系统衰竭综合征和IBD	小鼠
T细胞TGF-β受体	低表达	SLE	小鼠
程序化死亡(PD-1)	低表达	SLE样综合征	小鼠
细胞毒T细胞抗原-4(CTLA-4)	低表达	系统性淋巴增殖性疾病	小鼠
IL-10	低表达	IBD(小鼠)1型糖尿病,甲状腺疾病,原发(人)	小鼠和人
主要组织相容性复合体位点分子[a]			
HLA-B27	等位表达或过表达	炎症性肠病	大鼠和人
C1、2、3或4补体成分缺陷	低表达		人
LIGHT(TNF超家族14)	过表达	系统性淋巴增殖(鼠)和自身免疫病	小鼠
HLA II类分子DQB10301, DQB10302	等位表达	幼年发病糖尿病	人
HLA II类分子DQB10401, DQB10402	等位表达	类风湿关节炎	人
HLA I类分子B27	等位表达	强直性脊柱炎,IBD	大鼠和人
凋亡蛋白			
TNF受体1	低表达	家族性周期性发热	人
Fas(CD95;Apo-1)	低表达	I型自身免疫性淋巴增殖性综合征(ALPSI);恶性淋巴瘤;膀胱癌	人
Fas配体	低表达	SLE(仅发现一例)	人
穿孔素	低表达	家族性嗜血细胞性淋巴组织细胞增生(FHL)	人
半胱氨酸蛋白酶 10	低表达	II型自身免疫性淋巴增殖性综合征(ALPSII)	人
bcl-10	低表达	非霍奇金淋巴瘤	人
P53	低表达	多种恶性肿瘤	人
Bax	低表达	结肠癌,造血系统肿瘤	人
bcl-2	低表达	非霍奇金淋巴瘤	人
c-IAP2	低表达	低分化MALT淋巴瘤	人
NAIP1	低表达	脊髓肌萎缩	人

[a]许多自身免疫疾病与多个主要组织相容性复合体基因等位基因(HLA有关类型)相关,本表列出的仅是举例;MALT.黏膜相关淋巴样组织

源自：L Mullauer et al: Mutat Res 488: 211, 2001; A Davidson, B Diamond: N Engl J Med 345: 340, 2001.

淋巴细胞-内皮细胞相互作用的分子基础

淋巴细胞在血流和外周淋巴器官之间循环模式的调控是在淋巴细胞-内皮细胞相互作用水平上进行的,通过这种相互作用可以控制进入器官的特异淋巴细胞亚群。同样,淋巴细胞-内皮细胞相互作用可以调控淋巴细胞进入炎症组织的数量。在淋巴细胞和内皮细胞表面表达的黏附分子可以调节淋巴细胞在抗原刺激出现的组织中的滞留和随后的迁出,延缓细胞从组织迁出、阻止细胞再进入到循环淋巴细胞池(图1-11)。所有类型淋巴细胞的迁移都始于淋巴细胞附着于血管的特定区域——称为高内皮微静脉(HEVs)。有一个重要的概念是黏附分子在发生构象改变前(配体激活)是不能与配体结合的,只有在黏附分子发生构象改变后才能与相应的配体结合。黏附分子上构象依赖性决定簇的诱导是通过细胞因子或通过与细胞上其他黏附分子的结合来完成的。

淋巴细胞-内皮细胞相互作用的第一阶段是黏附和滚动,这一过程发生在淋巴细胞离开在毛细血管后微静脉中流动的血细胞后,沿着微静脉内皮细胞滚动(图1-11)。淋巴细胞的滚动是由L-选择素分子(LECAM-1、LAM-1、CD62L)介导的,细胞经过小静脉时速度减慢,有时间允许黏附细胞激活。

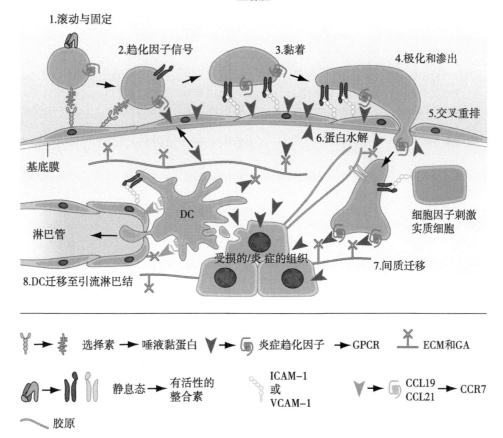

图1-11 炎症部位免疫细胞迁移的主要步骤

组织损伤或感染导致的炎症会诱导受损的基质细胞和"专业"哨兵细胞如肥大细胞和巨噬细胞(未显示)释放细胞因子(未显示)和炎症趋化物(红色箭头)。炎症信号诱导内皮选择素和免疫球蛋白"超家族"成员的上调,尤其是ICAM-1和(或)VCAM-1。化学趋向物,尤其是趋化因子,是由内皮细胞或穿过小静脉的内皮细胞(红色箭头)产生并且出现在腔内引起白细胞的滚动。那些表达相应转运分子的白细胞经过多级的黏附链级反应(步骤1~3)然后极化并渗出小静脉壁(步骤4和5)。白细胞渗出包括短暂的内皮连接解体,通过下面的基底膜渗透(步骤6)。一旦进入血管外(间质的)区域,迁移细胞会利用不同的整合素来获得胶原纤维和其他ECM分子上的"立足点",如层粘连蛋白和纤维连接蛋白及实质细胞表面的炎症诱导的ICAM-1(步骤7)。迁移细胞接受来自不同种化学趋向物尤其是趋化因子的引导,趋化因子可能被固定在"装饰"了许多ECM分子和基质细胞的黏多糖(GAG)上面。炎症信号也诱导组织DCs成熟。一旦DCs处理来自损伤组织物质和侵入的病原体,它们将上调CCR7的表达,从而允许它们进入表达CCR7配体CCL21(和CCL19)的引流淋巴管。在淋巴结(LN),这些载有抗原的成熟DCs细胞活化幼稚T细胞并扩张效应淋巴细胞池,这些细胞进入血液并迁移回至炎症部位。组织中的T细胞也利用这个CCR7依赖途径从外周部位经流入淋巴管引流至淋巴结。(经Macmillan出版社允许,版权2005,摘自 AD Luster et al; Nat Immunol 6: 1182, 2005.)

淋巴细胞-内皮细胞相互作用的第二阶段是紧密黏附和激活依赖性稳定滞留，这一过程需要化学趋化物或内皮细胞衍生的细胞因子的刺激。据报道细胞因子参与黏附细胞的激活，包括IL-8家族成员、血小板活化因子、白三烯 B_4和C_{5a}。此外，HEVs表达趋化因子、SLC（CCCL211）和ELC（CCL19），它们均参与该过程。在被化学趋化物激活后，L-选择素从淋巴细胞细胞表面脱离并且上调细胞CD11b/18（MAC-1）或CD11a/18（LFA-1）的表达，导致淋巴细胞与HEVs紧密附着。

淋巴细胞向外周淋巴结的归巢包括L-选择素和糖蛋白HEV配体共同黏附，这一过程称之为外周淋巴结黏附（PNAd），而淋巴细胞向肠潘氏集合淋巴结归巢主要与α4、β7整合素和潘氏集合淋巴结HEVs上的黏膜地址素细胞黏附因子-1（MAdCAM-1）结合相关。然而，向黏膜潘氏集合淋巴结迁移时，幼稚淋巴细胞主要是通过利用L-选择素来完成的，而记忆淋巴细胞则是利用α4和β7整合素来完成的。整合素（CD49d/CD29，VLA-4）-VCAM-1之间的相互作用在记忆淋巴细胞与多种器官炎症部位的HEVs相互作用的启动上是非常重要的（表1-16）。

表1-16 炎症疾病过程中涉及的分子转运

疾病	主要效应细胞	已发现的内皮细胞转运信号的白细胞受体		
		L-选择素，配体	蛋白偶联受体	整合素[a]
急性炎症反应				
心肌梗死	中性粒细胞	PSGL-1	CXCR1, CXCR2, PAFR, BLT1	LFA-1, Mac-1
卒中	中性粒细胞	L-Selectin, PSGL-1	CXCR1, CXCR2, PAFR, BLT1	LFA-1, Mac-1
缺血性再灌注	中性粒细胞	PSGL-1	CXCR1, CXCR2, PAFR, BLT1	LFA-1, Mac-1
T_H1炎症反应				
动脉粥样硬化	单核细胞	PSGL-1	CCR1, CCR2, BLT1, CXCR2, CX3CR1	VLA-4
	T_H1	PSGL-1	CXCR3, CCR5	VLA-4
多发性硬化	T_H1	PSGL-1(?)	CXCR3, CXCR6	VLA-4, LFA-1
	单核细胞	PSGL-1(?)	CCR2, CCR1	VLA-4, LFA-1
类风湿关节炎	单核细胞	PSGL-1	CCR1, CCR2	VLA-1, VLA-2, VLA-4, LFA-1
	T_H1	PSGL-1	CXCR3, CXCR6	VLA-1, VLA-2, VLA-4, LFA-1
	中性粒细胞	L-选择素, PSGL-1	CXCR2, BLT1	LFA-1[b]
银屑病	皮肤归巢T_H1	CLA	CCR4, CCR10, CXCR3	VLA-4[c], LFA-1
克罗恩病	肠道归巢T_H1	PSGL-1	CCR9, CXCR3	α4, β7, LFA-1
1型糖尿病	T_H1	PSGL-1(?)	CCR4, CCR5	VLA-4, LFA-1
	CD8	PSGL-1(?)	CCR4, CCR5	VLA-4, LFA-1
		L-选择素(?)、PSGL-1(?)	CXCR3	
同种异体移植物排异反应	CD8	PSGL-1	CXCR3, CX3CR1, BLT1	VLA-4, LFA-1
	B细胞	L-选择素, PSGL-1	CXCR5, CXCR4	VLA-4, LFA-1
肝炎	CD8	PSGL-1	CXCR3, CCR5, CXCR6	VLA-4
狼疮	T_H1	无	CXCR6	VLA-4[d]
	类浆细胞DC	L-选择素, CLA	CCR7, CXCR3, ChemR23	LFA-1, Mac-1
	B细胞	CLA(?)	CXCR5, CXCR4	LFA-1
T_H2炎症反应				
哮喘	T_H2	PSGL-1	CCR4, CCR8, BLT1	LFA-1
	嗜酸性粒细胞	PSGL-1	CCR3, PAFR, BLT1	VLA-4, LFA-1
	肥大细胞	PSGL-1	CCR2, CCR3, BLT1	VLA-4, LFA-1
特应性皮炎	皮肤归巢T_H2	CLA	CCR4, CCR10	VLA-4, LFA-1

[a] 不同细胞类型及炎症反应在基膜及间质迁徙，各种各样的β1整合素以不同的方式相互关联
[b] 在某些情况下，Mac-1与迁徙相关
[c] 在特定的白细胞逮捕模型中，CD44与VLA-4起协同作用
[d] T_H2细胞需依靠VAP-1转运至发炎的肝

来源：经允许摘自AD Luster et al: Nat Immunol 6:1182, 2005.

淋巴细胞迁移至HEVs的第三阶段是紧密结合和滞留。淋巴细胞黏附于内皮细胞并在结合部位的滞留主要是由αL、β2整合素LFA-1与HEVs上的整合素配体ICAM-1的结合来介导的。虽然淋巴细胞与HEVs结合的前3个阶段只需要几秒钟时间,但淋巴细胞迁移的第4阶段——跨内皮迁移,约需要10min的时间。虽然调控淋巴细胞跨内皮迁移的分子机制还不是完全清楚,但HEV CD44分子和HEV多糖-蛋白复合物分子(细胞外基质)被认为在这一过程中起重要的调节作用(图1-11)。最后,能够降解富含非纤维胶原的内皮下基底膜的金属蛋白酶的表达,在淋巴细胞进入血管外部位的过程中是必不可少的。

异常诱导的HEV形成及上述分子的利用异常都与许多慢性炎症疾病中炎症的诱导和维持有关。在1型糖尿病动物模型中发现,在有炎症的胰岛,HEV高表达MAdCAM-1和GlyCAM-1,给予这些动物L-选择素和α4整合素抑制剂治疗,可以阻断1型糖尿病的发展。与之相似的是,与淋巴细胞迁移相关的黏附分子的异常诱导,也与类风湿关节炎(参见第6章)、桥本甲状腺炎、Grave病、多发性硬化、Crohn病和溃疡性结肠炎相关。

免疫复合物的形成

通过抗原、补体、抗体形成免疫复合物的方式清除抗原是宿主防御的有效机制之一。但是,免疫复合物是否造成宿主或外源细胞损伤取决于免疫复合物形成的数量及其理化性质。在与抗原接触后,一些类型的可溶性抗原-抗体复合物会在循环中自由移动,如果没有被网状内皮系统清除,这些免疫复合物能够在血管壁和其他组织如肾小球沉积,造成血管炎或肾小球肾炎综合征(参见第11章)。早期补体成分的不足与免疫复合物的低效清除和自身免疫综合征中的免疫复合物介导的组织损伤有关,同时补体晚期成分不足也与反复的奈瑟菌感染的易感性有关(表1-17)。

速发型超敏反应

启动抗变应原IgE反应的辅助T细胞通常是能分泌IL-4、IL-5、IL-6和IL-10的T_H2诱导T细胞。肥大细胞和嗜碱性粒细胞具有高亲和力的IgE分子Fc段的受体(FcRI),因此细胞结合型抗变应原IgE能够有效地与嗜碱性粒细胞和肥大细胞结合。抗原(变应原)与结合于Fc受体的IgE之间的相互作用能够触发介质的释放,这些介质的释放会引起变态反应性疾病的病理生理改变(表1-12)。从肥大细胞和嗜碱性粒细胞释放的介质可以根据其功能分为三大类:①能够增加血管通透性和收缩平滑肌的介质(组胺、血小板活化因子、SRS-A和BK-A);②对其他炎细胞具有趋化或活化作用的介质(ECF-A、NCF、白三烯B4);③能够调控其他介质的释放(BK-A、血小板活化因子)。

抗体的细胞毒反应

在这种类型的免疫损伤中,针对正常或外源性细胞或组织(IgM、IgG1、IgG2、IgG3)的补体结合抗体通过补体活化的经典途径激结合补体(与C1结合),启动与免疫复合物沉积相似的系列事件,造成细胞溶解或组织损伤。抗体介导的细胞毒反应的例子有输血反应中的红细胞溶解、Goodpasture综合征中抗肾小球基底膜抗体形成及寻常型天疱疮中抗表皮抗体造成的大疱性皮肤疾病。

经典的迟发型超敏反应

由单核细胞而非抗体单独启动的炎症反应被称为迟发型超敏反应。迟发是相对于速发型超敏反应而言的,速发型超敏反应是在抗原激后12h内出现的、由嗜碱细胞介质释放或抗体启动而继发的细胞反应,而

表1-17 补体缺陷及其相关疾病

成分	相关疾病
经典途径	
C1q、C1r、C1s、C4	免疫复合物综合征*,化脓性感染
C2	免疫复合物综合征*,少数的化脓性感染
C1抑制物	罕见免疫复合物综合征,少数的化脓性感染
C3和替代途径C3	
C3	免疫复合物综合征*,化脓性感染
D	化脓性感染
备解素	奈瑟菌感染
I	化脓性感染
H	溶血尿毒症综合征
膜攻击复合体	
C5、C6、C7、C8	反复奈瑟菌感染,免疫复合物病
C9	罕见奈瑟菌感染

*免疫复合物综合征包括系统性红斑狼疮(SLE)和SLE样综合征,肾小球肾炎和血管炎综合征

源自:JA Schifferli, DK Peters, Lancet 88: 957, 1983.

迟发型超敏反应则在接触抗原后48~72h出现的。如既往曾经感染过结核分枝杆菌的个体,皮内注射结核菌素纯蛋白衍生物进行激发后,可以在48~72h出现皮肤硬结区,提示既往曾暴露于结核菌。

能够引起经典的迟发型超敏反应的细胞事件主要围绕T细胞(虽然不全是,但主要是以分泌IFN-γ、IL-2和TNF-α的T_H1型辅助T细胞为主)和巨噬细胞。近来,有研究提示NK细胞在皮肤与免疫原接触后的迟发性超敏反应中起主要作用。首先,外源性抗原的局部免疫和炎症反应上调内皮细胞黏附分子的表达,促进淋巴细胞在组织部位聚集。在图1-2和图1-3显示的总的模式图中,抗原经过树突细胞加工后,被递呈给少量的表达该抗原特异性TCR的$CD4^+$T细胞。在APCs产生的IL-12作用下,T细胞被诱导产生IFN-γ(T_H1反应)。在IFN-γ的作用下巨噬细胞通常会发生类上皮细胞转化,并相互融合形成多核巨细胞。这种类型的单核细胞浸润被称为肉芽肿性炎。迟发型超敏反应起主要作用的疾病范例有真菌感染(组织胞浆菌病)、分枝杆菌感染(结核、麻风)、衣原体感染(性病性淋巴肉芽肿病)、蠕虫感染(血吸虫病)、针对毒素的反应(铍中毒)和对有机粉尘的超敏反应(过敏性肺炎)。此外,迟发型超敏反应在自身免疫病的组织损伤中起重要作用,例如类风湿关节炎、颞动脉炎和肉芽肿性多血管炎(韦格纳肉芽肿)(参见第6章、第11章)。

免疫功能的临床评价

免疫功能的临床评价需要对参与宿主防御和自身免疫病发病的免疫系统的4个主要组分进行评估:①体液免疫(B细胞);②细胞介导的免疫功能(T细胞、单核细胞);③网状内皮系统的吞噬细胞(巨噬细胞)及多形核白细胞;④补体。如果临床上出现慢性感染、反复发作的感染、少见病原体的感染及某些自身免疫疾病时,就需要对患者的免疫力功能进行评估。此外,患者表现出来的临床综合征的类型能够给可能存在的免疫缺陷提供一些信息。细胞免疫缺陷的患者常发生病毒、分枝杆菌和真菌感染。细胞免疫功能缺陷的极端例子是AIDS。抗体缺陷会造成反复的细菌感染,常见的感染微生物包括肺炎链球菌和流感嗜血杆菌。吞噬功能异常性疾病多表现为反复的皮肤感染,通常是由金黄色葡萄球菌感染所致。最后,缺乏早期或晚期补体成分会表现为自身免疫现象和反复的奈瑟菌感染(表1-17)。

免疫治疗

针对自身免疫和炎症性疾病的许多治疗都是应用非特异性的免疫调节或免疫抑制剂,如糖皮质激素或细胞毒药物。开发新的免疫介导疾病的治疗方法的目标是特异性阻断病理性免疫反应而不影响非病理性的免疫反应。正在研究中的阻断病理性免疫反应的新途径包括将抗炎性细胞因子或特异性细胞因子的抑制剂作为抗炎药物;将针对T或B淋巴细胞的单克隆抗体作为治疗药物;通过应用可溶性蛋白CTLA-4蛋白来诱导免疫细胞的无能;应用静脉Ig治疗一些感染和免疫复合物介导的疾病;应用特异性的细胞因子来重塑免疫系统的组分;以及通过骨髓移植来实现用正常的免疫系统替代已发病的免疫系统。特别是使用针对B细胞的单克隆抗体(利妥昔单抗,一种抗CD20的单克隆抗体)联合甲氨蝶呤已被美国获批用来治疗非霍奇金淋巴瘤及严重的经FNF-α抑制剂(参见第6章)治疗无效的成人类风湿关节炎和肉芽肿性血管炎(Wegner肉芽肿)(参见第11章)。

细胞因子和细胞因子抑制剂

人源化的鼠抗TNF-α单克隆抗体(MAbs)已经证实可以有效治疗类风湿关节炎和溃疡性结肠炎。应用抗TNF-α抗体治疗可以使患有上述疾病的患者临床症状缓解,为将TNF-α作为靶点治疗其他严重的自身免疫和(或)炎症性疾病开辟了道路。目前已经证实阻断TNF-α能够有效治疗多种炎症性疾病。如FDA已批准抗TNF-α MAb(英夫利昔)用于治疗类风湿关节炎,目前还批准将其用于治疗强直性脊柱炎、银屑病关节炎和银屑病及成人和儿童的Crohn病。

其他细胞因子抑制剂包括重组可溶性TNF-α受体(R)与人Ig融合蛋白和阿那白质素(IL-1受体拮抗剂或IL-1ra)。用重组IL-1受体拮抗剂可以预防自身炎症反应综合征(表1-6)的临床表现,因为这些疾病的标志是IL-1β产生过剩、可溶性TNF-αR(依那西普)和IL-1ra能够抑制类风湿关节炎中的致病性细胞因子的活性,即TNF-α和IL-1、抗IL-6、IFN-β和IL-11的药物能够抑制致病性致炎因子,抗IL-6药物抑制IL-6的活性,而抗IFN-β和IL-11药物能减少IL-1和TNF-α的生成。

需要特别提出的是IFN-γ已经成功应用于治疗慢性肉芽肿疾病巨噬细胞缺陷的患者。

以T和B细胞为靶点的单克隆抗体

针对人T细胞的OKT3单克隆抗体（MAb）作为T细胞特异性免疫抑制剂在治疗实体器官移植排斥中代替马抗胸腺细胞球蛋白（ATG）已经有多年了。虽然OKT3引起的过敏反应较ATG少，但是能够诱导产生人抗鼠Ig抗体，因此限制了其应用。已经开始进行抗CD4MAb治疗类风湿关节炎的临床试验。由于抗CD4 MAb能诱导很强的免疫抑制，因此抗CD4MAb治疗也能增加患者发生严重感染的易感性。正在进行应用针对T细胞分子CD40配体（CD154）的单克隆抗体治疗研究，旨在研究其诱导器官移植术后患者的免疫耐受，动物实验的结果令人鼓舞。针对CD25（IL-2α）受体（巴利昔单抗）的单克隆抗体，正在应用于治疗骨髓移植中的移植物抗宿主病，抗CD20单克隆抗体（利妥昔单抗）已用于治疗血液系统肿瘤、自身免疫性疾病和肾移植的排异反应。抗IgE的单克隆抗体（奥马珠单抗）用于阻断导致枯草热和过敏性鼻炎的抗原特异性IgE；然而，抗IgE单抗的不良反应包括增加发生过敏反应的风险。研究显示除T_H1外，T_H17细胞也是Crohn病的炎症介质，抗IL-12/IL-23p40抗体已经作为治疗方法进行研究。

认识这些免疫抑制性单克隆抗体的潜在风险是很重要的。那他珠单抗是人源化的抗α4整合素IgG抗体，能抑制白细胞进入组织，并且在美国已经获批用于治疗多发性硬化。那他珠单抗和抗CD20（利妥昔单抗）均与进行性多灶性脑白质病（PML）的发病相关——一种由JC多瘤病毒导致的严重且经常致死的中枢神经系统感染。依法利珠单抗，一种既往用于治疗斑块银屑病的人源化IgG单克隆抗体，由于会导致JC病毒的再活化而出现致死性PML，已经撤出市场。因此，使用任何目前批准的免疫抑制剂的免疫治疗时应该谨慎并根据FDA的指南对患者进行监测。

诱导免疫耐受

随着可溶性CTLA-4蛋白进入临床试验将特异性免疫治疗带入一个新纪元。在器官移植或骨髓移植中应用CTLA-4，可以通过TCR/CD28结合来阻断T细胞活化，在动物实验和早期人类的临床试验中已经取得令人振奋的结果。尤其是在骨髓移植中应用CTLA-4可以降低HLA不相合骨髓移植中受者免疫系统对移植物的排斥反应。此外，有研究报道应用可溶性CTLA-4在治疗银屑病中取得良好效果，可溶性CTLA-4可以使自身免疫T细胞反应下调。目前正在进行CTLA-4治疗系统性红斑狼疮的研究（参见第4章）。

静脉免疫球蛋白（IVIg）

IVIg通过成功阻断网状内皮细胞功能和清除免疫复合物，已经成功用于治疗多种免疫性血细胞减少症，如免疫性血小板减少症。此外，IVIg能够防止一些炎症性疾病中的组织损伤，如Kawasaki病（参见第11章）及一些类型的免疫球蛋白缺乏患者中的Ig替代治疗。此外，临床对照研究结果支持在下述疾病中可使用IVIg治疗，如移植物抗宿主病、多发性硬化、重症肌无力、吉兰-巴雷综合征和慢性脱髓鞘性多神经病。

干细胞移植

正在对造血干细胞移植（SCT）治疗多种自身免疫病包括系统性红斑狼疮、多发性硬化和硬皮病进行全面研究。在自身免疫病综合征中免疫重建的目的是用正常反应的免疫细胞库替代功能异常的免疫系统。干细胞移植在硬皮病和系统性红斑狼疮的前期试验结果令人鼓舞。目前在美国和欧洲正在进行比较传统免疫抑制治疗和清髓性自体干细胞移植治疗系统性红斑狼疮、多发性硬化和硬皮病的毒性和疗效。

由此，近来对免疫系统功能的深入认识，不仅为干预性免疫治疗领域的发展奠定了基础，而且为免疫性和炎症性疾病的特异性和无毒性治疗的发展带来了希望。

（费允云　译　张　烜　田新平　审校）

第2章

主要组织相容性基因复合体

Gerald T. Nepom

主要组织相容性复合体及其产物

人类主要组织相容性复合体（human major histocompatibility complex, MHC），通常被称为人类白细胞抗原（human leukocyte antigen, HLA）复合体，是位于第6号染色体（6p21.3）上的4兆碱基区域，此处密集分布着许多表达基因。这些基因中我们最熟悉的是HLA I类和HLA II类基因，这些基因的产物在特异性免疫反应和移植组织相容性中起关键作用，并在决定许多自身免疫病的易感性中起主要作用。HLA区域的许多其他基因对免疫系统中的先天性免疫反应和针对特异抗原的免疫反应都很重要。HLA区域高度保守，与其他哺乳动物的MHC基因在基因组织、基因序列和蛋白结构和功能方面都具有高度的同源性。

HLA I类基因位于HLA区端粒端2兆碱基的DNA（图2-1）。经典（MHC Ia类）的HLA-A、HLA-B和HLA-C位点的产物参与细胞内感染、肿瘤和同种异体排异反应等免疫反应，表达于所有核细胞，在人群中呈高度多态性。多态性是指在某一基因座位的高度等位变异，导致表达不同等位基因个体之间的高度变异性。在不同的人类不同种族中HLA-A、HLA-B和HLA-C的等位基因数分别超过650、1000和360，是目前已知的人类基因组中多态性最高的片段。这些座位的每一个等位基因都编码一条重链（亦称α链），与第15号染色体编码的非多态性轻链-β_2-微球蛋白非共价结合。

HLA基因及其产物的命名法体现了在传统的血清学分类基础上结合了新的DNA序列信息。HLA I类在 I类基因中，HLA-A、HLA-B和HLA-C座位的等位基因最初于20世纪50、60和70年代利用同种抗血清技术发现，主要是通过多胎孕妇在正常妊娠过程中产生的抗胎儿细胞表面表达的父亲抗原的抗体来鉴定的。血清同种型以连续数字来命名（如HLA-A1、HLA-B8）。目前世界卫生组织（WHO）的命名法中HLA I类等位基因以单位数字来命名，依次为基因座位、血清特异性和序列亚型。如HLA-A*0201表示HLA-A2等位基因的第1血清亚型。亚型之间在核苷酸序列水平而非氨基酸序列水平的差异以额

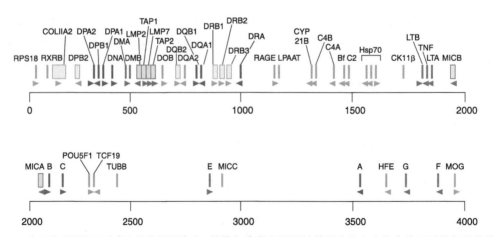

图2-1 HLA分区物理图显示 I 类和 II 类基因座位、其他免疫学上重要的基因座位和定位在该区域的部分其他基因

基因定位以箭头表示。刻度为千碱基对（kilobase, kb）。从DP到A的基因距离接近3.2 cM，这包括A和B间的0.8 cM（包括C和B间的0.2 cM）、B和DR-DQ间的0.4~0.8 cM及DR-DQ和DP间的1.6~2.0 cM

外数字标明（如HLA-B*07021和HLA-B*07022是HLA-B7亚型HLA-B*0702的两种变异型）。下文描述的HLA II类基因的命名法更复杂，因为HLA II类分子的两条链是由密切连锁的HLA基因编码座位编码的，每条链都具有多态性，不同个体的同种型DRB基因座位数不同。准确的HLA基因型测定需要进行DNA序列分析。目前已经很清楚，准确的HLA基因型测定需要进行DNA序列分析，对等位基因DNA序列水平的鉴定大大提高了对HLA分子在肽段结合配体中的作用、分析HLA等位基因和一些疾病的关系、人群HLA遗传学研究和明确HLA差异对移植物排异反应与移植物抗宿主病的影响方面的认识。最新HLA I类和HLA II类基因序列的数据库可从互联网（如IMGT/HLA数据库, http://www.ebi.ac.uk/imgt/hla）查到，多种杂志都经常对HLA基因列表进行更新。

这种MHC遗传差异的生物学意义、其所导致的不同人群中迥异的变异，都能从MHC分子的结构上显而易见。如图2-2所示，MHC I类和MHC II类基因编码可以和小的肽结合的MHC分子，这个MHC复合体（pMHC、肽-MHC）通过抗原特异的T细胞受体（TCR），形成能够被T细胞识别的配体。基因变异与其结构间有着直接的关联：基因序列上的等位基因变化可以导致每个MHC分子的肽结合能力发生变化，可以引起特定的TCR结合部位的差异。因此，不同的pMHC复合体可以与不同的抗原结合，并成为被不同的T细胞识别的靶部位。

图2-2B显示的是MHC I类和MHC II类分子的结构，两者的结构密切相关，然而，这两者之间有以下几方面的关键不同。虽然两者的形状是不同的，这会影响到所引起的免疫反应类型的差异（将于后文讨论）。此外，都有能与T细胞分子接触的结构部位如CD8和CD4，分别在 I 类或 II 类分子的近膜功能区表达。这保证了当 I 类分子在递呈肽抗原时，发生反应的主要是CD8类的T细胞，同样，对 II 类pMHC分子发生反应的T细胞主要是CD4细胞。

非经典MHC分子，或 I b类MHC分子，如HLA-E、HLA-F和HLA-G分子的多态性相对比MHC I a要少得多，似乎具有不同的功能。HLA-E分子有一个能够展示从经典MHC I类分子裂解而来的信号肽的肽库，是NK细胞抑制性受体NKG2A或NKG2C与CD94配对的主要的自我识别靶部位（见下文和参见第1章）。这似乎就是免疫监视功能，MHC I类信号肽缺失可以作为受损伤或被感染细胞的替代标志，导致抑制性信号释放，继而激活NK细胞。HLA-E还能结合肽并将肽递呈给CD8 T细胞，但由于目前已知仅有3种HLA-E等位基因，因此这种递呈作用的范围有限。HLA-G选择性地表达在绒毛外滋养细胞，是直接和母体组织接触的胎儿细胞群。它能和多种肽段结合，以6种不同拼接体的形式表达，给NK细胞和T细胞提供抑制性信号来维持母-胎耐受；目前已发现14种HLA-G等位基因。HLA-F的蛋白产物主要位于细胞内，这个座位编码4目前还发现有一些 I 类分子样基因，一些与HLA连锁，一些在其他染色体上被编码， I a和 I b分子仅有远的同源性，但与 I 类分子

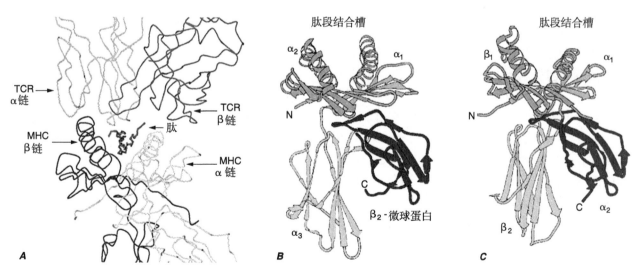

图2-2 A.TCR（上方）、MHC分子（下方）和结合肽形成的三分子复合体形成特异抗原识别的结构决定区。其他列（B和C）显示 I 类分子（B）和 II 类分子（C）的功能区结构。 I 类分子的α1和α2结构域和 II 类分子的α1和β1结构域形成为β片状折叠，形成肽段结合槽的底部，α螺旋形成肽段结合槽的侧边。突起于细胞表面的α3（A）和β2（B）结构域分别形成结合CD8和CD4分子的结合部位（Adapted from EL Reinhertz et al: Science 286: 1913, 1999; and C Janeway et al: Immunobiology Bookshelf, znd ed, Garland publishing, New York, 1997; with Permission.）

具有相似的三维结构。在染色体6p21上的基因还有MIC-A和MIC-B，以着丝粒的形式在HLA-B、HLA-HFE部位编码，位于HLAF端粒3～4里摩（centi-Morgan，cM）。MIC-A和MIC-B不与肽结合，但以能够被应激诱导表达的形式在肠道和其他内皮细胞表达，通过激活NKG2D受体作为一些γδT细胞、NK细胞、CD8 T细胞、活化巨噬细胞的活化信号。已知有67个MIC-A和30个MIC-B等位基因，除此之外，来自跨膜区的可变丙氨酸重复序列更增加了其多样性。鉴于MIC-A结构的多样性，在器官移植中MIC-A可被识别为外来组织靶抗原而与移植物抑制失败有关。HLA-HFE编码的基因在遗传性血色素病患者中是缺失的。

在非HLA Ⅰ类分子样基因中，CD1是指能向一些T细胞包括具有NK细胞活性的T细胞呈递糖脂或其他非肽段配体的分子家族；FcRn与溶酶体内IgG结合，防止其分解（参见第1章），$Zn-\alpha_2$-微球蛋白1与非肽段配体结合，促进脂肪组织中三酰甘油的分解。Ⅰ类分子样分子、HLA-HFE、FcRn和CD1，与HLA-A、HLA-B、HLA-C、HLA-E、HLA-F和HLA-G的重链都与β_2-微球蛋白结合形成异二聚体（图2-2）一样，也与β_2微球蛋白结合，但MIC-A、MIC-B和$Zn-\alpha_2$-糖蛋白1不与β_2-微球蛋白结合。

HLA Ⅱ类基因的示意图，见图2-1。多个Ⅱ类基因排列在HLA区中心粒附近的1Mb内，形成不同的单倍体型。单倍体型是指沿着一个染色体片段多态性基因座位内排列的一系列等位基因。在一个单倍体型中可以出现多个Ⅱ类分子基因，簇集在3个主要亚区域：HLA-DR、HLA-DQ和HLA-DP。每个亚区域均包含有至少一个功能性α（A）基因座位和一个β（B）基因座位。这些基因编码的蛋白质一起形成成熟HLA Ⅱ类分子的α和β多肽链。因此，DRA和DRB基因编码HLA-DR分子，DQA1和DQB1基因编码产物形成一个HLA-DQ分子，DPA1和DPB1基因编码一个HLA-DP分子。还有一些DRB基因（DRB1、DRB2、DRB3等），因此大多数单倍体型编码的两个表达的DR分子是通过DRA基因的产物α链和一个分开的β链结合形成的。已发现HLA-DRB1基因座位有530多个等位基因，大多数变异发生在编码与抗原相互作用的残基的局限片段内。对这些等位基因的序列的深入分析及其在人群中的分布情况分析，强烈提示这些多样性是在病原体多样性所导致的环境压力的主动选择下产生的。

虽然HLA-C被认为是经典的Ⅰ类分子，但其多态性和细胞表面表达水平均比HLA-A和HLA-B低。并且，与功能主要是向表达T细胞受体的$CD8^+$T细胞呈递抗原的HLA-A和HLA-B分子不同，HLA-C类分子的主要功能似乎是NK细胞识别的靶点（见下文）。在DQ区域中的DQA1和DQB1都具有多态性，具有34个DQA1等位基因和72个DQB1等位基因。现行的命名法与前述的Ⅰ类分子大致相同，还是采用经典的命名为"基因座位*等位基因"的形式来命名的，因此，如血清学上鉴定的特异DR4亚型是由DRB1座位编码的，称为DRB1*0401、0402等。除了等位基因多态性以外，不同DQA1等位基因的产物可在特定条件下通过顺式和反式的方式与不同的DQB1等位基因产物配对，形成复杂的组合，增加了Ⅱ类分子的表达数目。由于在普通人群中等位基因多样性的数目巨大，大多数人的HLA Ⅰ类和HLA Ⅱ类基因座位均为杂合体，因此，大多数人表达6个经典HLA Ⅰ类分子（HLA-A、HLA-B和HLA-C各两个）和约8个HLA Ⅱ类分子-两个DP，两个DR（在有更多功能性DRB基因的单倍体时，这个数量会更多）和至多4个DQ（2个顺式和2个反式）。

其他主要组织相容性复合体基因

除了Ⅰ、Ⅱ类基因外，在HLA基因座位中散在分布了许多基因，这些基因有着有趣而重要的免疫功能。我们目前有关MHC基因功能的概念实际上也包括这些附加基因中的许多基因，其中部分也具有高度多态性。事实上，直接比较来自不同单倍体型的8个单倍体型的整个4 Mb MHC区的完整DNA序列显示有>44 000种核苷酸变异，编码的蛋白具有极度的生物多样性，并且该区域内至少有97个基因具有编码区域序列变异性。将在下文中详述的特殊例子包括TAP和LMP基因，这两个基因编码了参与HLA Ⅰ类分子生物合成通路的中间步骤的分子。另一些HLA基因如DMA和DMB，具有与Ⅱ类分子通路相似的功能。这些基因编码的一种细胞内分子可以促进HLA Ⅱ类分子和抗原形成正确的复合物（见下文）。HLA Ⅲ类基因一词是指介于Ⅰ类和Ⅱ类复合物之间的一簇基因，包括两种紧密关联的细胞因子基因：肿瘤坏死因子TNF-α和淋巴毒素（TNF-β）；补体成分C2、C4和Bf；热休克蛋白（heat shock protein, HSP）70和21-羟化酶。

所有有核细胞都表达HLA Ⅰ类基因HLA-

A、HLA-B和HLA-C，但一般来说白细胞的表达的量要比非白细胞高。与此相反，HLA Ⅱ类基因表达范围相对局限：大多数髓细胞系细胞固有表达HLA-DR和HLA-DP基因，而所有三种Ⅱ类基因家族（HLA-DR、HLA-DQ和HLA-DP）均是在炎症因子如干扰素γ等提供的一些刺激的诱导下才能表达。在淋巴系细胞中，B细胞生理性地表达这些Ⅱ类基因，而人类的T细胞是则是在被诱导的情况下才表达Ⅱ类基因。身体中的大多数内皮细胞和上皮细胞，包括血管内皮细胞和肠道上皮细胞均可被诱导表达Ⅱ类基因。因此，这些体组织在正常情况下仅表达Ⅰ类基因，而不表达Ⅱ类基因，但在局部发生炎症反应时，它们在细胞因子的刺激下被募集并表达Ⅱ类基因，从因成为接下来发生的免疫反应的积极参与者。HLA Ⅱ类分子的表达主要是通过一系列能和一种已知的称为CIITA的蛋白发生相互作用的保守启动子元件在转录水平进行调控的。细胞因子介导的CIITA诱导是调控组织特异性HLA基因表达的主要手段。其他参与免疫反应的HLA基因如TAP和LMP，也会受到一些信号的影响而表达上调，如干扰素γ。HLA区域的完整基因序列数据可从互联网获得（如http://www.sanger.ac.uk/HGP/Chr6）。

连锁不平衡

除了HLA Ⅰ、HLA Ⅱ类基因座位的广泛多态性外，HLA复合体的另一个特征是连锁不平衡。早先连锁不平衡被定义为在连锁基因座位上背离哈迪-温伯格（Hardy-Weinberg）平衡的等位基因，这反映了在HLA复合体内的一些座位之间存在着非常低的重组率。如在家族基因研究中几乎从未观察到DR和DQ基因座位的重组，而各种族中均有特征性的DR和DQ等位基因的单倍体。相似的是，补体成分C2、C4和Bf几乎不同程度的共同遗传，可以在特征性单倍体型中发现这些基因座位的等位基因。相反的是，DQ和DP之间有一个DQ和DP重组的热点，被1~2cM的基因片段分开，尽管在物理分布上这两个基因非常邻近。常会发现有一些延展的单倍体型可以覆盖从DQ到Ⅰ类基因间的空隙，最值得注意的是单倍体型DR3-B8-A1，10%~30%的北欧高加索白种人会部分或全部表达DR3-B8-A1单倍体型。可能的假说有选择压力能够维持HLA的连锁不平衡，但这一点还有待证实。在下文的HLA和免疫系统疾病的讨论中，连锁不平衡现象的一个后果是给HLA疾病相关的单个等位基因在基因座位的定位上带来困难。

MHC的结构和功能

HLA Ⅰ类和HLA Ⅱ类分子有独特的结构，含有与HLA复合体的特殊基因和免疫功能有关的特定功能域。HLA Ⅰ类和HLA Ⅱ类分子的已知主要功能是与抗原肽段结合并将抗原呈递给相应的T细胞。特定肽段准确结合HLA分子的能力取决于肽段上的残基和HLA分子的氨基酸残基之间的分子适配程度。结合的肽段形成的三级结构称为MHC-肽段复合体，通过结合T细胞受体（TCR）和T细胞联系。T细胞生命周期中最先发生TCR-MHC-肽反应的部位是胸腺，胸腺上皮细胞表达的MHC分子将自身肽段递呈给发育中的胸腺细胞和循环来源的抗原递呈细胞，主要由这些细胞来分别完成阳性选择和阴性选择（参见第1章）。因此，在胸腺表达的MHC-T细胞复合体的T细胞群体决定了TCR的功能域。成熟T细胞在外周遇到MHC分子后可发生维持耐受（参见第3章）和启动免疫应答。MHC-肽段-TCR相互作用是启动大多数抗原特异性免疫应答的中心环节，因为实际上这是免疫反应具有特异性的结构决定因素。对于具有免疫原性潜能的肽段，能够产生某一特定肽段及其与HLA分子结合的能力是该肽段引起免疫应答的主要因素，一个特定个体的肽功能域（库）能够结合的HLA分子是影响该个体所产生的免疫应答的特异性的主要因素。

当TCR分子与HLA-肽复合体结合后形成与抗原肽段和HLA分子的分子间的接触。这种识别的结果取决于该结合过程的强度和持续时间，决定了T细胞活化所需要的双重特异性。也就是说，TCR必须同时具有抗原肽段和HLA分子双重特异性。所递呈分子的多态性及这对每个分子的肽库产生的影响，形成了T细胞针对某一特定肽段特异性的MHC限制现象。CD8或CD4分子分别与Ⅰ类或Ⅱ类分子结合，通过选择性地活化相应的T细胞，在T细胞和HLA-肽段复合体的相互作用中也起一定作用。

HLA Ⅰ类分子结构

（图2-2B）如前所述，MHC Ⅰ类分子将细胞内蛋白产生的肽段递呈到细胞表面，并为NK细胞的自我识别提供信号。细胞表面表达的Ⅰ类分子由一个MHC编码的44KD糖蛋白重链、一个非MHC编码的12KD轻链β_2-微球蛋白和源自细胞内合成蛋白的抗原肽段（通常为8~11个氨基酸长度）组成。重链具有一个明显的肽段结合槽。HLA-A和HLA-B类分子的抗原结合槽约3nm长，最大宽度为1.2nm（30Å×12Å），HLA-C类分子的结合槽更宽些。抗原肽段在肽结合槽内以伸展的构型与HLA分子结合，其N端和C端分别锚定于沟槽内的A和F袋中，在多数情况下，肽段N端约1/3处有一个明显的扭曲或成角，使肽段主链抬高脱离抗原结合槽底部。

MHC分子与肽段结合的一个突出特性是它能与许多肽段序列形成高度稳定的复合物，这是通过肽段序列非依赖性和依赖性结合两种过程的结合来实现。肽段序列非依赖性结合是肽段结合槽的保守氨基酸残基和肽段骨架中的带电荷或极性原子间通过氢键和范德华力实现的。肽段序列的依赖性结合是通过肽段结合槽内的氨基酸侧链突出形成的不规则表面形成的6个侧袋实现的。侧袋的氨基酸侧链能与某些肽段侧链发生相互作用。不同Ⅰ类分子等位基因的序列多态性和同种型主要影响这些侧袋的氨基酸残基，这些侧袋残基和肽段残基的相互作用形成序列依赖性结合，形成能与特定的MHC分子结合的一系列特定"基序"的肽段。

HLA Ⅰ类分子生物合成

（图2-3A）经典MHCⅠ类分子的生物合成体现了其在呈递外源性肽段上的功能。重链在共转录后插入到内质网（ER）膜上，在此处进行糖基化并与分子伴侣蛋白质钙联接蛋白和ERp57相继结合，然后与β_2-微球蛋白结合形成复合物，该复合物结合分子伴侣钙网织蛋白和MHC编码分子，后者将MHCⅠ类分子复合体和TAP连接在一起，TAP是MHC编码的与抗原呈递过程相关的转载物。同时，细胞内蛋白质在胞质溶胶被多个亚单位、多步骤催化蛋白酶体复合物的作用下形成肽段，然后被TAP主动转运到ER，在此被称为ERAAP的肽酶（ER aminopeptidase associated with antigen processing，抗原呈递相关性内质网氨基肽酶）修饰。此时，具有相应互补序列

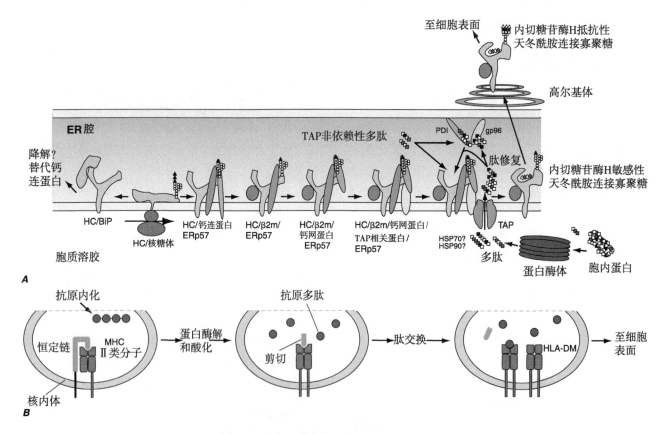

图2-3 Ⅰ类（A）和Ⅱ（B）类分子的生物合成

A.初期重链（HC）通过一系列分子伴侣相互作用，结合β_2微球蛋白（β_2m）和肽段。蛋白酶体产生的肽段被TAP转运到内质网（ER）。肽段在ER内完成N端修饰，并和分子伴侣包括gp96和PDI等相互作用。肽段结合了HC-β_2m后，HC-β_2m——肽段三聚体复合物离开ER，通过分泌性途径转运到细胞表面。在高尔基体内，寡聚糖N端添加涎酸残基并成熟。图示分子大小不是完全按比例的。**B.** HLA Ⅱ类分子组装和抗原递呈途径。在通过高尔基体和后高尔基膜泡转运后，Ⅱ类分子恒定链复合物进入到酸性的核内体，在核内体内恒定链被蛋白水解成为片段，并在DMA-DMB分子伴侣的辅助下抗原性肽段所取代。然后这种Ⅱ类分子——肽段复合物被转运到细胞表面

的肽段与特异的Ⅰ类分子结合,形成完整的折叠重链——$β_2$微球蛋白——肽段三聚体,并被迅速转运出ER,通过顺式和反式高尔基体,进一步对N端寡聚糖进行加工,然后转移到细胞表面。

多数TAP转运的肽段是经胞质体内多亚单位、多步骤催化蛋白酶水解细胞内蛋白而成,抑制蛋白酶体可显著降低Ⅰ类分子呈递抗原性肽段的表达。Erp57是硫醇依赖性氧化还原酶,介导二硫键重排,也在Ⅰ类分子-肽段复合物折叠成稳定的多成分分子的过程中起重要作用。MHC编码的蛋白酶体亚单位LMP2和LMP7可影响产生的肽段谱,但并非蛋白酶体行使功能所必需。

Ⅰ类分子功能

抗原肽段呈递

在任何一个细胞,Ⅰ类分子有100 000~200 000个拷贝,能与数百至数千种不同肽类结合。这些肽段中绝大多数是自身肽,宿主免疫系统通过一种或多种免疫耐受机制对这些肽段保持免疫耐受,如胸腺内的克隆清除或克隆无能或外周的克隆忽视(参见第1章和第3章)。但结合了在允许的免疫状态下表达的外源肽的Ⅰ类分子可以激活CD8 T,如果这些CD8 T细胞是幼稚细胞,可进一步分化为细胞溶解性T细胞(cytolytic T lymphocytes, CTLs)。这些T细胞及其子代细胞通过其αβTCRs,在再次遇到使其最初活化时的Ⅰ类分子——肽段复合物及能够向TCR递呈类似免疫化学刺激的肽段时,就会具有Fas/CD95-和(或)穿孔素介导的细胞毒作用和(或)分泌细胞因子(参见第1章)的能力。正如上面所述,T细胞在有特异MHC等位基因存在时识别外来抗原的现象称为MHC限制性,这种特异性的MHC分子称为限制元件。Ⅰ类分子呈递的最常见外来抗原肽段来源是病毒感染,在病毒感染过程中病毒蛋白质肽段进入Ⅰ类途径。破坏被病毒感染的细胞的强烈细胞毒T细胞应答是机体抵抗多种病毒感染的重要抗原特异性防御机制(参见第1章)。对一些病毒感染,如乙型肝炎病毒感染时,细胞毒T淋巴细胞诱导的靶细胞凋亡是比对病毒自身的直接细胞毒作用更重要的组织损伤机制。已经发现了许多能够干扰正常Ⅰ类分子生物合成途径的病毒产物,从而阻断病毒抗原的免疫遗传表达,强调了在抵抗病毒感染的防御中,Ⅰ类分子途径在抵抗病毒感染中的重要性。

其他能被Ⅰ类分子以免疫原性方式递呈的细胞内源肽段的例子,有非病毒性细胞内感染原(如李斯特菌、疟原虫)的肽段、肿瘤抗原、次要组织相容性抗原和一些自身抗原。也有在一些情况下,细胞表面表达的Ⅰ类分子被认为能获得和递呈外源肽段。

HLAⅠ类受体和NK细胞识别

(参见第1章)NK细胞在先天性免疫应答中起重要作用,在与不表达MHCⅠ类分子的细胞接触后会被活化,具有细胞毒作用和分泌细胞因子的作用,并且NK细胞的活化受表达Ⅰ类MHC分子的细胞的抑制。人类NK细胞识别Ⅰ类分子是通过3种受体家族来实现的:杀伤细胞——抑制细胞受体家族(killer cell inhibitory cell receptor, KIR)、淋巴细胞免疫球蛋白样受体家族(leukocyte Ig like receptor, LIR)和CD94/NKG2家族。KIR家族,也称为CD158,编码基因在染色体19q13.4。KIR基因的命名是根据其功能域的数量(2D或3D)及是否出现长的(L)或短的(S)胞质功能域来命名的。KIR2DL1和S1分子主要识别HLA-C等位基因,HLA-C等位基因在第80位具有一个赖氨酸(HLA-C-CW2、HLA-C-CW4、HLA-C-CW5和HLA-C-CW6),而KIR2DL2/S2和KIR2 DL3/S3家族主要识别HLA-C在这个位置上的天冬氨酸(HLA-CW1, HLA-CW3、HLA-CW7和HLA-CW8)。KIR3D L1和S1分子主要识别属于HLA-Bw4族的HLA-B等位基因,HLA-Bw4类是由$α_1$重链的第77-83位残基来决定的,而KIR3DL2分子是HLA-A*03的抑制性受体。已知KIR的产物之一KIR2DL4,是HLA-G的活化受体。白种人中最常见的KIR单倍体型含有一个活化的KIR和6个抑制性KIR基因,尽管在人群中有很大的变异性,有100中以上的不同组合。似乎大多数个体都有至少一个针对自身HLAⅠ类分子的抑制性KIR,为NK细胞的靶向特异性提供了结构基础,这有助于阻止NK细胞攻击正常细胞。KIR-HLA相互作用在许多免疫应答中所起的重要作用不仅可以通过KIR3DL1或S1与多发性硬化这种自身免疫病的相关性得到证实,而且还能对HIV感染有部分保护机制,在这两种情况下,均表明KIR-HLA参与介导NK活化。

LIR基因家族(CD85,也称ILT)编码基因在染色体19q13.4上着丝粒的KIR基因座位上,编码一系列抑制性免疫球蛋白样受体,并表达在许多淋巴细胞和其他造血细胞系细胞。和NK细胞或T细胞的相互作用,通过许多不同的HLAⅠ类分子,如HLA-G来抑制活化和细胞毒作用。HLA-F的功能情况尚不清楚，但似乎也与LIR分子发生相互作用。

NK细胞的第3种HLA受体家族的编码基因位于染色体12p12.3~13.1上的NK复合体内，包括CD94和5种NKG2基因A/B、C、E/H、D和F。这些分子是钙结合外源性凝集素，其主要功能是通过二硫键将CD94和一种NKG2糖蛋白结合起来形成异二聚体。CD94/NKG2A受体的主要配体是HLA-E分子，与经典的HLA I类分子和HLA-G信号通路衍生的一种肽段形成复合物。因此，模拟与KIR受体识别HLA-C方式，NKG2受体在HLA-E存在的情况下间接识别肽段，监测自身I类分子的表达。NKG2C、NKG2E和NKG2H是活化性受体，但似乎有类似的特异性。NKG2D以同型二聚体的形式表达，功能是表达在NK细胞、γδTCR T细胞和活化CD8 T细胞表面的活化性受体。当NKG2D与一个称为DAP10的配体结合后形成复合体后，能够识别MIC-A和MIC-B分子，激活细胞溶解作用。NKG2D还能与一类称为ULBP的分子结合，ULBP在结构上与I类分子相关，但编码基因不在MHC区域。NK细胞在免疫应答的作用，详见第1章。

MHC II类分子结构

如图2-2C所示的II类分子中能够看到一个类似I类分子的特殊功能结构，这个结构上方有一个支架把抗原结合槽伸到细胞外环境中。然而，与HLA I类分子结构不同的是，$β_2$微球蛋白与II类分子无关。II类分子是异二聚体，由一个29-Kd的α链和一个34-kD的β链组成。每条链的氨基端结构域形成类似I类分子的抗原结合元件，在沟槽内通过结合的延伸的α螺旋绊结合肽段，一个由A（α链）基因编码，另一个由B（β链）基因编码。与I类分子沟槽类似的是，II类分子的抗原结合沟槽内有与肽段氨基酸残基侧链结合的侧袋，但与I类分子不同的是，这些沟槽的两端均是开放的。因此，II类分子结合的肽段长度变化很大，因为肽段的N端和C端均能进入槽的开放末端。在结合肽内有仅11个氨基酸能与II类分子形成密切接触，通过骨架氢键和特异性侧链相互作用两者结合，分别提供稳定和特异的结合（图2-4）。

能够区分不同II类分子的基因多态性与组成II类分子的氨基酸组成变化是相对应的，这些可变区域主要集中在抗原结合槽的侧袋部位。与I类分子类似，这是II类分子最关键的重要特征，这也解释了遗传上不同的个体有功能不同的HLA分子的原因。

HLA II类分子的生物合成和功能

（图2-3B）II类分子的细胞内组装途是在一个特殊腔室化通路内完成的，与前述的I类分子明显不同。如图2-3B所示，II类分子在分子伴侣恒定链的辅助下在内质网组装。恒定链至少具有两种功能，首先，它与II类分子，封闭抗原结合槽，从而阻止抗原肽段结合，恒定链的作用是I类分子和II类分子通路重要的区别，因为这可以解释为什么I类分子可以递呈在ER内新合成的蛋白产生的内源肽，而II类分子一般不是这样的原因。其次，恒定链含有分子定位信号，引导II类分子进入后高尔基室即核内体，发育成特殊的酸性腔室，在这个酸性腔室内，蛋白酶裂解恒定链，此时，抗原肽段能占据II类分子的抗原结合槽。这些蛋白酶的特异性和组织分布是免疫系统调控抗原是否能与抗原结合槽结合和T细胞是否暴露于特定自身抗原的重要机制。胸腺和外周免疫系统中蛋白酶表达的差异可部分程度决定由哪些特异抗原序列组成外周T细胞识别库。正是在此阶段的细胞内通路，在恒定链裂解后，MHC编码的DM分子经过催化，促进II类分子槽内的肽段交换，有助于优化MHC-肽段复合物的特异性和稳定性。

一旦这种MHC-肽段复合物沉积到细胞外膜后，即通过淋巴细胞表达的特异性TCR成为T细胞识别的靶点。因为核内体环境含有从细胞外环境内吞的蛋白质，因此II类分子——肽段复合物常含有从细胞外蛋白来源的结合抗原。通过这种方式，II类肽段负荷通路为细胞外物质的免疫监测作用提供了途径。这是II类分子可以结合外源肽而有别于I类分子介导的内源性抗原递呈途径的重要特点。

HLA在移植中的作用

自20世纪50年代以来的现代临床移植学的发展是研究HLA的主要推动力，因为在供者和受者的HLA相匹配时同种异体移植物的存活率最高。尽管许多分子参与移植排异反应，但I、II类基因座位上等位基因的差异起了主要作用。I类分子能通过多种途径促进T细胞应答。在供体和受体的I类基因座位上有一个和更多不匹配的同种移植物，宿主T细胞可以通过经典的直接同种异体反应被激活，即宿主T细胞的抗原受体和移植物上表达的外来I类分子发生反应。在这种情况下，任何一个特定TCR反应主要

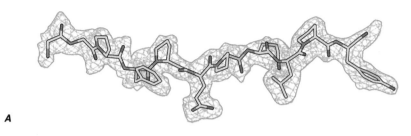

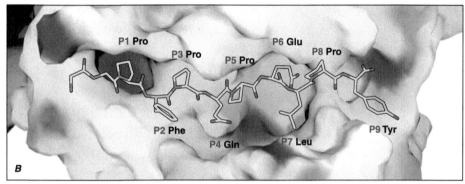

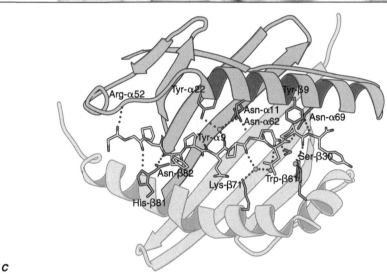

图2-4 特异细胞间相互作用决定了与MHC Ⅱ类分子结合的肽段

来自于α gliadin（A）的短肽序列在MHC Ⅱ类分子结合槽内，经肽段侧链（在图B中显示的P1-P9残基）与相对应的MHC'Ⅱ类分子结构中的侧袋之间的特异相互作用发生改变。MHC Ⅱ类分子结构中的侧袋是由MHC基因的基因多态性决定的，在本例中，编码的是HLA-DQ2分子（C）。本图显示的是非常多的氢键和盐桥网络，这可以严格限制pMHC复合体，本图还显示了此抗原复合体的递呈及CD4T细胞识别的限制原件。（源自C Kim et al：Structural basis for HLA-DQ2-mediated presentation of gluten epitopes in celiac disease. Proc Natl Acad Sci USA 101：4175, 2004.）

针对的是异体移植物的MHC分子、与之结合的肽段或两者结合的复合物。另一种类型的宿主抗移植物T细胞应答包括宿主抗原递呈细胞对供者MHC抗原的摄取和加工，并随后递呈形成的肽段，这种机制称为间接同种异体反应。

当同种移植物上的Ⅰ类分子在宿主和供者之间是相同的时候，宿主的T细胞应答仍有可能被触发，因为被递呈的仍然是移植物的Ⅰ类分子，而非宿主的Ⅰ类分子。这些内源性抗原肽段，称为次要组织相容性抗原，存在的最常见基础是供者和受者之间非MHC编码区这些蛋白的结构基因座位之间的差别，而肽段是来自这些编码蛋白的。这些基因座位被称为次要组织相容性基因座位，典型情况下，不同个体在许多这些座位上常常有显著差别。CD4 T细胞可以直接和间接与这些Ⅱ类分子变异体发生反应，单纯的Ⅱ类分子的差异就足以驱动移植物排异反应。

等位基因与疾病易感性

很早就有人提出了感染性病原体是HLA系统等

位基因多样性的驱动力，这种假说的重要证据是个体间对特定病原体的抵抗力因HLA基因型而存在差异。对特异HLA-基因与疾病的相关性观察发现，疟疾或登革热、B型肝炎的持续存在及HIV感染的疾病进展都符合这个模式，支持这个假说。B型肝炎和C型病毒感染的持续存在而机体不能将病毒清除，可能反映了特殊的HLA分子不能有效地将病毒抗原递呈给T细胞。同样，已经在人乳头状瘤病毒相关宫颈癌中描述了HLA等位基因同时具有保护性和疾病发病的易感性，这意味着MHC可以影响到机体对介导这种类型恶性肿瘤的病毒清除。

病原体的多样性也可能是造成HLA更具有杂合性的主要选择压力。HLA等位基因多样性覆盖的范围极其广泛，这提高了一些HLA分子识别大多数新病原体的能力，以确保宿主的免疫反应能更健康。然而，多样性的另一个后果是部分等位基因能够识别"无害旁观者"分子，如药物、环境分子、组织来源的自身抗原。在少数情况下，单一HLA等位基因表现出对特定物质的很强的选择性结合，能解释一些基因决定的反应，如抗反转录病毒治疗药物阿巴卡韦的过敏反应，就是直接与阿巴卡韦与HLA-B*5701抗原在结合槽的结合相关，另一个来自是慢性铍中毒，这与铍与HLA-DPⅡ类分子β链的特异性谷氨酸多态性残基结合相关。即使在一些比较复杂的疾病，特殊的HLA等位基因也与一些不适当的免疫反应状态密切相关，尤其是一些常见自身免疫病（参见第3章）。通过对比患有某些特殊疾病的人群和对照人群等位基因频率相比，已经发现了超过100种HLA相关疾病，其中部分见表2-1。基因相关强度是以相对危险度来表示的，这是统计学的比值比（又称机会比），即表示携带某一特定基因标志物的人和不携带此基因标志物者患病的危险。表2-1显示的命名同时反映了HLA血清型（如DR3，DR4）和HLA的基因型（如DRB1*0301，DRB1*0401）。Ⅰ类和Ⅱ类等位基因本身很有可能是多数这些相关疾病的易感等位基因。但是，由于自DR和DQ基因座位间有非常强的连锁不平衡，在一些情况下，很难确定特定的基因座位或是否有Ⅱ类分子的基因座位参与。在一些情况下，易感基因可能是位于Ⅰ类或Ⅱ类基因区附近的HLA连锁基因之一，但并非HLA基因本身，在另外一些情况下，易感基因可能是非HLA基因，比如TNF-α，是邻近的基因。事实上，由于一些单倍体型的连锁不平衡会延伸至MHC区的大部分片段，因此基因的联合作用是HLA单倍体型与疾病相关的原因还是

很可能的。如在一些与类风湿关节炎相关的单倍体型，HLA-DRB1等位基因与TNF基因座位相关的特殊多态性都可能与疾病发病的风险相关。其他具有类似上位效应的可能基因包括IKBL基因和MICA基因座位，这些基因有可能会与经典的HLAⅡ类危险等位基因联合。

根据已知Ⅰ、Ⅱ类基因产物的功能，可以推测，几乎所有与特定HLA相关的疾病都有免疫成分参与发病。最近开发的作为T细胞功能的生物探针的可溶性HLA-肽重组分子，常以多价复合物即MHC四聚体的形式存在，为使用HLA的基因相关性来开发能够发现早期疾病进展的生物标志物提供了机会。但是，需要强调的是，即使在与HLA强烈相关的疾病（相对危险度>10），相关的HLA等位基因也是正常的，而非缺陷的等位基因。大多数携带这些易感基因的人并不发生相关疾病，从这一点来说，特定的HLA基因允许发病，但还需要其他环境因素（如出现特定抗原）或基因因素才能使其充分表达。研究发现，即使是HLA高度相关的疾病，单卵双生比HLA相同的异卵双生或其他兄弟姊妹的共同患病率要高，提示非HLA基因也与疾病的易感性相关，并且能显著影响与HLA基因相关疾病的危险度。

另一组疾病在遗传上与HLA基因连锁，但并非由于HLA等位基因的免疫功能异常，而是因为HLA区域内或附近的常染色体显性或隐形异常等位基因造成的，如21-羟化酶缺乏、血色素病和脊髓小脑性共济失调。

HLAⅠ类等位基因相关疾病

虽然人类疾病与特定HLA等位基因或单倍体型的相关性主要与HLAⅡ类区域相关，但也有一些疾病主要是与Ⅰ类等位基因相关。这些疾病包括HLAB51基因与贝赫切特疾病相关（参见第12章）、寻常型银屑病与HLA-Cw6相关，最突出的是HLA-B27与脊柱关节炎的相关性（参见第10章）。HLA B基因座位有25种等位基因，命名为HLA-B*2701至B*2725，编码B27家族Ⅰ类分子。所有等位基因在抗原结合槽均有一个共同的B口袋结构，这是一个深的带阴性电荷的口袋，能与精氨酸侧链紧密结合。并且B27重链是HLAⅠ类分子最富含阴性电荷的HLA-Ⅰ类分子，总的来说与带阳电荷肽段的结合力更强。HLA-B 2705是白种人和其他非亚洲人最主要的亚型，这个亚型与强直性脊柱炎（参见第10章）密切相关，不仅与其特发性临床类型相关，还

与慢性炎症性肠病或寻常型银屑病相关。HLAB27还与反应性关节炎（参见第10章）和其他外周关节炎（未分化脊柱关节炎）的原发型及复发性急性前色素膜炎有关。50%~90%的患有这些疾病的患者的B27是阳性的，而在北美高加索人群中的阳性率约为7%。

从临床流行病学得到的确凿证据及在HLAB27转基因鼠会出现脊柱关节病样疾病可以得出B27分子本身参与了疾病的发病的结论。B27与这些疾病的相关性可能源自一种特定肽或肽段家族与B27结合的特异性，或通过其他的不依赖于B27特异性的机制来致病的。尤其是研究显示，HLAB27可以利用B57α链第67位的赖氨酸（cysteine）残基，在没有β₂微球蛋白存在的情况下形成重链二聚体。这些二聚体在AS患者的淋巴细胞和单核细胞的表面表达，一些受体包括KIR3DL1、KIR3DL2和ILT4能够与这些二聚体结合，促进这些受体的活化和细胞表面表达的这些受体的存活期。

HLA II 基因相关疾病

如表2-1所示，绝大多数HLA相关疾病都与II类等位基因相关。一些疾病的HLA基因相关性较复杂。

乳糜泻

HLA-DQ基因很可能与乳糜泻相关。乳糜泻相关的DR3和DR7单倍体均有HLA-DQ存在，包括DQB1*0201基因，进一步的详细研究发现DQA1*0501和DQB1*0201基因编码的特殊II类αβ二聚体，似乎与大多数乳糜泻的HLA基因易感性相关。特定的HLA和乳糜泻相关的直接解释是，来自小麦麸的麦胶蛋白酶解的肽段与DQA1*0501和DQB1*0201基因编码的蛋白结合，递呈给T细胞。与该免疫激活有关的麦胶衍生肽，当其中的肽段中的谷氨酰胺被谷氨酸取代后与DQII类分子二聚体能最好地结合。有学者提出，组织转谷氨酰胺酶在乳糜泻患者肠道细胞中的水平升高，能把麦胶蛋白的谷氨酰胺转化为谷氨酸，产生能与DQ2分子结合的肽段，并将其递呈给T细胞。

寻常型天疱疮

寻常型天疱疮与两种HLA单倍体型相关，分别为DRB1*0402-DQB1*0302和DRB1*1401-DQB1*0503。来自desmoglien3的肽段是一种表皮自身抗原，能够与DRB1*0402和DQB1*0503编码的HLA分子结合，这种与特殊肽段的结合和疾病相关II类分子足以刺激desmoglien特异T细胞。蛋白分子，提示这种II类分子和特异肽段的结合是发病的关键。大疱性银屑病是一种临床变种，与desmoglien的识别无关，而与HLA-DQB1*0301相关。

幼年型关节炎

寡关节型幼年型关节炎（参见第6章）是一种与DRB1和DPB1基因座位相关的自身免疫病。同时携带有DPB1*0201和DRB1易感等位基因（通常是DRB1*08或-*05）的患者，由于基因的叠加效应，比单有其中一个等位基因者发病的相对危险性更高。对于类风湿因子阳性的多关节炎青少年患者，同时有DRB1*0401和-*0404等位基因的杂合子发病的相对危险度>100，提示遗传了两个这些易感基因有明显的协同作用。

1型糖尿病

1型糖尿病（自身免疫性）与MHC基因的一种以上的单倍体型相关。一个同时携带有DR3和DR4单倍体型的个体发生1型糖尿病的风险升高20倍。相关性最强的单个基因是DQB1*0302，所有携带DQB1*0302的单倍体型都与1型糖尿病相关。而携带其他不同DQB1基因者则与糖尿病无关。但是，这个遗传基因伴发的相对危险是可以改变的，这取决于在同一个或第2个单倍体型上出现的另一个HLA基因。如携带含有DQB1*0602的DR2阳性单倍体型则发病的危险性下降。DQB1*0602这种基因被认为是对1型糖尿病具有"保护性"。即使一些和DQB1*0302在同一单倍体型的DRB1基因也可改变发病的风险，因此含有DRB1*0403的DR4单倍体型比其他DR4-DQB1*0302单倍体型者1型糖尿病的易感性降低。

尽管DR3单倍体型合并DR4-DQB1*0302单倍体型是糖尿病易感的极高危因素，但是导致这种协同效应的特定DR3单倍体型基因仍不清楚。DQB1*0302基因编码的糖尿病相关DQ分子有一些结构特点，尤其是在与C端附近带有负电荷的氨基酸肽段的结合能力上。这提示在与胰岛相关蛋白的免疫应答中一些特殊的抗原肽段或T细胞之间的相互作用起了一定的作用。

HLA和类风湿关节炎

与类风湿关节炎（RA）（参见第6章）基因

表2-1 与疾病明显相关的HLA Ⅰ类和Ⅱ类分子[a]

	遗传标志	基因	相关性
脊柱关节病			
强直性脊柱炎	B27	B*2702, -04, -05	4+
Reiter综合征	B27		4+
急性前色素膜炎	B27		3+
反应性关节炎（耶尔森菌、沙门菌、志贺菌、衣原体）	B27		3+
银屑病性脊柱炎	B27		3+
胶原血管病			
少关节型幼年关节炎	DR8		2+
	DR5		2+
类风湿关节炎	DR4	DRB1*0401, -04, -05	3+
干燥综合征	DR3		2+
系统性红斑狼疮			
高加索人	DR3		1+
日本人	DR2		2+
自身免疫性胃肠道和皮肤疾病			
谷蛋白敏感性肠病（乳糜泻）	DQ2	DQA1*0501、DQB1*0201	3+
慢性活动性肝炎	DR3		2+
疱疹样皮炎	DR3		3+
寻常型银屑病	Cw6		2+
寻常型天疱疮	DR4、DQ1	DRB1*0402、DQB1*0503	3+
大疱样天疱疮变种	DQ7	DQB1*0301	1+
自身免疫性内分泌疾病			
1型糖尿病	DQ8	DQB1*0302	3+
	DR4	DRB1*0401, -04	
	DR3		2+
	DR2	DQB1*0602	—[a]
甲状腺功能亢进（Graves病）	B8		1+
	DR3		1+
甲状腺功能亢进（日本人）	B35		1+
肾上腺功能不全	DR3		2+
自身免疫性神经系统疾病			1+
重症肌无力	B8、DR3		1+
多发性硬化症	DR2	DRB1*1501、DRB5*0101	2+
其他			
白塞病	B51		2+
先天性肾上腺增生症	B47	21-OH（Cyp21B）	3+
昏睡病	DR2	BQB1*0602	4+
肺肾出血综合征（抗GBM抗体）	DR2		2+
Abacavir过敏	B57	B*5701	4+

[a] 强负相关，即基因可以保护个体免于发生糖尿病

编码了DRβ分子上位于密码子第67~74位的独特氨基酸序列：在此区域，RA相关性Ⅱ类分子有LeuLeuGluGlnArgArgAlaAla或LeuLeuGlu-GlnLysArgAlaAla序列，而非RA相关基因在此区域的序列有一处或多处不同。这些氨基酸残基形成了位于DRB1编码的Ⅱ类分子的α-螺旋部分中部的一部分，这一部分被称为共同表位。

同时携带DRB1*0401和DRB1*0404基因的个体发生RA的易感性最高，这些DR4阳性RA相关等位基因最常见于重症、侵蚀性RA患者。有学者提出了共同表位与RA免疫反应相关联的几种机制，Ⅱ类分子中的这一部分可能会使其更易与能够引起关节炎的肽段结合，更有利于具有自身反应性的T淋巴细胞扩增，或它本身就形成了能够被TCR识别的pMHC配体的一部分，而TCR则可以启动滑膜组织的识别。

HLA疾病相关的分子机制

如前所述，HLA分子在选择和建立抗原特异性T细胞库上起关键作用，并在此后免疫反应启动过程中T细胞的活化中起主要作用。单一等位基因的精确遗传多态性特点限定了这些相互作用的特异性，因此指示和引导抗原特异性免疫反应事件的发生。因此，当特定HLA基因是自身免疫性疾病的易感基因时，这些相同的由遗传决定的通路将参与发病。

在胸腺内发育的T细胞的命运取决于T细胞受体和携带自身肽段的HLA分子之间发生相互作用的亲和力，因此每个个体的特定HLA类型可以精确地控制T细胞库的特异性（参见第1章）。HLA相关疾病易感性的主要基础就在这条胸腺成熟途径内。以所出现的特异性HLA易感基因为基础的对可能具有自身反应性的T细胞的阳性选择，决定了特定个体发生某种疾病的危险性阈值。

在后续免疫应答启动阶段，HLA分子的主要功能是结合肽段并将其呈递给抗原特异性T细胞。因此，HLA复合体可被看作是编码精确免疫激活过程的遗传决定物质。与特定HLA分子结合的抗原肽能够刺激T细胞免疫应答；不能结合的肽段不能被递呈给T细胞，从而无免疫原性。这种免疫应答的基因调控取决于与结合肽发生相互作用的HLA抗原结合槽的多态性。在自身免疫反应和免疫介导性疾病中，可能是以致病性淋巴细胞为靶标的组织特异性抗原与特殊易感等位基因编码的HLA分子形成复合物。在感染相关的自身免疫性疾病中，可能是来自启动免疫反应的病原体的肽段与特异性HLA分子结合并被呈递，激活T细胞，触发或参与疾病的发病。疾病启动的早期阶段是由特征性的HLA-肽段复合物触发的这一概念，为治疗提供一些选择，因为可以设计一些能够干扰特异HLA-肽段-T细胞受体的形成或功能的复合物。

在考虑HLA相关免疫应答和疾病的机制时，值得记住的是由于HLA遗传学非常复杂，因此这些机制很可能具有异质性。免疫介导疾病是一个多步骤参与的过程，其中HLA相关的功能是建立一个具有潜在反应性的T淋巴细胞库，而另外一项HLA相关功能是为T细胞识别提供必需的结合肽的特异性。对于与多种HLA相关的疾病，这两种相互作用都有可能发生，并且可以协同加速疾病的发病过程。

（陈　华　译　田新平　审校）

第3章

自身免疫和自身免疫性疾病

Betty Diamond   Peter E. Lipsky

免疫系统最核心的特点是具有识别"非我"能力,对"非我"启动炎性反应,同时避免伤及"自我"。识别"自我"在T细胞及B细胞表面受体形成及从全身的组织中清除凋亡细胞碎片的过程中发挥重要作用,阻止机体针对自身抗原形成潜在的伤害性免疫应答上也很重要。自身免疫性疾病的一个基本特征是由于机体针对其自身组织产生免疫反应而造成组织损伤。另一方面,自身免疫仅是指机体存在与自身抗原发生反应的抗体或T淋巴细胞,但自身免疫反应并不一定会致病。所有个体中都存在自身免疫,但是只有在一种或多种调节免疫耐受的机制被打破后才会引起自身免疫性疾病。

在正常人体中也存在自身免疫,尤其老年人更常见。可识别多种宿主抗原成分的多反应性自身抗体在生命的各个阶段都会存在。在某些激发事件存在的情况下,导致上述自身抗体的表达增加,这些自身抗体通常是IgM重链亚型,由非突变胚系免疫球蛋白的可变区基因编码。当由一些触发事件,如感染、外伤或缺血等,引起的组织损伤,会诱导自身免疫反应,这些自身免疫反应一般来说是自限性的,但也可能会持续存在,持续存在的自身免疫反应或许会导致病理改变,然而即使出现病理损伤,也很难判断这种损伤是否是由自身免疫反应所致。触发事件之后发生的自身免疫反应可能是持续病理改变的结果,可能无致病性,也可能会参与组织炎症及损伤。

自身免疫机制

自1900年Ehrlich最早提出人体内存在能够阻止自身免疫反应产生的机制以来,随着对免疫系统的认识越来越深入,人们更加关注这种阻止机制的本质。Burnet的克隆选择学说包括,在胎儿或新生儿时期,淋巴细胞与其特异性抗原相互作用可导致这类"禁忌克隆"被清除。然而,这种说法受到质疑,因为一些研究发现简单的疫苗接种就可能在实验动物中诱导自身免疫性疾病;在正常人血循环中很容易检测到能与自身抗原结合的细胞;感染或创伤导致组织损伤后常出现自限性的自身免疫现象。这些观点说明,正常成年人的抗原反应性淋巴细胞库中存在针对自身抗原的淋巴细胞克隆,提示除了克隆清除外,还有其他能够阻止自身免疫反应发生的机制。

目前认为,有以下3种机制参与了针对自身抗原选择性的无免疫应答(表3-1):①自身抗原隔离,使其不能与免疫系统接触;②相关T或B细胞的特异性免疫无应答(耐受或失能);③潜在的调节机制的限制性。

上述正常过程的紊乱可能会诱发自身免疫反应(表3-2)。一般来说,这些异常的免疫反应需要外来触发因素,如病毒或细菌感染或吸烟等,同时还需要免疫系统的细胞存在内在异常。微生物超抗原,如葡萄球菌蛋白A和葡萄球菌肠毒素,可以大量刺激T细胞或B细胞无论其抗原特异性如何。如果自身反应性T或B细胞表达这些受体,就可能发生自身免疫反应。此外,微生物成分和自身抗原之间的分子模拟或交叉反应也会激活自身反应性淋巴细胞。由分子模拟引起的自身反应性和自身免疫性疾病中最好的例子就是风湿热,在风湿热中,抗链球菌M蛋白抗体与肌动蛋白、层粘连蛋白、其他基质蛋白及神经抗原发生了交叉反应。这些自身抗体沉积在心脏后

表3-1 预防自身免疫的发生

1.自身抗原隔离
2.形成和维持免疫耐受
   a.自身反应性淋巴细胞的中枢清除
   b.外周自身反应性淋巴细胞克隆失能
   c.自身反应性淋巴细胞的受体替代
3.免疫调节机制

表3-2 自身免疫的机制

Ⅰ.外源性
　A.分子模拟
　B.超抗原刺激
　C.微生物的佐剂作用
Ⅱ.内源性
　A.抗原递呈发生改变
　　1.免疫豁免丧失
　　2.新的或隐匿抗原表位暴露（表位扩展）
　　3.自身抗原发生改变
　　4.抗原递呈细胞功能增强
　　　a.共刺激分子表达
　　　b.细胞因子产生
　B.T细胞辅助功能增强
　　1.细胞因子产生
　　2.共刺激分子表达
　C.B细胞功能增强
　D.凋亡缺陷
　E.细胞因子失衡
　F.免疫调节改变

可启动炎性反应，进入脑组织则可引起Sydenham舞蹈症。有报道，在1型糖尿病（T1DM）、类风湿关节炎（RA）和多发性硬化（MS）中也都存在这种微生物蛋白与宿主组织间的分子模拟作用。据推测，感染源可以跨过机体的自身免疫耐受机制，因为感染源中具有一些可以增强这些微生物抗原免疫原性的佐剂样分子，如细菌内毒素、RNA或DNA等。佐剂通过模式识别受体刺激并激活树突状细胞，使原本静息的、能够识别病原微生物及自身抗原淋巴细胞活化。

免疫系统内在的紊乱也与自身抗原的免疫耐受丧失有关，参与了自身免疫的发生（表3-2）。一些自身抗原本身就位于免疫豁免部位，如大脑或眼前房，这些部位的特点是对于移植至此的组织不会引起免疫应答。免疫豁免通过一系列途径形成，包括限制这些部位的蛋白分子进入淋巴系统、局部产生具有免疫抑制功能的细胞因子如转化生长因子β（TGF-β）及局部表达一些分子如Fas配体等，可诱导活化的T细胞凋亡。

对于免疫豁免部位表达的特殊蛋白，淋巴细胞始终处于一种免疫忽略状态（免疫细胞既非活化状态，也非处于失能状态）。当因创伤或炎症造成免疫豁免区遭到破坏，或如果T细胞在其他部位被激活，在这些部位表达的蛋白质可成为免疫攻击的靶点。多发性硬化症（MS）和交感性眼炎可能就是发生了这种情况，使特殊表达在脑组织或眼组织的抗原成为活化T细胞的攻击靶点。

抗原递呈的异常也参与了自身免疫。通常自身抗原的抗原决定簇（抗原表位）不递呈给淋巴细胞，但发生以下情况时可作为新的抗原被淋巴细胞识别，如抗原分子蛋白水解、加工过程出现异常及隐蔽抗原暴露。当B细胞而非树突状细胞递呈自身抗原时，B细胞可递呈隐蔽抗原从而激活自身反应性T细胞，并且这些隐蔽抗原表位也不再像之前那样使非活化的自身反应性淋巴细胞保持沉默无反应状态。而且，一旦大分子复合物中一个蛋白成分被免疫细胞识别，该复合物其他所有成分都可通过内化及抗原递呈等与免疫细胞发生反应（即表位扩展）。最后，炎症、药物或正常的衰老都可以引起蛋白质基本化学性质改变，导致与正常自身蛋白质发生交叉反应，最终产生免疫应答。如诱导和（或）释放精氨酸脱氨酶可导致多种蛋白质的精氨酸残基瓜氨酸化，因此改变了其诱发免疫应答的能力。在类风湿关节炎（RA）、慢性肺部疾病及正常的吸烟者体内可检测到抗瓜氨酸化的蛋白抗体，这些抗体可导致器官病理损伤。在一些器官特异性自身免疫性疾病模型中，自身抗原的暴露及递呈异常是自身免疫产生的重要因素。此外，这些因素也有助于我们对多种药物诱导的自身免疫性疾病发病机制的理解。然而，在器官非特异性系统性自身免疫病中，自身反应的多样性提示这是由于更广泛的机体免疫系统活化引起，而非某一种自身抗原改变所致。

许多自身免疫性疾病以存在能与凋亡物质发生反应的自身抗体为特征。在许多动物模型中已证实，凋亡成分清除障碍可引起自身免疫反应及自身免疫性疾病。此外，已在系统性红斑狼疮（SLE）患者中发现存在细胞凋亡成分的清除障碍。

不能被免疫系统快速清除的凋亡细胞残骸可作为多种树突细胞表面模式识别受体的内源性配体，在这种情况下，树突细胞活化，产生针对凋亡细胞残骸的免疫应答。此外，在次级淋巴器官生发中心内的细胞外凋亡成分的出现，可直接促进自身反应性B细胞克隆活化，或参与免疫应答中自身反应性B淋巴细胞克隆的选择。

一些实验动物模型提示对T细胞的强刺激可产

生非特异性信号，这些信号不需要抗原特异性的辅助T细胞就直接引起多克隆性B细胞活化，产生多种自身抗体。如抗核抗体、抗红细胞抗体和抗淋巴细胞抗体。此外，真正的自身免疫性疾病，包括自身免疫性溶血性贫血和免疫复合物介导的肾小球肾炎也是通过这种方式所致。尽管已明确这种辅助性T细胞的广泛活化可引起自身免疫，B细胞的非特异性刺激也可导致自身抗体的产生。因此，将正常小鼠暴露在多克隆的B细胞刺激剂下，如细菌内毒素，可导致大量自身抗体的产生，包括抗DNA抗体和抗IgG抗体（类风湿因子）。而且，过量的B细胞激活因子（BAFF）还可引起T细胞非依赖的B细胞活化、免疫球蛋白（Ig）重链类别转换及自身免疫反应形成。如可通过Y染色体上（BXSByaa小鼠）的Toll样受体7（TLR7）基因的过度表达，或通过TLR9配体CpG的暴露，使树突细胞过度活化，在小鼠中诱发SLE。后续诱导的炎症介质，可在不需要抗原特异性T细胞辅助的情况下，引起非致病IgM型自身抗体发生类别转换形成致病性IgG型自身抗体。

在抗原识别受体表达时B细胞或T细胞受体库选择异常也可诱发自身免疫反应。如由于B细胞受体相关激酶，即Bruton酪氨酸激酶缺乏造成的B细胞免疫缺陷，可导致X连锁无丙种球蛋白血症。这种综合征的特点是活化B细胞减少，但仍可能因高水平的BAFF使引起自身反应性B细胞的阴性选择减少，最终导致B淋巴细胞库中自身反应性的B细胞增多。同样，胸腺中自身反应性T细胞的阴性选择需要自身免疫调节因子基因（AIRE）表达，该基因使胸腺髓质上皮细胞能够表达组织特异性蛋白。这些蛋白可经主要组织相容性复合物（MHC）分子递呈，介导自身反应性T细胞清除。AIRE基因表达缺失可引起自身反应性T细胞阴性选择失败，导致自身抗体产生和多器官严重的炎症性损伤。AIRE基因表达缺失的个体可出现自身免疫多内分泌腺病-念珠菌病-外胚层营养不良综合征（APECEO）。

T细胞和B细胞活性的异常、细胞因子失衡或免疫调节环路缺陷都可引起自身免疫反应的发生。有报道肿瘤坏死因子（TNF）和白介素-10（IL-10）的产生减少与自身免疫反应的发生相关；1型干扰素（IFN-1）产生过多也与自身免疫反应有关。同样，T细胞上共刺激分子的过度表达也可导致自身抗体产生。

免疫调节机制异常也可引起自身免疫反应。对人类自身免疫疾病和动物模型的观察显示，调节性T细胞产生和活性表达缺陷都可能会导致自身免疫。最近受到关注的IPEX综合征（免疫调节功能失调、多内分泌病、X连锁肠病）是由于FOXP3基因表达缺乏所致，而该基因编码的分子对于调节性T细胞分化是至关重要的。在啮齿类动物自身免疫性疾病模型中，注入正常的调节性T细胞或调节性T细胞衍生的因子可抑制自身免疫形成。许多人类自身免疫性疾病中都存在调节性T细胞功能异常，尽管目前尚不明确调节性T细胞异常是致病的原因还是由于炎症引起的继发性异常。近来有资料表明，B细胞也可以行使免疫调节功能，主要是通过产生白细胞介素-10（IL-10）来实现。在多发性硬化动物模型中，缺乏产生IL-10的调节性B细胞会使疾病的病程延长。

很显然，任何单一的机制都不能解释自身免疫反应的所有表现。此外，遗传学研究也显示一种自身免疫性疾病是由体内的多种异常而导致。在诱发自身免疫反应中其他起重要决定性作用的因素有年龄、性别（很多自身免疫性疾病在女性中更为常见）、遗传背景、接触感染原及环境因素。目前正在深入研究上述诸多因素在自身免疫反应中起作用的程度大小。

遗传因素

人类自身免疫易感基因的证据来自家系研究，特别是对孪生子的研究。对1型糖尿病（T1DM）、类风湿关节炎、多发性硬化和SLE的研究显示，在同卵双生中，疾病共患率为15%~30%，而异卵双生则低于5%。同一家族成员可患有不同的自身免疫性疾病，提示一些易感基因可诱发多种自身免疫性疾病。一些典型的自身免疫性疾病已经通过遗传图谱寻找到在染色体某一区域存在的易感位点。值得注意的是，一些基因与多种自身免疫性疾病相关，而另一些基因更特异地与一种自身免疫性疾病有关，编码PTPN22的基因与多种自身免疫性疾病有关。PTPN22基因编码的是一种磷酸酶，多种造血细胞都可表达这种酶，这种酶可下调抗原识别受体介导的T细胞或B细胞活化。在一些人群中，1型糖尿病、类风湿关节炎和SLE与该基因功能获得性多态性突变有关。这种基因多态性与自身免疫性疾病之间关系尚不明确，但是，在淋巴细胞发育中可通过减弱抗原识别受体信号，使得自身反应性淋巴细胞克隆逃逸或在外周组织中减少活化诱导的自身抗原反应性淋巴细胞的凋亡。近年来，全基因组测序研究显示许多其他基因与人类的自身免疫性疾病有关。很多基因单独作用引发自身免疫性疾病的危险较低，且可以在正常人中存在，在自身免疫性疾病中，并未发现引发自身免疫性疾病的必需基因。除了这些来自人类的证据外，一些近亲杂交小鼠的种群可自发地或经实验诱导发生某种自身免疫性疾病，而其他的种群则不会发生。这些发现促使人们对自身免疫性疾病易感基因展开深入的研究。

与自身免疫性疾病易感性最相关的是位于MHC分子上的特定等位基因。有学者提出，MHC基因型和自身免疫性疾病的相关性主要与MHC分子不同等位基因位点的差异所引起的将自身抗原肽向自身反应性T细胞递呈的能力不同有关。另外一个假说认为，在胸腺发育过程中，MHC等位基因对T细胞受体库起塑造作用，此外，某些特殊的MHC基因产物本身就是可以被T细胞识别的肽段来源。这些MHC多肽和常见微生物产生的蛋白多肽之间的交叉反应可以通过分子模拟方式来触发自身免疫反应。然而，仅MHC基因本身并不能决定自身免疫反应是否能够发生。同卵双生患自身免疫性疾病的概率要远高于MHC相同的非孪生同胞，这提示除MHC外还有其他基因与自身免疫性疾病有关。近年来有研究发现，在人和小鼠的1型糖尿病、SLE、类风湿关节炎和多发性硬化中显示，除MHC外还存在一些独立性疾病易感基因位点。编码固有免疫应答分子的基因也参与了自身免疫反应。在人类，编码补体经典途径上游蛋白的先天性纯合缺失（C1q、C4或C2）及参与1型干扰素通路的基因缺陷与SLE发病有很强的相关性。

自身免疫性疾病的免疫病理机制

在自身免疫性疾病中组织损伤的机制可分为抗体介导和细胞介导两种。代表性例子，见表3-3。

自身抗体致病可通过以下几种机制介导，包括可溶性分子或细胞的调理作用，通过补体系统激活炎症级联反应以及干扰可溶性分子或细胞的生理功能。

在自身免疫性血小板减少性紫癜中，通过调理作用使血小板成为被吞噬细胞清除。同样，在自身免疫性溶血性贫血中，免疫球蛋白与红细胞膜结合后促进吞噬细胞吞噬，并通过调理作用使红细胞溶解。Goodpasture综合征（肺出血肾炎综合征）的主要特征是肺出血及严重的肾小球肾炎，是由于抗体结合后导致局部补体活化及中性粒细胞聚集和活化的代表性疾病。在Goodpasture综合征中，自身抗体与基底膜Ⅳ型胶原的α3链结合。在SLE中，免疫球蛋白沉积于肾小球，导致该部位补体级联活化，被认为是肾损伤的主要机制。此外，在SLE中，含有DNA和RNA的免疫复合物分别激活树突细胞表面的TLR9和TLR7，并促进促炎因子释放，诱导免疫原性微环境形成进而放大自身免疫反应。

自身抗体也可干扰细胞或可溶性因子的正常生理功能。抗激素受体的自身抗体可通过干扰受体的信号转导从而激活或抑制细胞功能。如长效甲状腺刺激剂是一种能与促甲状腺激素受体结合的自身抗体，在Grave病患者中出现，是TSH受体激动剂，以一种类似于TSH过剩的作用，使甲状腺发生相应的反应。此外，抗胰岛素受体抗体可通过阻断

表3-3　自身免疫性疾病的组织损伤机制

效应分子	机制	靶部位	疾病
自身抗体	阻断或失活	烟碱型乙酰胆碱受体α链	重症肌无力
		磷脂β₂糖蛋白1复合物	抗磷脂综合征
		胰岛素受体	1型糖尿病
		内因子	恶性贫血
	刺激	TSH受体（LATS）	Grave病
		蛋白酶3（ANCA）	肉芽肿性多血管炎（韦格纳肉芽肿）
		表皮钙黏素1	寻常型天疱疮
		桥粒蛋白3	
	补体激活	Ⅳ型胶原α₃链	Goodpasture综合征
	免疫复合物形成	双链DNA免疫球蛋白（Ig）	系统性红斑狼疮 类风湿关节炎
	调理作用	血小板糖蛋白Ⅱb:Ⅲa	自身免疫性血小板减少性紫癜
		Rh抗原，Ⅰ抗原	自身免疫性溶血性贫血
	抗体依赖性细胞毒作用	甲状腺过氧化酶，甲状腺球蛋白	Hashimoto甲状腺炎
T细胞	细胞因子合成	?	类风湿关节炎，多发性硬化，1型糖尿病
	细胞毒作用	?	1型糖尿病

ANCA.抗中性粒细胞胞浆抗体；LATS.长效甲状腺刺激剂；TSH.促甲状腺激素

受体的方式引起胰岛素抵抗型糖尿病。在重症肌无力，85%~90%的患者可检测到抗乙酰胆碱受体的自身抗体，与肌无力有关。抗原表位的确切部位、抗原结合价和亲和力，以及其他特性决定了抗体结合后是产生活化效应还是阻断作用。

抗磷脂抗体与原发性和继发性抗磷脂综合征的血栓栓塞事件相关，也与胎儿流产有关。其中主要的抗体是抗磷脂β$_2$糖蛋白1复合物的抗体，这种抗体可以促进凝血。在寻常型天疱疮中，自身抗体与表皮细胞的桥粒成分，即桥粒黏蛋白3（desmoglein3）结合，诱导发病。它们通过刺激上皮细胞蛋白酶的合成来破坏细胞-细胞连接，导致水疱形成。在肉芽肿性多血管炎（韦格纳肉芽肿）中发现的抗中性粒细胞浆抗体（cANCA）是一种针对细胞内抗原的抗体，即29KD丝氨酸蛋白酶（蛋白酶3）。体外试验显示，IgG型抗cANCA抗体可引起被调理过的中性粒细胞活化和脱颗粒。

需要重点指出的是，特异性的自身抗体只可能使具有遗传易感性的个体发病，在重症肌无力、SLE、风湿热和类风湿关节炎的实验动物模型中都得到证实。此外，还要强调的是，一旦启动了器官损害过程，会产生新的炎症级联反应，这些级联反应可以持续存在并可以放大自身免疫反应。最后，一些自身抗体仅仅是疾病诊断的标记物，其致病性目前尚不清楚。

自身免疫性疾病

在很多病理情况下都会出现自身免疫反应的表现。然而，存在自身免疫反应并不意味着这些病理过程是自身免疫性疾病。在给自身免疫性疾病制订诊断标准方面做过许多尝试，但并没有一个诊断标准是能够被大家普遍接受的。表3-4列出一组诊断标准，但是此标准只能作为诊断该类疾病的参考。

要将某种疾病归类为自身免疫性疾病，需要证实对自身抗原的免疫应答造成了可观察到的病理损伤。首先，要证实在多种疾病患者的血清中能够检测到针对受累组织的抗体，可作为这些疾病具有自身免疫基础的证据。然而，在创伤或感染造成组织损伤时，也可检测到自身抗体，这些自身抗体是继发于组织损伤的。因此，在将疾病归类于自身免疫性疾病之前必须证实自身免疫反应是致病性的。

如果自身抗体是致病性的，则在实验动物中应用这些自身抗体，在被转移的动物中随后出现与提供这些自身抗体的患者出相似的病理改变。这在一些自身免疫性疾病中得到了证实，如Graves病。一些自身免疫性疾病可从母亲传给胎儿，使新生儿出现与其患病母亲相同的疾病。当来自母亲的抗体水平逐渐降低时，新生儿的疾病症状通常会消失。然而，也有例外，如新生儿先天性心脏传导阻滞就是个特例，因母亲体内的抗Ro抗体经胎盘传递至胎儿，导致胎儿处于发育过程中的心脏传导系统受到损害，这会引起永久性的心脏发育异常。

大多数情况下，自身免疫何时发展为自身免疫性疾病的决定因素尚不清楚。自身免疫和自身免疫性疾病的关系可能取决于抗体的特异性或T细胞或T细胞的特异效应分子的能力。许多情况下，对自身抗体的潜在致病机制还不了解。在一些自身免疫性疾病，辅助性T细胞（T$_H$）产生的多种细胞因子失衡可能在发病中起一定作用。T细胞可分化成以合成一些细胞因子为主的效应细胞，如合成IFNγ的（T$_H$1）、合成IL-4的（T$_H$2）、合成IL-17的（T$_H$17）的效应细胞，或分化成为向B细胞提供帮助的细胞（辅助B细胞活化的滤泡型辅助性T细胞，T$_{FH}$细胞）（参见第1章）。T$_H$1细胞促进巨噬细胞活化和经典的细胞介导的免疫应答，而T$_H$2则主要参与免疫调节功能，维持正常免疫应答，同时也参与对多种寄生虫感染的机体反应；T$_H$17细胞产生许多炎症性细胞因子，包括IL-17及IL-22，而T$_{FH}$细胞通过合成生理必需的IL-21来辅助B细胞。一些自身免疫性疾病，如类风湿关节炎、多发性硬化、1型糖尿病和克罗恩病中，存在T$_H$1细胞分化失衡而导致的器官损伤。近期在关节炎动物模型中的研究提示T$_H$17细胞过度分化与炎性关节炎和类风湿关节炎发病有关，而在SLE动物模型中显示T$_{FH}$细胞过度分化与SLE发病有关。

表3-4　人类自身免疫性疾病：免疫性发病机制的可能证据

主要标准

1. 存在自身抗体或有针对自身抗原的细胞反应的证据
2. 病理组织中证实有相关自身抗体或淋巴细胞浸润
3. 证实相关自身抗体或T细胞能导致组织病理损伤
    a. 经胎盘转运
    b. 转移至动物体内使动物获得疾病
    c. 体外对细胞功能的影响

支持证据

1. 合理的动物模型
2. 免疫抑制剂治疗有效
3. 与其他自身免疫反应相关的证据
4. 无感染证据或其他明显原因的证据

器官特异性与系统性自身免疫性疾病

自身免疫性疾病是由一系列临床疾病组成的疾病谱，从只引起特异性单一器官损伤至多器官受累的系统性疾病（表3-5）。Hashimoto自身免疫性甲状腺炎是器官特异性自身免疫性疾病的范例。在Hashimoto病中，甲状腺特异性损伤与单个核细胞浸润及甲状腺滤泡细胞损害有关。几乎所有患者体内均可检测到抗甲状腺组织成分的抗体。其他器官或组织特异性的自身免疫性疾病包括寻常型天疱疮、自身免疫性溶血性贫血、特发性血小板减少性紫癜、Goodpasture综合征、重症肌无力和交感性眼炎。一些器官特异性自身免疫性疾病的一个重要特征是重叠的倾向，即患有一种特异综合征的患者很容易患第二种综合征。如患自身免疫性甲状腺炎的患者，发生恶性贫血的概率很高。更突出的是，器官特异性自身免疫性疾病的患者可出现多种自身免疫反应的表现，但不造成相应的器官病理损伤。因此，高达50%的恶性贫血的患者存在着并有不与甲状腺组织发生反应的交叉反应性抗体，而重症肌无力患者可出现抗核抗体、抗甲状腺抗体、类风湿因子、抗淋巴细胞抗体和多克隆性高丙种球蛋白血症。对上述现象的部分解释是患有这些不同疾病的患者可能存在共同的遗传因素。

系统性自身免疫性疾病与器官特异性自身免疫性疾病的不同之处在于，其病理损伤累及多个器官及组织。这类疾病的标志是相关的自身免疫表现可能是发生器官病理改变的原因。SLE是这类疾病的原型，因为SLE有丰富多彩的自身免疫反应的表现。

SLE临床表现多样，以累及肾、关节、皮肤、浆膜、血管和中枢神经系统（参见第4章）为特征。这种疾病与多种自身抗体有关，这些抗体的产生可能是体液免疫系统广泛的过度反应的部分体现。SLE的其他特征包括广泛的B细胞高反应性和多克隆高丙种球蛋白血症。目前的证据显示，对抗原的低反应性或高反应性均可导致SLE中自身免疫性B细胞生存时间延长及活化。

表3-5　部分自身免疫性疾病

器官特异性

Grave病	白癜风
Hashimoto甲状腺炎	自身免疫性溶血性贫血
自身免疫性多腺体综合征	自身免疫性血小板减少性紫癜
1型糖尿病	恶性贫血
胰岛素抵抗型糖尿病	重症肌无力
免疫有关的不孕症	多发性硬化
自身免疫性Addison病	吉兰-巴雷综合征
寻常型天疱疮	僵人综合征
落叶型天疱疮	急性风湿热
疱疹样皮炎	交感性眼炎
自身免疫性脱发	Goodpasture综合征

器官非特异性（系统性）

系统性红斑狼疮	肉芽肿性多血管炎（韦格纳肉芽肿）
类风湿关节炎	抗磷脂综合征
系统性坏死性血管炎	干燥综合征

治疗　自身免疫性疾病

自身免疫性疾病的治疗主要是抑制自身免疫反应的产生、恢复正常的调节机制或抑制效应机制。为了清除自身反应性细胞，最常用的是免疫抑制剂或免疫清除治疗。近年来，在一些疾病中，细胞因子阻断剂可以有效阻止免疫系统活化。目前已经开发出更特异性地针对淋巴细胞的新型治疗药物，这些药物或阻断T细胞或B细胞活化所需要的共刺激信号，或阻断淋巴细胞的迁移能力，或清除效应性T细胞或B细胞，但上述药物治疗的有效性尚未得到验证。目前新的临床试验正在尝试用自身抗原来诱导免疫耐受，从而达致治疗自身免疫性疾病的可能性。细胞因子阻断剂的应用，如以TNF（肿瘤坏死因子）或IL-1（白细胞介素1）等为靶向的细胞因子阻断剂，可以有效抑制效应细胞发挥作用，在一些疾病中可以阻止器官损伤，是近年来免疫病治疗的一大进展。此外，干扰T细胞活化（CTLA-4免疫球蛋白）或清除B细胞（抗CD20抗体）的生物制剂已获批用于治疗类风湿关节炎。自身免疫性疾病治疗的重要手段仍然是阻止靶器官损伤或维持靶器官功能。

（张　文　译　田新平　审校）

第二部分　免疫介导的损伤性疾病

第4章

系统性红斑狼疮

Bevra Hannahs Hahn

定义和患病率

系统性红斑狼疮（systemiclupus erythematosus, SLE）是一种自身免疫性疾病，由能与组织结合的自身抗体和免疫复合物介导的机制造成器官和细胞损伤。在大多数患者，出现首发症状前自身抗体已存在数年；SLE的临床表现呈异质性。在确诊时，90%的患者是育龄期女性；男女、各年龄段、各种族均对SLE易感。在美国，依种族和性别不同，SLE的患病率为10～400/100 000，其中患病率最高的是黑种人女性，患病率最低的是白种人男性。

发病机制和病因学

SLE的可能发病机制如图4-1所示。易感基因和环境因素的相互作用引起免疫应答异常，这种异常在不同患者中是有差异的。这些异常的免疫反应包括：①由CpG DNA、免疫复合物中的DNA、病毒RNA和RNA/蛋白质自身抗原中的RNA激活固有免疫（树突状细胞、单核巨噬细胞）；②获得性免疫细胞（T、B淋巴细胞）的活化阈值降低和活化通路异常；③$CD4^+$和$CD8^+$T细胞的调节失效；④免疫复合物和凋亡细胞的清除下降。在凋亡细胞表面囊泡中的自身抗原（核小体DNA/蛋白质；Sm、Ro和La中的RNA/蛋白质；磷脂）可被免疫系统识别；因此抗原、自身抗体和免疫复合物可在较长一段时间内持续存在，引发炎症和疾病。免疫细胞的活化伴随着促炎性1型和2型干扰素（IFNs）、肿瘤坏死因子α（TNF-α）、白介素（IL）-17和B细胞的成熟/存活细胞因子B淋巴细胞刺激因子（BLyS/BAFF）和IL-10的分泌增加。在近50%的SLE患者的外周血细胞中，干扰素诱导的基因上调是SLE的基因"信号"。其他细胞因子合成减少也与SLE的发病有关：狼疮患者的T和自然杀伤（NK）细胞不能合成足够的IL-2和转化生长因子β（TGF-β）来诱导和维持调节性$CD4^+$和$CD8^+$T细胞。这种异常的结果是持续产生自身抗体（图4-1和表4-1的描述）和免疫复合物；致病性细胞亚群与靶组织结合，激活补体，引起细胞因子、趋化因子、血管活性肽、氧化剂和破坏性酶类的释放。与此同时伴有T细胞、单核-巨噬细胞和树突状细胞内流入靶组织，以及定居的树突状细胞和巨噬细胞激活。在慢性炎症存在的情况下，生长因子和慢性氧化产物的积聚导致不可逆的组织损伤，包括肾小球、动脉、脑、肺和其他组织的纤维化/硬化。

SLE是一个多基因疾病。罕见单基因缺陷导致SLE发病的高风险比（HR），包括补体早期成分（C1q, r, s; C2; C4）的纯合缺失和X染色体上TREX1中的一个突变。在大多数基因易感性个体，多个基因的正常等位基因中的每个都与异常免疫/炎症/组织损伤应答的一小部分有关；如果有足够的易感变异存在，就会引起疾病。近期在数千例北欧白种患者和对照组的全基因组关联研究中发现有30～40个易感基因（如图4-1中列出的）。它们使SLE发病的HR为1.5～3。这些增加SLE患病风险的相对弱的基因多态性，可按它们在致病机制中的潜在作用来进行分类。一些易感的抗原递呈人类白细胞抗原（HLA）分子（HLA DRB1*0301和*1501以及跨越120个基因区域的多个基因）是在多个种群中发现的最常见的易感基因。其他在白种人中发现的遗传因素包括固有免疫通路的基因多态性，尤其是与干扰素α相关（STAT4, IRF5, IRAK1. TNFAIP3, PTPN22）的基因多态性；淋巴细胞信号通路中的基因（PTPN22、PDCD-1、Ox40L、BANK-1、LYN、BLK）；影响凋亡细胞或免疫复合物清除的基因（C1q、FCRG ⅡA和FCRGⅢA、CRP、ITGAM）；以及影响中性粒细胞黏附（ITGAM）和内皮细胞功能（TREX-1）的基因。一

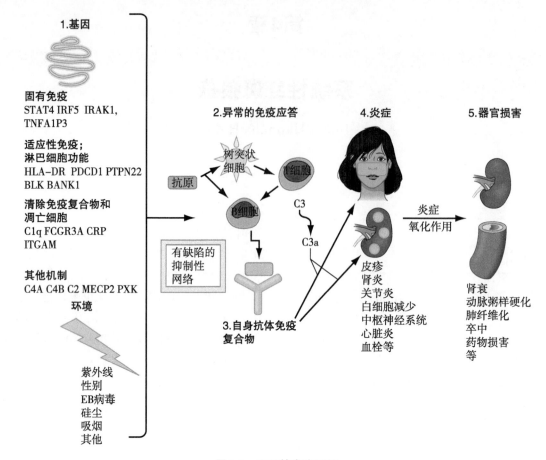

图4-1 SLE的发病机制

这里列出了在不止一项全基因组关联分析中证实的在北欧白种人群中对SLE或狼疮性肾炎的易感性增加的基因（参见Moser KL et al, Recent insights into the genetic basis of SLE. Genes Immun 2009; 10: 373中的综述）。基因-环境的相互作用导致异常的免疫应答，即产生致病性自身抗体和沉积于组织的免疫复合物、激活补体、引起炎症，并随时间推移导致不可逆的器官损害。C1q.补体系统；C3.补体成分；HLA.人类白细胞抗原；PTPN.磷酸酪氨酸磷酸酶

些多态性会影响临床症状，如STAT4的单核苷酸多态性（SNPs）与严重的疾病、抗DNA抗体、肾炎和抗磷脂综合征有关（参见第5章），FCGRⅡA的一个等位基因编码的受体能与免疫复合物发生较弱结合的使患者更易发生肾炎。一些基因作用在启动子区域（如IL-10），另一些基因的作用取决于其拷贝数。除了基因编码的易感性和保护性基因外，一些微小（mi）RNA对基因转录的影响及在SLE呈低甲基化的转录后DNA表观遗传修饰，也与疾病易感性有关。

一些基因多态性可导致多种自身免疫性疾病，如STAT4和CTLA4。所有这些基因的多态性/转录/表观遗传组合都会影响机体对内外环境的免疫应答；当这些应答太强和（或）太持久和（或）没有得到足够的调节时，就会导致自身免疫性疾病。

激素的作用、X染色体上的基因和性别表观遗传上的差异等方面的证据都表明，女性更易罹患SLE。许多雌性哺乳动物比雄性能产生更强的抗体反应。服用含雌激素的口服避孕药或接受激素替代治疗的女性患SLE的风险增加（1.2~2倍）。雌二醇能与T或B淋巴细胞上的受体结合，促进这些细胞的活化和存活，因此延长了免疫应答的时间。X染色体上能够影响SLE的基因，如TREX-1，可能在性别易感性中起作用——可能是由于女性第二条X染色体上的一些基因不是沉默的。携带有XXY核型（Klinefelter综合征）的人患SLE的风险明显增加。

一些环境刺激可能影响SLE（图4-1）的发病。近70%的SLE患者在暴露于紫外线后可引起疾病复发，这可能是由于增加了皮肤细胞的凋亡或通过改变DNA和细胞内蛋白质使其具有抗原性所致。可能一些感染诱导的正常免疫应答在成熟过程中会含有能够识别自身抗原的T和B细胞，这些细胞没有得到正确的调节，导致自身抗体产生。大多数SLE患者在出现SLE首发症状前3年或更久，身体内就已有自身抗体了，表明在自身抗体的数量和质量及致病性B细

表4-1 系统性红斑狼疮（SLE）中的自身抗体

抗体	阳性率（%）	识别的抗原	临床作用
抗核抗体	98	多种细胞核成分	最佳筛查项目；多次阴性可除外SLE
抗dsDNA抗体	70	双链DNA	高滴度抗体具有SLE特异性，在部分患者与SLE活动度、狼疮肾炎及血管炎相关
抗Sm抗体	25	6种核u/RNA蛋白复合物成分	SLE特异性抗体，无明确的临床表现相关性；大多数患者同时有抗RNP抗体；黑种人和亚洲人比白种人更常见
抗RNP	40	U1RNAγ蛋白复合物	SLE非特异性抗体，高滴度阳性提示会出现与具有包括SLE在内的多种风湿病综合征的重叠表现；黑种人比白种人多见
抗Ro抗体（抗SS-A）	30	hY RNA的蛋白复合物，主要有60kD和52kD	非SLE特异性抗体，和干燥综合征相关，与亚急性皮肤型狼疮易感性、新生儿狼疮伴先天性心脏房室传导阻滞相关；和狼疮肾炎负相关
抗La抗体（抗SS-B）	10	47kD的hYRNA蛋白复合物	常常与抗Ro抗体同时出现；和狼疮肾炎负相关
抗组蛋白抗体	70	DNA相关的组蛋白（位于核小体，染色质）	与SLE相比，更常见于药物性狼疮
抗磷脂抗体	50	磷脂，beta2糖蛋白1辅因子，凝血酶原	有3种检查方法——ELISA用于检查心磷脂和β2G1及敏感性凝血酶原时间（DRVVT），易发生血栓栓塞、流产和血小板减少
抗红细胞抗体	60	红细胞膜	通过直接Coombs试验检测；少数人出现明显的溶血反应
抗血小板抗体	30	血小板表面和胞质内改变的抗原	和血小板减少相关，但敏感性和特异性不高；不是有用的临床检测项目
抗神经元抗体（包括抗谷氨酸受体抗体）	60	神经元和淋巴细胞表面抗原	在一些患者，CSF中该抗体阳性与活动性CNS狼疮相关
抗核糖体P抗体	20	核糖体蛋白	部分病例血清中该抗体阳性与CNS狼疮引起的抑郁或精神失常有关

CNS.中枢神经系统；CSF.脑脊液；DRVVT.稀释的蛇毒凝血时间；ELISA.酶联免疫吸附法

胞和T细胞导致临床疾病前，免疫调节可控制自身免疫程度数年。EB病毒（EBV）可能是在SLE易感个体触发SLE一个感染原。患有SLE的儿童和成人较同龄、同性别和同种族的人群更易感染EBV。EBV含有常被SLE患者中自身抗体识别的人剪接体（RNA/蛋白质抗原）上的序列的模拟氨基酸序列。吸烟会增加SLE的患病风险［机会比（OR）=1.5］。长期的职业性硅尘暴露（如吸入肥皂粉粉尘）会增加黑种人女性的患病风险（OR=4.3）。因此，遗传易感性、环境、性别和异常免疫应答间的相互作用导致了自身免疫反应的发生（参见第3章）。

病理学

SLE患者的皮损处活检显示在真皮表皮交界处（DEJ）有Ig沉积、基底层角质细胞受损及在DEJ、血管周围和皮肤附属器中有以T淋巴细胞为主的炎症。临床正常的皮肤亦可见在DEJ有Ig沉积。

肾活检中受损的类型和严重程度对于SLE的诊断和选择最佳治疗方案尤为重要。许多有关狼疮肾炎的临床研究采用的是世界卫生组织（WHO）的狼疮肾炎分类标准。但是，国际肾病学会（ISN）和肾病理学会（RPS）发布了一个替代WHO标准的新的类似的分类标准（表4-2）。ISN/RPS分类标准的一个优点在于中添加了"a"表示活动性和"c"表示慢性改变，从而给医师有关疾病潜在可逆性的相关信息。所有的分类标准都关注肾小球疾病，尽管肾小管间质和血管疾病的存在对临床预后很重要。一般来说，Ⅲ型和Ⅳ型病变及Ⅴ型合并Ⅲ型或Ⅳ型疾病，如果可能的话，应该给予积极的免疫抑制治疗，因为如果这些患者不治疗或治疗不充分的话，发生终末期肾疾病（ESRD）的危险很高。在Ⅰ型或Ⅱ型疾病或已出现广泛的不可逆性改变的狼疮肾炎，不建议给予治疗。在儿童中，可以根据肾的组织学表现，而不需满足其他的诊断标准（表4-3）来确诊SLE。

血管的组织学异常也能决定治疗。血管炎的类型不是SLE的特异表现，但可提示疾病活动：白细胞碎裂性血管炎最常见（参见第11章）。

表4-2 狼疮肾炎分类标准（国际肾病学会和肾病理学会）

Ⅰ型：系膜微小病变性狼疮肾炎

　　光镜下肾小球正常，但在免疫荧光下可见系膜区有免疫复合物沉积

Ⅱ型：系膜增生性狼疮肾炎

　　在光镜下可以看到仅有任何程度的系膜细胞增生肥大或系膜基质的扩增，同时有系膜区免疫复合物的沉积。可以在免疫荧光和电镜下看到有肾小球上皮细胞或内皮细胞下免疫复合物的散在沉积，但是在光镜下没有发现

Ⅲ型：局灶性狼疮肾炎

　　病变累及<50%的肾小球，可呈活动性或非活动性的局灶性、节段性或者球性的毛细血管内或毛细血管外的肾小球肾炎，典型的局灶内皮下免疫复合物沉积，伴或不伴系膜区的改变

　　Ⅲ(A)：活动性病变——局灶增生性狼疮肾炎

　　Ⅲ(A/C)：活动和慢性化病变：——局灶增生性和硬化性狼疮肾炎

　　Ⅲ(C)：慢性非活动性病变伴有肾小球性瘢痕——局灶硬化性狼疮肾炎

Ⅳ型：弥漫性狼疮肾炎

　　病变累及≥50%的肾小球，可呈活动性或非活动性弥漫性、节段性或者球性的毛细血管内或毛细血管外的肾小球肾炎，典型的弥漫性内皮下免疫复合物沉积，伴或不伴系膜区的改变。本型又可分为≥50%的受累肾小球有节段性病变的弥漫节段性狼疮肾炎(Ⅳ-S)和≥50%的受累肾小球有球性病变的弥漫性球性狼疮肾炎(Ⅳ-G)两种。所谓的节段性定义为少于一半的毛细血管袢受累的肾小球病变。本型包括有弥漫性的钢丝套圈样免疫复合物沉积但没有或很少有毛细血管袢增生的病例

　　Ⅳ-S(A)：活动性病变——弥漫节段性增生性狼疮肾炎

　　Ⅳ-G(A)：活动性病变——弥漫球性增生性狼疮肾炎

　　Ⅳ-S(A/C)：活动性和慢性病变——弥漫节段性增生性和硬化性狼疮肾炎

　　Ⅳ-G(A/C)：活动和慢性病变——弥漫球性增生性和硬化性狼疮肾炎

　　Ⅳ-S(C)：慢性非活动性病变伴瘢痕形成——弥漫性节段性硬化性狼疮肾炎

　　Ⅳ-G(C)：慢性非活动性病变伴瘢痕形成——弥漫性球性硬化性狼疮肾炎

Ⅴ型：膜性狼疮肾炎

　　光镜、免疫荧光或电镜下可见球性或节段性上皮细胞下免疫复合物沉积，或其形态学改变，伴或不伴系膜区改变。Ⅴ型狼疮肾炎可和Ⅲ型或Ⅳ型同时存在，此时需要同时做出两种诊断。Ⅴ型狼疮肾炎可有终末硬化性病变

Ⅵ型：终末硬化性狼疮肾炎

　　≥90%的肾小球发生球性硬化，肾小球完全丧失功能。

表明和分级（轻度、中度、重度）肾小管萎缩、间质性炎症和纤维化、动脉硬化或其他血管病变的严重程度

源自：JJ Weening et al: Kidney Int 65: 521, 2004. Reprinted by permission from Macmillan Publishers Ltd., Copyright 2004.

表4-3 系统性红斑狼疮的诊断标准

颊部红斑	位于颧骨的扁平或突起的固定红斑
盘状红斑	环形突起红斑，有脱屑，上附角化鳞屑和囊栓；可以出现萎缩性瘢痕
光过敏	接触紫外线引起皮疹
口腔溃疡	由内科医师观察到的口腔和鼻咽部溃疡
关节炎	两个或以上外周关节的非侵蚀性关节炎，伴压痛、肿胀或积液
浆膜炎	由ECG发现，或摩擦音或有积液证据的的胸膜炎或心包炎
肾病变	尿蛋白>0.5g/d或≥3+，或细胞管型
神经系统异常	抽搐或精神失常（除外其他原因）
血液学异常	非药物引起的溶血性贫血或白细胞减少（<4000/μl）或淋巴细胞减少（<1500/μl）或血小板减少（<100 000/μl）
免疫学异常	抗ds-DNA抗体，抗Sm抗体和（或）抗磷脂抗体阳性
抗核抗体	在没有任何已知能诱导ANA药物存在的情况下，由免疫荧光或其他相似检测方法检测到ANA滴度异常

如果在患者病程中任何时间出现明确的≥4条上述标准，则可拟诊为SLE。特异性约为95%，敏感性约为75%

ANA.抗核抗体；dsDNA.双链DNA；ECG.心电图

源自：Criteria published by EM Tan et al: Arthritis Rheum 25: 1271, 1982; update by MC Hochberg, Arthritis Rheum 40: 1725, 1997.

淋巴结活检常用于除外感染或恶性肿瘤。SLE中，淋巴结表现为非特异性弥漫性慢性炎症。

诊断

SLE的诊断是基于特征性的临床表现和自身抗体来做出的。表4-3列出了目前的分类标准，图4-2显示了诊断流程和初始治疗方案。分类标准的目的是确定纳入研究的患者的诊断为SLE；作者用这些标准来估计患者所患疾病为SLE的可能性。在病程中任何时间明确出现11条标准中的4条或以上的患者所患疾病可能为SLE（特异性和敏感性分别约为95%和75%）。许多患者随着时间推移符合的标准条目也逐渐增多。在病程中98%以上的患者的抗核抗体（ANA）是阳性的；重复检查ANA结果仍为阴性说明患者的诊断不是SLE，除非存在其他自身抗体（图4-2）。高滴度的IgG型抗dsDNA抗体和抗Sm抗体对于SLE具有特异性，因此，在出现相符的临床表现时支持SLE的诊断。如果患者存在多种自身抗体，但不伴有临床症状时，不能诊断为SLE，尽管这些人发生SLE的风险是增加的。

临床表现

一旦诊断为SLE，对疾病严重性、可逆性进行评估，并估计患者对各种治疗措施的可能结果是非常

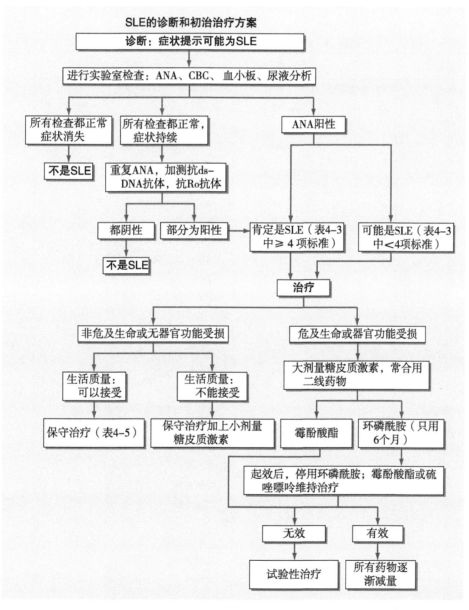

图4-2　SLE诊断流程和初治治疗方案

ANA.抗核抗体；CBC.全血细胞计数

重要的。在下面的章节里将按疾病由轻到重的顺序对SLE的临床表现进行描述。

概述和全身表现

发病时SLE可累及一个或多个器官系统；随着时间的推移，会出现越来越多的临床症状（表4-3和表4-4）。大多数的特征性自身抗体在出现临床症状时就存在（表4-1和表4-3）。SLE的病情可以从轻的、间歇性疾病到严重的暴发性疾病不等。大多数患者都会是在相对静止期间有病情急性加重；但长期的完全缓解（不治疗且没有症状）是罕见的。大多数时间患者都会有全身症状尤其是乏力和肌痛/关节痛。严重的需要糖皮质激素治疗的全身症状如发热、衰竭、体重下降和贫血也可出现，伴或不伴其他靶器官症状。

肌肉骨骼系统表现

大多数SLE患者会出现轻至重度不等的间歇性多关节炎，以关节软组织肿胀、压痛为特征，最常见于手、腕和膝关节。仅10%的患者会出现关节畸形（手和足）。X线出现关节侵蚀者罕见；一旦出现，提示为非狼疮性炎性关节病，如类风湿关节炎（参见第6章）；部分专家认为SLE患者也可发生关节侵蚀。如果单一关节如膝、肩或髋等关节出现持续疼痛，尤其是没有其他SLE活动征象时，应考虑缺血性骨坏死的诊断。SLE患者出现缺血性骨坏死的患病率明显升高，尤其是在全身应用糖皮质激素的患者。可以出现肌炎伴临床肌无力、血清肌酸激酶水平升高、MRI

表4-4　SLE的临床表现及整个病程中的出现率*

临床表现	出现率（%）	临床表现	出现率（%）
全身症状 乏力、不适、发热、厌食、体重减轻	95	单神经病变、多神经病变	15
肌肉骨骼	95	卒中、TIA	10
关节痛/肌痛	95	急性精神混乱状态或运动障碍	2~5
非侵蚀性多关节炎	60	无菌性脑膜炎、脊髓病	<1
手畸形	10	**心肺系统**	60
肌病/肌炎	25/5	胸膜炎、心包炎、积液	30~50
缺血性骨坏死	15	心肌炎、心内膜炎	10
皮肤	80	狼疮性肺炎	10
光过敏	70	冠心病	10
颊部红斑	50	间质性纤维化	5
口腔溃疡	40	肺动脉高压、ARDS、出血	<5
脱发	40	肺皱缩综合征	<5
盘状红斑	20	**肾**	30~50
血管炎皮疹	20	蛋白尿>500mg/24h，细胞管型	30~50
其他（如荨麻疹、亚急性皮肤狼疮）	15	肾病综合征	25
血液学	85	终末期肾疾病	5~10
贫血（慢性病）	70	**胃肠道**	40
白细胞减少（<4000/μl）	65	非特异性（恶心、轻度腹痛、腹泻）	30
淋巴细胞减少（<1500/μl）	50	肝酶异常	40
血小板减少（<100 000/μl）	15	血管炎	5
淋巴结肿大	15	**血栓**	15
脾大	15	静脉血栓	10
溶血性贫血	10	动脉血栓	5
神经系统	60	**眼**	15
认知障碍	50	干燥综合征	15
情绪异常	40	结膜炎、巩膜外层炎	10
头痛	25	血管炎	5
癫痫	20		

*数字表示病程中出现该症状的患者百分比

ARDS.急性呼吸窘迫综合征；TIA.短暂性脑缺血发作

扫描阳性和肌活检显示有肌坏死和炎症,尽管大多数患者有肌痛而完全没有肌炎的表现。糖皮质激素治疗(常见)和抗疟药治疗(罕见)也可导致肌无力;这些不良反应需和疾病活动相鉴别。

皮肤表现

狼疮性皮炎可分为盘状红斑狼疮(DLE)、系统性皮疹、亚急性皮肤型狼疮(SCLE)或"其他"。盘状皮损表现为近似环状的、边缘稍凸起,有带鳞屑发红及色素沉着的边缘,中间色素脱失、萎缩,在皮疹中心所有皮肤附属器被永久性破坏。皮损可导致毁容,尤其在发生在面部和头皮的皮损。治疗主要是局部注射糖皮质激素和全身应用抗疟药。只有5%的DLE患者会合并SLE(虽然50%患者抗核抗体阳性);但20%的SLE患者会合并DLE。SLE最常见的皮损是位于脸上(尤其是面颊和鼻部——"蝶形"红斑)、耳朵、下颏、颈部V区、胸部、上背部和双臂伸侧的光敏性、轻度凸起的红斑,偶伴鳞屑。皮疹加重常伴有全身疾病复发。SCLE由类似于银屑病的鳞屑性红斑组成或表现为边缘发红的环形扁平皮损。伴有上述皮疹的患者都具有强烈的光过敏;大多患者有抗Ro(SSA)抗体。其他SLE皮疹包括复发性荨麻疹、扁平苔藓样皮炎、大疱和脂膜炎("深部狼疮")。皮疹可轻可重;皮疹可为SLE的主要表现。口腔和鼻黏膜的小的、痛性溃疡在SLE中常见;病变类似于阿弗他口腔溃疡。

肾表现

肾炎通常是SLE最严重的临床表现,尤其是因为在疾病的前10年里,肾炎和感染是首要的死亡原因。由于大多数SLE患者中,肾炎是没有症状的,因此对所有怀疑患有SLE的患者都应该进行尿液检查。狼疮肾炎主要是根据组织学来进行分类的(见前面的"病理学"一节,表4-2)。肾活检对制定当前和短期的治疗方案是很有帮助的。出现危险的增殖性肾小球损伤(ISN Ⅲ和Ⅳ型)的患者往往伴有显微镜下血尿和蛋白尿(>500mg/24h);约有50%的患者会出现肾病综合征,大多数患者会出现高血压。如果弥漫增生性肾小球肾炎(DPGN)不进行治疗,几乎所有患者会在诊断后2年内进展至ESRD。因此,除非90%的肾小球发生不可逆损害(图4-2,表4-5),否则都应给予积极的免疫抑制治疗(通常为全身使用糖皮质激素联合细胞毒药物)。即使接受最新的治疗,黑种人都比白种人更易发展成ESRD。在美国,总的来说,约20%的狼疮DPGN患者在诊断SLE10年内死亡或进展至ESRD。此类患者需要积极治疗来控制SLE病情、狼疮肾病和药物治疗的并发症。小部分有蛋白尿的SLE患者(通常为肾病性蛋白尿)的肾活检为膜性肾病,并不伴有增殖性改变。这些患者的预后要好于伴有DPGN的患者。狼疮肾炎是一种进展性疾

表4-5 SLE的治疗药物

药物	剂量范围	药物相互作用	严重或常见不良反应
NSAIDs,水杨酸制剂(FDA批准Ecotrin[a] and St.Joseph's的阿司匹林[a]用于治疗SLE)	可用至通常所需推荐剂量范围的上限	A2R/ACE抑制剂,糖皮质激素,氟康唑,甲氨蝶呤,噻嗪类利尿剂	NSAIDs:无菌性脑膜炎,一过性肝酶升高,肾功能受损,皮肤血管炎发生率增高;所有NSAIDs药物,尤其是COX-2特异性抑制剂可增加心肌梗死的风险 水杨酸制剂:耳毒性,耳鸣 两者兼有:胃肠道事件和症状,过敏反应,皮炎,眩晕,急性肾衰竭,水肿,高血压
局部糖皮质激素	脸部:中等剂量 其他部位:中-大剂量	不知	皮肤萎缩,接触性皮炎,毛囊炎,色素减退,感染
局部防晒霜	SPF至少15,建议SPF 30+	不知	接触性皮炎
羟氯喹[a](可以加用阿的平或用阿的平替代)	200~400 mg,每日1次(100 mg,每日1次)	不知	视网膜损伤,粒细胞缺乏,再生障碍性贫血,共济失调,心肌病,眩晕,肌病,耳毒性,周围神经病,皮肤色素沉着,癫痫,血小板减少。可能用于孕妇。妊娠期用药分类为D类 阿的平通常引起弥漫性皮肤黄染

续表

药物	剂量范围	药物相互作用	严重或常见不良反应
DHEA（脱氢表雄酮）	200mg，每日1次	不明	痤疮，月经不调，血清睾酮水平升高
甲氨蝶呤（治疗皮炎、关节炎）	每周10~25mg，口服或皮下，辅助服用叶酸；如果CrCl<60ml/min，则减量	维生素A酸，来氟米特，非甾体抗炎药和水杨酸，青霉素，丙磺舒，磺胺，甲氧苄啶	贫血，骨髓抑制，白细胞减少，血小板减少，肝毒性，肾毒性，感染，神经毒性，肺纤维化，肺炎，重症皮炎，抽搐。致畸。妊娠期用药分类为X类
糖皮质激素口服[a]（FDA批准数个特定品牌可用于治疗SLE）	重症SLE：泼尼松/泼尼松龙：0.5~1mg/(kg·d) 轻症SLE：泼尼松/泼尼松龙：0.07~0.3mg/(kg·d)或隔天服药	A2R/ACE拮抗剂，Ⅲ类抗心律失常药，环孢菌素，NSAIDs和水杨酸，吩噻嗪类，苯妥英钠，喹诺酮类，利福平，利培酮，噻嗪类，磺酰脲类，华法林	感染，VZV感染，高血压，高血糖，低血钾，痤疮，过敏反应，焦虑，骨无菌性坏死，库欣样改变，CHF，皮肤菲薄，失眠，月经不调，情绪不稳，骨质疏松，精神错乱
甲泼尼龙琥珀酸钠，静脉注射[a]（FDA批准用于治疗狼疮肾炎）	重症，静脉输注1g/d，共3d	同口服糖皮质激素类	同口服糖皮质激素（如果重复使用）；过敏反应
环磷酰胺[b,c]静脉输注	7~25mg/kg，每月1次，共6次，可合用美司钠	别嘌醇，骨髓抑制剂，克隆刺激因子，阿霉素，利妥昔单抗，琥珀酰胆碱，齐多夫定	感染，VZV感染，骨髓抑制，白细胞减少，贫血，血小板减少，出血性膀胱炎（静脉注射较少出现），膀胱癌，脱发，恶心、腹泻，不适，恶性肿瘤，卵巢和睾丸衰竭。致畸。妊娠期用药分类为D类
霉酚酸酯[b]或霉酚酸	霉酚酸酯：2~3g/d，口服；最大量1g，每日2次，如果CrCl<25ml/min 霉酚酸：360~1080mg每日2次 CrCl<25ml/min时，要小心	阿昔洛韦，抗酸药，硫唑嘌呤，胆酸结合树脂，更昔洛韦，铁剂，盐，丙磺舒，口服避孕药	感染，白细胞减少，贫血，血小板减少，淋巴瘤，淋巴增生性障碍，恶性肿瘤，脱发，咳嗽，腹泻，发热，胃肠道症状，头痛，高血压，高胆固醇血症，低血钾，失眠，周围性水肿，一过性肝酶升高，震颤，皮疹。致畸 妊娠期用药分类为D类
硫唑嘌呤[b]	2~3mg/(kg·d)，口服；若CrCl<50ml/min，应减量	ACE抑制剂，别嘌醇，骨髓抑制剂，干扰素，霉酚酸酯，利妥昔单抗，华法林，齐多夫定	感染，VZV感染，骨髓抑制，白细胞减少，贫血，血小板减少，胰腺炎，肝毒性，恶性肿瘤，脱发，发热，流感样表现，胃肠道症状。可能可以用于孕妇 妊娠期用药分类为D类
贝利木单抗	10mg/kg 静脉注射，第0、2、4周，然后每个月	静脉注射免疫球蛋白	输液反应、过敏反应可能
利妥昔单抗（用于上述治疗无效的患者）	375mg/2个月，每周×4或1g每2周×2	静脉注射免疫球蛋白	感染（包括进行性多灶性白质脑病），输液反应，头痛，心律失常，过敏反应 妊娠期用药分类为C类

[a] 表示美国FDA批准用于治疗SLE的药物
[b] 表示临床试验证实与糖皮质激素合用有效
[c] 参考文中低剂量给药方案

A2R.血管紧张素2受体；ACE.血管紧张素转化酶；CHF.充血性心力衰竭；CrCl.肌酐清除率；FDA.美国食品药品监督局；NSAIDs.非甾体抗炎药；SPF.防晒系数；VZV.水痘带状疱疹病毒

病，易于复发，因此需要重新治疗或强化治疗很多年。大多数狼疮肾炎患者在患病数年后会发生加速性动脉粥样硬化，这一点很重要；必须注意控制患者的全身炎症、血压、高脂血症和高血糖。

神经系统表现

SLE患者有多种中枢神经系统（CNS）和外周神经系统表现；神经系统受累是部分患者发病和死亡的主要原因。诊断时应首先要考虑患者的症状是由SLE引起的还是其他原因造成的（如在免疫抑制患者中发生的感染）。如果患者的症状是SLE引起的，应确定是由弥漫性病变过程（需要免疫抑制治疗）引起的还是由血管阻塞性疾病（需要抗凝治疗）造成的。最常见的弥漫性中枢神经系统狼疮表现是认知障碍，包括记忆和推理障碍。头痛也很常见。当头痛剧烈时往往提示SLE复发；头痛较轻时，很难和偏头痛或紧张性头痛相鉴别。SLE可引起任何类型的癫痫发作；需要同时使用抗癫痫治疗和免疫抑制治疗。精神病可以是SLE的主要表现；必须与糖皮质激素诱导的精神病相鉴别。后者往往发生在糖皮质激素治疗的最初数周内、激素用量为泼尼松≥40mg/d或相当剂量时；精神病症状在激素减量或停用数日后消失。脊髓病并不少见，常是致残性的；标准的治疗是快速使用糖皮质激素进行免疫抑制治疗。

血管闭塞性疾病

SLE患者发生一过性缺血发作、卒中和心肌梗死的患病率是增加的。这些血管事件在伴有抗磷脂（aPL）抗体的患者是增加的，但并不仅限于这些患者。抗磷脂抗体与高凝状态和急性血栓事件相关，而慢性疾病与加速型动脉粥样硬化有关（参见第5章）。局灶性血管闭塞（可以是由非炎症因素造成的，或是与伴发的血管炎造成的）或由颈动脉斑块或者Libman-Sacks心内膜炎的纤维性赘生物导致的栓塞均可引起脑缺血。对这些患者应该进行相应的检查，如aPL（后文详述）和进行栓子来源的检查来估计是否需要抗炎和（或）抗凝治疗及治疗的强度和治疗持续时间。在SLE患者中，心肌梗死是加速性动脉粥样硬化的主要表现。SLE患者发生血管事件的危险总体上要增加7~10倍，在<45岁的SLE女性患者这一危险会更高。与发生动脉粥样硬化危险增加的相关因素包括高龄、高血压、血脂异常、促炎性的高密度脂蛋白功能失调、反复出现的高疾病活动指数、糖皮质激素累计剂量或每日剂量大和高同型半胱氨酸水平。当血管事件是由血栓造成的可能性最大时，应该进行长期抗凝治疗。血管炎和血管阻塞这两个过程可以同时存在，这时应该同时进行抗凝和免疫抑制治疗。他汀类药物治疗可降低SLE患者的低密度脂蛋白（LDL）；在进行肾移植的SLE患者显示他汀类药物可降低心脏事件的发生，但在其他SLE患者队列中目前尚未观察到这种好处。

肺部表现

SLE最常见的肺部表现为胸膜炎，伴或不伴胸腔积液。如果病变轻微，非甾体抗炎药（NSAIDs）治疗有效；病情较严重时，可以给予短期的糖皮质激素治疗。肺部浸润还可以是SLE活动的表现之一，在影像学上很难与感染鉴别。危及生命的肺部表现包括能导致纤维化的肺间质病变、肺皱缩综合征和肺泡内出血；这些均需要早期积极的免疫抑制治疗和支持治疗。

心脏表现

心包炎是SLE最常见的心脏表现；通常对抗炎治疗反应良好，很少会引起心脏压塞。较为严重的心脏受累表现为心肌炎和Libman-Sacks纤维素性心内膜炎。心内膜受累可导致瓣膜关闭不全，最常见的是二尖瓣和主动脉瓣受累或栓塞性事件。目前尚未证实糖皮质激素或其他免疫抑制剂治疗是否可以改善狼疮性心肌炎或心内膜炎，但是在临床上出现这些情况时常规应给予一个疗程的大剂量激素治疗，同时针对心力衰竭、心律失常或栓塞事件给予相应的支持治疗。如前所述，SLE患者心肌梗死的发生率是增高的，往往是由于加速性动脉粥样硬化造成的，而加速性动脉粥样硬化可能是由于动脉免疫损伤、慢性炎症和（或）慢性氧化性损伤造成的。

血液系统表现

SLE最为常见的血液系统表现为贫血，通常为正色素正细胞性贫血，是慢性疾病的反应。溶血可以发生很快、很严重，需要大剂量糖皮质激素治疗，这种治疗对大多数患者都是有效的。白细胞减少也很常见，几乎都伴有淋巴细胞减少，而非粒细胞减少；白细胞减少引起继发感染者罕见，而且白细胞减少本身不需要治疗。血小板减少可以反复出现。如果血小板计数>40 000/μl，且不伴有异常出血，则无须治疗。最初发生的数次严重的血小板减少应用大剂量糖皮质激素治疗[如泼尼松1mg/(kg·d)或相当剂量]通常是有效的，但反复的或长期的溶血性贫血或血小板减少或需要使用令人难以接受的大剂量每日糖皮质激素治疗时，应联合使用其他治疗（见本章后述的"治疗"一节）。

胃肠道表现

恶心，有时伴有呕吐和腹泻，可以是SLE疾病复发的表现，自身免疫性腹膜炎和（或）肠道血管炎引起的弥漫性腹痛也可以是SLE疾病复发的表现。SLE病情活动时常有血清天冬氨酸转氨酶（AST）和丙氨酸转氨酶（ALT）升高。全身使用糖皮质激素后这些表现通常都会很快得到改善。肠道血管炎可以危及生命；穿孔、缺血、出血和败血症是常见的并发症。推荐使用大剂量糖皮质激素积极进行免疫抑制剂治疗，可在短期内控制症状；但出现复发证据时，是需联合其他治疗的指征。

眼部表现

干燥综合征（Sjögren's syndrome，参见第9章）和非特异性结膜炎在SLE患者中常见，但很少影响视力。相反，视网膜血管炎和视神经炎是严重的临床表现：可在数天至数周内造成失明。建议给予积极的免疫抑制治疗，虽然并无对照研究证实这种治疗的有效性。糖皮质激素治疗的并发症包括白内障（常见）和青光眼。

实验室检查

实验室检查可以用来：①确立或除外诊断；②跟踪病情变化，尤其是可以提示出现了病情复发或发生了器官受累；③发现治疗的不良反应。

自身抗体检测（表4-1和表4-3）

就诊断而言，最重要的需要检查的自身抗体是ANA，因为95%以上的SLE患者ANA阳性，且通常在出现症状时就出现了。少数患者在出现症状1年内才出现ANA，因此反复检查是有帮助的。ANA阴性的SLE的确存在，但在成人极为罕见，常伴随有其他的自身抗体阳性（如抗Ro抗体或抗DNA抗体）。高滴度的IgG型抗双链DNA（dsDNA）抗体（而非抗单链DNA的抗体）是SLE特异性的。目前尚无检测ANA的国际标准；不同实验室之间的差异较大。酶联免疫吸附试验（ELISA）和以血清和短膜虫鞭毛内dsDNA发生反应的免疫荧光检查诊断SLE的敏感性约为60%；Farr法检测到的高亲和力的抗dsDNA抗体虽然不如上述两种方法敏感，但和发生狼疮肾炎的危险性的相关性更好。抗dsDNA抗体滴度可随着时间变化。一些患者的抗dsDNA抗体量升高，特别是伴有补体C3或C4水平下降，预示着病情复发，尤其是狼疮肾炎或血管炎复发。抗Sm抗体亦为SLE特异性的抗体，有助于做出SLE的诊断；抗Sm抗体通常和疾病活动或临床表现无关。aPL（抗磷脂抗体）并非是SLE的特异抗体，但抗磷脂抗体阳性是SLE的一项分类标准，并且可以发现发生动、静脉血栓、血小板减少和流产危险增加的SLE患者。有两种被广泛采用的检测不同抗磷脂抗体（抗心磷脂抗体和狼疮抗凝物）的检查：①ELISA检测抗心磷脂抗体（具有国际标准且重复性较好）；②敏感的磷脂活化凝血酶原时间如稀释的蛇毒凝血时间。有些中心亦推荐检测抗β_2糖蛋白1抗体，这是一种血清蛋白辅因子，是大多数抗心磷脂抗体和一些狼疮抗凝物的靶点。IgG型抗心磷脂抗体（>40U被认为是高滴度）的滴度越高，测得的不同aPL的数目越多，发生血栓临床事件的危险就越大。aPL的量随时间变化很大；如果出现了抗磷脂抗体综合征（APS）的临床表现时应该重复检查（参见第5章）。无论是否伴有SLE，根据国际标准，如果将一名患者分类成APS，需要≥1次的血栓栓塞事件和（或）反复流产加上aPL至少两次阳性，至少间隔12周；但是，许多抗磷脂综合征患者并不能满足这些旨在为研究纳入患者的严格标准。

另一项具有预测价值（而非用作诊断的）的自身抗体试验是检测抗Ro抗体，该抗体提示患者发生新生儿狼疮、干燥综合征和SCLE的危险增加。SLE育龄女性患者都应该筛查aPL和抗Ro抗体。

用于诊断的标准检查

通过全血细胞计数、血小板计数和尿液分析等筛选检查，可以发现与诊断和制订治疗方案相关的异常。

疾病随诊检查

随访时应该对那些能够反映在SLE复发时脏器受累状况的检查项目进行检测。这包括血尿和蛋白尿的尿液检查、血红蛋白水平、血小板计数、血肌酐或白蛋白水平。人们对发现其他反映疾病活动的标志也非常感兴趣。这些可能的标志物包括抗dsDNA抗体水平、几种补体成分（最常用的是C3）、补体激活产物（包括结合红细胞上C4d受体的补体激活产物）、外周血细胞中IFN诱导的基因表达、可溶性IL-2水平，和尿TNF样凋亡弱诱导物水平（TWEAK）、中性粒细胞明胶酶相关载脂蛋白（NGAL）水平或单核细胞趋化蛋白1（MCP-1）水平。但上述检查项目中没有一个是公认的可以预测疾病复发或治疗反应的可靠指标。医生应根据每个病人的具体情况来确定一些实验室检查结果是否可以预测疾病复发。如果是疾病复发了，那么就应该根据这些检查结果的变化来调整治疗方案（已经有研究显示，对抗DNA抗体升高伴补体下降的患者，应用泼尼松30mg/d×2周，可预防复发）。另外，因为SLE患者动脉粥样硬化的患病率是增加的，所以最好应遵照"国家胆固醇教育计划"项目的推荐来进行检测和治疗，包括同糖尿病一样，把SLE评分作为一项独立的危险因素。

治疗　SLE

SLE不能治愈，长期完全缓解也罕见。因此，临床医师应计划诱导急性复发的缓解，然后制订维持治疗方案，将症状抑制到可接受的程度，并防止器官受损。通常患者都要忍受一些药物的不良反应。根据下述情况来选择治疗方案：①疾病的表现是否危及生命或可能造成器官受损，根据情况来决定治疗的积极程度；②疾病的表现是否可逆；③采取最佳措施预防疾病本身和治疗带来的并发症。治疗药物、剂量和不良反应列于表4-5。

非致命SLE的保守疗法

对于出现乏力、疼痛和SLE自身抗体阳性，但不伴有重要脏器受累的患者，可给予对症治疗。镇痛药和抗疟药是主要的治疗药物。NSAIDs可有效镇痛/抗炎，尤其是对关节炎/关节痛有效。但目前在使用NSAIDs时主要需要注意以下两点。第一，和普通人群相比，SLE患者发生NSAIDs诱导的无菌性脑膜炎、血清转氨酶升高、高血压和肾功能受损的危险增加。第二，所有的NSAIDs，尤其是环氧化酶-2选择性抑制剂，可能会增加发生心肌梗死的危险。对于镇痛来说，对乙酰氨基酚可能是一种很好的选择，但部分患者对NSAIDs更有效。NSAIDs和小剂量糖皮质激素的相对危险尚不明确。抗疟药（羟氯喹、氯喹和阿的平）常能缓解皮炎、关节炎和乏力。一项随机、安慰剂对照的前瞻性试验显示，停用羟氯喹可能会导致SLE的复发次数增加。羟氯喹可以降低随时间推移造成的组织受损的累积。因为可能有视网膜毒性，服用羟氯喹的患者应每年接受眼科检查。一项安慰剂对照前瞻性试验发现，服用脱氢表雄酮可以降低SLE的疾病活动度。如果这些保守治疗不足以维持适当的生活质量，那么可能有必要全身使用小剂量糖皮质激素。皮炎患者可以局部使用防晒霜、抗疟药及局部使用糖皮质激素和（或）他克莫司治疗。因为最近的资料显示霉酚酸酯和贝利木单抗（在糖皮质激素+抗疟药+免疫抑制剂治疗的基础上）可降低无肾受累的SLE患者的疾病活动度，因此在标准治疗的基础上疾病仍持续活动的患者，可以考虑使用。这些患者也可以使用硫唑嘌呤或甲氨蝶呤（表4-5）。

致命性SLE：增生性狼疮肾炎

出现任何致命性炎症或脏器功能受损的SLE患者的主要治疗方法是全身使用糖皮质激素[泼尼松0.5~1mg/（kg·d）口服，或甲泼尼龙琥珀酸钠1000mg/d，静脉注射，连续3d后，序贯泼尼松0.5~1mg/（kg·d）口服或相当剂量]。在透析前时代的回顾性研究证实，激素治疗可以挽救生命；和小剂量糖皮质激素治疗相比，大剂量每日糖皮质激素治疗（泼尼松40~60mg/d，持续4~6个月）可以明显提高DPGN患者的存活率。目前，推荐短期使用大剂量糖皮质激素；近来一项在重症SLE患者中进行的临床研究采用的是泼尼松0.5~1mg/（kg·d）或相当剂量，治疗4~6周。此后在临床状况允许的情况下快速减量，通常减至泼尼松每天5~10mg或相当剂量或隔日10~20mg来维持。大多数有严重狼疮复发的患者需要小剂量糖皮质激素的维持治疗数年，在预防或治疗疾病复发时可增加剂量。建议经常尝试逐渐降低糖皮质激素用量，因为几乎每位患者都会出现重要的不良反应（表4-5）。在活动性狼疮肾炎患者中进行的前瞻性对照研究表明大剂量糖皮质激素静脉输注（甲泼尼龙1000mg/d，连用3d）和每日口服激素相比，能提前数周达到最大缓解，但最终的肾改善并不优于口服治疗。根据对狼疮肾炎的研究结果，对于病情活动、有潜在致命性病变的SLE患者，初始给予大剂量糖皮质激素静脉冲击治疗已成为常规治疗方案。在使用该疗法时应该考虑到治疗的安全问题，如是否存在糖皮质激素会加重的疾病情况（感染、高血糖症、高血压、骨质疏松等）。

治疗重症SLE时推荐在应用糖皮质激素时加用细胞毒药物/免疫抑制剂。几乎所有涉及细胞毒药物的有关狼疮肾炎的前瞻性对照试验中，细胞毒药物都是与糖皮质激素联合使用来进行治疗的。因此，下述的推荐治疗方法适用于狼疮肾炎。对于重症SLE患者的诱导缓解，被广泛接受的治疗药物是环磷酰胺（一种烷化剂）或霉酚酸酯（一种对淋巴细胞相对特异性的抑制剂，是一种肌苷单磷酸酶抑制剂，因此可以抑制嘌呤的合成）；硫唑嘌呤（一种嘌呤类似物和细胞周期特异性抗代谢物）可能疗效稍差一些，但在不能耐受或没有其他免疫抑制剂的时候可以应用。对于那些肾活检显示为ISN Ⅲ或Ⅳ级的患者，早期糖皮质激素联合应用环磷酰胺可延缓进展至ESRD的时间，同时提高生存率；这一差别可在治疗后5年左右显现。糖皮质激素联合霉酚酸酯的短期研究（为期6个月的前瞻性随机试验）显示，这一治疗方案诱导缓解的效果和环磷酰胺相近。不同治疗方案之间的比较，因种族的影响而变得比较复杂，因为霉酚酸酯对黑种人（及其他非亚裔、非白种人）比环磷酰胺更有效，而这两种药物对白种人和亚裔中的疗效是相当的。在药物毒性方面，霉酚酸酯更常引起腹泻，而疱疹病毒感染、闭经和白细胞减少在使用环磷酰胺的患者中更常见；一些研究显示这两种药物引起严重感染和死亡的发生率相似，但也有一些研究显示霉酚酸酯的毒性小于环磷酰胺。环磷酰胺和霉酚酸酯在给药后3~16周起效，但糖皮质激素在给药24h内就可以起效。在维持治疗中，在预防复发和阻止狼疮肾炎进展上霉酚酸酯要优于硫唑嘌呤；但两者都可选用且都较环磷酰胺更为安全。如果使用环磷酰胺来进行诱导缓解治疗，"美国国立卫生研究院（NIH）"的推荐剂量（基于该机构进行的临床试验）是每个月500~750mg/m^2，静脉注射，每个月1次，共6个月，然后每日口服霉酚酸酯或硫唑嘌呤来维持治疗。卵巢衰竭是环磷酰胺的常见不良反应，如果在每个月应用环磷酰胺前给予促性腺激素释放激素激动剂（如利普安3.75mg肌内注射）可降低卵巢衰竭的发生率。由于环磷酰胺不良反应较多且患者通常不喜欢使用环磷酰胺，因此已开始试验使用较小剂量的替代治疗。欧洲的研究显示静脉注射环磷酰胺500mg，每2周1次，共使用6次（"小剂量"）和NIH推荐的长期大剂量疗法（"大剂量"）疗效相当。环磷酰胺疗程结束后所有患者均应用硫唑嘌呤来维持治疗。10年的随访显示大剂量组和小剂量组无差别（每组的死亡或ESRD发生率均为9%~20%）。绝大多数的欧洲患者是白种人；因此这种治疗反应是否适用于美国人群尚不明确。血清肌酐水平升高[如≥265μmol/L（≥3 mg/dl）]达数月且肾活检显示慢性分数高的患者对免疫抑制剂有效的可能性不大。一般来说，在患有增殖性肾小球肾炎的黑种人或西班牙裔患者中，霉酚酸酯（2~3g/d）诱导缓解的疗效要优于环磷酰胺，如果在治疗3~6个月后无效，可换用另外一种药物。对于白种人和亚裔，霉酚酸酯和环磷酰胺都可用于诱导缓解治疗。如果患者的病情明确缓解，可停用环磷酰胺；霉酚酸酯（1.5~2g/d）或硫唑嘌呤[2mg/（kg·d）]维持治疗可降低SLE复发的次数。环磷酰胺和霉酚酸酯都有致畸的可能；患者在备孕前需停用上述药物至少3个月。无论硫唑嘌呤用于诱导缓解或维持治疗，都应对患者进行预先筛查，看是否为TMPT酶（为代谢硫唑嘌呤的产物6-巯基嘌呤所必需的酶）纯合缺陷，因为这种酶纯合缺陷的患者，在应用硫唑嘌呤时发生骨髓抑制的危险明显增加。

约80%的接受环磷酰胺或霉酚酸酯治疗的狼疮肾炎患者，在随访1~2年后病情将获得缓解。但是，在接下来的5年内这些患者中至少有50%的人会出现肾炎复发，因此需要重新治疗；这样的患者更容易进展为ESRD。白种人狼疮肾炎患者对大多数治疗的远期疗效要优于黑种人。苯丁酸氮芥，也是一种烷化剂，可以代替环磷酰胺；但这药物引起不可逆的骨髓抑制的危险更大。甲氨蝶呤（一种叶酸拮抗剂）是治疗关节炎和皮炎的有效药物，但可能对肾炎或其他致命性器官损害的治疗无效。来氟米特是一种被批准用于治疗类风湿关节炎的淋巴细胞相对特异性的嘧啶拮抗剂，对来氟米特的小型对照临床研究（在亚洲进行的）显示它可抑制一些SLE患者的疾病活动性。环孢素和他克莫司可抑制IL-2的生成和T淋巴细胞功能，被一些临床医师特别用来治疗膜性狼疮肾炎。因为这些药物有潜在的肾毒性，但几乎没有骨髓毒性，作者将它们用于激素治疗无效的、伴有血细胞减少的SLE患者治疗数月，或用于激素治疗无效的但因为使用标准的细胞毒药物引起骨髓抑制的患者，但也仅使用数月。

使用直接针对B细胞的生物制剂来治疗活动性

SLE，还正在积极研究中。使用抗CD20抗体（利妥昔单抗）治疗SLE，尤其是用在那些对多种标准的联合治疗无效的难治性SLE患者，尚有争议。多项开放临床研究显示，抗CD20单抗对多数这样的患者是有效的——对狼疮肾炎和肾外狼疮都有效。但是，最近的前瞻性安慰剂对照随机临床研究并未发现在标准联合治疗方案的基础上加用抗CD-20抗体组和安慰剂组有差别。而相反的，最近的抗BLyS（贝利木单抗，直接拮抗B细胞受体上的BlyS/BAFF配体，BLyS/BAFF受体配体旨在有促进B细胞存活和分化成浆细胞作用）研究显示，与安慰剂相比，在标准的标准联合方案的基础上加入贝利木单抗，在抑制疾病活动方面仅有较小的优势，但有统计学意义。美国FDA已批准贝利木单抗用于治疗SLE；尽管还没在活动性肾炎或中枢神经系统狼疮中进行相应的研究。

重要的一点是，应该注意到，几乎没有一个有关用于治疗致命性SLE的药物的前瞻性随机对照研究不涉及肾炎的。因此，糖皮质激素联合环磷酰胺或霉酚酸酯治疗在其他致命性疾病上的应用都是基于肾炎的研究的。

需要联合治疗或其他治疗的SLE特殊情况

新月体型狼疮肾炎 在增殖性肾小球肾炎（INS-IVG）患者的肾小球中出现细胞性或纤维性新月体提示这些患者的预后较没有这些表现的患者差。几乎没有大规模的前瞻性对照试验来证实环磷酰胺、霉酚酸酯或环孢素在此类情况中的疗效。大多数专家目前建议在糖皮质激素的基础上，加用NIH推荐的大剂量环磷酰胺或大剂量霉酚酸酯来作为诱导缓解的治疗方案。

膜性狼疮肾炎 大多数患有膜性肾炎（INS-V）的SLE患者同时也有增殖性病变，而这些增殖性病变是需要治疗的；但是，一些患者仅有单纯的膜性改变。这些患者的治疗方法尚不明确；近来的前瞻性对照研究提示隔日糖皮质激素联合环磷酰胺或霉酚酸酯或环孢素对大多数患者是有效的，可以减少蛋白尿；但这些治疗能否长期保存肾功能尚存争议。

妊娠和狼疮 男性和女性SLE患者的生育率大致是正常的。但是，女性SLE的妊娠丢失率却是增加的（增加2~3倍）。高疾病活动度、抗磷脂抗体和（或）活动性肾炎的孕妇的死胎发生率较高。全身应用糖皮质激素可抑制疾病活动度。胎盘含有的一种酶，11-β-脱氢酶2可灭活糖皮质激素；相比氟化糖皮质激素如地塞米松和倍他米松，它对泼尼松和泼尼松龙的灭活效果更好。FDA将糖皮质激素列为妊娠用药分类中的A（在人类中未发现有致畸证据）类药物；环孢素、他克莫司和利妥昔单抗被列为C级（在动物中可能有致畸作用，但在人类无确凿证据）；硫唑嘌呤、羟氯喹、霉酚酸酯和环磷酰胺为D级（在人类有致畸证据，但在某些特定情形下可能益处大于危险）；甲氨蝶呤为X级（危险大于益处）。因此，有活动性SLE的孕妇应给予最小有效剂量、最短疗程的泼尼松/泼尼松龙来控制病情。产前暴露于糖皮质激素（主要是倍他米松）对于后代的副作用可能有低体重、中枢神经系统发育异常和容易患成人代谢综合征的倾向。由于这些糖皮质激素和免疫抑制剂都可能进入乳汁，或至少以低水平进入乳汁；如果母亲因SLE病情的需要需要进行治疗的话，不应哺乳。前瞻性对照试验表明，aPL（至少两次）阳性和既往有胎儿丢失病史的SLE患者，给予肝素（常为低分子量）联合小剂量阿司匹林治疗可显著增加活产的比例；但是，最近的一项前瞻性研究发现应用阿司匹林的女性与应用阿司匹林和低分子肝素的女性的胎儿转归没有差别。另一个与胎儿有关的潜在问题是抗Ro抗体的存在，这个抗体有时会引起新生儿狼疮，表现为皮疹和先天性心脏传导阻滞。先天性心脏传导可能是致命性的；因此，抗Ro抗体阳性的孕妇需要严密监测胎心率，如果出现胎儿窘迫，则要及时干预（如果可能的话，即生产）。目前，对母亲进行治疗来逆转胎儿、新生儿或婴儿的心脏传导阻滞（除外置入起搏器）尚未获得成功。SLE女性患者通常能耐受妊娠而不出现疾病复发。但是，有一小部分孕妇会出现严重的疾病复发，需要积极的糖皮质激素治疗或提前分娩。有活动性肾炎或出现肾、脑或心脏不可逆损伤的妊娠SLE患者的转归最差。

狼疮和抗磷脂抗体综合征（参见第5章） 伴有aPL阳性的患者出现动、静脉血栓和（或）反复出现胎儿丢失，以及至少两次aPL阳性时即为伴有抗磷脂抗体综合征（APS），应给予长期的抗凝治疗。有过一次静脉血栓形成的患者抗凝治疗时的目标国际标准化比值（INR）为2~2.5；对于反复血栓或动脉血栓，尤其是在中枢神经系统血栓的患者，治疗时推荐将INR控制在3~3.5。这些治疗推荐是基于治疗后血栓事件和抗凝的不良反应的回顾性和前瞻

性研究结果做出的。

微血管性血栓性危象（血栓性血小板减少性紫癜，溶血性尿毒症综合征） 此综合征包含溶血、血小板减少、肾、脑和其他组织的微细血管血栓形成，这种综合征的死亡率高，最常见于年轻的狼疮肾炎患者。最有帮助的实验室检查为外周血涂片中发现有破碎红细胞、血清乳酸脱氢酶升高和抗ADAMS13自身抗体阳性。血浆置换或强化血浆去除治疗通常可挽救生命；大多数专家推荐在这些治疗的同时合并使用糖皮质激素治疗；尚无证据表明细胞毒药物治疗是有效的。

狼疮性皮炎 任何类型的狼疮性皮炎都应尽量减少紫外线照射，穿着合适的衣服，使用SPF（防晒系数）值至少为15的防晒霜。大多数患者局部应用糖皮质激素和抗疟药（如羟氯喹）可以有效地减轻皮疹的严重程度，而且相对安全。如果局部糖皮质激素和抗疟药治疗效果不满意，全身使用维A酸是有效的治疗方案；但不良反应可能较为严重（尤其是胎儿畸形），在美国，维A酸的使用有严格的报告制度。广泛的、瘙痒性、大疱性或溃疡性皮炎常在全身应用糖皮质激素后迅速得以改善；糖皮质激素减量时易出现皮疹反复，因此需要加用第二种药物如羟氯喹、维A酸或细胞毒类药物如甲氨蝶呤或硫唑嘌呤。对于治疗效果不好的狼疮皮炎患者，有报道局部应用他克莫司（因有增加发生恶性肿瘤的危险，应慎用，）或全身应用应用氨苯砜，或沙利度胺（沙利度胺导致胎儿畸形的危险极高，因此需要获得供应商的许可和监督）。

预防治疗

预防SLE本身和治疗的并发症包括适当的疫苗接种（在SLE患者中进行了接种流感和肺炎疫苗的研究；结果显示疾病复发情况与安慰剂组相似）和控制反复发作的泌尿系感染。此外，大多数需接受长期糖皮质激素治疗和（或）存在其他易感因素的患者需要采取预防骨质疏松的措施。建议控制高血压，并推荐对动脉粥样硬化采取适当的预防措施，包括监测和治疗血脂异常、治疗高血糖和肥胖。

试验性治疗

有关SLE的高度精确靶向试验治疗的研究正在进行中。这些靶向治疗针对的靶点有：①抗活化B淋巴细胞的BLyS抗体或TACI-Ig；②抑制IFN-α；③抑制B/T细胞共活化的第二信号CTLA-Ig；④通过TLR7或TLR7和9抑制固有免疫系统活化和用免疫球蛋白或自身抗原来源的肽诱导调节性T细胞的产生。对于重症和难治性SLE，一些研究采用了大剂量环磷酰胺联合抗T细胞的强效非靶向免疫抑制治疗，采用自体造血干细胞移植来解救的治疗方案。一份来自美国的报道显示，估计的5年死亡率为15%，持续缓解率为50%。希望本书下一版能推荐基于上述这些策略的更有效且毒性更小的SLE治疗方法。

患者转归、预后和存活率

美国、加拿大、欧洲和中国的SLE患者的5年、10年和20年存活率分别约为95%、90%和78%。在美国，非洲裔美国患者和西班牙裔混血美国患者比白种人患者预后要差，但在非洲的非洲裔人和波多黎各后裔的西班牙裔美国人的预后不比白种人差。基因混合和环境不同对种族差异的相对重要性还不清楚。在多数病例研究中显示，预后不良（10年致死率约为50%）与（诊断时）血清肌酐水平高［>124μmol/L（>1.4mg/dl）］、高血压、肾病综合征（24h尿蛋白排泄量>2.6g）、贫血［血红蛋白<124g/L（<12.4g/dl）］、低白蛋白血症、低补体血症、aPL、男性和种族（非洲裔美国人、西班牙裔混血儿）有关。有关SLE肾移植患者预后的资料显示不同的结果：一些数据显示，SLE肾移植患者较其他原因引起ESRD接受肾移植的患者发生移植物排斥的危险升高2倍，但另一些资料显示两者之间没有差别。患者的总体生存率相近（2年生存率为85%）。约10%的移植肾发生狼疮肾炎。SLE患者的致残主要原因是慢性疲劳、关节炎和疼痛及肾病。多达25%的患者可获得疾病缓解，有时可达数年，但持续缓解者罕见。患病第一个10年死亡的主要原因是全身疾病活动、肾衰竭和感染；此后，血栓事件逐渐成为主要的致原因。

药物性狼疮

这是一种抗核抗体阳性伴发热、不适、关节炎或严重的关节痛/肌痛、浆膜炎和（或）皮疹的综合征。在使用一些药物和生物制剂时出现该综合征，白种人多见，没有像SLE那么明显的女性多发倾向，累及肾或脑者罕见，很少出现抗dsDNA抗体阳性，常会出现抗组蛋白抗体阳性，通常在停用相关药物后数周内消失。能诱导狼疮样疾病的药物很多。最常引起这种综合征的是抗心律失常药普鲁卡因胺、丙吡胺、普罗帕酮；抗高血压药物肼苯哒嗪、多种血管紧张素转化酶抑制药和β受体阻滞药；抗甲状腺的药物丙基硫氧嘧啶；抗精神病药物如氯丙嗪和锂制剂；抗惊厥用药卡马西平、苯妥英；抗生素异烟肼、米诺环素和呋喃妥因；抗风湿药柳氮磺吡啶；利尿药氢氯噻嗪；降脂药洛伐他丁和辛伐他丁；干扰素和肿瘤坏死因子抑制剂。抗核抗体常在症状出现前就出现；然而，以上提及的许多药物仅仅引起患者ANA阳性，而从没有药物狼疮的症状。因此应该在出现相关提示性症状时就应该检测ANA，利用检查结果来帮助决定是否停用可疑药物。

（郑文洁 译 田新平 审校）

# 第5章

抗磷脂综合征

Haralampos M. Moutsopoulos　Panayiotis G. Vlachoyiannopoulos

定义

抗磷脂综合征（antiphospholipid antibody syndrome，APS）是一种以反复的动脉或静脉血栓事件和（或）病态妊娠为主要临床特点的自身抗体介导的获得性易栓症，患者血清中存在抗磷脂（PL）结合血浆蛋白的自身抗体，主要是一种称为β_2糖蛋白I（β_2GPI）的血浆载脂蛋白和凝血酶原（表5-1）。另一组抗体能够使体外凝血时间延长并且在检测系统中加入正常血浆仍无法纠正，称之为狼疮抗凝物（LA）。APS可以单独发病（原发性），或与其他自身免疫性疾病伴发（继发性）。同时累及3个或3个以上器官、脏器系统或组织并最终导致受累脏器功能损害的快速进展的血栓栓塞性疾病，称为灾难性抗磷脂综合征（CAPS）。

流行病学

普通人群中有1%~5%的人会出现抗磷脂抗体（aPL），并且该发生率会随着年龄增长而升高；然而这些抗体在老年人群中是否会导致血栓事件并不明确。系统性红斑狼疮（SLE）（参见第4章）患者中有1/3的患者存在这些抗磷脂抗体；在其他自身免疫性疾病，如系统性硬化症（硬皮病）、干燥综合征、皮肌炎、类风湿关节炎和早期未分化结缔组织病患者中，抗磷脂抗体的阳性率为6%~15%。aPL阳性个体中有1/3会发生血栓事件或病态妊娠。

发病机制

能够诱导针对PL结合蛋白的抗体的触发因素尚不清楚。但是，曾有学者提出前驱感染可能为触发事件。抗β_2GPI抗体/β_2GPI复合物会使天然抗凝物如蛋白C失活，并活化参与凝血级联反应相关细胞，使其表现为血栓前状态；激活补体；并抑制合胞体滋养层细胞的分化。活化的蛋白C（APC）能够与促凝因子Va和Ⅷa结合并使其失活。在体内试验中证实，抗β_2GPI抗体/β_2GPI复合物通过与APC/Va/Ⅷa复合物的组成成分竞争性地结合PL结合位点中的多个磷脂结合部位，或通过裂解这些复合物来抑制APC的活性。β_2GPI的结构域V可与载脂蛋白E受体2'（apoER2'）和（或）与血小板GPIb/Ⅸ/V受体的GPIbα亚基结合；另外，在体外显示，血小板因子4（PF4）四聚体使β_2GPI二聚体化，形成的复合物可以被抗β_2GPI抗体识别，最终激活p38有丝分裂原激活蛋白激酶（p38 MAP）磷酸化，导致血栓烷B_2（TXB_2）的产生。事实上确有研究证实，在APS患者尿液中发现有11-脱氢-TXB_2水平是升高的。抗β_2GPI抗体通过与单核细胞和内皮细胞表面的受体结合来活化单核细胞和内皮细胞的核因子κB（NF-κB），使其分泌促炎症因子，如白介素-1、白介素-6和白介素-8，以及黏附分子的表达上调如细胞间黏附分子（ICAM-1）、血管细胞黏附分子（VCAM-1）和E选择素；抑制细胞表面纤溶酶原活化；促进组织因子的表达，使这些细胞的表型发生改变，转变成促血栓形成形式。正如小鼠模型中所显示，抗β_2GPI

表5-1　抗磷脂抗体分类和命名

- 抗心磷脂抗体（aCL）：是一种带负电荷的磷脂，应用酶联免疫吸附法（ELISA）来检测
- 抗β_2GPI抗体：在无磷脂条件下应用ELISA检测该抗体
- 通过凝血检测来检测狼疮抗凝物（LA）：LA由一组异质性的针对磷脂结合蛋白的相关抗体组成，磷脂结合蛋白主要为β_2GPI和凝血酶原。狼疮抗凝物抗体导致体外试验中如下凝血时间延长：活化的部分凝血酶原时间（aPTT）、白陶土凝固时间（KCT）、稀释后的蛇毒凝血时间（dRVVT）
- 抗磷脂/胆固醇复合物抗体：可以通过梅毒血清学试验（BFP-STS）和性病研究实验室玻片试验（VDRL）假阳性来检测

抗体通过活化补体来诱导胎儿损伤，因为补体C4缺乏的小鼠不会出现胚胎受损。

临床表现和实验室检查

APS的临床表现多为静脉和（或）动脉血栓形成的直接或间接反映，以及病态妊娠（表5-2）。静脉血栓形成的相关临床特点包括浅表静脉和深静脉血栓形成、颅内静脉窦血栓形成、颅高压的症状和体征、视网膜静脉血栓形成、肺栓塞、肺动脉高压和布-加综合征。网状青斑是皮肤血管呈现出的斑驳的网状改变，表现为紫蓝色花边样颜色改变，主要是由于栓子所致的毛细血管堵塞继发静脉窦水肿所致，网状青斑往往与血管病变相关，如中枢神经系统的血管病变和无菌性骨坏死等。动脉血栓的表现包括偏头痛、认知功能障碍、短暂性脑缺血发作、卒中、心肌梗死、上肢或下肢动脉栓塞、下肢缺血性溃疡、指坏疽、无菌性骨坏死、视网膜动脉阻塞导致无痛性单眼视力丧失（黑矇反应）、视网膜动脉狭窄和肾小球病变，以及脾梗死、胰腺和肾上腺梗死。Libman-Sacks心内膜炎由多个非常细小的赘生物组成，这些赘生物在组织病理学上以由正在生长的成纤维细胞和巨噬细胞包绕的机化性血小板-纤维蛋白原栓子为特点。肾小球病变通常表现为高血压、轻度的血清肌酐水平升高、蛋白尿和轻度血尿。在组织病理学上，这些病变在急性期以累及肾小球毛细血管的血栓性微血管病变为特征，在慢性期以肾小动脉纤维性内膜增殖、纤维性和（或）纤维细胞性阻塞和局灶性皮质萎缩（表5-2）为特征性改变。早发性动脉粥样硬化是APS的一种少见临床表现。APS的实验室检查表现包括抗人球蛋白试验阳性的溶血性贫血和血小板减少。治疗中断、大手术、感染和外伤是诱发CAPS的常见原因。

诊断和鉴别诊断

临床上对于血栓形成、年龄小于55岁的人发生的脑血管事件或合并网状青斑或血小板减少的病态妊娠，需要高度怀疑抗磷脂综合征的诊断，在这些情况下应该检测抗磷脂抗体。如果同时出现至少一条临床标准和一条实验室标准时，即使存在其他易栓因素，仍可诊断APS。临床标准包括：①血管性血栓形成，定义为任何组织或器官的一次或多次动脉、静脉或小血管血栓事件；②病态妊娠：定义为 a.1次或多次无法解释的形态正常的、胎龄≥10周的胎儿死亡；b.在妊娠34周以前1次或多次由于子痫、重度子痫前期或胎盘功能不全所致的形态正常的新生儿早产；c.连续3次或3次以上无法解释的胎龄<10周的自然流产。实验室标准包括：①狼疮

表5-2 抗磷脂综合征临床特点

临床表现	发生率(%)
静脉血栓形成及造成的后果	
深静脉血栓	39
网状青斑	24
肺栓塞	14
浅表性血栓性静脉炎	12
其他各个部位血栓事件	11
动脉血栓事件及造成死亡后果	
脑卒中	20
心脏瓣膜增厚/功能异常和（或）Libman-Sacks赘生物	14
短暂性脑缺血发作	11
心肌缺血[心梗和（或）心绞痛]和冠状动脉血栓形成	10
下肢溃疡和（或）指端坏疽	9
肢体远端动脉栓塞事件	7
视网膜动脉栓塞事件/黑矇反应	7
内脏缺血事件或无菌性骨坏死	6
多灶性梗死性痴呆	3
原因不明的神经系统表现	
偏头痛	20
癫痫	7
舞蹈症	1
小脑性共济失调	1
横贯性脊髓炎	0.5
多种原因所致的肾表现（肾动脉/肾静脉/肾小球栓塞事件，纤维性内膜增殖）	3
骨及关节表现	
关节痛	39
关节炎	27
产科表现（参照妊娠次数）	
子痫前期	10
子痫	4
胎儿表现（参照妊娠次数）	
早期妊娠丢失（<10周）	35
晚期妊娠丢失（≥10周）	17
活产中早产	11
血液系统表现	
血小板减少	30
自身免疫性溶血性贫血	10

源自：R Cervera et al: Arthritis Rheum 46: 1019, 2002.

抗凝物；②抗心磷脂抗体（aCL）；③抗β₂GPI抗体阳性，两次中滴度或高滴度阳性，两次检测需间隔至少12周。

鉴别诊断主要是需要除外遗传或获得性易栓症、引起抗人球蛋白试验阳性的自身免疫性溶血性贫血和血小板减少症的其他病因。双下肢网状青斑伴或不伴痛性溃疡亦可见于如下疾病：①血管壁病变，如结节性多动脉炎、系统性红斑狼疮、冷球蛋白血症和淋巴瘤；②血管腔内病变，如骨髓增殖性疾病、动脉粥样硬化症、高胆固醇血症或其他易栓性疾病。

治疗　APS

APS患者在首次出现血栓事件后需要终身接受华法林抗凝治疗，且国际标准化比值（INR）的目标值为2.5~3.5，可以单独使用华法林抗凝，一些患者还需联合口服阿司匹林每日80mg治疗。肝素抗凝联合口服阿司匹林每日80mg可用于预防病态妊娠。每日静脉输注丙种球蛋白（IVIg）400mg/kg连续5d可能有助于预防流产，而糖皮质激素治疗无效。目前对于aPL阳性而无任何临床事件的患者尚无循证医学证据支持的治疗方案。但是，对于aPL阳性的SLE患者每日口服阿司匹林80mg能够预防血栓事件的发生。

一些APS和CAPS患者，即使经过充分的抗凝治疗后仍反复出现血栓事件时，可以考虑应用IVIG每日400mg/kg，共5d，或CD20单克隆抗体375mg/m²，每周1次，共治疗4周。在重症监护室接受治疗的CAPS患者无法应用华法林抗凝时，这时可考虑应用治疗剂量的低分子肝素抗凝。对于出现肝素诱导血小板减少症和血栓形成综合征的患者，可考虑应用磷脂结合活化X因子（FXa）抑制剂，如璜达肝癸钠7.5mg，皮下注射，每日1次，或利伐沙班10mg口服，每日1次，也是有效的。上述药物可以按照固定剂量给药且无须密切监测凝血功能，但是在孕早期3个月内应用这些药物的安全性尚不明确。

（赵久良　译　田新平　审校）

第6章
Chapter 6

类风湿关节炎

Ankoor Shah E.William St.Clair

概况

类风湿关节炎（rheumatoid arthritis，RA）是一种原因不明的，以对称性、周围多关节炎为特征的慢性炎症性疾病。RA是最常见的、可引起关节破坏和残疾的慢性炎症性关节炎。由于RA是一个系统性疾病，可出现很多关节外表现，如乏力、皮下结节、肺部受累、心包炎、周围神经病、血管炎及血液系统受累等。

在过去的20多年里，丰富的基础和临床研究结果彻底改变了现代医学对RA的诊断和治疗模式。血清抗环瓜氨酸（CCP）抗体已经被看作是具有诊断和预后价值的生物学标记物。超声及磁共振技术的发展，提高了能够发现RA患者关节炎症及破坏的能力。已经发现的新的疾病相关基因和对发病机制中分子通路的深入认识，使我们对RA的认识有了很大的飞跃。在临床上观察到的新一类药物——具有高度靶向性的生物制剂——给患者带来的益处，印证了这些不同发病机制的重要性。即使取得了这些飞跃和进步，目前对RA发病通路的启动因素的认识仍不完整，这仍然是治愈和预防RA的巨大障碍。

在过去的20余年里，我们见证了RA预后的显著改善。既往在RA的历史中，常见的致残性关节炎现今已不常见到了。这些进步主要得益于医疗设备的更新和早期开始的治疗干预。治疗策略的转变也要求社区医师建立新的理念——要求他们尽早将有炎性关节炎的患者转诊给风湿病专科医师，使患者得到及时的诊断并开始治疗，只有这样才能让患者获得最佳预后。

临床特点

在25～55岁人群中RA的发病率是逐渐增加的，此后达到平台期，一直持续到75岁，之后逐渐下降。RA的典型临床表现多由关节、肌腱和滑囊炎症引起。患者常会主诉在早晨出现持续超过1h的关节僵硬，在活动后缓解。最早受累的关节通常是手和足的小关节。关节受累的最初模式可为单关节、寡关节（≤4个关节）或多关节（>5个关节），常为对称性分布。一些患有炎性关节炎的患者可能受累的关节数太少，且缺乏其他可以诊断为RA的特征性表现时——即称为未分化炎性关节炎。那些最有可能以后被诊断为RA的未分化关节炎患者，压痛和肿胀关节的数目都较多、血清类风湿因子（RF）或抗CCP抗体是阳性的，而且身体残疾评分也较高。

一旦RA的疾病过程开始，最常累及的关节为腕关节、掌指关节（MCP）和近端指间关节（PIP）（图6-1）。远端指间关节（DIP）也可受累，但通常

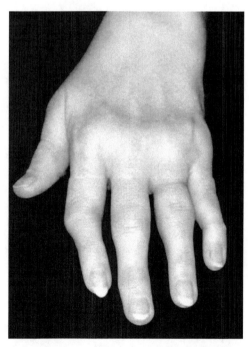

图6-1 RA患者出现的掌指关节和近端指间关节肿胀
[图片来自美国风湿病学会（ACR）图片库]

是合并OA的一种表现。屈肌腱腱鞘炎是RA常见的标记性表现，可导致关节活动度下降、握力下降和"扳机指"。关节和软组织的进行性破坏可导致慢性不可逆的畸形。尺侧偏斜是由于MCP半脱位及近端指骨向掌侧半脱位所致。近端指间关节过伸伴远端指间关节屈曲（天鹅颈畸形）；近端指间关节屈曲和远端指间关节过伸（boutonniére畸形）；第一MCP半脱位及拇指指间关节过伸（"Z"字畸形）等，也都是由于这些小关节的肌腱、关节囊及周围软组织破坏造成的。尺骨茎突周围炎症及尺侧腕伸肌腱鞘炎可导致尺骨远端半脱位，造成尺骨茎突的"琴键运动"。跖趾关节（MTP）是RA足部早期关节受累的特征性表现，而随后随着疾病的发展通常在疾病的后期出现踝关节和跗间关节受累，导致"扁平足"。在病程较长的患者会出现膝、肩等大关节受累，但在发病后多年，这些关节病变可以不引起临床症状。

颈椎中寰枢椎关节受累应引起临床重视，因为寰枢关节受累有可能会引起压迫性脊髓病和神经损伤。神级损伤表现很少是寰枢关节受累的首发症状或体征，但随着时间的推移，可以引起C1、C2进行性不稳定。近年来寰枢椎半脱位的患病率逐渐下降，仅见于不到10%的患者。与脊柱关节病（参见第10章）不同，RA很少累及胸、腰椎。RA患者常会出现颞下颌关节的放射学异常，但很少引起明显的症状和功能障碍。

在RA的病程中可以出现关节外表现，甚至可以在关节症状前出现（图6-2）。有吸烟史、疾病早期就出现明显的功能残疾及RF阳性的患者最容易出现关节外表现。皮下结节、继发性干燥综合征、肺部结节和贫血是最常见的关节外表现。近年研究发现，一些关节外表现的发生率和严重程度有所下降，尤其

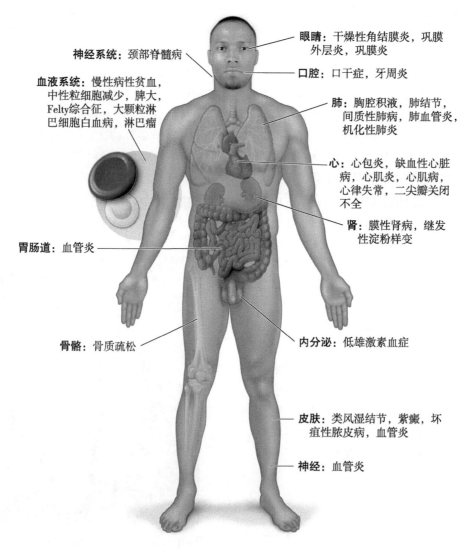

图6-2 RA关节外表现

是Felty综合征和血管炎等。

在下面章节中将会对RA最常见的全身性和关节外表现进行详细描述。

全身表现

全身表现包括体重下降、发热、乏力、全身不适、抑郁，在最严重时甚至会出现恶病质。一般来说，这些表现反映的是患者很重的炎症反应，甚至在关节症状前就可以出现这些全身症状。一般来说，如果病程中任何时间体温超过38.3℃（101°F），需警惕是否出现了系统性血管炎（稍后讨论）或感染。

类风湿结节

有30%~40%的RA患者可出现皮下结节，常见于疾病活动水平极高的患者，可能与疾病相关的共同表位（见后述）、血清RF阳性和放射学关节侵蚀有关。在触诊时，一般来说，结节的质地较硬、无触痛，多附着于骨膜、肌腱或滑囊，常见于骨骼上容易经常受到外伤或摩擦的部位，如前臂、骶骨突起和跟腱处，也可出现在肺、胸膜、心包和腹膜。结节通常是良性的，但也可能与感染、溃疡和坏疽伴发。

干燥综合征

继发性干燥综合征（参见第9章）是指在存在另一种结缔组织病如RA时，伴发的干燥性角结膜炎（干眼）或口干燥症（口干）。近10%的RA患者会出现继发性干燥综合征。

肺部表现

胸膜疾病是RA最常见的肺部表现，可引起胸痛、呼吸困难、胸膜摩擦音/摩擦感，以及胸腔积液。胸腔积液多为渗出性，其中单核细胞及中性粒细胞的数目是增多的。在RA患者也可出现间质性肺病（ILD），在早期多表现为干咳及进行性气短，胸部高分辨CT可以做出ILD的诊断。肺功能检查示限制性通气障碍（如肺容积下降）伴一氧化碳弥散量（DLCO）下降。出现ILD提示预后较差，但比特发性肺间质纤维化（如寻常型间质性肺炎）预后要好，因为继发于RA的ILD对免疫抑制剂治疗的反应优于特发性肺间质病变。肺部结节可为单发，也可为多发。Caplan综合征是一类罕见的肺部结节性疾病亚型，以暴露于二氧化硅后肺部出现结节和尘肺为特征。其他较少见的肺部表现包括呼吸性细支气管炎和支气管扩张。

心脏

RA心脏受累的最常见部位是心包，出现心包炎临床表现者低于10%，但在近50%的RA患者经超声心动图或尸检检查发现有心包受累的证据。RA心脏受累另一个重要临床表现为心肌病，可由坏死或肉芽肿性心肌炎、冠状动脉病变或舒张功能不全导致，这种临床表现也可能是亚临床的，多在做超声心动图和心脏MRI检查时发现。在罕见的情况下心肌可出现类风湿结节或有淀粉样物质浸润。二尖瓣关闭不全是RA最常见的心脏瓣膜异常，其发生率远高于普通人群。

血管炎

类风湿血管炎（参见第11章）多见于病程较长、血清RF阳性及低补体血症的RA患者，总发病率低于1%。皮肤黏膜表现多样，包括出血点、紫癜、肢端梗死、坏疽、网状青斑，在某些严重情况下可出现痛性的、大的肢体溃疡。血管炎性溃疡可能很难与静脉功能不全鉴别，但经免疫抑制剂（严重者需使用细胞毒药物）及皮肤移植可以得到成功治疗。感觉运动性多神经病，如多发性单神经炎，也可见于系统性类风湿血管炎。

血液系统

RA患者常见的血液系统异常为正细胞正色素性贫血。贫血的严重程度与炎症的严重程度相平行，如C反应蛋白（CRP）、红细胞沉降率（ESR）等。血小板计数，作为急性期反应物在RA患者中也会有所升高。免疫介导的血小板减少症在RA中很罕见。

费尔蒂综合征（Felty's syndrome）是一种由中性粒细胞减少、脾大及RA组成的临床三联征，仅见于不到1%的RA患者，但随着对关节病变的积极治疗其发生率逐年下降，费尔蒂综合征多见于病情严重的、处于疾病晚期的白种人RA患者。T细胞大颗粒淋巴细胞白血病（T-LGL）也有类似的临床表现，常与RA相关。T-LGL是一种慢性的、以惰性克隆生长的LGL细胞导致的中性粒细胞减少和脾大为特征的情况。与费尔蒂综合征相反的是，T-LGL可在RA的早期就出现。除上述情况外，在RA中白细胞减少较少见，最常见的原因是药物治疗所致。

淋巴瘤

大规模队列研究表明，RA患者发生淋巴瘤的风险比普通人群高出2~4倍。最常见的淋巴瘤组织病理学类型是弥漫性大B细胞淋巴瘤。如患者的疾病持续处于高水平活动或出现费尔蒂综合征，则淋巴瘤的发生率会升高。

其他相关情况

除了上述关节外表现外，其他一些与RA相关的情况也会影响RA的致残率和死亡率。因为这些情况会影响到慢性疾病的管理，因此有必要提出来，在下文中阐述。

心血管疾病

RA患者最常见的死亡原因是心血管疾病。即使控制了传统的心脏危险因素如高血压、肥胖、高胆固醇血症、糖尿病和吸烟等，RA患者的冠心病和颈动脉粥样硬化发生率也要高于普通人群。此外，RA患者充血性心力衰竭（包括收缩和舒张功能障碍造成的）的发生率比普通人群高约2倍。血清炎症标志物升高使RA患者发生心血管疾病的危险升高。

骨质疏松

RA患者中骨质疏松发生率高于年龄和性别匹配的正常人群，总的患病率为20%~30%。关节的炎症病变可蔓延到身体的其他部位，并通过激活破骨细胞导致全身的骨质流失。长期使用糖皮质激素和残疾导致的失用也参与了骨质疏松的发生。RA患者更容易发生髋关节骨折，髋关节骨折是疾病致残率和死亡率升高的重要预测因素。

低雄激素血症

男性和绝经后女性RA患者的平均血清睾酮、黄体生成素（LH）和脱氢表雄酮（DHEA）水平低于对照人群。因此有学者提出低雄性激素血症可能在RA发病中起到一定作用，而且低雄性激素血症也可能是机体对慢性炎症反应的结果。事实上，一些研究表明，高睾酮水平在某种程度上可保护年轻男性免患RA。RA患者的炎症经过治疗获得缓解后，其血清睾酮水平也会回升，因此有学者提出低血清睾酮与RA有关，是由慢性炎症引起。从临床角度看，长期的糖皮质激素治疗也可抑制垂体分泌LH和促卵泡生成激素（FSH）而导致低雄激素血症。意识到这一点很重要。由于低睾酮水平可导致骨质疏松症，血清睾酮低于生理水平的患者应考虑雄激素替代治疗。

流行病学

全球0.5%~1%的成年人罹患RA。有证据表明，近年来RA的总发病率逐渐下降，但由于RA患者的生存时间延长，因此总的患病率并无下降。RA的发病率和患病率在全球及同一国家不同人种、不同地域间有所不同。如有报道美国原著民Yakima、Pima和Chippewa部落的RA患病率近7%，而非洲和亚洲人群的RA患病率则较低，仅为0.2%~0.4%。

与很多其他自身免疫性疾病一样，女性比男性更容易发生RA，女性发病为男性的2~3倍。有趣的是，在一些拉丁美洲和非洲国家的RA研究发现，女性比男性更容易发病的情况更突出，男女发病比例甚至可以高达(6~8):1。由于女性患病优势如此明显，因此多种理论尝试解释雌激素在RA发病中可能起到的作用，大多数理论都围绕着雌激素在增强免疫反应中的作用进行。例如一些实验研究显示，雌激素可刺激在RA发病机制中非常重要的细胞因子——肿瘤坏死因子（TNF-α）的产生。

遗传易感性

认识到遗传因素与RA发病及疾病严重程度相关已有30多年的历史了。RA患者的一级亲属中RA的发生率比正常人群高出2~10倍。然而，目前仍无法确定哪些基因在RA的发病机制中起多少作用。虽然双胞胎研究表明，遗传因素可解释RA发病机制中的60%，但更普遍认为遗传因素仅占RA发病机制中的10%~25%。由于基因与环境的相互作用不同，因此不同研究中估测的遗传因素对RA发病的影响也不同。

众所周知的与增加RA发病风险关系最大的等位基因位于主要组织相容性复合体（MHC）。据估计，有1/3的与RA遗传相关的危险基因位于此位点。虽然不是全部的等位基因，但是发病危险最高的等位基因与HLA-DRB1基因的等位基因变异有关，HLA-DRB1基因编码MHC Ⅱ类β链分子。疾病相关的HLA-DRB1基因与HLA-DRβ链第三高变区的第70~74位点共享一个氨基酸序列，称为"共同表位（SE）"。携带此SE等位基因常与抗CCP

抗体产生有关，而且预后较差。这些HLA-DRB1等位基因中的一些等位基因为发病的高危基因（*0401），而其他一些等位基因为发病的中等危险基因（*0101、*0404、*1001和*0901）。在希腊，RA患者的病情比其他欧洲国家要轻，RA的易感性与*0101SE等位基因相关。而近50%~70%的北欧患者中占优势的发病危险等位基因为*0401或*0404。在亚洲，如日本、韩国、中国等国家，最常见的发病易感基因为*0405和*0901。最后，患病率高达7%的Pima和Tlingit等美国土著印第安人群的疾病相关等位基因为SE*1042。这些SE等位基因对非洲裔和西班牙裔美国人带来的罹患RA的危险要低于欧洲裔人群。

全基因组关联分析（GWAS）使发现多种与RA易感相关的非MHC基因成为可能。GWAS是基于检测单核苷酸多态性（SNP）的一项技术，可用以检测像RA这样的复杂疾病的遗传框架。人类基因组包含有约1000万个常见SNPs，由30亿个碱基对组成。通常来说，GWAS只能识别常见的变异，即在普通人群中超过5%频率的变异。

总体而言，通过RA的GWAS研究已经有一些发现。第一，已经发现的数个与RA发病相关的非MHC等位基因对RA发病仅为中度危险，这些等位基因也与其他自身免疫性疾病的发病相关，如1型糖尿病，系统性红斑狼疮及多发性硬化。第二，大多数相关性都是与抗CCP抗体阳性的RA患者相关。第三，不同的种族之间的发病危险等位基因是不同的。第四，与发病危险相关的等位基因位点大多位于编码参与免疫应答调节的蛋白质基因，如活化B细胞的核因子k轻链增强子（NF-κB）的信号传导途径。然而，通过GWAS技术发现的RA发病危险等位基因仅占目前遗传风险的5%，这提示其他罕见的变异或其他类型的DNA变异，如拷贝数变异等，也可能与整体的发病危险有关。

与RA发病危险相关的非MHC基因中的最佳代表是编码蛋白酪氨酸磷酸酶非受体22（PTPN22）的基因。该基因在不同欧洲国家的出现概率不同（3%~10%），但在东亚裔患者中是缺如的。PTPN22编码淋巴样酪氨酸磷酸酶，这是一种能够调节T细胞和B细胞功能的蛋白。有假说认为这个蛋白可以导致RA中自身反应性T和B细胞的异常选择。在RA中，携带变异的PTPN22基因似乎只与抗CCP抗体阳性相关。肽段精氨酸Ⅳ型脱亚胺酶（PADI4）是RA的另一个患病危险等位基因，它编码参与将精氨酸转化为瓜氨酸的酶，推测其可能在产生针对环瓜氨酸的抗体的过程中起作用。PADI4基因的多态性仅与亚洲RA患者相关。其他与RA相关的SNPs包括信号转导和转录激活4（STAT4）、CD244（自然杀伤细胞受体2B4）、Fc受体样3（FCLR3）、肿瘤坏死因子（TNF）α诱导蛋白3（TNF-AIP3）和TNF受体相关因子1（TRAF1）等。这些基因编码的蛋白在B细胞和T细胞信号传导中起不同作用。

环境因素

除了遗传倾向外，环境因素在RA发病机制中也有一定作用。最可重复的与RA发病相关联的环境因素是吸烟。众多的队列和病例对照研究都证明，吸烟使罹患RA的危险升高1.5~3.5倍。单卵双生的双胞胎中，吸烟者比不吸烟的同胞兄妹发生RA的相对危险明显升高。有趣的是，吸烟的危险几乎只与RF和抗CCP抗体阳性的患者相关。

自1931年发现RA患者的血清可凝集链球菌，之后研究者开始积极寻找感染性病因在RA发病中的作用。在过去的30年里一些病毒与RA发病的关系引起了大家的兴趣，这些病毒具有可在宿主体内长期存在的独特能力，常与关节炎有关，其中大家最感兴趣的是EB病毒。如RA患者外周血及唾液中抗EBV的IgG抗体滴度明显高于普通人群；在RA患者的关节滑液和滑膜细胞中也发现了EBV-DNA。血液和滑液分析显示支原体和细小病毒B19感染也可能与RA发病相关。由于这些相关联的证据大多数都没有直接的证据，因此目前仍无确切证据表明感染是RA的病因。

病理学

RA累及滑膜组织、软骨和骨。大部分关节表面都有滑膜覆盖，腱鞘、滑囊表面也有滑膜覆盖，正常情况下滑膜是一薄层结缔组织。在关节里，滑膜附着在骨和软骨表面，连接相对的骨表面，并附着于靠近软骨附近的骨膜部位。滑膜主要由两种细胞组成——A型滑膜细胞（巨噬细胞来源）和B型滑膜细胞（成纤维细胞来源）。滑膜成纤维细胞含量最丰富，合成关节的结构成分，包括胶原蛋白、纤连蛋白和层粘连蛋白以及滑膜基质的其他细胞外成分。滑膜里衬层则由血管和松散的结缔组织网组成，其中有散在的单核细胞。滑膜液是血液的超滤液，通过滑膜衬里组织，穿过滑膜扩散至关节腔形成的，其主要成分是透明质酸和润滑素。透明质酸是一种氨基多糖，与滑液的黏性有关，透明质酸与润滑素一起，润滑着关节表面软骨。

RA的病理特征是滑膜炎症和增生、局灶性骨侵蚀和关节软骨变薄。慢性炎症导致滑膜增生、形成血管翳，血管翳是一种肉芽样细胞膜增厚——活化的纤维血管组织侵入到下层的软骨和骨。钙黏素-11，是滑膜的主要组成分子，决定了纤维母细胞样滑膜细胞的侵袭性，是滑膜翳中数量最多的细胞类型。炎性浸润细胞主要包括以下6种以上的细胞类型：T细胞、B细胞、浆细胞、树突状细胞、肥大细胞和少量粒细胞。T细胞占全部浸润细胞的30%~50%，其余的由其他细胞成分组成。这些细胞在RA滑膜的分布非常复杂，且因人而异。多数时候淋巴细胞广泛分布于滑膜细胞中间；但在某些情况下，T细胞、B细胞、树突状细胞可形成更高级的组织，如淋巴滤泡和生发中心等结构。滑膜成纤维细胞和巨噬细胞分泌的生长因子可促进滑膜衬里形成新的血管，为浸润的白细胞和扩张的滑膜组织及提供其所需的氧和营养。

矿化软骨和软骨下骨的结构破坏是由破骨细胞介导的。破骨细胞一种多核巨细胞，可以通过其表面表达CD68、抗酒石酸酸性磷酸酶、组织蛋白酶K和降钙素受体来识别。破骨细胞出现在血管翳和骨的交界处，破骨细胞在此处最终形成骨吸收陷窝。这些病变通常位于软骨边缘的骨和韧带与腱鞘附着部位的滑膜插入骨膜表面处。这一过程解释了为何骨侵蚀常出现于MCP关节的桡侧，且邻近肌腱、副韧带和滑膜附着处。另一种形式的骨丢失是发生在炎症活动的关节周围出现的骨质疏松。它与骨干骺端的骨小梁实质明显变薄相关，可能是由骨髓腔的炎症所致。这些病变可在MRI检查中看得到，在MRI上表现为炎症关节邻近的骨髓中出现信号改变。这些改变的信号特征为富含水分，而脂肪含量很低，与高度血管化的炎症组织相一致。这些骨髓病变通常是骨侵蚀的前期表现。

将骨髓和入侵的血管翳分开的骨皮质层相对较薄，容易被有炎症的滑膜渗入。在MRI上看到的骨髓病变会伴有以成骨细胞积聚和骨组织沉积为特征的骨膜反应。因此近年来，RA的关节病理的概念已拓展至包含骨髓腔。最后，第三种形式的骨质流失是全身的骨质疏松症，导致全身的骨小梁变薄。

关节软骨是一种无血管的组织，由胶原、蛋白多糖和其他蛋白质组成的特殊基质形成。它组成4个不同的区域（浅、中、深和钙化软骨区）——软骨细胞是构成这些不同层次结构的独特细胞成分。最初人们认为软骨是一个惰性组织，但是目前则认为软骨对炎症介质和机械因素高度敏感，并能产生高度反应的组织，这些反应可引起软骨的合成代谢和分解代谢之间的平衡发生改变。在RA中，最初发生软骨降解的部位位于滑膜血管翳附近；RA软骨基质的特点是蛋白多糖的广泛丢失，最明显的区域是与滑液相邻的浅表区。软骨降解也可发生在软骨周围及毗邻软骨下骨的区域。

发病机制

滑膜炎的发病机制可能是遗传、环境及免疫因素之间复杂的相互作用导致的免疫系统失调和自身免疫耐受缺失（图6-3）。究竟是什么触发这些起始事件的发生，以及哪些遗传和环境因素使免疫系统受到破坏目前仍不清楚。但是，有关疾病慢性炎症反应和关节软骨、骨破坏的机制的详细分子情况正在逐步得到认识。

RA最早可检测的临床前阶段是被打破的自我耐受。在临床发病前很久就可以在RA患者血清中检出一些自身抗体，如RF、抗CCP等事实支持此理论。然而，抗CCP抗体和RF的靶抗原并不仅限于关节，这些抗体在疾病发病中作用尚待阐明。抗CCP抗体针对的是被PADI4酶翻译后修饰的脱亚胺基肽。这些抗体能够识别多种不同的基质蛋白中含瓜氨酸的区域，这些基质蛋白包括丝聚蛋白、角蛋白、纤维蛋白原和波状蛋白。在少数RA患者中还发现了其他自身抗体，这些抗体也可出现在其他类型的关节炎中。这些抗体能与多种不同的自身抗原结合，包括Ⅱ型胶原蛋白、人软骨gp-39、蛋白聚糖、钙蛋白酶抑制蛋白、BIP（免疫球蛋白结合蛋白）和葡萄糖-6-磷酸异构酶等。

从理论上来说，环境刺激可与其他因素协同导致RA中的炎症。吸烟者支气管肺泡灌洗液中蛋白的瓜氨酸化水平要高于不吸烟者。据此推测，长期吸烟可能会导致肺组织中细胞蛋白的瓜氨酸化，并促进能够诱导自身免疫反应的新表位的表达。接触一些具有免疫佐剂作用的物质，如矽尘和矿物油等，也与增加发生抗CCP阳性的RA的危险有关。

微生物或其产物是如何参与RA起病的？免疫系统在有微生物感染存在时，通过Toll样受体

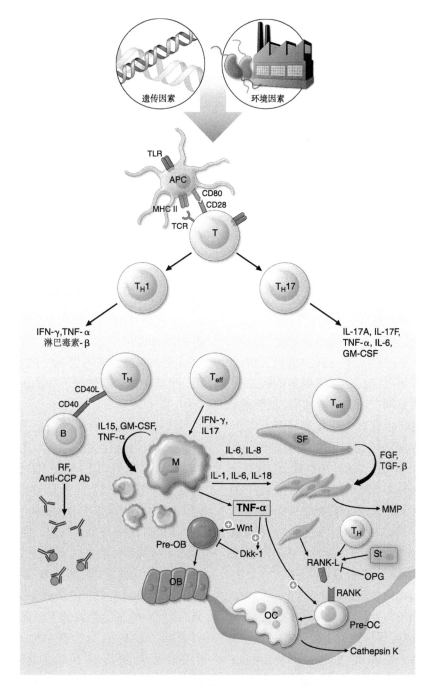

图6-3 炎症和关节破坏的病理生理机制

环境因素和遗传易感性因素可能触发类风湿关节炎(RA)的发生,随后导致滑膜T细胞活化。CD4⁺T细胞被抗原递呈细胞(APCs)通过T细胞受体Ⅱ类主要组织相容性复合体(MHCⅡ)-抗原肽复合物的第一信号途径通过CD28-CD80/86通路,以及其他通路的共刺激信号途径(第二信号途径)共同激活。理论上,配体与Toll样受体(TLR)结合后可进一步刺激关节内活化的APCs。滑膜CD4⁺ T细胞可分化为T_H1和T_H17细胞,各自分泌独特的细胞因子。CD4⁺TH细胞随后会激活B细胞,其中部分B细胞会分化为产生抗体的浆细胞。由类风湿因子(RFs)和抗环瓜氨酸肽(CCP)抗体形成的免疫复合物在关节内形成,并激活补体、促进炎症过程。效应性T细胞刺激滑膜巨噬细胞(M)和成纤维细胞(SF)分泌促炎症介质,其中包括肿瘤坏死因子α(TNF-α)。TNF-α上调内皮细胞的黏附分子表达,促进白细胞进入关节;TNF-α还刺激其他炎症介质的产生,如白细胞介素-1(IL-1)、IL-6和粒细胞-巨噬细胞集落刺激因子(GM-CSF)等。TNF-α在调节骨破坏和骨形成的平衡中起到重要作用。它上调dickkopf-1(DKK-1)的表达,从而将成骨细胞前体细胞上的Wnt信号受体胞内化。Wnt是促进成骨细胞形成和骨形成的可溶性介质。在RA中,可能由于DKK-1水平升高,通过Wnt通路抑制了骨形成。除了抑制骨形成外,TNF-α还能刺激破骨细胞形成。然而,Wnt自身并不足以诱导破骨细胞前体细胞(Pre-OC)分化为活化的具有骨破坏作用的破骨细胞。破骨细胞的分化还需要有巨噬细胞集落刺激因子的(M-CSF)和与Pre-OC表面核因子κB(RANK)活化受体结合的配体存在。在关节内,RANKL主要由基质细胞、滑膜纤维母细胞和T细胞产生。骨保护素(OPG)是一种RANKL诱饵受体,因此可抑制破骨细胞生成和骨流失。FGF.成纤维细胞生长因子;IFN.干扰素;TGF.转化生长因子

（TLR）发生改变。人类有10种TLRs用以识别多种微生物产物，包括细菌细胞表面的脂多糖和热休克蛋白（TLR4）、脂蛋白（TLR2）、双链RNA病毒（TLR3）和细菌的非甲基化CpG DNA（TLR9）等。TLR2、TLR3和TLR4在早期RA的滑膜纤维母细胞表面大量表达，当这些受体与它们的配体结合时可上调促炎性细胞因子的产生。尽管这些可能会放大RA的炎症过程，但TLRs在RA发病机制中的具体作用还需要进一步阐明。

RA的发病机制是建立在自身反应性T细胞驱动慢性炎症性反应这一概念的基础上的。从理论上来说，RA中出现的自身反应性T细胞可能是由于DNA修复缺陷而造成中枢（胸腺）选择异常，导致T细胞死亡和存活的失衡，或是细胞信号传导途径成分缺陷降低了T细胞活化的阈值所致。同样，T细胞功能表位的外周选择异常，也可导致T细胞自我耐受遭到破坏。在小鼠关节炎模型的研究中得到的结果支持这些理论。并无研究表明RA患者中有T细胞胸腺选择异常或调节细胞死亡的凋亡通路存在缺陷。滑膜的T细胞表面表型，说明既往就有抗原暴露并有克隆扩增的证据，因此至少一些抗原有可能是在关节内受到刺激的。有趣的是，RA患者的外周血T细胞有早衰的倾向，这主要发生在未接触抗原的幼稚T细胞。在这些研究中，最有意义的发现是端粒序列的损失和从胸腺输出的新生T细胞是减少的。虽然让人感到很诡异，但目前尚不清楚T细胞的全面异常是如何引发了一个以滑膜炎为主要表现的全身性疾病。

有大量证据支持CD4$^+$T细胞在RA的发病中起作用。第一，T细胞表面的共受体CD4与MHC Ⅱ类分子的不变区结合，在T细胞激活过程中稳定MHC-肽-T细胞受体复合物。由于在MHC Ⅱ类分子的SE是RA发病的危险因素，有学者推测CD4$^+$T细胞的活化在RA发病机制中起一定作用。第二，记忆性CD4$^+$T细胞在RA患者的滑膜组织中大量存在，可通过"牵连犯罪"机制参与发病。第三，CD4$^+$T细胞已被证明在关节炎动物模型的启动中发挥重要作用。第四，有研究显示针对T细胞的治疗是有效的，如环孢素和阿巴西普（CTLA4-Ig）等。上述证据表明，CD4$^+$T细胞在RA的慢性炎症反应中发挥重要作用。然而，存于滑膜组织中的其他类型的细胞如CD8$^+$T细胞、自然杀伤（NK）细胞和B细胞，也会影响RA的发病。

在RA的关节，通过细胞间接触、释放可溶性介质、活化的T细胞刺激巨噬细胞和纤维母细胞样滑膜细胞产生促炎性介质和蛋白酶，驱动滑膜炎症反应和软骨、骨破坏。CD4$^+$T细胞也能辅助B细胞产生抗体，进一步促进关节炎症发展。以前的RA发病机制理论——以T细胞为中心的模型是基于T$_H$1细胞驱动模式的，这个理论来自一些研究证实CD4$^+$T细胞（T$_H$细胞）可以分化成T$_H$1和T$_H$2亚群，每一亚群的细胞都会产生各自不同的细胞因子。T$_H$1细胞主要产生干扰素γ（IFN-γ）、淋巴毒素β和TNF-α，T$_H$2细胞主要分泌白细胞介素（IL）-4、IL-5、IL-6、IL-10和IL-13。近来研究发现了另一个T$_H$细胞亚群，称为T$_H$17细胞，彻底改变了我们有关RA发病机制的概念。在人类，转化生长因子β（TGF-β）、IL-1、IL-6和IL-23可以诱导初始T细胞分化成T$_H$17细胞。在被激活后，T$_H$17细胞会分泌多种促炎介质，如IL-17、IL-21、IL-22、TNF-α、IL-26、IL-6和粒细胞-巨噬细胞集落刺激因子（GM-CSF）。大量来自动物和人体的研究表明，IL-17不仅在促进关节炎症中起重要作用，而且在软骨及软骨下骨的破坏过程中也起重要作用。

活化的B细胞在慢性炎症反应中也扮演重要角色。B细胞可转化为浆细胞，之后浆细胞会合成抗体，包括RF及抗CCP抗体。RF可在关节内形成大的免疫复合物，通过固定补体和促进促炎症因子和趋化因子的释放来参与RA发病。在关节炎小鼠模型中，含有RF的免疫复合物以及含有抗CCP-的免疫复合物还与其他机制协同来促进滑膜的炎症反应。

RA常被认为是一种巨噬细胞驱动的疾病，这是因为巨噬细胞是关节内释放促炎细胞因子的主要来源。滑膜巨噬细胞释放的主要促炎症因子包括TNF-α、IL-1、IL-6、IL-12、IL-15、IL-18和IL-23。在这个微环境中的另一主要细胞类型——滑膜成纤维细胞可产生IL-1、IL-6及TNF-α等细胞因子。TNF-α在滑膜炎症的病理生理过程中是一个关键的细胞因子，它可上调内皮细胞表达黏附分子，促使白细胞进入滑膜的微环境。它还能活化滑膜纤维母细胞、刺激血管生成、促进疼痛受体敏感通路以及驱动破骨细胞形成。纤维母细胞会分泌基质金属蛋白酶（MMPs）及其他蛋白酶，这些酶的主要作用是引起关节软骨的破坏。

破骨细胞在血管翳部位的活化与局灶骨侵蚀密切相关。基质细胞、滑膜纤维母细胞和T细胞表达表达的核因子κB配体的受体激活因子（RANKL）。通过与破骨细胞前体细胞表面的RANK受体结合，RANKL可以刺激破骨细胞分化和骨吸收。RANKL的活性是受RANKL的诱饵受体——骨保护素（OPG）调节的，骨保护素可以阻碍破骨细胞形成。滑膜中的单核细胞作为破骨细胞的前体细胞，当暴露于巨噬细胞集落刺激因子（M-CSF）和RANKL时，可以融合形成多核体即破骨细胞前体细胞。这些前体细胞可以进一步分化成具有特征性波状膜的破骨细胞。细胞因子如TNF-α、IL-1、IL-6和IL-17可增加关节中RANKL的表达，因此促进破骨细胞形成。破骨细胞还分泌组织蛋白酶K，组织蛋白酶K是一种半胱氨酸蛋白酶，可以通过裂解胶原使骨基质降解。

骨质流失增加只是RA发病机制中的一部分，在炎症部位骨形成减少在骨重建过程中起了重要作用。近来有证据表明，炎症可以抑制骨形成。促炎细胞因子TNF-α通过增强dickkopf-1（DKK-1）的表达在抑制骨形成的过程中起关键作用。DKK-1是Wnt信号通路的重要抑制剂，可促进成骨细胞分化和骨形成。Wnt信号系统是一个可溶性糖蛋白家族，能与细胞表面的卷曲（fz）受体和低密度脂蛋白（LDL）受体相关蛋白（LRPs）结合，促进细胞生长。在动物模型中，DKK-1水平增加与骨形成降低相关，而抑制DKK-1则可防止关节结构的破坏。Wnt蛋白还能诱导OPG的形成并由此阻断骨吸收，这说明DKK-1在骨吸收和骨形成平衡的严格调控中起重要作用。

诊断

RA的临床诊断主要是根据慢性炎性关节炎的症状和体征来做出的，实验室检查和影像学检查结果也提供了重要的补充信息。2010年，美国风湿病学会（ACR）和欧洲抗风湿病联盟（EULAR）合作共同修订了1987年ACR制定的RA分类标准，以提高早期诊断率，目的是使更多早期患者尽早得到诊断，目标是发现能够从早期使用改善病情药物治疗中获益的患者（表6-1）。使用新修订的标准应用0~10评分法，如评分≥6分则就能满足确定RA的要求。新的分类标准与旧标准有几个方面的区别。新标准将血清抗CCP抗体阳性列为条目之一，该检查比RF阳性对RA的诊断更具特异性。新分类标准未纳入类风湿结节或影像学关节破坏，因为这些表现在早期RA中极其少见。需要强调的是，新的2010年ACR-EULAR标准是"分类标准"而非"诊断标准"，帮助将那些在发病时就能非常有可能发展为持续性滑膜炎和关节损伤的慢性疾病的患者在疾病早期即辨认出。放射学上看到的关节侵蚀或皮下结节可在疾病晚期提示诊断。

实验室检查

RA患者血清中可检出IgM、IgG和IgA亚型的RF，但IgM型RF是商业实验室中最常检测的亚型。75%~80%的RA患者血清中可以检测到IgM型RF，因此阴性结果并不能排除RA的诊断。其他结缔组织病的患者血清中也能检测到RF，如原发性干燥综合征、系统性红斑狼疮、Ⅱ型混合型冷球蛋白血症及慢性感染（如亚急性细菌性心内膜炎、乙型和丙型肝炎）1%~5%的健康人群中也可检测到RF。

血清抗CCP抗体对诊断RA的敏感性与RF相同。但是，抗CCP抗体对RA诊断的特异性则高达95%，因此在早期炎性关节炎患者，抗CCP抗体阳性有助于区分RA和其他类型的关节炎。同时检测RF和抗CCP抗体在RA的诊断中也很有价值，因为一些RA患者RF阳性但抗CCP抗体阴性，另一些患者则刚好相反。RF或抗CCP抗体的存在还有一定的预后意义，抗CCP抗体阳性患者常常预示患者的预后较差。

表6-1 RA分类标准

内容	项目	分值
关节受累	1个大关节（肩、肘、髋、膝、踝关节）	0
	2~10个大关节	1
	1~3个小关节（MCP、PIP、拇指IP、MTP、腕关节）	2
	4~10个小关节	3
	>10个关节（至少1个小关节）	5
血清学	RF和抗CCP抗体阴性	0
	RF或抗CCP抗体低滴度阳性（≤3倍ULN）	2
	RF或抗CCP抗体高滴度阳性（>3倍ULN）	3
急性期反应物	CRP和ESR正常	0
	CRP或ESR升高	1
持续时间	<6周	0
	≥6周	1

该标准适用于无法用其他疾病解释的至少1各关节受累的新发临床明确滑膜炎的分类

CCP.环瓜氨酸肽；CRP.C反应蛋白；ESR.红细胞沉降率；IP.指间关节；MCP.掌指关节；PIP.近端指间关节；RF.类风湿因子；ULN.正常高限

源自：T Neogi et al：Arthritis Rheum 62；2569，2010.

关节液分析

通常情况下，RA患者的滑液可反映疾病的炎症状态。滑液中白细胞（WBC）计数变化很大，但一般来说，白细胞的变化范围可在5000~50 000/μl，骨关节炎等非炎性疾病的关节液WBC计数<2000/μl。与滑膜组织不同，关节液中最主要的细胞类型是中性粒细胞。滑液中还含有RF、抗CCP抗体和免疫复合物，以及补体活化的副产物。在临床上，滑液分析在确定炎性关节炎（与骨关节炎相反）上是最有帮助的，同时还能除外感染或晶体性关节炎，如痛风或假性痛风（参见第20章）。

关节影像

关节影像不仅对RA诊断非常有价值，还可用来追踪关节破坏的进展。普通X线是最常用的影像学检查手段，但只能看到骨性结构、只能通过关节间隙狭窄程度来推断关节软骨的状态是它的局限性。MRI和超声波技术能够检测到滑膜炎、腱鞘炎和关节积液等软组织改变，在发现骨损害方面的敏感性也更高，因此有补充价值。普通X线片常需依赖临床实践来诊断和监测受累关节病变情况。而在一些特定的情况下，MRI和超声可提供更多的辅助诊断信息，并能指导临床制定治疗决策。

普通X线片

经典的RA的最初影像学改变为关节旁骨质疏松，但实际上这种改变在普通X线片上很难发现，特别是在新型的数字化X线片上。在X线片上能看到的其他表现有软组织肿胀、对称性关节间隙变窄和软骨下骨侵蚀等，这些表现最常见的病变为腕部、手部（MCPs和PIPs）和足部（MTPs）。足部的病变中第五MTP的外侧面往往最先累及，但其他MTP关节也可同时受累。晚期RA的X射检查可以看到关节严重破坏的表现，包括关节半脱位和塌陷（图6-4）。

MRI

MRI在检测滑膜炎、关节积液及早期骨和骨髓改变方面的敏感度是最高的。这些软组织异常通常在X射线能检测到的骨质变化之前就发生了。骨髓水肿是炎性关节疾病的早期征象，且可预测将会在X线片和MRI扫描中后来看到的骨侵蚀。花费较高是限制MRI作为常规临床应用的主要原因。

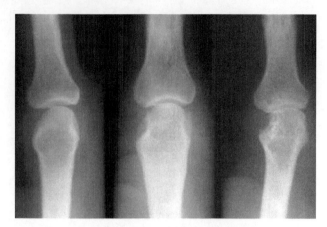

图6-4 X线显示的近端指间关节破坏的进展过程
（摘自ACR图片库）

超声

超声技术，包括彩色多普勒在内的，都能检测到比X线片更多的骨侵蚀，尤其是对于比较浅表的关节。但是，超声是否具备能够可靠地发现滑膜炎的能力，包括提示炎症的关节血管增多的能力尚不清楚。超声的有用性取决于超声科医师的经验，但是，超声在便携性、无辐射和比MRI便宜方面确实有优势，正是这些优势使超声成为一种很有吸引力的临床工具。

临床病程

RA的自然病程复杂，受发病年龄、性别、基因型、疾病表型（如关节外表现或RA变异型）及共患疾病等多因素的影响，这些都使RA成为一种真正的异质性疾病，没有能够预测疾病病程的简单方法。重要的是要知道有多达10%的符合ACR的RA分类标准的炎性关节炎患者（特别是血清阴性患者）可能会在6个月左右的时间里自发缓解。但是，绝大多数患者则表现为持续性的、进展性病程，随着时间的迁移，病情活动度时高时低。也有一少部分患者呈现间歇性、复发性的爆发性炎性关节炎发作，期间伴有一段时间的病情缓解。个别不幸的RA患者会呈现急性进展性RA表现类型，表现为不可阻挡的进展性、重度毁损性关节疾病，但是在目前的生物制剂治疗时代，这种高度毁损性关节病变已逐渐少见。

RA的残疾程度可以通过健康测量问卷（HAQ）来评价，当疾病活动度和疾病进展控制不佳时，这种评价会显示随时间的推移，残疾会逐步恶化的趋势。残疾可以由疾病活动度相关因素——有可能通过治疗逆转的和关节破坏相关的因素（由于关节软骨和骨的破坏逐渐累积所致,绝大多数是不可逆的)这两种原因所致。在疾病早期,关节炎症的范围是决定残疾程度的主要因素,而在疾病晚期,关节破坏的程度则是导致残疾的主要因素。以前的研究表明一半以上的RA患者在发病后10年会失去工作能力。但是近年来报道显示,随着新疗法的使用和更早的疾病干预治疗,RA患者就业率显著升高,失业率明显下降。

RA的总死亡率是普通人群的2倍,死亡的主要原因为缺血性心脏病和感染。男性RA患者的平均预期寿命比对照人群少7岁,而女性RA患者的平均预期寿命比对照人群少3岁。有全身关节外脏器受累、功能状态差、社会经济地位较低、教育程度低和长期使用激素的RA患者发生存活时间缩短的危险更高。

治疗 RA

RA患者临床疾病活动度反映了炎症的严重程度,也是最影响疾病治疗决策的因素。关节炎症是关节破坏的主要驱动因素,在疾病早期关节炎症是造成功能障碍的最重要原因。人们已经制定了一些综合指数用来评估疾病的临床活动性。ACR20、ACR50和ACR70改善标准[分别对应受累关节计数、医生/患者对疾病严重度的评估、疼痛评分、血清急性期反应物(ESR或CRP)水平,以及采用自我问卷评估的功能残疾评分的改善达到20%、50%和70%]是一个治疗反应二分法的复合评分。该ACR改善标准常用于临床研究,作为研究的终点用来比较不同治疗组之间出现疗效的患者比例。相反,疾病活动度评分(DAS)、简化的疾病活动度评分(CDAI)和临床疾病活动度评分(CDAI)对疾病活动度以一种连续的方式进行评估。这些评分在临床实践中越来越多地用于追踪疾病的状态,尤其用于记录治疗反应。

在过去20年里的一些进展改变了RA的整个治疗策略,这些进展包括:①甲氨蝶呤(MTX)是早期RA的首选改善疾病风湿药(DMARD);②新型高效生物制剂的研发,可单用或与MTX联用来治疗RA;③DMARDs联合治疗的疗效优于MTX单用。治疗RA的药物可分以下几大类:非甾体抗炎药(NSAIDs);糖皮质激素,如泼尼松及甲泼尼松龙;传统的病情改善药物(DMARDs)和生物DMARDs(表6-2)。虽然一些RA患者仅用一种DMARD,如MTX,即可控制病情,但大多数情况下还是需要使用DMARDs联合治疗,联合使用的药物在病程中会因疾病活动度的波动以及出现的药物相关毒性和并存疾病而有所变化。

NSAIDs

NSAIDs曾被认为是RA的核心治疗,现在则被认为是其他治疗无法控制症状时的对症辅助治疗。NSAIDs同时具有镇痛和抗炎作用。

NSAIDs的抗炎作用是通过其非选择性抑制环氧合酶(COX)-1和COX-2来达到的。尽管临床试验表明各类NSAIDs的疗效基本相当,但经验表明一些患者可能对某一特定的NSAID疗效最佳。因为NSAIDS的可能不良反应有胃炎、消化性溃疡病及肾功能损害,因此尽量减少长期使用。

糖皮质激素

糖皮质激素可通过多种方式来达到控制RA疾病活动的目的。首先,可以使用低到中等剂量的糖皮质激素在DMARD全面起效之前迅速控制病情,DMARD药物起效一般需数周到数月。其次,可以处方大剂量糖皮质激素1~2周来控制RA的急性疾病复发,可以根据病情复发时的严重程度来决定糖皮质激素的剂量和持续时间。那些对DMARD治疗反应不佳的患者,可能还需要长期使用小剂量泼尼松(5~10mg/d或等效剂量的其他制剂)来协助控制病情活动。一些前瞻性研究表明,小剂量泼尼松治疗可延缓关节病变的影像学进展,但是要仔细权衡这种治疗的利弊。最佳的治疗方案是尽量减少使用低剂量泼尼松的时间,以避免发生骨质疏松症和其他长期并发症的危险。但是,许多患者可能无法避免长期使用小剂量泼尼松治疗。最后,如果患者只有一个或几个关节有活动性炎症,临床医师可考虑关节内注射中效糖皮质激素,如曲安奈德。这种方法可以迅速控制数量有限的关节炎症,但在使用前需谨慎除外可能模拟RA复发的关节感染。

骨质疏松症是长期使用糖皮质激素的重要并发症。ACR建议对任何接受5mg/d以上泼尼松大于3个月的患者使用双磷酸盐作为预防糖皮质激素诱导的骨质疏松的基础治疗。由于糖皮质激素的使用可增加发生消化性溃疡的危险,特别是在同时使用NSAID的患者。尚无基于循证的指南来推荐此种情况下是否需要使用预防消化性溃疡的治疗。

表6-2 用于RA治疗的DMARDs

药名	剂量	严重毒性	其他常见不良反应	用药前评估	监测
羟氯喹	200~400mg/d，口服（≤6.5mg/kg）	不可逆的视网膜损伤，心脏毒性，血液系统异常	恶心，腹泻，头痛，皮疹	40岁以上或有眼病史患者眼科检查	每年1次眼底和视野检查
柳氮磺吡啶	起始剂量：500mg，每日2次，口服；维持剂量：1000~1500mg，每日2次，口服	粒细胞减少，溶血性贫血（G-6-PD缺乏）	恶心，腹泻，头痛	CBC，LFTs，G-6-PD水平	用药的前3个月每隔2~4周检测CBC，之后每3个月检测1次
甲氨蝶呤	每周10~25mg口服或皮下注射 叶酸1mg/d降低毒性	肝毒性，骨髓抑制，感染，间质性肺病，妊娠期间使用安全性分类为X类	恶心、呕吐、口腔炎/溃疡、脱发、乏力	CBC、LFTs、病毒性肝炎全套检查*、胸部X线	每隔2~3个月检查CBC、肌酐、LFTs
来氟米特	10~20mg/d	肝毒性，骨髓抑制，感染，妊娠期间使用安全性分类为X类	脱发、腹泻	CBC、LFTs、病毒性肝炎全套检查*	每隔2~3个月检查CBC、肌酐、LFTs
TNF-α抑制剂	英夫利昔：第0、2、6周，3mg/kg静脉输注，之后每8周1次静脉注射；剂量可增至每4周10mg/kg	增加细菌、真菌感染危险，潜伏TB感染复燃，增加发生淋巴瘤的危险（有争议），药物性狼疮，神经功能异常	输液反应，LFTs升高	PPD皮肤试验	定期查LFTs
	依那西普：50mg每周1次或25mg，每周2次，皮下注射	同上	注射部位反应	PPD皮肤试验	监测注射部位反应
	阿达木单抗：40mg，每2周1次，皮下注射	同上	注射部位反应	PPD皮肤试验	监测注射部位反应
	戈利木单抗：50mg，每月1次，皮下注射	同上	注射部位反应	PPD皮肤试验	监测注射部位反应
	赛妥珠单抗：400mg第0、2、4周，之后每2周，200mg，皮下注射	同上	注射部位反应	PPD皮肤试验	监测注射部位反应
阿巴西普	根据体重：<60kg，500mg；60~100kg，750mg；>100kg，1000mg 在第0、2、4周，之后每4周1次静脉注射 皮下注射方案：首剂静脉输注负荷量（见上体重剂量），同日皮下注射125mg，之后125mg每周1次皮下注射	增加细菌、病毒感染风险	头痛，恶心	PPD皮肤试验	监测注射部位反应
阿那白滞素	100mg/d；皮下注射	增加细菌、病毒感染危险，潜在TB感染复燃，中性粒细胞减少	注射部位反应，头痛	PPD皮肤试验，CBC及分类	前3个月每月1次CBC，之后1年内每4个月1次CBC；监测注射部位反应
利妥昔单抗	1000mg，第0、14天静脉注射；每6个月或更长时间可重复1次。之前可用甲泼尼龙100mg1次，减少输液反应	增加细菌、病毒感染危险，输液反应，血细胞减少，乙型肝炎复燃	皮疹，发热	CBC，病毒性肝炎全套检查	定期监测CBC

续表

药名	剂量	严重毒性	其他常见不良反应	用药前评估	监测
托珠单抗	4~8mg/kg每月1次，静脉注射	感染危险，输液反应，LFTs升高，血脂异常，血细胞减少		PPD皮肤试验	定期监测CBC、LFTs
托法替布	5mg，每日2次，口服	感染危险，TB复燃，可能增加发生淋巴瘤的危险，胃肠道穿孔		CBC，PPD皮肤试验	4~8周后查CBC，之后每3个月查1次；定期监测LFTs；4~8周后查血脂

*病毒性肝炎检查：乙型肝炎表面抗原+丙型肝炎抗体

CBC.全血细胞分析；G-6-PD.葡萄糖-6-磷酸脱氢酶；LFTs.肝功能检测；PPD.结核菌素纯蛋白衍生物；TB.结核

DMARDs

之所以称为DMARDs是因为这些药物能够减缓或阻止RA的结构破坏。传统的DMARDs包括羟氯喹、柳氮磺胺吡啶、甲氨蝶呤和来氟米特。这些药物一般在6~12周才能起效。甲氨蝶呤是RA治疗的首选DMARD，并且是大多数联合治疗的基础药物。甲氨蝶呤（MTX）在1986年即被批准用于治疗RA，直到现在仍是评价新的病情改善药物有效性和安全性时使用的基准对照药物。有研究显示，甲氨蝶呤在治疗RA的剂量下可刺激细胞释放腺苷而产生抗炎作用。来氟米特是一种嘧啶合成抑制剂，其临床疗效与甲氨蝶呤相似；在设计合理的临床试验中证实来氟米特单用或与甲氨蝶呤及其他DMARDs合用来治疗RA，都是有效的。

虽然与其他DMARDs相似，都有起效缓慢的特点，但并未证实羟氯喹能够延缓RA的影像学进展，因此它并不被认为是一个真正的DMARDs。在临床实践中，羟氯喹常用于治疗早期的轻症疾病或作为其他DMARDs联合治疗方案的辅助治疗。随机对照试验证实它可减缓疾病的影像学进展。米诺环素、金制剂、青霉胺、硫唑嘌呤和环孢素都被用来治疗RA，也有不同程度的疗效，但均因其临床疗效不确定或不良反应较多在RA中已较少应用。

生物制剂

在过去的十年里，生物DMARDs给RA的治疗带来了一场革命（表6-2）。生物DMARDs是蛋白类药物，绝大多数针对的靶点都是细胞因子和细胞表面分子。肿瘤坏死因子抑制剂是第一个被批准治疗RA的生物制剂。阿那白滞素——IL-1受体拮抗剂，是随后不久被批准用于治疗RA的另一种生物制剂，但已证实与其他生物制剂相比，其疗效相对较差。最新型的生物制剂还有阿巴西普、利妥昔单抗和托珠单抗。

1.TNF抑制剂 TNF抑制剂的开发最初是由实验发现TNF是关节炎症关键的上游调节因子。目前，有5种TNF-α抑制剂已获批用于治疗RA。其中有3种是不同的抗TNF的单克隆抗体。英夫利昔单抗是一种嵌合（部分小鼠和人类）单克隆抗体，而阿达木单抗和戈利木单抗是人源化的单克隆抗体。赛妥珠单抗（Certolizumab）是一种人源化聚乙二醇化的Fc-自由片段单克隆抗体，可与TNF-α特异性结合。另外，依那西普是一种由TNF受体2与IgG1的Fc段共价结合的可溶性融合蛋白。随机对照临床研究已证明所有的TNF抑制剂都可减轻RA的症状和体征、延缓关节损伤的影像学进展，改善身体功能，提高生活质量。一般来说，抗TNF药物常与作为背景治疗的甲氨蝶呤联用。对很多患者来说，这种联合方案可以达到最大的花费获益比，并且常被作为对单用甲氨蝶呤疗效欠佳患者的替代方案。依那西普、阿达木单抗、赛妥珠单抗和戈利木单抗也被批准单药用于治疗RA。

应避免在活动性感染或对此类药物有过敏史的患者使用抗TNF制剂。用这类药物最让人担心的是发生感染的危险增加，特别是机会性真菌感染和潜伏结核的复发。因此，所有患者在开始使用抗TNF治疗前应根据各国的指南进行潜伏性结核的筛查。在美国，对需使用TNF抑制剂的患者进行PPD皮试，如果皮肤反应超过5mm则提示可能曾有TB接触史，需进一步评估是否有活动性疾病并进行相应的治疗。

2.阿那白滞素 阿那白滞素是一种重组的天然IL-1受体的拮抗剂，因其在RA治疗中的疗效不够明显，因此在RA中并没有被广泛应用。但是，后来发现阿那白滞素可用于治疗一些依赖IL-1合成的少见病而得以在临床继续使用，这些少见疾病包括新生儿起病的炎症性疾病、Muckle-Wells综合征、家族性寒冷性荨麻疹、全身型幼年起病的炎性关节炎及成人Still病等。阿那白滞素不应与任何抗TNF药物联合使用，因为在临床试验中观察到，这样的联合使用严重感染的发生率很高。

3. 阿巴西普　阿巴西普是由人细胞毒T淋巴细胞相关抗原4（CTLA-4）的细胞外功能集团与人IgG的修饰部分连接所形成的一种可溶性融合蛋白。它能通过阻断CD28与CD80/86的相互作用而抑制T细胞的共刺激，并可通过CD80和CD86的反向信号来抑制抗原呈递细胞的功能。在临床试验中证实阿巴西普可减轻疾病的活动性，减缓关节损伤的放射学进展，并改善功能性残疾。大多数情况都是阿巴西普与甲氨蝶呤或其他DMARD，如来氟米特等合用。其起效通常比TNF抑制剂慢。阿巴西普治疗会使发生感染的危险增加，但多数患者对阿巴西普的耐受性较好。

4. 利妥昔单抗　利妥昔单抗是一种针对CD20的嵌合单克隆抗体，CD20是多数成熟B细胞表达的一种细胞表面分子。利妥昔单通过清除B细胞，然后以某种尚不清楚的机制减轻炎症反应。利妥昔单抗已被批准与甲氨蝶呤联用治疗难治性RA，而且这种治疗对血清阳性患者的疗效要优于血清阴性患者。利妥昔单抗可有轻到中度的输液反应、发生感染的危险增加。值得注意的是，已有利妥昔单抗治疗导致潜在致命性脑部疾病——进行性多灶性白质脑病（PML）的个别报道，尽管在RA患者中发生这种并发症的绝对危险性非常低。大多数这些患者都有先前或目前正在使用其他作用较强的免疫抑制剂的情况。

5. 托珠单抗　托珠单抗是一种针对膜型和可溶型IL-6受体的人源化单克隆抗体。IL-6是RA发病机制中的一种促炎性细胞因子，在关节炎症和破坏中起重要作用。IL-6与其受体结合可激活细胞内信号通路，导致急性期反应、细胞因子的产生及破骨细胞活化。临床试验证明，托珠单抗无论单药治疗，还是与MTX以及其他的DMARD联合使用，治疗RA都有效。托珠单抗治疗的不良反应包括增加感染的发生率、中性粒细胞减少和血小板减少，但是停药后血液学异常可以逆转。此外，托珠单抗可使LDL胆固醇水平升高，但是这种LDL胆固醇升高是否会增加发生动脉粥样硬化的危险尚不清楚。

6. 托法替布　托法替布是Janus激酶（JAK）抑制剂，可阻止调节基因表达等调节细胞内活性的信号转导和转录激活因子（STATs）的活化和磷酸化。托法替布是一种口服药物，可用来治疗对甲氨蝶呤疗效欠佳的中到重度活动性成人RA患者，既可单药使用，也可与甲氨蝶呤或其他非生物DMARDs联合使用。托法替布的不良反应为增加发生感染的危险，包括结核和侵袭性真菌感染。因为有发生胃肠道穿孔的报道，因此在有穿孔危险的人群中应谨慎使用。托法替布引起的实验室异常包括淋巴细胞减少、中性粒细胞减少、贫血、转氨酶升高和高脂血症等。

走近患者　RA的治疗策法

RA治疗的经典金字塔治疗现在看来已经过时，目前已演变为关注以下几大目标的新策略：①早期积极治疗以防止关节损伤和残疾；②密切随诊调整治疗方案，在合适的情况下选择联合治疗；③治疗应个体化，以期达到获得最好的治疗疗效和最小的不良反应；④尽量使患者的临床疾病活动性达到缓解。已有大量证据支持这种强化治疗策略。

如前所述，甲氨蝶呤是中到重度RA初始治疗的首选DMARD。如果甲氨蝶呤治疗未能使疾病得到满意的控制，则应考虑联合用药治疗方案。有效的联合用药方案包括：甲氨蝶呤+柳氮磺吡啶+羟氯喹（三联疗法）；甲氨蝶呤+来氟米特；甲氨蝶呤+一种生物制剂。如随机对照临床已经证实甲氨蝶呤联合一种TNF抑制剂在减轻症状和体征方面，和延缓关节结构破坏进展方面都要优于甲氨蝶呤单药治疗。但是，这些研究也指出，TNF抑制剂和甲氨蝶呤联用所付出的花费及所得到的对关节结构破坏的保护作用，似乎仅限于那些疾病进展高危的患者，这类患者约占纳入临床试验的患者的25%，其他患者即使单用甲氨蝶呤也未在12个月的时间里出现显著进展的关节损伤。要精确预测哪些患者最终会出现影像学上的较重的关节损伤。某些因素，如血清急性期反应物升高、关节炎症重及出现侵蚀性病等，提示发展为结构性损伤的可能性会增加。

一些患者可能对TNF抑制剂治疗无效或无法耐受其不良反应。如果患者起初对TNF抑制剂有效而后来疗效逐渐消失，那么更换为另一种TNF抑制剂可能会有效；对TNF抑制剂治疗无效的患者可考虑换用其他的生物制剂，如阿巴西普和利妥昔单抗等。一些可靠的临床试验证明，在甲氨蝶呤背景用药的基础上加用阿巴西普或利妥昔单抗联用可有效减少关节炎的症状体征、减缓疾病的放射学进展。在治疗的早期，根据临床情况可以考虑用阿巴西普来替代TNF抑制剂（如有使用TNF抑制剂的相对禁忌时）。

低疾病活动度或临床缓解的疾病状态是治疗的最佳目标，尽管很多患者经过很多努力也达不到缓解。疾病活动的综合评分，如疾病活动度评分-28或DAS-28有助于将疾病的活动度状态分为低疾病活动状态与缓解；然而，由于临床进行关节检查的限制性，较轻的滑膜炎可能无法检出，因此这些评判工具并不完美。完全缓解被严格地定义为所有的关节和关节外炎症及RA相关的免疫活性完全消失。然而，在临床上很难证实达到了这种状态。为了标准化和简化临床试验中对缓解的定义，ACR和EULAR提出了两组具有可操作性的RA缓解的定义（表6-3）。如果一个患者满足以下条件时，就可以认为这个患者达到了疾病的缓解状态：①满足表6-3或表6-2中所有临床和实验室标准；②简化疾病活动指数（SDAI）复合评分<3.3。SDAI是通过把压痛和肿胀关节数（使用28个关节）、病人对病情的整体评价（0~10分），医生对疾病的整体评价（0~10分）和C反应蛋白（mg/dl）都加起来计算出来的和。这样的缓解定义并没有把存在亚临床滑膜炎的可能性考虑在内，而实际上亚临床滑膜炎本身也可引起关节压痛或肿胀。即使忽略了这些定义的字面意义，前面提到的缓解标准也还是有用的，因为它设置了疾病的控制水平，在这种控制水平下关节结构破坏和残疾可以没有进展，或仅有很少的进展。

表6-3 ACR/EULAR关于RA缓解的暂行定义

在任何时间点，患者必须满足以下所有条件：
  关节压痛数≤1
  肿胀关节数≤1
  C反应蛋白≤1mg/dl
  病人总体评估≤1（0~10级）
或在任何时间点，患者的SDAIS（简化的疾病活动指数评分）≤3.3

来源：经Felson et al修改：Arthritis Rheum 63: 573, 2011.

物理治疗及辅助设备

所有患者都应该进行锻炼和体力活动。能动性力量训练、基于社区的综合物理治疗和体力活动指导（强调每周数日的30min中等强度活动）都被证明可改善肌肉力量和患者的自觉健康状况。足外翻畸形矫形手术可减少足部疼痛和功能障碍以及活动受限。谨慎使用手腕夹板也可减轻疼痛；但是，夹板可能会因降手的灵活性，这种方法对握力的影响也不确定，限制了其临床应用价值。

手术

外科手术可以缓解RA患者的疼痛、改善残疾，特别是手、手腕和足的手术，通常在药物治疗失败后才考虑手术，文献报道的手术远期成功率有差异。对于膝、髋、肩或肘等大关节，对晚期关节畸形可选择进行全关节置换术。手部小关节的外科术式选择比较有限。硅胶假体置入是MCP关节重建术最常用的矫形手术，通常用于运动范围严重受限、明显的屈曲挛缩畸形、MCP疼痛且伴有影像学异常及严重的尺侧偏斜等情况。对早期RA患者的腕部病变，滑膜切除术和限制性融合术是有效的治疗方法，但近年来由于DMARD治疗的广泛使用，这些手术的使用比过去要少得多。对于患者病情严重、疼痛剧烈且功能严重受损的患者，可考虑关节融合术和腕关节置换术。这两种术式在控制疼痛和患者满意度上是相当的。很多手术方式可以矫正足前部的蹞趾蹞外翻畸形，包括关节融合术和置换术，对于顽固的足跟痛主要选择关节融合术来治疗。

特殊患者的管理

妊娠期 75%的女性RA患者在妊娠期间症状会全面改善，但在产后多会复发。妊娠期间的复发可使用小剂量泼尼松来治疗，羟氯喹和柳氮磺吡啶可能是妊娠期能够使用的最安全的DMARDs。甲氨蝶呤和来氟米特在动物和人类均有致畸作用，因此在妊娠期是禁用的。妊娠期生物制剂使用的经验不足，因此无法给出具体的建议；大多数风湿病都不推荐妊娠期使用生物制剂，但可以根据具体情况来考虑是否使用。

老年患者 有1/3 RA患者是60岁以上的人群；但是老年患者的治疗选择需略保守，因为他们出现药物毒性的危险性是升高的。研究表明，传统

DMARD和生物制剂在年轻和老年患者同样安全有效。因为共存疾病增多，因此老年患者发生感染的危险也是增加的；另外，高龄也会导致肾功能逐渐下降，因此发生NSAIDs和一些DMARDs，如甲氨蝶呤的不良反应的危险会增加。由于甲氨蝶呤主要通过肾清除，因此在处方甲氨蝶呤时需考虑到患者的肾功能情况。为减少发生不良反应的危险，在70岁以上的人群需适当下调甲氨蝶呤的剂量。对于血清肌酐>2mg/dl的患者，通常应尽量避免使用甲氨蝶呤。

全球面临的挑战

发展中国家在面临着持续存在的贫穷、传染病肆虐、现代化医疗保障设施不足的同时，非传染性慢性疾病发病率在逐年增加，如糖尿病、心血管疾病及RA等。在这些领域中，患者的诊断往往会延误，而且不能及时得到专家的诊治，因此在就诊时疾病活动性更高，残疾程度更高。此外，在发展中国家，由于糖皮质激素与大多数DMARDs的使用所导致的免疫抑制状态，感染仍然是治疗RA时面临的一个严重问题。如在一些发展中国家，接受治疗的RA患者结核病的发生率明显增加，这就要求采取比发展国家更严格的筛查措施，更积极的使用异烟肼进行预防治疗。另外，在这些发展中国家，乙型和丙型肝炎及人类免疫缺陷病毒（HIV的患病率升高），也给RA的治疗带来了挑战。一些患者在使用DMARDs（如利妥昔单抗）过程中，会出现病毒性肝炎的复燃。另外，抗反转录病毒药物不足也限制了对HIV感染的有效控制，因此也限制了可以选择用来治疗RA的DMARDs。

尽管存在这些挑战，仍然建议发展中国家的医师利用现有的资源早期对RA进行治疗。在全球范围内都会有柳氮磺吡啶和甲氨蝶呤等普遍使用的药物，既可单用也可与其他药物联合使用。虽然高昂的费用限制了生物制剂的使用，但无论在发达国家还是其他地区，生物制剂的使用越来越多；各国家都有限制生物制剂使用的方案，但大家仍然顾虑使用生物制剂后发生机会感染的危险。

总结

对RA发病机制和治疗的深入了解，使RA的治疗出现了革命性的进展，RA患者的预后已经比出现生物制剂之前有了显著的进步，与过去的数年相比，尽管许多患者可能会稍做一些职业调整，但已有更多的患者不发生明显的残疾，能继续工作。RA需早期积极治疗、密切随访监测药物疗效已经对我们的医疗服务体系产生了影响。社区保健医师与风湿病专科医师必须组成团队，密切合作，达到最好的治疗目标。在许多医疗机构，优先为新发病的早期炎症性关节炎患者进行会诊再也改变了风湿病专科医生的行医模式。

随着治疗方法的迅速发展，RA的治疗策略也越来越复杂。社区医师和风湿病专科医师必须对接受这些治疗的患者进行严密的监测，以尽量减少发生药物不良反应的危险，并尽快发现长期慢性免疫抑制导致的各种并发症。同时，预防和治疗RA相关并发症，如缺血性心脏病、骨质疏松症等，鉴于多学科团队合作在防治这些并发症方面的价值，可以使患者从中受益，因此需要这种多学科团队密切合作模式。

科研人员还会继续致力于寻求新型的更有效、更安全的治疗方法，继续探寻能更快控制疾病、更快达到缓解的治疗策略。然而，RA的预防和治愈可能需要我们对疾病发病机制研究方面有新的突破，这些突破可能来自对发生关节炎症的关键通路的遗传研究，同时，生物标记物的发现也将为RA的个体化治疗敞开大门。

（王　立　译　李梦涛　田新平　审校）

第7章

急性风湿热

Jonathan R. Carapetis

急性风湿热（acute rheumatic fever, ARF）是一种多系统疾病，由A组链球菌感染后引发的自身免疫反应所导致。虽然身体多个部位可受累，但其临床表现几乎均能完全缓解。心脏瓣膜损伤［风湿性心脏病（rheumatic heart disease, RHD）］是个例外，在其他表现消失后仍可能持续存在。

放眼全球

ARF和RHD是与贫穷伴行的疾病。它们曾是各国的常见疾病，直到20世纪早期其发病率在工业化国家才开始下降。发病率的下降主要得益于生活条件的改善——特别是居住条件不再拥挤而卫生水平逐步提高——这些导致A组链球菌传染的下降。抗生素的使用以及医疗体系的完善对此也有贡献。从20世纪80年代起，美国落基山脉各州出现了ARF的反复暴发，高发病率持续至今。

虽然工业化国家经历了20世纪后ARF近乎绝迹，RHD的发病率也在下降，但不幸的是，发展中国家并未出现类似趋势，疾病仍未被遏制。RHD是发展中国家儿童最常见的心脏疾病，在成人中也是重要的致死、致病原因。据估计，全球约有1500万至1900万人罹患RHD，每年导致约25万人的死亡。95%的ARF病例及RHD导致的死亡发生在发展中国家。

虽然ARF和RHD在所有发展中国家都较常见，但某些地区的发病率特别高。这些"热点"包括撒哈拉以南非洲、太平洋国家、澳大利亚及印度次大陆。遗憾的是，多数发展中国家目前尚无以登记为基础的协作性RHD控制项目，而此类项目已被证实能够经济有效的减少RHD的负担。发展中国家需要提高对RHD的认识并动员资源进行疾病控制，这应当引起国际社会的关注。

流行病学

ARF主要见于5~14岁的儿童。在略年长的青少年和青年中，首次发病者不常见，30岁以上首次发病者罕见。然而，在青少年及青年中，疾病反复复发仍较常见。与此形成对比的是RHD的患病率，发病高峰年龄为25~40岁。ARF无明确性别相关性，但RHD更常累及女性，有时发病率可以高达男性的2倍。

发病机制

微生物因素

根据现有证据，ARF仅发生于A组链球菌导致的上呼吸道感染后。虽然，经典理论提出，某些M血清型（特别是1、3、5、6、14、18、19、24、27和29型）与ARF相关，但目前认为，在高发病区域，A组链球菌的任何菌株均有导致ARF的可能。皮肤感染及C组、G组链球菌感染的意义现在仍在研究中。

宿主因素

人群中3%~6%对ARF存在易感性，这一比例在不同人群中并无明显差异。病例的家族聚集及同卵双生的一致性——特别是舞蹈症——证实了ARF的易感性存在遗传学背景。特别是人白细胞抗原（HLA）Ⅱ型等位基因与易感性高度相关。有研究还显示，循环中的高水平甘露聚糖结合凝集素、转化生长因子β$_1$基因和免疫球蛋白基因的多态性也与易感性相关。在多个人群的患者中，均发现B细胞高表达同种异体抗原D8-17，在患者的一级亲属中则为中度表达，提示该抗原可能是遗传易感性的一种标记物。

免疫反应

当易感宿主遇到A组链球菌后,自身免疫反应随即展开,微生物和宿主之间表位的交叉反应导致人体组织损伤(图7-1)。有交叉反应性的表位存在于链球菌M蛋白及A组链球菌糖类的N-乙酰氨基葡萄糖中,在免疫学上类似于人体肌球蛋白、原肌球蛋白、角蛋白、肌动蛋白、层粘连蛋白、波形蛋白和N-乙酰氨基葡萄糖中的分子。目前认为,附着在心脏瓣膜内皮上的交叉反应性抗体造成了初始损伤,产生了激活的CD4阳性T细胞,从而引发了其后T细胞介导的炎症。

临床特点

在致病性A组链球菌感染和ARF临床表现出现之间存在3周左右(1~5周)的潜伏期。舞蹈症和惰性心肌炎是例外,其潜伏期可长达6个月。虽然不少患者自述存在咽痛史,前驱的A组链球菌感染常常是亚临床的,此时仅能通过链球菌抗体的检测来证实感染的存在。ARF最常见的临床表现是多关节炎及发热。60%~75%的病例存在多关节炎,50%~60%存在心脏炎。ARF中舞蹈症的发生率在不同人群里差异很大,波动在<2%~30%。环形红斑和皮下结节现已罕见,发生率<5%。

心脏受累

多达60%的ARF患者会进展至RHD。心内膜、心包膜、心肌层均可受累。风湿性心脏炎的特征性表现是瓣膜损伤。二尖瓣几乎必定受累,有时合并主动脉瓣受累;孤立的主动脉瓣受累罕见。早期的瓣膜损伤导致反流。在其后的岁月中,常会反复发作,进而导致瓣叶增厚、瘢痕形成、钙化及瓣膜狭窄(图7-2)。以下网址可观看视频7-1和7-2:http://www.mhprofessional.com/HPIM18-Sectionals/。因此,在既往未患病的患者中心脏炎的特征性表现是二尖瓣反流,有时伴有主动脉瓣反流。心肌炎可能影响电传导通路,造成P-R间期延长(一度房室传导阻滞,罕见高度传导阻滞)以及第一心音减弱。

关节受累

作为一项主要表现,ARF的关节受累必须是关节炎,即存在炎症的客观证据:关节红、肿、热和(或)压痛,并且累及一个以上关节(即多关节炎)。典型的关节炎是游走性的,数小时内从一个关节移至另一个关节。ARF几乎总是累及大关节,最常见的是膝、踝、髋、肘,并且是不对称的。疼痛很严重,常导致无法活动,直到开始使用抗炎药物后方可缓解。

轻度关节受累也相对常见,但仅被视为次要表现。不伴有客观关节炎症的关节痛常累及大关节,和多关节炎一样也呈游走性。在某些人群中,非感染性单关节炎也可能是ARF的首发表现。这可能是由于在典型的游走性关节炎出现前,便已经使用了抗炎药物。

ARF的关节表现对于水杨酸类药物和其他非甾体抗炎药(NSAIDs)有很强的反应性。实际上,如果

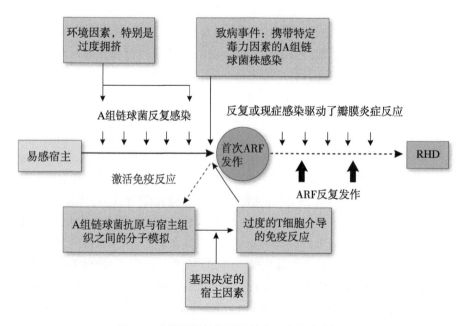

图7-1 急性风湿热和风湿性心脏病的发病机制

(摘自JR Carapetis et al: Lancet 366: 155, 2005. 版权2005, 经Elsevier许可)

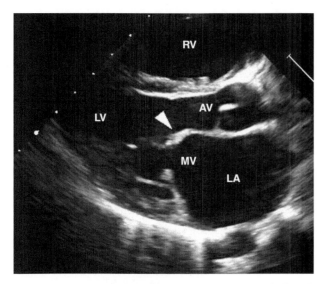

图7-2 来自一名患有慢性风湿性心脏病的5岁男孩的经胸壁心脏彩超图像

舒张期图像展示了瓣叶增厚、二尖瓣前叶尖端受限、瓣叶体部朝室间隔凸起。这种表现(箭头所示)通常被称为"曲棍球棒"或"肘部"畸形。AV.主动脉瓣；LA.左心房；LV.左心室；MV.二尖瓣；RV.右心室。(感谢Bo Remenyi医生，新西兰奥克兰Starship儿童医院儿童与先心病科)

开始应用水杨酸类药物后1~2d关节症状仍持续存在，则关节症状就很可能不是由ARF导致的。相反，如果在病程早期就使用了水杨酸类药物，先于发热和游走性多关节炎的出现，则可能会对ARF的诊断造成困难。因此，在确诊前，应暂不使用水杨酸类药物和其他NSAIDs，可给予对乙酰氨基酚或可待因进行镇痛。

舞蹈症

Sydenham舞蹈症常在没有其他表现的患者中出现。这些患者在A组链球菌感染后的潜伏期很长。舞蹈症主要见于女性。舞蹈症运动易在头部(导致舌特征性的快速运动)和上肢出现。症状可以是广泛性的，也可以局限在一侧躯体(半身舞蹈症)。舞蹈症的严重程度不尽相同。在轻症病例中，可能需要认真检查才能发现舞蹈症的证据。而在最严重的病例中，患者无法进行日常生活，并且存在受伤的危险。舞蹈症最终会完全缓解，一般在6周之内。

皮肤表现

ARF经典的皮疹是边缘性红斑(erythema marginatum)，起初为粉色斑疹并从中心开始消散，遗留匍行扩展的边缘。皮疹稍纵即逝，可以在检查者的眼前出现并消失。皮疹常出现在躯干，有时累及肢体，但几乎从不出现在面部。

皮下结节表现为骨性突起处皮下的无痛性活动性小肿物(0.5~2cm)，常出现在手、足、肘、枕部，偶尔出现在脊椎。皮下结节是一种迟发的临床表现，起病2~3周出现，仅持续数天至3周，常与心肌炎相关。

其他特点

多数ARF的患者均有发热，不过也有罕见的病例表现为单纯的舞蹈症。虽然经典的发热为高热(≥39℃)，低热也并不少见。多数患者有急性反应物的升高。C反应蛋白(CRP)和血沉(ESR)常显著升高。外周血白细胞计数偶尔也会轻度升高。

前驱A组链球菌感染的证据

除舞蹈症和轻度心肌炎外(两者均在数月后才出现症状)，诊断ARF时必须具备前驱A组链球菌感染的证据。由于多数患者的咽拭子培养或快速抗原检测为阴性，因此常需要血清学证据。最常用的血清学检测是抗链球菌溶血素O(ASO)和抗DNA酶B(ADB)滴度。如有可能，应通过检测当地人群中近期无A组链球菌感染的健康人，建立不同年龄段的参考范围。

可能与风湿热混淆的其他链球菌后综合征

链球菌后反应性关节炎(PSRA)有别于ARF的特点有：①小关节受累，多为对称性；②链球菌感染后的潜伏期短(常<1周)；③非A组β溶血链球菌感染偶可诱发；④水杨酸类药物起效慢；⑤没有ARF的其他表现，特别是心肌炎。

链球菌感染相关儿童自身免疫性神经精神障碍(PANDAS)是指与A组链球菌感染相关的一组抽动障碍和强迫症状。与Sydenham舞蹈症不同，PANDAS的患者并无心肌炎的风险。在ARF高发人群中，一般很少诊断PANDAS和PSRA。

确定诊断

鉴于尚无确诊性检测，因此ARF的诊断依赖于典型的临床特点组合，且同时存在前驱A组链球菌感染的证据，并除外其他疾病。由于诊断的不确定性，T. Duchett Jones医师在1944年提出了一套协助诊断的诊断标准(称为Jones标准)。世界卫生组织(WHO)召集专家组明确了Jones标准在ARF复发时的诊断意义(表7-1)。为了应对高收入国家发病率的下降，1944年后每次对Jones标准进行的修订都降低了敏感性而提高了特异性，因而在ARF高发病率的国家中该标准可能敏感性不足。于是有些国家(如

表7-1 2002-2003年世界卫生组织关于急性风湿热和风湿性心脏病的诊断标准（基于1992年修订的Jones标准）

诊断名称	标准
风湿热初次发作[a]	2项主要表现，或1项主要标准加2项次要表现，并且存在前驱A组链球菌感染的证据
无明确风湿性心脏病患者的风湿热复发	2项主要表现，或1项主要标准加2项次要表现，并且存在前驱A组链球菌感染的证据
有明确风湿性心脏病患者的风湿热复发[b]	2项次要表现，并且存在前驱A组链球菌感染的证据[c]
风湿性舞蹈症 隐匿起病的风湿性心肌炎[b]	不需要其他主要表现或A组链球菌感染的证据
风湿性心脏病慢性瓣膜病（患者首诊表现为单纯二尖瓣狭窄或二尖瓣和（或）主动脉瓣混联合病变）[d]	诊断风湿性心脏病不需要任何其他标准
主要表现	心肌炎 多关节炎 舞蹈症 边缘性红斑 皮下结节
次要表现	临床：发热，多关节痛 试验室：血沉或白细胞升高[e] 心电图：P-R间期延长
最近45d内存在前驱链球菌感染的证据	抗链球菌溶血素O或其他链球菌抗体高水平或动态上升，或咽拭子培养阳性，或A组链球菌快速抗原检测，或近期猩红热病史[e]

[a] 患者可表现为多关节炎（或仅有多关节痛或单关节炎）加多个（3个或以上）次要表现，并且存在近期A组链球菌感染的证据。这些患者中有些最终会诊断为风湿热。此类患者应诊断为"风湿热可能性大"（排除了其他疾病），并建议规律二级预防。此类患者需要密切随访并定期检查心脏。以上谨慎的态度尤其适用于高发地区的高发年龄组

[b] 应除外感染性心内膜炎

[c] 部分患者的复发可能并不满足这些标准

[d] 应除外先天性心脏病

[e] 1992年修订的Jones标准中白细胞升高不是试验室次要表现（但包括C反应蛋白升高），近期猩红热病史也不是近期链球菌感染的证据

源自：WHO关于风湿热和风湿性心脏病的专家建议，已获翻印许可（2001：日内瓦，瑞士）：Rheumatic Fever and Rheumatic Heart Disease: Report of a WHO Expert Consultation（WHO Tech Rep Ser, 923）. Geneva，世界卫生组织，2004.

澳大利亚和新西兰）就制定了适用于本国的ARF诊断标准，其敏感性更高（RHDnet网站www.worldheart.org/rhd提供了链接）。

治疗　急性风湿热

对于疑似ARF的患者应密切随诊，以确保明确诊断，心力衰竭及其他症状应给予治疗，并进行二级预防、ARF注册登记和健康教育等预防措施。对于所有疑似患者均应行心脏彩超，协助确诊并评估基线时心脏炎的严重程度。其他应进行的检查，见表7-2。

表7-2 建议疑似急性风湿热患者应进行的检查

建议所有患者
　白细胞计数
　血沉
　C反应蛋白
　若发热则血培养
　心电图（如果存在P-R间期延长或其他节律延长，则2周、2个月复查）
　若临床或心脏彩超存在心肌炎证据，则摄胸部X线片
　心脏彩超（若阴性，建议1个月后复查）
　咽拭子（最好在抗生素使用前）行A组链球菌培养
　抗链球菌血清学：若有条件，同时检测抗链球菌溶血素O和抗DNA酶B滴度（若第一次结果不确定，10～14d复查）

根据临床特点，排除其他诊断
　若疑诊心内膜炎，反复血培养
　疑诊化脓性关节炎，关节穿刺（显微镜检和培养）
　铜、铜蓝蛋白、抗核抗体、舞蹈症相关药物筛查
　虫媒病毒性、自身免疫性或反应性关节炎的血清学和自身免疫指标

来源：澳大利亚国家心脏基金会，已获翻印许可：Diagnosis and Management of Acute Rheumatic Fever and Heart Disease in Australia: Complete Evidence-Based Review and Guideline. Melbourne, National Heart Foundation of Australia, 2006.

无证据显示目前的ARF治疗能够改变发生RHD的风险或减轻RHD的严重程度。对于严重心脏炎的患者，心力衰竭治疗可能挽救生命，除此之外，ARF的治疗均是对症治疗。

抗生素

所有ARF患者均应给予抗生素，充分治疗前驱的A组链球菌感染。青霉素是首选药物，可

以口服［青霉素V 500mg（体重≤27kg的儿童为250mg），每日2次，或阿莫西林每日50mg/kg（最大1g），共10d］或单次肌内注射苄星青霉素G 1.2百万单位（体重≤27kg的儿童为60万单位）。

水杨酸类及NSAIDs

一旦确诊，可以使用这些药物治疗关节炎、关节痛和发热。对于心肌炎和舞蹈症则无明确疗效。阿司匹林是首选药物。儿童的起始剂量为80~100mg/（kg·d）（成人为5~8g/d），分4~5次服用，疗程数日至2周。如果出现水杨酸中毒症状，如恶心、呕吐或耳鸣，则应减量。急性症状充分缓解后，减量至60~70mg/（kg·d），继续治疗2~4周。停药3周内，发热、关节症状、急性期反应物升高可再次出现。这并不意味着复发，可以再次使用水杨酸类药物控制症状，疗程可缩短。针对萘普生的研究较少，但有报道称10~20mg/（kg·d）的剂量能很好地控制症状。

充血性心力衰竭

糖皮质激素 对于ARF中应用激素仍有争议。两篇荟萃分析显示：对于改善心肌炎的短期和长期预后而言，糖皮质激素与安慰剂或水杨酸类药物相比并无获益。但两个荟萃分析纳入的研究均是在＞40年以前进行的，且并未使用目前常用的药物。很多医生在治疗严重心肌炎（导致心力衰竭）病例时会使用糖皮质激素，希望能够降低急性炎症、加速心衰缓解。但应权衡该药物的可能获益和潜在不良反应，包括胃肠道出血和液体潴留。如果使用，建议泼尼松或泼尼松龙的剂量为1~2mg/（kg·d）（最大80mg）。糖皮质激素一般仅需使用数日，最长3周。

其他治疗 与其他原因引发的充血性心力衰竭一样，患者可能还需要其他心力衰竭治疗。

卧床休息

传统上建议长期卧床休息，这一度是治疗的基石，但目前已不再广泛采用。对于存在关节炎、关节痛和心力衰竭的患者，应建议卧床休息。一旦症状控制良好，则可量力而行逐步恢复活动。

舞蹈症

控制异常运动的药物并不改变舞蹈症的病程和转归。轻症患者仅需提供安静的环境。重度舞蹈症患者可服用卡马西平或丙戊酸钠，而非氟哌啶醇。1~2周可能不足以观察到疗效。治疗有效也只是能够减轻而非根除异常运动。症状消失后应继续用药1~2周。

静脉免疫球蛋白（IVIG）

小型研究提示IVIG可能会使舞蹈症更快缓解，但对于仅有心脏炎而无舞蹈症的ARF患者，并不能改善短期或长期预后。根据现有证据，不建议使用IVIG。在其他治疗无效的严重舞蹈症患者中，可考虑使用。

预后

若不治疗，ARF平均持续12周。若治疗，患者多在1~2周内出院。每1~2周应监测炎症指标，直至指标正常（一般在4~6周），1个月后应行心脏彩超，以明确心肌炎是否进展。严重心肌炎患者需要长期进行密切的临床和心脏彩超监测。

一旦急性发作缓解，治疗的重点就转变为确保长期随访和认真执行二级预防。患者在出院前，应纳入当地ARF登记系统（若存在），并通知社区医生制定随诊和二级预防方案。应对患者及家属进行疾病教育，强调认真执行二级预防的重要性。如果存在心肌炎，则应告知患者及家属，在牙科和外科操作时需要使用抗生素预防心内膜炎。

预防

一级预防

在理想化的状态下，一级预防应消除链球菌感染的高危因素，特别是居住环境的过度拥挤。但在多数ARF猖獗的地区，该目标难以达成。

因此，ARF一级预防的重点仍是使用抗生素及时充分治疗A组链球菌引发的咽痛。如果在咽痛起病9d内开始使用青霉素（上文ARF治疗中提到的方案），则几乎可以避免所有ARF的发生。实施这项策略的前提是：患者一旦咽痛及时就诊、训练有素的医疗人员和微生物学工作人员、具备行咽拭子的材料和基础设施、有保障的青霉素供应。遗憾的是，上述很多因素，在发展中国家中并不具备。

二级预防

遏制ARF和RHD的重点是二级预防。与普通人群相比,ARF患者在A组链球菌感染后出现ARF再次发作的风险显著升高,因此ARF患者应接受长期青霉素预防性治疗,以避免复发。二级预防首选的药物是苄星青霉素G(1.2百万单位,或体重≤27kg时60万单位),每4周1次。对于极高危患者,给药频率可增至每3周、甚至每2周1次。不过,如果4周方案能够很好地执行,很少需要更频繁的给药。也可以使用口服青霉素V(250mg),每日2次,但有效性略逊于苄星青霉素G。青霉素过敏的患者可以使用红霉素(250mg),每日2次。

二级预防的疗程取决于多种因素,特别是距末次ARF发作的时间(间隔时间越长,复发风险越低)、年龄(年龄越大,复发风险越低)和RHD的严重程度(如果程度重,那么一旦复发可能后果严重,因此即便复发风险小也应尽量避免)(表7-3)。最好将二级预防置于以患者登记为基础的协作性RHD控制项目中。患者登记能够改善患者随访,并能识别出未进行预防的患者,还有利于制定出提高依从性的策略。

表7-3 美国心脏病协会关于二级预防疗程的建议*

病人类型	预防治疗疗程
风湿热无心肌炎	末次发作后5年或至21岁(取时间久者)
风湿热伴心肌炎,无遗留瓣膜病变	末次发作后10年或至21岁(取时间久者)
风湿热伴持续瓣膜病变(临床或心脏彩超证实)	末次发作后10年或至40岁(取时间久者)。有时需要终身预防

*这些仅为建议,必须结合每个患者的具体情况。注意,其他组织的建议略有不同(参加www.worldheart.org/rhd链接)

来源:改编自AHA Scientific Statement Prevention of Rheumatic Fever and Diagnosis and Treatment of Acute Streptococcal Pharyngitis. Circulation 119: 1541, 2009.

(吴 迪 译 田新平 审校)

第8章
Chapter 8
系统性硬化症（硬皮病）及相关疾病

John Varga

定义

系统性硬化症（systemic sclerosis, SSc）是一种病因不明、临床表现各异、慢性且通常为进展性的结缔组织病。弥漫皮肤型SSc（the diffuse cutaneous form of SSc, dcSSc）皮肤增厚（硬皮）及特异的多脏器受累为特征，最显著的是肺、胃肠道、心和肾。疾病的早期阶段与突出的炎症相关。随着时间的延长，患者在多个血管床出现功能和结构改变，并且由于纤维化引起进展性内脏器官功能紊乱。虽然出现增厚的皮肤（硬皮）能够把SSc和其他结缔组织病区别开，但硬皮病样皮肤硬化可见于局灶性硬皮病和其他疾病（表8-1）。根据皮肤受累方式以及临床和实验室表现定义，可以将患者分为两种主要亚型（表8-2）。弥漫皮肤型SSc伴有进行性皮肤硬化，从手指开始，向上从肢体远端向近端发展，累及面部和躯干。这些患者有在病程早期就出现肺纤维化及急性肾受累的危险。局限皮肤型SSc（limited cutaneous SSc, lcSSc）的患者在出现SSc的其他表现之前常有长期存在的雷诺现象。lcSSc的皮肤病变进展缓慢，局限在手指（硬指）、肢体远端及面部，但躯干不受影响。lcSSc的一种亚型会伴有明显的皮下钙质沉着、雷诺现象、食管运动障碍、硬指和毛细血管扩张，这些症状群被命名为CREST综合征。然而，这些特征也可以在dcSSc患者中出现。lcSSc患者的内脏器官受累也倾向于隐匿进展。虽然lcSSc的长期预后较dcSSc好，但肺动脉高压（pulmonary arterial hypertension, PAH）、间质性肺病、甲状腺功能减退及原发性胆汁性肝硬化在lcSSc的晚期也可以出现。一些患者，可以没有明显的皮肤硬化，但会出现雷诺现象和其他SSc典型的特征。这种综合征已被称为无硬皮病的SSc。

流行病学

SSc是一种获得性散发疾病，呈世界性分布，所

表8-1 硬皮病样皮肤硬化相关疾病

系统性硬化症（SSc）
  局限性皮肤型SSc
  弥漫性皮肤型SSc
局灶性硬皮病
  滴状硬斑病，弥漫性硬斑病
  线状硬皮病，剑伤性硬皮病，单侧面萎缩
全硬化性硬斑病
重叠综合征
  混合性结缔组织病
  SSc/多发性肌炎
皮肤僵硬综合征
未分化结缔组织病
硬肿症和糖尿病硬肿症
硬化性黏液水肿（黏液水肿性苔藓）
肾源性系统性纤维化（肾源性纤维性皮肤病）
慢性移植物抗宿主病
弥漫性筋膜炎伴嗜酸粒细胞增多（Shulman病、嗜酸细胞性筋膜炎）
嗜酸粒细胞增多-肌痛综合征
化学物质诱导的硬皮病样疾病
  氯乙烯诱导疾病
  戊唑辛诱导的皮肤纤维化
副肿瘤综合征

有的种族均有发病。在美国，SSc的发病率估计在每百万人每年9～19例。仅有的在社区进行的SSc调查显示，SSc的患病率为每百万人口286例。在美国估计有100 000例患者，但如果把不满足严格分类标准的患者也包括在内，这个数目也许会更高。来自英国、澳大利亚和日本的研究显示，SSc的发病率要低于美国。年龄、性别及种族是决定疾病易感性的重要因素。与其他结缔组织病一样，SSc也是生育年龄女性高发，绝经后逐渐减少。虽然SSc可在任何年龄发病，但局限性和弥漫性SSc最常见的发病年龄都是在30～50岁。黑种人比白种人发病率更高，起病年龄

表8-2 系统性硬化症(SSc)的亚型:局限皮肤型SSc和弥漫皮肤型SSc

特点	局限皮肤型硬皮病	弥漫皮肤型硬皮病
皮肤受累	缓慢起病。局限在手指、肘远端,面部;缓慢进展	快速起病。弥漫性:手指、肢体、面部、躯干;快速进展
雷诺现象	先于皮肤受累;与重度缺血相关	和皮肤受累同时开始,也许是轻度的
肌肉骨骼	早期关节痛,乏力	严重的关节痛,腕管综合征,肌腱摩擦音
肺纤维化	偶尔,中度	常见,早期出现并且严重
肺动脉高压	常见,晚期出现,也许是单独的	可以发生,常与肺纤维化相关
硬皮病肾危象	非常罕见	发生在15%的患者;早期出现
皮肤钙质沉着	常见,显著的	可以出现,轻度
特征性的自身抗体	抗着丝点抗体	抗拓扑异构酶Ⅰ(Scl-70),抗RNA多聚酶Ⅲ

更早。另外,黑种人更容易罹患弥漫皮肤型SSc、更容易伴发间质性肺病,预后更差。

遗传因素

SSc以非孟德尔遗传方式来遗传。同卵孪生共患SSc的发病率相对较低(4.7%),但其共同出现抗核抗体的阳性率明显要高得多。1.6%的SSc患者有1级亲属患SSc,这个患病率明显高于普通人群,这个事实提示该疾病有遗传易感性。SSc患者患其他自身免疫性疾病,包括系统性红斑狼疮(SLE)(参见第4章)和类风湿关节炎(参见第6章)的危险也是增加的。有报道在来自俄克拉何马州的巢克图印第安人中,SSc的患病率每百万人可高达4690个。关于SSc的遗传学研究主要集中在候选基因的多态性上。小规模研究显示,SSc发病与编码以下因子的基因相关:血管紧张素转化酶(ACE)、内皮素-1和一氧化氮合成酶、B细胞标志物(CD19)、趋化因子(单核细胞趋化蛋白-1)及趋化因子受体,干扰素信号介质STAT4和IRF5、迁移抑制因子、细胞因子[白介素1a(IL-1a、IL-4及肿瘤坏死因子α(TNF-α)]、生长因子及其受体[结缔组织生长因子(CTGF)和转化生长因子β(TGF-β)];以及细胞外基质蛋白[纤维连接蛋白、原纤维蛋白和富含半胱氨酸的酸性分泌蛋白(SPARC)]。迄今为止,这些遗传学研究显示与其他复杂性疾病一样,多个遗传位点参与SSc发病,但是它们各自对疾病易感性的贡献只是中等程度的。目前正在采用全基因组学方法来寻找SSc中其他的遗传易感性位点。

环境和职业危险因素

SSc患者血清中抗人巨细胞病毒抗体(hCMV)水平增加,抗拓扑异构酶Ⅰ(Scl-70)抗体识别hCMV来源蛋白上表达的抗原表位,说明分子模拟可能是联系hCMV感染和SSc的机制。也有在SSc患者中发现有细小病毒B19感染的证据;然而,病毒的病因学作用仍未被证实。有关SSc患者地域性聚集的报道提示,共存的环境暴露因素与SSc发病可能是相关的,但这还未被仔细的研究所证实。在20世纪80年代的西班牙发生了一种具有SSc特征的新综合征的流行。这种疾病后来被称为"毒油综合征",有20 000多人发病,它的暴发与用于烹调的油菜籽油被污染有关。类似的流行暴发,被称为嗜酸粒细胞增多-肌痛综合征(EMS),发生在10年后的美国。发病的人表现为明显的嗜酸细胞增多、严重的肌痛,随后出现硬皮病样的慢性皮肤病变。EMS的流行与食用作为食品添加剂的进口L色氨酸有关。虽然这两个看似新的毒物引起的流行综合征都以硬皮病样慢性皮肤改变及多种内脏器官受累为特征,相关的临床、病理和实验室特征能够将这些综合征与SSc鉴别开来。在接触二氧化硅的矿工中SSc的患病率也是增加。其他的可能与SSc有关职业暴露物质包括聚氯乙烯、环氧树脂以及芳香族碳氢化合物,包括甲苯和三氯乙烯。与SSc样疾病密切关联的药物包括博来霉素、戊唑辛、可卡因和与肺高压相联系的食欲抑制剂。迄今为止,一些未知的吸入因素可能在SSc相关的间质肺疾病发病中起作用。有关进行过硅胶乳房植入术的妇女中SSc的病例报道和系列报道引发了关于硅胶能够引起SSc的担心。然而,大规模流行病学调查并没有发现硅胶会增加发生SSc危险的证据。

发病机制

对SSc发病机制的全面了解需与其3个基本特征相结合:①血管病;②细胞和体液自身免疫;③多器

官的进展性内脏和血管纤维化(图8-1)。自身免疫和血管反应性改变可能是SSc的最早表现。这些过程之间复杂的相互作用启动并增强了纤维化过程。

疾病的动物模型

没有一个单一的SSc动物模型能够复制出三种构成发病机制的基本过程,但一些模型概括了部分疾病特征。皮肤发紧鼠(Tsk1)是一种天然发生的以自发皮肤增厚为特征的纤维化模型。针对表型的基因突变是原纤维蛋白1基因的复制品,造成异常的大原纤维蛋白1蛋白,引起细胞外基质累积缺陷及异常的TGF-β活化。原纤维蛋白1基因突变与Marfan病和皮肤僵硬综合征有关,但是在SSc患者中未被描述。在鼠中注射博来霉素或者移植HLA-不匹配的骨髓或脾细胞可诱导皮肤和肺的纤维化。越来越多的证据表明,通过诱发突变或靶向基因修饰,如敲除或转基因来处理鼠的基因,可以创造出新的疾病模型,并可以对单个分子在发病过程中的作用进行分析。如以Smad3为靶向的基因,可以使小鼠对博来霉素诱导的硬皮病高敏或抵抗,Smad3是一种细胞内TGF-β信号转导子,或核受体过氧化物增殖物激活受体(PPAR)γ。这些鼠模型对新的治疗方案的临床前检验越来越有用。

微血管病

SSc中的血管受累广泛,累及多个血管床,可以引起重要的临床后果。雷诺现象,是SSc的一种早期表现,以对冷刺激血流反应发生变化为主要特征。这种最初的可逆性功能性血管异常与伴有神经肽(如来自感觉传入纤维的降钙素基因相关肽)合成障碍的自主神经和外周神经系统改变,以及对血管平滑肌细胞上的α_2-肾上腺素受体的敏感性增强有关。虽然孤立的雷诺现象常见,相对良性及非进展性,但SSc相关的雷诺现象通常伴有不可逆的结构和功能改变。病毒、过氧化自由基、血管细胞毒因素,以及免疫反应如补体和针对内皮细胞的循环自身抗体可能在早期SSc中,都会参与内皮细胞的损伤。内皮细胞损伤导致内皮细胞产生的血管扩张(一氧化氮和前列环素)及血管收缩(内皮素-1)物质合成失调,以及细胞间黏附分子1(ICAM-1)和其他表面黏附分子的表达增加。微血管表现为渗透性增加、跨内皮白细胞渗出、凝血和纤溶级联反应活化及血小板聚集。平滑肌细胞样肌内膜细胞增生、基底膜增厚及复制、出现外膜层纤维化。血管病变累及毛细血管和小动脉,甚至许多器官中的大血管,导致血流减少、组织缺血、促纤维因子产生。内膜和中膜肥厚造成血管管腔的进行性阻塞,加上持续性的内皮细胞损害及外膜纤维化,形成一个恶性循环,这种恶性循环在疾病晚期手和肾血管造影中看到的血管缺失时达到最高峰。受到损伤的内皮细胞促进血小板聚集,同时释放5-羟色胺和血小板α颗粒(包括血栓素,一种强效的血管收缩因子)及血小板生长因子(PDGF)。血管损害因纤溶缺陷而加重。由于缺血再灌注造成的氧化应激与活性氧(ROS)的产生有关,通过细胞膜脂肪的过氧化反应进一步损害内皮。而令人难以理解的是,在正常情况下能够向缺血组织再建血流的血管再形成过程,在SSc患者中是异常的,尽管血管内皮生长因子

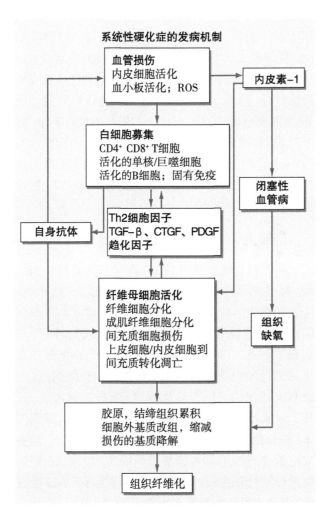

图8-1 遗传易感的个体中最初的血管发生损伤,导致功能和结构的血管改变、炎症及自身免疫

炎症和免疫反应启动和维持纤维母细胞的活化和分化,导致病理性纤维化和不可逆的组织损害。血管损伤导致组织缺氧,进一步造成进行性纤维化和萎缩。CTGF.结缔组织生长因子;PDGF.血小板生长因子;TGF-β.转化生长因子β

（VEGF）和其他血管生成因子的水平是升高的。循环中骨髓来源的CD34$^+$CD133$^+$内皮祖细胞数目明显减少，它们在体外分化为成熟内皮细胞的功能也是受损的。因此，广泛的毛细血管畸形和缺失、中小动脉的闭塞性血管病，以及损伤血管不能修复是SSc的标志。

炎症和细胞免疫

在SSc的早期阶段，在病变皮肤、肺和其他受累器官中有活化的T细胞和单核细胞/巨噬细胞聚集。浸润性T细胞表达CD45和HLA-DR活化标记物，展示限制性T细胞受体特征，是对（未知的）抗原寡克隆扩增的一种表示。循环CD4$^+$ T细胞表达趋化因子受体和α$_1$整合素黏附分子水平升高，这就是他们与内皮细胞和纤维母细胞的结合能力增加的原因。内皮细胞表达ICAM-1和其他黏附分子，促进白细胞渗出。活化的巨噬细胞和T细胞显示T$_H$2极化免疫反应并分泌IL-4和IL-13。T$_H$2细胞因子诱导TGF-β的合成，促进胶原合成和其他促纤维化反应，而T$_H$1细胞因子干扰素γ（IFN-γ）抑制胶原合成，阻止细胞因子介导的纤维母细胞活化。由于TGF-β刺激自身及CTGF（也称为CCN2）和其他细胞因子的合成，TGF-β建立了一个自分泌/旁泌刺激回路，维持纤维母细胞和其他效应细胞的活化（参见第1章和第3章）。调节T细胞（Tregs）是维持正常免疫耐受所必须的。虽然SSc患者外周血中Tregs是增加的，但他们的免疫抑制功能是有缺陷的。

体液免疫

几乎所有的SSc患者都会检出抗核抗体。此外，还有一些相互排斥的、对SSc有很高特异性的自身抗体。这些抗体与特殊的疾病表型和基因决定的HLA单倍型有很强的相关性（表8-3）。自身抗体水平与疾病的严重性相关，其滴度随着疾病的活动性波动。一些SSc特异性自身抗体是抗核和直接抗细胞内蛋白如拓扑异构酶-Ⅰ和RNA多聚酶的，而其他的自身抗体是直接抗细胞表面抗原或分泌蛋白的。功能性自身抗体已经在临床中被用作诊断和预后的标志物，虽然它们在疾病表现中的致病作用仍不明确。对SSc中存在的纤维母细胞、内皮细胞、PDGF细胞表面受体、原纤维蛋白-1及基质金属蛋白酶的自身抗体已有描述。这些自身抗体在SSc中的直接致病作用仍需确定。

表8-3 系统性硬化症中的自身抗体和相关特征

靶抗原	SSc亚型	临床相关特征
拓扑异构酶Ⅰ	dcSSc	肌腱摩擦音，ILD，心脏受累，硬皮病肾危象
着丝点蛋白	lcSSc	指缺血，钙化，孤立PAH，肾危象少见
RNA多聚酶Ⅲ	dcSSc	广泛皮肤病变，肌腱摩擦音，肾危象
U3-RNP	dcSSc	PAH，ILD，硬皮病肾危象，肌炎
Th/T0	lcSSc	ILD，PAH
PM/Scl	lcSSc	钙化，肌炎
U1-RNP	MCTD	PAH

dcSSc.弥漫皮肤型系统性硬化症；ILD.间质性肺疾病；lcSSc.局限皮肤型系统性硬化症；MCTD.混合性结缔组织病；PAH.肺动脉高压

关于SSc中自身抗体的发生的机制已提出了多种不同的假说。SSc中蛋白水解、表达增加或一些细胞蛋白亚细胞定位的改变可能导致他们被免疫系统识别为新的表位。如细胞毒T细胞释放蛋白酶颗粒酶B能裂解肽，产生的新生肽能够打破免疫耐受。最近的研究表明，SSc中B细胞同时参与了自身免疫和纤维化反应。除了在抗体产生中已被认识到的作用外，B细胞也可以递呈抗原，合成IL-6和TGF-β，调节T细胞和树突状细胞功能。在SSc中，B细胞显示有CD19表达增加，记忆B细胞和早期浆细胞的数目减少。已发现病变皮肤的基因表达谱有B细胞活化的特征性mRNA表达指纹。

纤维化

多个器官的纤维化使SSc有别于其他结缔组织病。纤维化是自身免疫和血管损伤的结果，这是SSc患者纤维化的特征。纤维化的过程是以正常组织结构进行性地被致密的结缔组织所替代为特征，与病残率和死亡率关系十分密切。纤维母细胞是负责维持结缔组织功能和结构完整性的间充质细胞。当被TGF-β和相关因子活化后，纤维母细胞增生、迁移、分泌胶原和细胞外基质、生长因子和细胞因子，并分化成为肌纤维母细胞。在正常情况下，这些反应能使纤维母细胞修复组织损伤。快速和自限的生理修复过程在病理性纤维化中持续存在并不断放大，导致不可逆的瘢痕组织积累。

除了定置在结缔组织的纤维母细胞和上皮细胞转化而来的纤维母细胞外，骨髓来源的循环间充质祖细胞也参与纤维化。调节骨髓中间充质祖细胞发育的因子，他们是如何从循环运输到损伤组织中、又是如何在原位转化成合成基质的纤维母细胞，仍不清楚。上皮和内皮细胞及纤维母细胞能分化成以含有α平滑肌肌动蛋白的细胞骨架结构为特征的平滑肌样肌纤维母细胞。虽然在正常的伤口愈合过程中能够短时间的检测到肌纤维母细胞，但在病理性纤维形成过程中他们持续存在于组织中，可能是由于凋亡抵抗引起的。肌纤维母细胞通过合成胶原和TGF-β，以及周围细胞外基质的收缩参与瘢痕形成。

在培养时，移植的纤维母细胞会表现出异常活化的表型。与正常纤维母细胞相比，SSc纤维母细胞胶原基因转录、展示平滑肌肌动蛋白应力纤维的能力都有不定程度的增加。另外，这些纤维母细胞分泌细胞外基质分子、细胞因子和生长因子的能力增强，表达趋化受体和细胞表面黏附分子，凋亡抵抗，自发产生ROS，以及自分泌TGF-β信号分子。这些细胞在体外连续传代培养过程中会表现出持续存在的异常的"硬皮病表型"。参与自主活化表型的因素包括自分泌TGF-β刺激环、组织缺氧，miRNA表达失调和其他的表型修饰，以及细胞基质相互作用改变。全转录组分析显示许多细胞外基质基因的差异表达，包括在SSc纤维母细胞中的胶原、纤维连接蛋白及原纤维蛋白。绝大多数异常表达的基因与TGF-β反应有关，但涉及CTGE、内皮素-1m缺氧、PDGF及Wnts的其他纤维产生信号途径也在SSc中起作用。

病理

SSc的具有鉴别性的病理标记是广泛的毛细血管缺失与小动脉和微小动脉的闭塞性血管病相并存，以及皮肤和内脏器官的纤维化。在疾病早期，在出现纤维化表现前，在多种器官中可以检测到由CD4[+]和CD8[+] T淋巴细胞、单核细胞/巨噬细胞、浆细胞、肥大细胞，偶尔有B细胞组成的血管周围细胞浸润。血管病变以小动脉和中等大小动脉的内膜增生为特征，导致管腔狭窄。晚期出现的闭塞性血管病在心、肺、肾和消化道很明显。在皮肤、肺、胃肠道、心、腱鞘、包绕骨骼肌的筋膜周围组织，以及一些内分泌器官中都可发现纤维化。在这些组织中，由内皮素-1m胶原、纤维连接蛋白、蛋白聚糖和其他结构性大分子组成的结缔组织会在这些组织中聚集，造成正常结构的进行性破坏，导致受累器官的功能受损。

皮肤

在皮肤中，纤维化引起真皮增厚以及毛囊、汗腺及其他附属器闭塞（图8-2A）。胶原纤维的累积在网状真皮最为突出，纤维化过程浸润下面的脂肪层，伴

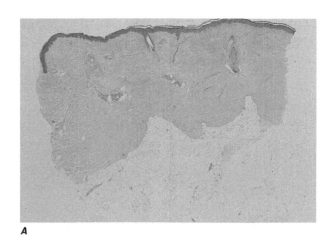

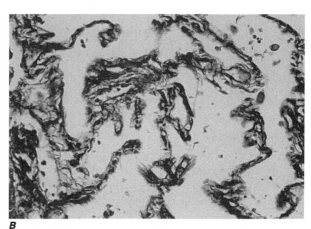

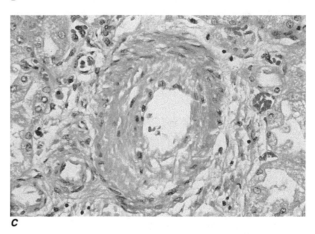

图8-2　系统性硬化症（SSc）的病理表现

A.表皮硬化。由于真皮的明显扩张导致皮肤增厚。致密堆积的胶原形成厚的束带，取代皮肤附属器。B.早期间质性肺病。肺泡间隔的弥漫纤维化和慢性炎细胞浸润。三色染色。C.肺动脉闭塞性血管病。在一例局限皮肤型SSc的患者中，小的肺动脉显著出现内膜增生及管腔狭窄，伴极少的间质纤维化

有脂肪细胞的包埋。表皮萎缩,钉突变平。

肺部

肺泡壁T淋巴细胞,巨噬细胞和嗜酸性粒细胞的斑片状浸润常发生在疾病早期。随着病情进展,在病理改变上间质纤维化和血管损害占优势,常在弥漫SSc患者的同一个病灶中共存。肺纤维化以肺泡间质的扩张为特征,伴胶原和其他结缔组织蛋白聚集。SSc最常见的组织学表现是纤维性非特异性间质性肺炎(图8-2B)。肺泡间隔的进行性增厚导致肺泡腔闭塞和形成蜂窝状改变,以及肺血管丢失。这个过程损害气体交换,导致肺高压加重。肺动脉内膜增厚,在弹力蛋白染色中显示最好,是肺高压形成的基础(图8-2C),并且在尸检中,常与多发肺栓塞和心肌纤维化的证据伴发。

胃肠道

从口腔到直肠的任何水平均可看到病理改变。食管下段通常最易受累,伴肌肉层明显萎缩;食管上1/3的横纹肌一般很少累及。常存在特征性的血管病变。正常的消化道结构被取代,导致蠕动活动减少,伴胃食管反流、运动障碍及小肠梗阻。慢性反流会伴有食管炎症、溃疡、形成缩窄,并且可能还会引起Barrett化生。

肾

在肾,叶间动脉和弓形动脉的病变最为显著,而肾小球肾炎罕见。慢性肾缺血与肾小球萎缩有关。硬皮病肾危象的患者显示有肾小动脉的显著改变,伴有弹性层明显加厚、显著的内膜增生和管腔狭窄,常伴有血栓形成和微血管病性溶血。

心脏

心脏常被累及,伴有显著的心肌和心包受累。特征性的小动脉病变是内膜的同心性增生和管腔狭窄,伴反映缺血-再灌注损伤的收缩带坏死,以及斑片状心肌纤维化,这可能也会影响到传导系统。尽管SSc中缺血作用突出,但动脉粥样硬化性冠状动脉疾病的发生率与普通人群差不多。

其他器官

在早期SSc中可能会出现滑膜炎;然而,随着疾病的进展,滑膜会发生纤维化。腱鞘和筋膜纤维化会形成可触摸到的,有时是听得见的肌腱摩擦音。炎症及在晚期出现的肌肉萎缩和纤维化是常见表现。甲状腺和小唾液腺的纤维化也能看到。

临床表现

概述

SSc中几乎每个器官都可被累及(表8-4)。但是不同患者的临床表现差异很大,可以根据皮肤受累形式将患者分成两种主要亚型中的一种(图8-2)。此外,dcSSc患者早期就可以出现明显的内脏器官受累,而lcSSc表现为长期的雷诺现象,皮肤病变发展缓慢,内脏器官受累不多,因此预后较好。虽然将患者分为弥漫和局限皮肤型是有用的,但疾病的表现要更复杂,每种亚型中都存在几种不同的表型。如10%~15%的lcSSc患者会出现严重的肺动脉高压但不伴明显的间质性肺病(ILD)。其他患者有SSc的系统受累特点但没有明显的皮肤受累[无(硬皮)皮肤硬化的SSc]。SSc的独特临床表型与一些特异性的自身抗体相关(表8-3)。患有"重叠综合征"的患者具有特征性的SSc的特点,同时还有另外一种自身免疫性疾病(如多发性肌炎、干燥综合征、多关节炎、自身免疫性肝病或SLE)的临床和实验室证据。

"scleroderma"一词指的是局灶性硬皮病,用来描述一组主要影响儿童的局灶性皮肤疾病(表8-1)。与SSc不同,局灶性硬皮病很少有雷诺现象或者内脏器官受累。硬斑病表现为孤立或多发环形斑块状皮肤增厚,少见患者会出现广泛的硬化(泛发型或全硬化性硬斑病);但手指皮肤通常不受累。线性硬皮病——条纹状皮肤增厚,经典的是在单侧或双侧下肢——可以影响皮下组织,伴有支撑

表8-4 系统性硬化症局限皮肤型和弥漫皮肤型的内脏器官受累表现

临床表现	局限皮肤型SSc(%)	弥漫皮肤型SSc(%)
皮肤受累	90*	100
雷诺现象	99	98
食管受累	90	80
肺纤维化	35	65
肺动脉高压	15	15
肌病	11	23
心脏受累	9	12
硬皮病肾危象	2	15

* 10%的局限皮肤型SSc是无皮肤硬化的SSc

结构、肌肉和骨骼的纤维化和萎缩。在儿童中,病变累及的长骨可发生生长迟缓。当线性硬皮病病变跨越关节时,可以出现明显的关节挛缩。

首发临床表现

弥漫皮肤型和局限皮肤型的首发表现非常不同。在dcSSc患者中,雷诺现象和其他表现出现之间的间隔时间通常短暂(几周到几个月)。软组织肿胀和强烈的瘙痒感是dcSSc早期炎症性"水肿"期的信号。手指、手、肢体远端及面部通常首先受到累及。可以发生弥漫的色素过度沉着和腕管综合征。关节痛、肌无力和关节移动度减低常见。在接下来的几周到数月,炎症水肿期进展到"纤维化"期,出现与皮肤硬化伴发的体毛缺失、皮肤油脂产生减少及分泌汗液能力减低。皮下组织开始受到影响,出现脂肪萎缩,下面的筋膜、肌肉和其他软组织结构纤维化。接下来会出现手指的进行性的屈曲挛缩。由于支撑关节的结构纤维化,造成腕、肘、肩、髋带、膝及踝关节变僵硬。虽然进展的皮肤受累是早期dcSSc的最突出表现,但是重要的内脏器官受累也是在这个阶段出现的。从疾病开始发病的最初4年是快速发生系统受累及发生肺和肾损害最危险的时期。如果在这段时期内没有发生器官衰竭,那么系统进展过程也会稳定下来。

与dcSSc相比较,lcSSc的过程通常更隐匿。在开始出现雷诺现象和一些临床表现如胃食管反流、毛细血管扩张或钙化等之间的间隔时期可以是几年。雷诺现象比dcSSc中更严重,与手指的严重缺血、溃疡和自截肢相关。另一方面,lcSSc中明显的肾脏受累和肺纤维化不常见。在10%～15%的患者中会出现心脏受累和孤立性肺动脉高压。SSc和干燥症、多关节炎、皮肤血管炎及胆汁性肝硬化重叠主要见于lcSSc亚型。

器官受累

雷诺现象

雷诺现象是手指和足趾发作性的血管收缩,见于几乎所有SSc患者。血管收缩也可发生在鼻尖和耳垂。常见发作诱因有寒冷、温度下降、情绪激动及振动。经典的发作为最初变白、然后是持续时间不等的变紫。最终手指会自发或在保暖后变红。三种颜色阶段的进展反映了血管收缩、缺血及再灌注的病理机制。

普通人群中3%～5%的人有雷诺现象,女性更常见。在没有引起相关症状和体征的疾病时,雷诺现象被称为原发性雷诺现象,代表的是对寒冷的过度生理反应。继发雷诺现象可以作为SSc和其他结缔组织疾病、血液和内分泌疾病、职业病的并发症,也可能是使用一些药物引起的,如β受体阻滞药阿替洛尔和抗癌药如顺铂和博来霉素。区分原发和继发雷诺现象是诊断上的一个挑战。以下情况支持原发雷诺现象的诊断:病史和体格检查没有发现能够引起雷诺现象的原因;雷诺现象的家族史;无指组织坏死、溃疡或坏疽;抗核抗体检测阴性。继发雷诺现象更容易在年龄较大的人发生(>30岁),临床上更严重(发作更频繁,时间更长、更疼痛),常与手指缺血性损伤和梗死相关(图8-3)。可以通过使用低倍立体显微镜在一滴B级浸镜油下观察到甲床的皮肤毛细血管。甲褶毛细血管镜有助于评估雷诺现象;原发雷诺现象的患者的毛细血管是正常的,表现为规则的按一定间隔平行排列的血管襻,而在SSc和其他结缔组织病中,甲褶毛细血管扭曲变形成宽大和不规则环状,管腔扩大,还有血管"流失"区域。在SSc中,异常的血管反应也许会累及多个血管床,已证实在肺、肾、胃肠道和冠状循环中有冷诱发的雷诺现象样血管痉挛。

皮肤特点

早期SSc表现为肿胀性皮肤改变,而皮肤增厚是

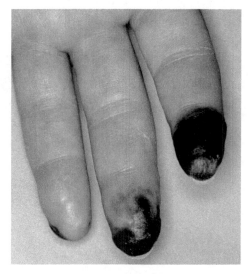

图8-3 指坏死

一个患有局限皮肤型系统性硬化症(SSc)伴发严重雷诺现象的患者,其指尖出现边界清晰的坏死

区别SSc和其他结缔组织病的标志。皮肤增厚总是双侧对称的。皮肤增厚通常从手指开始，然后特征性地从远端向近端肢体上升发展。受累的皮肤紧绷、粗糙和增厚、肢体和躯干呈黑色素沉着。在一些患者中，在没有太阳暴露部位的皮肤出现弥漫性类似太阳晒出的褐色是皮肤受累非常早期的表现。在黑皮肤的患者中，可出现白癜风样色素减退。由于色素缺失不发生在毛囊周围区域，皮肤可以有"椒盐"样表现，在头皮、上背部及胸部最为突出。由于胶原累积引起的皮肤硬化造成毛囊、汗腺及外分泌腺和皮脂腺阻塞，导致毛发缺失、汗液分泌减少及皮肤干燥，手指伸侧的横纹消失（图8-4）。手指固定的屈曲挛缩引起手的活动度减低，导致肌肉萎缩。皮肤增厚与其下方肌腱的纤维化共同与腕、肘和膝的挛缩有关。由于皮肤紧紧黏附在下面的颈阔肌导致颈部厚脊阻碍了颈部伸展。面部呈现具有特征性的"面具"样表现，面部皮肤紧绷、发亮，没有皱纹，偶尔由于眼睑、颊和口活动度减少出现没有表情的脸。唇薄伴中切牙明显和口周细纹（放射状）。张口径减少（小口畸形）会影响饮食和口腔清洁。鼻子呈现鸟嘴样表现。

在晚期的SSc患者中，皮肤紧连皮下脂肪（tethering），经历了变薄和萎缩。毛细血管扩张是指皮肤毛细血管直径扩张到2~20mm，常在lcSSc中看到。这些病变，让人想起遗传性出血性毛细血管扩张，在面部、手、唇和口腔黏膜处最明显（图8-5）。萎缩皮肤的破损导致近端指间关节的伸侧、指尖掌垫以及骨突起处如肘和踝的慢性溃疡。溃疡是痛性的，可能继发感染，导致骨髓炎。缺血性指尖溃疡的愈合遗留特征性的固定指"凹陷"。由于缺血造成的指尖软组织缺失常见，可能与末端指节的明显吸收有关（肢端骨溶解）（图8-6）。

钙质沉积发生在皮肤和软组织。皮肤钙质沉着最常见于抗着丝点抗体阳性的lcSSc患者。沉积物大小从非常小的点状沉积到大团块状不等，这些沉积物由羟磷灰石结晶组成，在普通X线片上就可以看到。常见的沉积部位包括指垫、手掌、前臂伸侧、鹰嘴和髌前囊（图8-7）。椎旁钙化可引起神经并发症。钙质沉积表现为持续存在的、坚硬的、无压痛的皮下肿块。这些钙质沉积物偶尔会穿透表面皮肤形成溃疡，形成白粉状物质流出，引起疼痛和局部炎症。

肺部病变

在大多数SSc患者中都可以证实有肺部受累，是目前导致死亡的主要原因。有两种主要的严重肺部受累类型：ILD和PAH。许多SSc的患者会出现某种

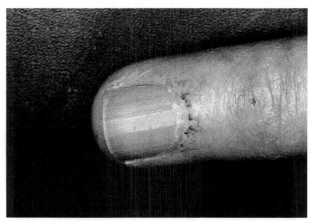

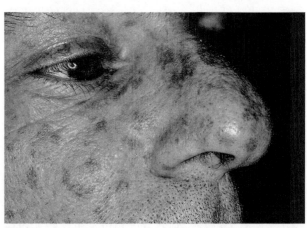

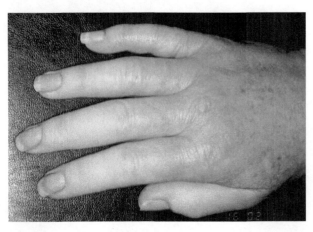

图8-4　硬指

请注意这是一个局限皮肤型系统性硬化症（SSc）患者的手指皮肤硬化，近端指间关节固定的屈曲挛缩

图8-5　皮肤血管改变

A.一个局限皮肤型系统性硬化症（lcSSc）患者甲褶毛细血管改变；B.面部毛细血管扩张

程度的这两种并发症。SSc不太常见的肺部表现包括由于并发的胃食管反流引起的吸入性肺炎；由于支气管内膜毛细血管扩张造成的肺出血；闭塞性细支气管炎；胸膜反应；由于胸壁纤维化造成的限制性通气功能障碍、自发性气胸及药物诱导的肺毒性。肺癌的发病率，特别是支气管肺泡癌，可能增加。

肺受累直到晚期可能才会出现症状。最常见的呼吸症状——运动后呼吸困难、乏力及运动耐力减低——通常隐匿并缓慢进展。也可以出现慢性干咳。体格检查可以发现肺基底部有爆裂音。肺功能检查（PFT）是一种发现早期肺受累的敏感方法，最常见的异常是用力肺活量（FVC）下降或单纯肺的呼吸一氧化碳弥散功能（DLco）降低。DLco的降低明显与FVC的降低不成比例提示发生了肺部血管病变，但也可能是由于贫血造成的。运动时患者显示有PO_2下降。

间质性肺病（ILD）

尸检时发现，90%以上的SSc患者有ILD的一些证据，高分辨CT（HRCT）发现有85%的患者有ILD。ILD和肺纤维化引起限制性肺功能障碍伴气体交换受损，在PFT检查中以FVC和DLco降低为特征，但是不影响流率。16%~43%的SSc患者会出现明显的ILD的临床表现；发病率依使用的检测方法不同而异。发生ILD的危险因素包括男性、非洲裔美国人、弥漫性皮肤受累、严重胃食管反流及存在拓扑异构酶-I自身抗体，以及疾病的首发表现为低FVC或DLco。在发生明显ILD的患者，肺部病变进展最快的阶段是在疾病病程的早期（在前3年内），在这个阶段FVC能够每年下降30%。

胸部X线检查有助于除外感染和其他原因的肺部受累，但与HRCT相比，在检测早期ILD上相对不敏感。HRCT可以显示胸膜下网状线状影，在下叶明显，甚至在无症状的患者中也可以发现这些改变（图8-8）。其他表现包括纵隔淋巴结肿大、结节、牵拉性支气管扩张，在一些患者还可以看到蜂窝样改变。磨玻璃影，单独出现或与网状影同时出现，可见于50%的患者。HRCT上的磨玻璃影提示存在肺的细微的纤维化，不能表示是肺泡炎或预示快速进展。HRCT上肺疾病的范围是SSc死亡的预测因素。支气管肺泡灌洗（BAL）能证实存在下呼吸道炎症，有

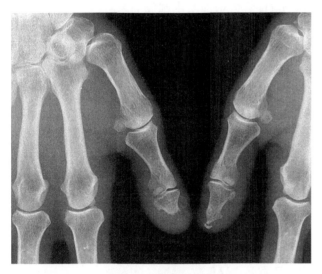

图8-6 肢端骨溶解

请注意这是一位病程长的伴有雷诺现象的局限皮肤型系统性硬化症（lcSSc）患者的末端指溶解

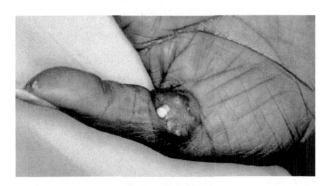

图8-7 皮肤钙化

请注意这是一例局限皮肤型系统性硬化症（lcSSc）患者出现的大的钙化沉积，发生破溃，穿透皮肤

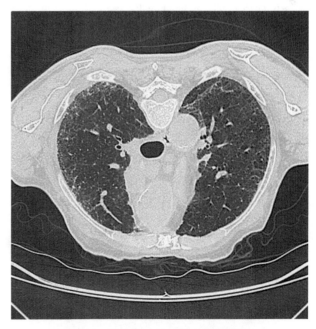

图8-8 肺高分辨CT扫描：间质性肺病

请注意在一例弥漫皮肤型系统性硬化症（dcSSc）患者的双侧下肺叶外周分布的网格结节样斑片影

助于除外感染。在BAL液中中性粒细胞（>2%）和（或）嗜酸粒细胞（>3%）比例升高与HRCT上更广泛的肺病相关,与更快的FVC下降以及生存率下降相关,BAL对确定可逆的肺泡炎没有帮助。只有那些胸部X线表现不典型的患者才需要进行肺活检,肺活检应在胸腔镜引导下进行。肺活检组织学表现有助于预测ILD进展的风险。在SSc中最常见的病理改变是非特异性间质性肺炎,较寻常型间质性肺炎预后好。近来研究显示,检测血清因子如KL-6,一种在Ⅱ型肺泡细胞和肺泡巨噬细胞中发现的糖蛋白,可以作为一种生物标记物来发现SSc患者是否发生了ILD,并可用于系列监测。

肺动脉高压（PAH）

PAH,定义为平均肺动脉压>25mmHg伴肺毛细血管楔压<15mmHg,是SSc的主要并发症。约15%的SSc患者会出现PAH,PAH可以与ILD伴发,也可以是独立的肺部异常表现。SSc相关PAH的自然病程变化多样,但在很多患者中是呈下坡路样的病程,会逐渐发展成右侧心力衰竭,死亡率明显升高。PAH的危险因素包括局限性皮肤疾病伴抗着丝点抗体阳性、疾病起病年龄大、严重的雷诺现象,以及抗U1-RNP、U3-RNP（纤维蛋白）和B23抗体阳性。

早期PAH的患者通常无症状。最初的症状通常是活动后气短及运动能力减低。随着疾病进展,患者会出现心绞痛、运动时近乎晕厥及出现右侧心力衰竭的症状和体征。体格检查可以发现有心动过速、明显的肺性S_2心音、可扪及的右心室搏动、颈静脉压升高,以及坠积性水肿。多普勒超声心动图是一种无创的评估肺动脉压力方法,被广泛用于肺动脉高压的筛查。超声心动图估测静息时肺动脉收缩压超过40mmHg提示PAH。肺功能检测发现有孤立性DLco减低或伴随限制性功能障碍。由于超声心动图可能会过高或低估SSc患者的肺动脉压力,因此通常需要进行右心导管用来证实PAH的存在,并准确评估其严重性,包括右心功能不全的程度。血清脑钠肽（BNP）和N末端前BNP的水平与SSc患者PAH的存在和严重性以及生存率相关。因此,BNP检测在SSc患者PAH的筛查和治疗监测是有帮助的。PAH的预后由肺动脉压力升高的程度决定。

胃肠道受累

多达90%的局限和弥漫皮肤型SSc患者会出现胃肠道受累。以平滑肌萎缩、但黏膜完整,以及闭塞性小血管血管病的病理改变为特征,这种相似的病理表现贯穿整个胃肠道。

上胃肠道受累

由于口干、张口径缩小、牙周疾病及下颌骨髁状突的再吸收等综合因素造成的口咽表现常见。舌系带可能会缩短。早期就会出现胃食管反流疾病的症状。大多数患者有胃灼热感、反酸和吞咽困难。如果与食管下方括约肌压力降低同时存在会导致胃食管反流,由于食管下2/3的运动减弱使食管清除反流的胃内容物发生障碍,以及胃排空延迟共同造成GERD。胸部CT扫描特征性表现是扩张的食管伴腔内气体。在伴有轻度症状的患者在进行内镜检查时会出现严重的糜烂性食管炎。内镜检查对于除外念珠菌、疱疹病毒和巨细胞病毒等机会性感染是必要的。慢性GERD会伴发食管狭窄和Barrett食管。由于Barrett食管会增加发生腺癌的风险,出现这种病变的SSc患者需要定期进行内镜检查及活检。可以伴有GERD的食管外表现,如声嘶和慢性咳嗽。吸入性肺炎也可以发生,这会使潜在的ILD加重。

患者还常会出现早饱、腹胀及反流症状加重等胃轻瘫的表现。胃轻瘫的存在和严重性可以通过放射性核素胃排空实验来评估。可出现胃窦部的胃窦血管扩张（GAVE）。这种上皮下病变反映的是SSc的弥漫性小血管血管病变,由于其内镜下的表现被描述为"西瓜胃"。伴有GAVE的患者可出现反复发作的胃肠道出血,导致慢性不明原因的贫血。测压试验显示大多数SSc患者有上段小肠检测异常。

下胃肠道受累

肠道运动功能损伤会引起吸收不良及继发于细菌过度生长的慢性腹泻。脂肪和蛋白吸收不良会继而发生维生素B_{12}和维生素D缺乏,有时最终发展成严重的营养不良。肠道运动功能紊乱也能引起假性肠梗阻,伴恶心和腹胀的症状,难以和胃排空延迟相鉴别。患者表现为反复发作的急性腹痛、恶心和呕吐。放射学检查显示有急性肠梗阻,主要的诊断困难是鉴别假性梗阻和机械性梗阻,前者对支持治疗和静脉营养补充有效。结肠受累可引起严重的便秘、便失禁、由于毛细血管扩张造成的胃肠出血及直肠脱垂。在SSc的晚期,结肠会出现广口囊或憩室,偶尔会引起穿孔和出血。一种少见的放射学表现是由于气体进入肠壁造成肠壁囊样积气,在很少的患者这些肠壁囊样积气，会发生破裂，引起良性气腹。虽然肝罕见受累，但原发性胆汁性肝硬化可以与SSc同时存在。

肾受累：硬皮病肾危象

硬皮病肾危象是SSc最可怕的并发症，见于10%～15%的患者，绝大多数发生在起病4年内。在ACEI出现前，硬皮病肾危象的短期生存是<10%。发病机制包括闭塞性血管病和肾弓动脉和叶间动脉管腔狭窄。肾血流进行性减少、血管痉挛加重，导致近肾小球增生、肾素分泌增加、血管紧张素激活，进一步的肾血管收缩形成恶性循环，最终导致恶性高血压。硬皮病肾危象的危险因素包括非洲裔美国人、男性、弥漫皮肤型SSc伴广泛的进展性的皮肤受累、抗RNA多聚酶Ⅰ和Ⅲ自身抗体阳性。可触及的肌腱摩擦音、心包积液、新出现的不明原因的贫血，以及血小板减少可能预示即将发生的硬皮病肾危象。建议早期具有高危因素的SSc患者每天检查血压。lcSSc的患者很少出现硬皮病肾危象。由于糖皮质激素的使用与发生硬皮病肾危象间是相关的，因此在具有发生肾危象危险因素的SSc患者，只有当绝对必需时才使用泼尼松，而且应该使用低剂量（<10mg/d）。

肾危相的典型表现为加速性的高血压和进展性的肾功能不全。然而，约10%的患者，血压可以是正常的。非高血压性肾危象一般与预后不良相关。伴随血压升高患者可以出现头痛、视物模糊和胸痛。尿液检查的典型表现为轻度蛋白尿、颗粒管型及镜下血尿；可见血小板减少和伴破碎红细胞的微血管病性溶血。常在数日后出现进行性少尿性肾衰竭。一些患者的硬皮病肾危象会被误诊为血栓性血小板减少性紫癜。在这种情况下肾活检的价值尚不确定。发病时出现少尿或肌酐水平>3mg/dl预示预后不佳，患者需要进行永久的血液透析治疗，死亡率高。在发生肾衰竭前快速积极的应用短效ACEI干预控制血压可以改善预后。相反，没有证据支持在血压正常的SSc患者中"预防"性使用ACEI的效果。在很少的SSc患者会出现新月体肾小球肾炎。

心脏受累

虽然心脏受累在临床上通常是没有症状的，但使用敏感的诊断工具常可检测到心脏受累。心脏病在dcSSc的患者较lcSSc患者更常出现，通常在皮肤硬化起病的3年内出现。有明显临床症状的SSc心脏受累是预后不良因素。心内膜、心肌及心包可分别被影响，也可同时受累。心脏受累的表现包括心包积液、房性和室性心动过速、传导异常、瓣膜反流、心肌肥厚和心力衰竭。高血压和肺高压、肺和肾受累也可以影响到心脏。尽管存在广泛阻塞性血管病，SSc中临床或病理学心外膜冠状动脉疾病的发生率并没有增加。传统的超声心动图检测SSc临床前心脏受累的敏感性低，更新的技术如组织多普勒超声心动图（TDE）和心脏磁共振图像（MRI）显示异常心肌功能的发生率是高的。铊灌注研究证实大多数患者会出现心脏灌注异常。血清N末端前脑钠肽（NT-pro-BNP）是一种心室激素，是SSc患者肺动脉压力升高的敏感和特征的诊断标记物，但也可用以作为原发心脏受累的标记物。心肌炎可与炎症性多肌炎相伴发，可以使用心脏MRI来做出诊断。超过15%的患者会出现心包积液，但罕有患者会发生心脏压塞。

骨骼肌肉并发症

腕管综合征常见，可以是SSc的首发表现。在疾病早期会出现明显的广泛的关节痛和僵硬。关节运动度进行性下降，特别是dcSSc的患者。最常累及的是手，出现近端指间关节和腕关节挛缩。在dcSSc的患者，大关节挛缩可伴随肌腱摩擦音，以在这些关节被动活动时可以听到或触及的似皮革样的爆裂音为特征。肌腱摩擦是由于受累关节广泛的纤维化和腱鞘与筋膜的粘连引起的。肘、肩和膝关节运动度常降低。真正的关节炎症并不常见。然而，偶有患者会出现手部的侵蚀性多关节炎。肌无力常见，可能预示一般情况差、失用性萎缩及营养不良。在少见的情况下会出现与特发性多发性肌炎难以鉴别的炎症性肌病。晚期SSc患者可出现以萎缩和纤维化但肌酶不升高为特征的慢性非炎症性肌病。骨吸收最常发生在末端指骨，引起远端部分丢失（肢端骨溶解）（图8-5）。下颌骨髁状突的吸收可导致咬合困难。骨溶解也会累及肋骨和远端锁骨。

疾病的其他表现

许多SSc患者出现干眼和口干（干燥综合征）。小唾液腺活检显示纤维化而非原发性干燥综合征的特征性灶性淋巴细胞浸润（参见第9章）。甲状腺功能减低常见，一般是由于甲状腺纤维化造成的。虽然SSc几乎不累及中枢神经系统，但可以出现由于纤维化或血管病造成的感觉性三叉神经病，表现为逐渐出现的疼痛和麻木。SSc女性妊娠后不良胎儿结局的发生率会增加。此外，妊娠期间SSc患者的心肺受累可能会加重，已有报道在妊娠期间会发生硬皮病肾危象。SSc男性患者勃起功能障碍常见，还可能是疾病的首发表现。由于血供不足和纤维化可造成不能形成或保持阴茎勃起。SSc患者发生一些恶性肿瘤的风险会增加。一些研究显示，SSc患者中肺癌、舌癌及乳腺癌更常见。Barrett化生与发生食管腺癌的风险增加有关。

实验室特点

由于慢性炎症造成的轻度正常细胞或小细胞贫血在SSc患者中常见。缺铁性贫血可能提示由GAVE或慢性食管炎引起的胃肠道出血。大细胞性贫血，提示存在血细胞成熟障碍，可以由因小肠细菌过度生长和吸收不良造成的叶酸和维生素B_{12}缺乏引起，或者是由药物如甲氨蝶呤或烷化剂的不良反应引起。微血管病性溶血性贫血，可以由机械性创伤以及红细胞在通过包有纤维蛋白或有血小板血栓形成的微血管时发生破碎引起，是硬皮病肾危象的标志。血小板减少和白细胞减少通常提示药物的毒性作用。与其他结缔组织病相比，血沉（ESR）通常正常；血沉升高可能是伴发了肌炎或恶性肿瘤的信号。

几乎所有SSc患者抗核抗体都是阳性的，在疾病起病时即可检测到。抗拓扑异构酶Ⅰ（Scl-70）抗体和抗着丝点抗体是SSc的特异抗体，这两种抗体相互排斥，是不会同时存在的。31%的dcSSc患者可检测到抗拓扑异构酶Ⅰ抗体，但只有13%的lcSSc患者存在该抗体；相反，在38%的lcSSc患者中可以检测到抗着丝点抗体，但只在2%的dcSSc患者中可以检测到该抗体。抗着丝点抗体常与lcSSc和PAH相关，只在很罕见的情况下才会引起心或肾受累或显著的ILD。抗拓扑异构酶Ⅰ抗体阳性的患者与该抗体阴性的患者相比生存率减低；然而抗着丝点抗体阳性患者与阴性患者相比生存率改善。血清检测时表现为核仁型免疫荧光核型提示存在抗U3RNP（纤维蛋白）、Th/To，或PM/Scl抗体，但是斑点型免疫荧光核型提示存在抗RNA多聚酶Ⅲ抗体。虽然抗$β_2$-GPI抗体出现在抗磷脂抗体综合征的患者，对SSc不特异，但SSc中存在此抗体的患者发生手指缺血性病变的风险增加。任何SSc相关自身抗体均未能有确切的证据支持其直接致病作用；然而，抗体滴度可能与疾病的严重性和疾病活动性波动相关。

诊断

SSc的诊断主要是依靠临床表现来做出的，在病程比较长的患者是很直观的。明确的皮肤硬化，以其特征性的对称分布形式，与伴发的典型内脏器官表现，为高把握度的确定诊断提供了依据。在表8-1中列出的疾病可能会伴有皮肤硬化，但皮肤病变的分布方式，以及没有雷诺现象或典型的内脏器官表现或SSc的特异性自身抗体，可以把这些疾病与SSc鉴别开来。偶尔需要进行皮肤全层活检来明确硬肿病、硬化性黏液水肿或肾性系统性纤维化的诊断。在lcSSc中，疾病发病前出现的雷诺现象和胃食管反流综合征的症状，以及同时存在的硬指和甲褶毛细血管镜显示的毛细血管改变，通常与毛细血管扩张和皮肤钙质沉积相伴发，有助于明确诊断。指尖凹陷性瘢痕和放射学上下叶肺纤维化的证据特别有助于诊断。原发性雷诺现象是一种良性改变，必须与早期或局限性SSc相鉴别。在这种情况下，甲褶毛细血管镜检查尤其有帮助，因为有原发雷诺现象的人的甲褶毛细血管是正常的，而SSc患者的毛细血管是异常的，并且血浆自身抗体甚至在疾病的其他表现出现之前就能够检测出来。

在疾病早期要明确SSc的诊断可能有一定的难度。在dcSSc中，最初的症状通常是非特异的，与炎症有关的。患者主诉有乏力、肿胀、疼痛和僵硬，疾病最初可以不出现雷诺现象。体格检查能发现弥漫性上肢水肿和肿胀的手指。这个阶段患者有时被诊断为早期类风湿关节炎、系统性红斑狼疮、肌炎；或者最常见的是被诊断为未分化结缔组织病。在几周到几个月内，随着皮肤硬化的进展，会出现雷诺现象和特征性的临床表现，抗核抗体和SSc特异性抗体阳性对SSc具有很高的诊断特异性。在没有皮肤硬化时，雷诺现象伴指尖溃疡或其他指缺血的证据，再加上毛细血管扩张、远端食管运动障碍、无法解释的ILD或PAH，或加速的高血压伴肾衰竭，提示为无皮肤硬化的SSc。这些患者可能会有抗着丝点抗体。

治疗　系统性硬化症

概述

目前为止，没有治疗能够明显地改变SSc的自然病程。相反，有多种干预措施在减轻症状和减缓累积器官损害的进展方面非常有效。人们已经注意到在过去的25年间疾病相关死亡率已显著减低。由于临床表现的显著异质性，在基线期应该仔细对患者进行观察和评估，治疗措施必须按照每个患者独特的需要进行个体化调整。最佳的处理需要紧密结合下面的原则：快速和准确的诊断，在临床和实验室评估的基础上进行分类和危险因素分层，早期识别器官水平的并发症以及评估器官受累的范围、严重度和恶化的可能性，规律监测疾病的进展、疾病的活动性和对治疗的反应，以及持续的患者教育。为了减少不可逆的器官损害，必须积极主动地处理威胁生命的并发症，进行规律的筛查并尽可能在最早的时机开始恰当的干预。考虑到疾病的复杂性和多系统累及的特点，最佳的处理方法是建立团队来进行综合治疗。大多数患者都是使用在疾病的不同方面起作用的药物联合治疗。患者应熟悉可能发生的所有并发症，理解治疗的选择和疾病的自然病程，并和他们的医师一起形成合作伙伴。这通常要求患者和医师之间建立长期关系，医师要对患者进行持续不间断的咨询和鼓励。

改变病情治疗：免疫抑制剂

在其他结缔组织病中治疗有效的免疫抑制剂在SSc的治疗中通常只是中度有效或无效。糖皮质激素对于缓解早期dcSSc的僵硬和疼痛可能是有用的，但并不能影响皮肤的进展或内脏器官的受累。而且大剂量糖皮质激素的使用会使发生硬皮病肾危象的风险增加。因此，如果可能的话，应尽可能避免使用糖皮质激素；当必须使用糖皮质激素时，应尽可能短时间使用最低的剂量。考虑到环磷酰胺在治疗血管炎（参见第11章）、系统性红斑狼疮（参见第4章）和其他自身免疫性疾病（参见第3章）方面的有效性，它的使用已被广泛研究。

在回顾性和前瞻性对照临床研究中对环磷酰胺治疗SSc的疗效进行了评估。口服和间断静脉应用环磷酰胺都可以减少早期有症状的SSc患者ILD的进展，治疗1年后肺功能和HRCT稳定，极少数患者会稍有改善，同时也注意到呼吸症状和皮肤硬化范围得到改善。停用环磷酰胺后，患者在肺功能改善上的好处会逐渐消失。需要权衡环磷酰胺给患者带来的好处与其可能的不良反应，包括骨髓抑制、机会性感染、出血性膀胱炎和膀胱癌、卵巢早衰，以及后期的继发恶性肿瘤。

在SSc的小规模临床试验中，甲氨蝶呤可以使皮肤评分稍有改善。非对照研究显示，霉酚酸酯治疗可以改善皮肤硬化，一般来说耐受性比较好。目前没有很好的文献支持免疫调节剂类药物，如环孢素、硫唑嘌呤、利妥昔单抗和体外光浴、伊马替尼、沙利度胺或雷帕霉素治疗SSc。正在SSc中进行随机临床研究来评估使用大剂量化疗联合或不联合放疗的免疫清除治疗的疗效。考虑到自体干细胞移植可能引起的病残率和死亡率及费用，它在SSc中的应用仍然是试验性的。

1.抗纤维化治疗　dcSSc中广泛的组织纤维化会引起进行性的器官损害，因此干扰纤维化过程的药物就是一种合理的治疗方法。D-青霉胺作为抗纤维化药物已被广泛使用。在SSc患者中进行的回顾性研究显示D-青霉胺能够稳定并改善皮肤硬化，阻止新发内脏器官受累，并改善存活率。然而，一项在早期活动性SSc患者中进行的随机对照临床试验发现，使用标准剂量（750mg/d）或非常低剂量（125mg，隔日1次）D-青霉胺治疗的患者之间在皮肤受累范围上没有差别。米诺环素、重组松弛素、γ干扰素（INF-γ）和肿瘤坏死因子拮抗剂在SSc中都没有有意义的临床益处。

2.血管治疗　血管治疗的目的是控制雷诺现象、阻止发展和促进缺血并发症的愈合，以及减缓闭塞性血管病的进展。有雷诺现象的患者应穿着暖和，减少暴露在寒冷中或尽量减少压力，避免使用能够诱发或加重血管痉挛发作的药物。一些患者可能对生物反馈治疗有效。随机临床研究显示，常使用的钙离子通道阻滞药如硝苯地平和地尔硫䓬的临床疗效中等，这些药物的使用通常受到不良反应的限制（心悸、坠积性水肿、头晕）。虽然ACE抑制药不能减少发作的频率或严重性，但血管紧张素Ⅱ受体抑制药如氯沙坦是有效的，并且通常耐受性好。一些有雷诺现象的患者可能需要使用α₁肾上腺素受体阻滞药（如哌唑嗪）、5-磷酸二酯酶抑制药（如西地那非）、5-羟色胺再摄取抑制药（如氟西汀），外用硝酸甘油及静脉前列腺素。小剂量阿司匹林和双嘧达莫能阻止血小板聚集，可以作为辅助治疗。对于有缺血性指溃疡的患者，内皮素-1受体拮抗剂波生坦能减少新溃疡的发生。在一些伴有缺血的严重雷诺现象的患者可选用指交感神经阻断术和手指局部注射A型肉毒素（保妥适）。经验性的长期使用他汀类和抗氧化剂治疗可能会延缓血管损害和闭塞的进展。使用钙离子通道阻滞药可以改善有心脏受累的SSc患者的心脏灌注和心功能。

胃肠道并发症的治疗

由于胃食管反流非常常见，因此所有的SSc患者应进行针对这种并发症的治疗。即使没有临床症状，也可能会出现严重的反流。应该指导患者抬高床头、少食多餐。质子泵抑制药可减少酸反流，可能需要给予相对大的剂量。由于胃窦血管扩张（西瓜胃）造成的反复胃肠道出血可以采用激光光凝来治疗。由于小肠运动障碍造成的细菌过度生长会引起腹胀和腹泻，可能导致吸收不良和严重营养不良。短程轮替使用广谱抗生素治疗，如甲硝唑、红霉素和四环素，能去除细菌过度生长。如果出现营养不良，建议应用肠外高营养。奥曲肽治疗慢性小肠运动功能减弱可能有效。

肺动脉高压（PAH）的治疗

由于PAH只有到了晚期才会引起症状，因此应该定期对SSc患者进行筛查是否存在PAH。当出现PAH的症状时，应该开始治疗，开始时可以选择口服内皮素-1受体拮抗剂或磷酸二酯酶抑制药如西地那非。可能还需要利尿药、口服抗凝及地高辛。如果证实有低氧血症，为了避免低氧诱导的继发肺血管收缩，应给予鼻管补充氧气。5型磷酸二酯酶抑制药（如西地那非）对PAH有短期效果，可以与波生坦联合使用。可静脉给予或皮下持续注射或经雾化器频繁吸入前列环素类似物如伊前列醇或曲前列尼尔。对药物治疗无效的SSc相关PAH患者，肺移植仍然是一个选择。

肾危象的治疗

硬皮病肾危象是医疗急症，因为预后在很大程度上决定于开始积极治疗前肾损害的程度。因此必须快速识别即将发生的或早期的硬皮病肾危象，并尽力去避免发生肾危象。应指导具有发生肾危象高危因素的早期SSc和广泛进展的皮肤受累患者每天监测血压，如果发生重要变化应立刻汇报。应避免使用具有潜在肾毒性的药物，只有在绝对必需的时候再使用小剂量的糖皮质激素。当发生硬皮病肾危象时，应立即开始应用短效ACE抑制剂来治疗，目标是快速使血压降至正常。在这种情况下，肾活检很少有帮助。高达2/3的患者需要透析治疗。然而，在发生肾危象后肾功能依然能够得到显著恢复，高达50%的患者能够停止透析。对发生肾危象2年后仍不能停止透析治疗的患者可以考虑肾移植。SSc肾移植患者的存活情况与其他结缔组织病患者相当，肾危象复发者罕见。

皮肤护理

由于SSc患者的皮肤受累从不会威胁生命，随着时间的推移，皮肤病变会趋于稳定，甚至会自发好转，因此疾病的整体处理不受皮肤表现的影响。全身使用抗组胺药物和谨慎短期使用小剂量糖皮质激素（泼尼松<5mg/d）能够有效地控制早期皮肤受累的炎症症状。回顾性研究已显示，D-青霉胺能够减轻皮肤硬化的程度和进展。然而在一项前瞻性对照试验中未能证实这种获益。环磷酰胺和甲氨蝶呤治疗对皮肤硬化的疗效一般。由于皮肤硬常伴有皮肤干燥，患者应使用补水软膏和沐浴油。定期进行皮肤按摩是有帮助的。毛细血管扩张会给患者的容貌产生影响，特别是当出现在面部时。脉冲染料激光治疗也许有短期疗效。指尖溃疡应采取包扎疗法来保护，以促进愈合和防止感染。发生感染的皮肤溃疡需外用抗生素来治疗。也可能需要进行外科清创术。没有治疗能够有效阻止钙质在软组织沉积或促进沉积在组织的钙质溶解。

病程

SSc的自然病程变化很大，很难预测，特别是在疾病的早期阶段当特异的疾病亚型——弥漫性或局限性皮肤形式——尚不清楚时，尤其困难。dcSSc患者较lcSSc患者疾病进展更快，预后更差。

dcSSc患者的早期炎症症状如乏力、水肿、关节痛和瘙痒，在疾病开始2~4年后会逐渐消失，皮肤增厚的程度达到一个稳定期，此后通常会缓慢软化。在早期水肿期，通常持续<3年，会发生内脏器官受累和疾病进展。在皮肤受累达到顶峰后，已经存在的内脏器官受累如肺纤维化，可能会持续进展，但是新器官受累罕见。硬皮病肾危象几乎都发生在疾病的最初4年内。在晚期（>6年）dcSSc患者，皮肤通常变软和萎缩。皮肤变软和萎缩的特征是按照最初皮肤受累的相反顺序发生，躯干皮肤最先发生软化和萎缩，随后是近端肢体，然后是远端肢体。但是硬指和指挛缩通常会持续存在。皮肤毛细血管扩张和钙化常见，使晚期dcSSc和lcSSc很难鉴别。在皮肤受累已达顶峰后病情复发或皮肤增厚复发者罕见。lcSSc患者临床病程与dcSSc明显不同。这个SSc亚型的患者，雷诺现象通常先于其他疾病表现数年甚至几十年出现。通常在疾病晚期才会出现内脏器官并发症如PAH和ILD，并且呈现缓慢进展的倾向。

预后

SSc患者发生过早死亡的风险明显升高，经年龄和性别矫正后的死亡率比普通人群高5~8倍。在一项包含SSc所有疾病类型的基于人群的研究显示，这些患者的中位生存期是11年。在dcSSc患者中，5年和10年的生存率分别是70%和55%，而lcSSc患者的5年和10年生存率分别是90%和75%。SSc的预后与皮肤受累的范围相关，皮肤受累的范围是内脏器官受累的代表。主要的死亡原因是PAH、肺纤维化、胃肠道受累和心脏病。硬皮病肾危象与30%的3年死亡率相关。肺癌和较高的心血管死亡也增加了死亡率。预后不良的标志包括男性、非洲裔美国人、疾病起病晚、累及躯干的广泛的皮肤增厚、明显的或进展性的内脏器官受累的证据，以及抗拓扑异构酶Ⅰ和抗RNA多聚酶Ⅲ抗体阳性。在开始评估时，其他增加死亡率的预测因素包括ESR升高、贫血和蛋白尿。一项研究中，SSc伴广泛皮肤受累的患者，肺活量<55%预计值、明显的胃肠道受累（假性肠梗阻或吸收不良）、心脏受累的证据（心律失常或充血性心力衰竭）或硬皮病肾危象患者的累计9年存活率<40%。PAH本身的严重性与死亡率有非常强的相关性，平均肺动脉压力≥45mmHg的SSc患者的3年存活率为33%。ACE抑制剂治疗硬皮病肾危象的出现对患者的存活有戏剧性的影响，从ACE抑制剂出现前的1年生存率（<10%）增加到现在3年生存率（>70%）。

混合性结缔组织病

如果lcSSc患者同时存在SLE、多肌炎和类风湿关节炎的特点时，可能有混合性结缔组织病（MCTD）。这个重叠综合征通常与高滴度抗U1-RNP抗体的存在相关。特征性的起病表现是与手指肿胀和肌痛相关的雷诺现象。逐渐出现硬指、钙化和皮肤毛细血管扩张等lcSSc的特点。会出现提示系统性红斑狼疮（颊部红斑、光过敏）或皮肌炎（眼睑的向阳疹、指关节背侧的红斑疹）的皮疹。关节痛常见，一些患者会出现侵蚀性多关节炎。可出现肺纤维化和孤立的或继发PAH。其他表现包括食管运动障碍、心包炎、干燥综合征和肾病，特别是膜性肾小球肾炎。实验室检查有显示炎症的特点，如ESR升高、高γ球蛋白血症。虽然能在血清中检测出高滴度的抗U1-RNP抗体，但检查不到SSc的特异性自身抗体。与SSc相反，MCTD患者通常对糖皮质激素治疗反应好，长期预后比SSc好。MCTD是否真正是一个的独立疾病，还是SLE或SSc的亚型仍有争议。

嗜酸性筋膜炎

嗜酸性筋膜炎是一种罕见的与皮肤硬化有关的特发性疾病，皮肤硬化通常发展迅速。主要是成人发病。皮肤有粗糙的鹅卵石"橘皮样"表现。与SSc不同的是，嗜酸性筋膜炎极少累及内脏器官，同时不伴有雷诺现象和SSc相关自身抗体。皮肤受累不累及手指。病变皮肤全层切除组织活检显示皮下筋膜纤维化，通常需要进行活检来帮助诊断。筋膜中存在不同程度的炎症和嗜酸粒细胞浸润。在疾病的急性期，外周血嗜酸粒细胞可以很突出。MRI似乎是诊断嗜酸性筋膜炎的敏感工具。一些患者中，嗜酸性筋膜炎伴发骨髓增生异常综合征或多发性骨髓瘤，或先于这些疾病出现。糖皮质激素治疗会使嗜酸粒细胞快速消失。相反，皮肤改变通常缓慢，改善程度也不尽相同。嗜酸性筋膜炎患者的预后是好的。

（徐　东　译　田新平　审校）

第9章

干燥综合征

Haralampos M.Moutsopoulos   Athanasios G.Tzioufas

定义、发病率和患病率

干燥综合征是一种慢性、进展缓慢的自身免疫性疾病，以外分泌腺淋巴细胞浸润导致口干、眼干为特征。约1/3的患者出现全身表现。少数患者可能发展为恶性淋巴瘤，这很重要。疾病可单独（原发性干燥综合征）或与其他自身免疫性风湿性疾病同时存在（继发性干燥综合征）（表9-1）。

表9-1 与干燥综合征相关的其他自身免疫性疾病

类风湿关节炎
系统性红斑狼疮
硬皮病
混合性结缔组织病
原发性胆汁性肝硬化
血管炎
慢性活动性肝炎

干燥综合征各年龄均可发病，包括儿童，但以中年女性多见（女：男=9：1）。原发性干燥综合征的患病率为0.5%~1.0%。此外，30%的自身免疫性风湿性疾病患者存在继发性干燥综合征。

发病机制

干燥综合征以外分泌腺淋巴细胞浸润和B淋巴细胞高反应性为特征，表现为循环自身抗体。在1/4的患者中伴随单克隆B细胞，以有类风湿因子活性的冷沉淀单克隆免疫球蛋白为特征。

干燥综合征患者血清中常包含大量针对非器官特异性抗原的自身抗体，如免疫球蛋白（类风湿因子）及可提取核和胞质抗原（Ro/SS-A，La/SS-B）。Ro/SS-A自身抗原由与胞质RNAs相结合的两种多肽（52和60KDa）组成，而48-kDa La/SS-B蛋白与RNA Ⅲ聚合酶转录相关。抗Ro/SS-A和La/SS-B抗原的自身抗体在诊断时常可检测到，与起病早、病程长、唾液腺肿大、小唾液腺淋巴细胞浸润严重程度及某些腺外表现有关。在干燥综合征患者的血清中还可以检出抗α-胞衬蛋白（120KDa）的抗体（一种唾液腺特异蛋白）和抗毒蕈碱受体3（M3R）。浸润外分泌腺的细胞主要是活化的B和T淋巴细胞。T细胞主要在病变较轻区，而B细胞分布于病变较重部位。此外，炎症过程中还伴随有调节性T细胞、巨噬细胞和树突状细胞的浸润。目前认为，IL-18阳性的巨噬细胞数量与腮腺肿大和补体C4水平下降相关，而这两者亦是干燥综合征患者发展为淋巴瘤的预测因素。在发病机制中，目前认为浸润的淋巴细胞不仅可以提供上皮细胞的凋亡信号同时也具有抗凋亡作用。T细胞参与了腺上皮细胞的凋亡。而导管和腺泡上皮细胞则是在自身免疫损伤的启动和持续过程中起到了非常重要的作用，它们可以表达主要组织相容性复合体（MHC）Ⅱ类分子、共刺激分子，并在细胞膜上表达自身抗原，从而提供淋巴细胞激活所必需的信号。最终，不断产生促炎因子和淋巴趋化因子，造成自身免疫损伤，其中约1/5的患者可形成异位生发中心。同时，表达固有免疫的功能性受体，尤其是TLR3、TLR7、TLR9，可能在自身免疫反应过程中起到了维持作用。研究也发现，CD40阳性的B细胞具有抗凋亡作用。目前已证实B细胞活化因子（BAFF）在干燥综合征中的表达是升高的，特别是那些伴高丙种球蛋白血症的患者，并且认为它具有抗凋亡作用。在Ⅰ型干扰素、病毒或合成的dsRNA刺激下，腺体上皮细胞可以表达和分泌BAFF。而上皮细胞的激活有可能是因为肠病毒感染（可能是柯萨奇病毒）引起的。

此外，目前认为由M3受体介导的胆碱能活性降低及水通道蛋白-5的再分布，也能够引起神经上皮细胞的功能异常和腺体分泌功能减低。

遗传学研究已证实，无论干燥综合征患者的种族来源如何，HLA-Ⅱ类基因分子学分析显示其均与

HLA DQA1*0501等位基因高度相关。近期全基因组研究还表明，IRF-5和STAT-4单核苷酸多态性的增加，参与了Ⅰ型干扰素途径的激活，从而参与了干燥综合征的发病。

临床表现

大多数干燥综合征患者有与泪腺和唾液腺功能减低相关的症状。大部分患者病程缓慢，呈现良性过程。最初的表现是黏膜或非特异性的干燥症状，并且从最初的症状到疾病充分发展要经过8~10年的时间。

干燥综合征主要的口腔症状是口干。患者主诉吞咽干性食物困难、不能持续说话、烧灼样感觉、龋齿增多及戴全口义齿会出现问题。体格检查显示，干燥、红色的、黏性口腔黏膜；舌背丝状乳头萎缩，主要腺体分泌的唾液不易流出或浑浊；2/3的干燥综合征患者发生腮腺或其他唾液腺肿大，但在继发性干燥综合征患者不常见。诊断性检查包括唾液流率、腮腺造影及核素扫描。现今，唾液腺超声、磁共振及磁共振涎腺造影术在临床中都有应用。唇小唾液腺活检可从组织病理学上明确有灶性淋巴细胞浸润。

眼受累是干燥综合征的另一主要表现。患者常主诉眼睑下沙砾感或磨沙感。其他的症状包括烧灼感、内眦部有黏稠的丝状分泌物聚集、泪液减少、眼红、瘙痒、眼疲劳及光敏感增加。这些症状是由于角膜和球结膜上皮破坏所致，称为干燥性角结膜炎。它的诊断评估包括通过Schirmer Ⅰ试验测量泪液流率，通过泪膜破裂时间或泪液溶菌酶含量评估泪液成分。在孟加拉红染色后裂隙灯检查角膜和结膜发现点状角膜溃疡和黏附的角膜上皮丝。

其他外分泌腺受累较少，包括上、下呼吸道黏膜腺体分泌减少，导致鼻干、咽干、气管干燥，胃肠道外分泌腺分泌减少，导致食管黏膜萎缩、萎缩性胃炎及亚临床型胰腺炎。因外生殖器干燥导致的性交困难及皮肤干燥也可发生。

1/3的干燥综合征患者可出现腺外（系统性）表现（表9-2），但在类风湿关节炎继发的干燥综合征患者中很少见。这些患者更常主诉易疲劳、低热、雷诺现象、肌痛和关节痛。大多数原发性干燥综合征患者在病程中至少有过一次非侵蚀性关节炎的发作。肺受累的表现常见，但很少有重要的临床意义。干咳是小气道疾病的主要表现。肾受累包括间质性肾炎，临床表现为低渗尿和肾小管功能紊乱，伴或不伴酸中毒。未治疗的酸中毒可导致肾钙化。肾小球肾炎少见，可见于混合性冷球蛋白血症或系统性红斑狼疮重叠干燥综合征的患者。血管炎累及小和中等大小血管。最常见的临床表现是紫癜、反复发生的荨麻疹、皮肤溃疡、肾小球肾炎及多发性单神经炎。感音神经性耳聋见于50%的干燥综合征患者，与抗心磷脂抗体的存在相关。

已证实伴有血管炎的原发性干燥综合征也能出现多灶性、复发性及进行性神经系统疾病，如偏瘫、横断性脊髓病、单侧感觉缺失、癫痫及运动障碍。无菌性脑膜炎及多发性硬化在这些患者中也有报道。

淋巴瘤是最为熟知的干燥综合征表现，常在疾病后期出现。持续性腮腺肿大、紫癜、白细胞减低、冷球蛋白血症及C4补体水平低提示可能出现了淋巴瘤。有意思的是，这些也是发生肾小球肾炎的危险因素，且与死亡率增加相关。大多数淋巴瘤是结外的、低度恶性的边缘带B细胞淋巴瘤。通常低恶性度的淋巴瘤是在进行唇腺活检时偶然发现的。受累的淋巴结多为外周淋巴结。有B症状、淋巴结肿块直径>7cm及高或中度组织分级的患者生存期缩短。

常规实验室检查提示，轻度的正色素、正细胞性贫血。约70%的患者血沉增快。

诊断和鉴别诊断

如果患者有眼干和口干表现，眼科检查显示干燥性角膜结膜炎，口腔科检查显示干燥的典型表现，患者血清对Ro/SS-A和（或）La/SS-B自身抗原反应阳性则可以诊断为原发性干燥综合征。当诊断不确定，或需除外其他可能引起口干、眼干或腮腺肿大（表9-3，表9-4）的情况时，需进行唇腺活检。欧洲研究建立了可靠的诊断标准，现已由欧美研究组进一步修订（表9-5）。

表9-2 原发性干燥综合征中腺外表现的发生率

临床表现	百分比
关节痛/关节炎	60
雷诺现象	37
淋巴结肿大	14
肺受累	14
血管炎	11
肾受累	9
肝受累	6
淋巴瘤	6
脾大	3
外周神经病	2
肌炎	1

第二部分 免疫介导的损伤性疾病

表9-3 干燥症状的鉴别诊断

口干燥症	眼干	双侧腮腺肿大
病毒感染	炎症性	病毒感染
药物	Stevens-Johnson综合征	流行性腮腺炎
精神治疗药物	类天疱疮	流行性感冒
副交感神经阻滞药物	慢性结膜炎	EB病毒
抗高血压药	慢性睑炎	柯萨奇病毒A
精神性	干燥综合征	巨细胞病毒
辐射	中毒	HIV
糖尿病	灼伤	结节病
外伤	药物	淀粉样变
干燥综合征	神经性疾病	干燥综合征
	泪腺功能损伤	代谢疾病
	眼睑功能损伤	糖尿病
	混合性	高脂蛋白血症
	外伤	慢性胰腺炎
	维生素A缺乏	肝硬化
	瞬目异常	内分泌疾病
	睑瘢痕	肢端肥大症
	角膜麻醉	性腺功能减低
	上皮不规则	

表9-4 干燥综合征的鉴别诊断

HIV感染和干燥症	干燥综合征	结节病
年轻男性多见	中年女性多见	多变
没有抗Ro/SS-A和La/SS-B自身抗体	存在自身抗体	没有抗Ro/SS-A和La/SS-B自身抗体
唾液腺CD8[+]淋巴细胞浸润	唾液腺CD4[+]淋巴细胞浸润	唾液腺肉芽肿
与HLA-DR5相关	与HLA-DR3和-DRw52相关	未知
HIV血清学检测阳性	HIV血清学检测阴性	HIV血清学检测阴性

表9-5 修订的国际干燥综合征分类标准[a, b, c]

Ⅰ.眼部症状:3个问题中至少1个回答是肯定的
  1.你是否有在3个月以上的时间里每天都有持续不能忍受的眼干?
  2.你有反复的沙子进眼或磨沙样感觉吗?
  3.你是否每日使用人工泪液超过3次?
Ⅱ.口腔症状:3个问题中至少1个回答是肯定的
  1.你是否有在3个月以上的时间里每天都感到口干?
  2.你在成年后是否有反复或持续的唾液腺肿大?
  3.你需要经常饮水来帮助咽下干性食物吗?
Ⅲ.眼部体征:下面两项眼部受累的客观证据中至少1项阳性
  1.Shirmer Ⅰ试验,无麻醉情况下进行(≤5mm/5min)
  2.Rose Bengal记分或其他眼染色记分(按照van Bijsterveld记分系统≥4)
Ⅳ.组织病理学:小唾液腺有灶性淋巴细胞性唾液腺炎,灶记分≥1
Ⅴ.唾液腺受累:下面唾液腺受累的客观证据中至少一项阳性
  1.未刺激的完整唾液流率(≤1.5ml/15min)
  2.腮腺造影
  3.唾液腺核素检查
Ⅵ.血清中抗Ro/SS-A或a/SS-B抗体阳性或二者均阳性

  [a] 除外标准:头颈部放疗史、丙型肝炎病毒感染、AIDS、淋巴瘤、结节病、移植物抗宿主病、使用抗乙酰胆碱药
  [b] 原发性干燥综合征:符合上述6条中的4条,但必须包含条目Ⅳ(组织病理)或条目Ⅵ(血清学);或上述4条客观标准中的3条(Ⅲ、Ⅳ、Ⅴ、Ⅵ)
  [c] 存在可能的相关疾病(如其他明确的结缔组织病)的患者中,Ⅰ或Ⅱ加上Ⅲ、Ⅳ、Ⅴ中的任两条诊为继发性干燥综合征

治疗　干燥综合征

干燥综合征的治疗目标是缓解症状、通过替代或模拟缺失的分泌物来减少慢性口干燥症和干燥性角结膜炎造成的局部损伤（图9-1）。避免应用一些可能加重泪腺和唾液腺功能减低的药物，如利尿药、抗胆碱能药、抗高血压药物和抗抑郁药。

为替代缺失的泪液，有几种容易应用的滴眼制剂（Tearisol；左布诺洛尔；0.5%甲基纤维素；Hypo Tears）。如果有角膜溃疡，建议应用眼贴和硼酸软膏。

口干的最好替代品是水。丙酸凝胶可用于治疗阴道干燥。为刺激分泌，口服毛果芸香碱（5mg，每日3次）或西维美林（30mg，每日3次）可改善干燥症状并且患者对这两种药物的耐受性较好。羟氯喹（200mg）对关节痛有效。

有肾小管酸中毒的患者应口服碳酸氢钠（0.5～2.0mmol/kg，分4次口服）。糖皮质激素（每天1mg/kg）和（或）免疫抑制剂（如环磷酰胺）只是在治疗系统性血管炎时才应用。现已证实抗肿瘤坏死因子α在干燥综合征中是无效的。而对于存在系统受累的患者，抗CD20单克隆抗体很可能是有效的，尤其有血管炎、关节炎表现者。而且，抗CD20单抗联合CHOP方案也可以延长高度恶性淋巴瘤患者生存期。

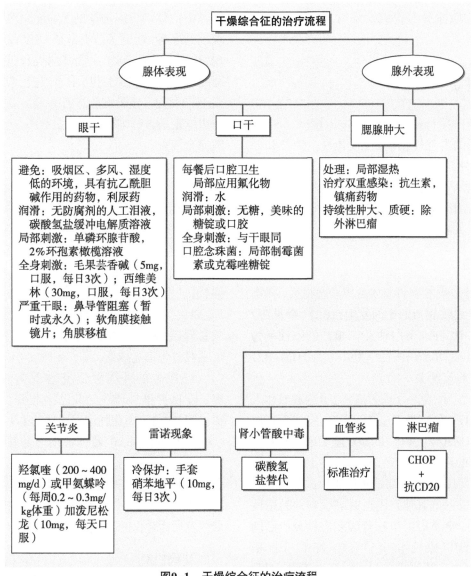

图9-1　干燥综合征的治疗流程

（赵　岩 译　田新平 审校）

第10章

Chapter 10

脊柱关节病

Joel D.Taurog

脊柱关节病是一组具有共同的特定临床表现并与遗传基因相关的重叠的疾病。这组疾病包括强直性脊柱炎、反应性关节炎、银屑病关节炎及脊柱炎、肠病性关节炎及脊柱炎、幼年起病的脊柱关节炎和未分化脊柱关节炎。这些疾病临床表现和遗传倾向的相似性提示这组疾病有着共同的发病机制。

强直性脊柱炎

强直性脊柱炎（ankylosing spondylitis, AS）是一种原因不明的炎症性疾病，主要累及中轴骨和外周关节，关节外结构也可受累。常在10多岁或20多岁起病；男女患病比例在2:1~3:1。中轴型脊柱关节"炎"一词，常用来描述不能满足AS诊断标准的早期或轻型的脊柱关节"炎"。

流行病学

AS与人类组织相容性抗原B27显著相关，在世界范围内都以大致相似的比例发生在B27（参见第2章）阳性人群中。在北美白种人中，B27的阳性率为7%，而在AS患者中B27的阳性率为90%，但HLA-B27与疾病的严重程度无关。

人群调查显示，1%~6%的遗传了B27的成年人会患有AS，相反，在AS患者B27（+）的一级成年亲属中AS的患病率是10%~30%。同卵双胞胎中共同发病率为65%。AS的患病易感性在很大程度上是由遗传因素决定的，而HLA-B27在遗传因素中占50%的分量。与HLA相关联的其他基因也对AS发病的易感性起一定的作用。全基因组单核苷酸多态性分析已确定在编码ERAP1（染色体5q15）和IL-23R基因（染色体1p31.3）上存在其他的AS易感的等位基因。编码TNFSF15、TNFSF1A、STAT3、ANTXR2和ILLR2的基因和至少6个其他染色体区域也与AS发病的易感性相关。

病理学

AS中轴骨的炎症位置是常规活检所不能达到的部位，因此很难通过外科手段来进行活检。因此，我们对中轴骨组织病理学的了解绝大多数来自于较为晚期的患者。骶髂关节炎常是AS患者最早的病理表现，也可出现滑膜炎、血管翳、黏液状骨髓、软骨下肉芽组织形成、骨髓水肿、附着点炎、软骨分化。巨噬细胞、T细胞、破骨细胞广泛存在。最终被破坏的关节边缘逐渐被纤维软骨替代，然后发生骨化，关节间隙完全消失。

在脊柱的盘状软骨纤维环和椎骨缘连接处有炎性肉芽组织。外纤维环被侵蚀，最终被骨所替代，形成韧带骨赘的起始部位，然后骨赘持续地软骨内骨化，最终在相邻椎体间形成骨桥。这个过程的上行性进展导致放射学上的"竹节样脊柱"。脊柱的其他病变包括广泛的骨质疏松、椎间盘边缘的椎体侵蚀，"椎体方形变"，椎间盘-骨边界的炎症和破坏。骨突关节的炎症性关节炎常见，伴血管翳造成的软骨侵蚀，随后常出现骨性强直。疾病早期脊柱和近端股骨骨密度减低。

AS患者的外周滑膜炎表现为明显的血管增多、滑膜衬里层增生、淋巴细胞浸润和血管翳形成。常见软骨下肉芽肿增生导致的中央软骨侵蚀。

AS和其他SpA的特征性损伤是发生在纤维软骨附着点处的炎症，这一区域是肌腱、韧带或关节囊附着于骨的地方，在中轴和外周关节都可出现这种炎症。附着点炎与相邻的骨髓出现的明显水肿相关，以最终发展为骨化的骨侵蚀为特征。

发病机制

AS的发病机制被认为是免疫介导的，但没有自身免疫参与发病的直接证据。关于疾病起始的主要部位尚不清楚。目前的共识是AS的疾病过程开始于关节软骨、韧带和其他与骨相连的部位。疾病对肿瘤坏死因子α受体拮抗剂戏剧般地反应提示，这一细胞因子在AS免疫发病机制中起重要作用。

发生炎症的骶髂关节被$CD4^+$、$CD8^+$ T细胞和巨噬细胞所浸润，并显示有高水平的TNF-α，特别是在疾病的早期。在更晚一些的病变中发现有大量的转化生长因子β（TGF-β）。AS和其他脊柱关节炎的外周滑膜炎以中性粒细胞、表达CD68和CD163的巨噬细胞、$CD4^+$和$CD8^+$的T细胞和B细胞浸润为特征性表现。细胞间黏附分子1（ICAM-1）、血管细胞黏附分子1（VCAM-1）、基质金属蛋白酶3（MMP-3）和髓相关蛋白8和14（MRP-8和MRP-14）染色很明显。与风湿关节炎的滑膜不同的是，没有发现瓜氨酸化的蛋白和软骨gp39肽主要组织相容性复合体（MHC3）的表达。虽然与反应性关节炎和炎症肠病的重叠提示肠道细菌可能在发病中起重要作用，但是目前还没有发现触发疾病的特殊事件或外源性物质。最近附着点的微损伤触发固有免疫受到普遍重视。基因流行病学研究和B27转基因小鼠可以自发地出现关节炎和脊柱炎的研究发现，为B27在发病机制中起直接作用提供了有力证据。但是，B27在发病中的作用仍未得到彻底揭示。因为没有$CD8^+$ T细胞的B27小鼠仍可出现关节炎和脊柱炎，那么经典的将肽抗原呈递给$CD8^+$ T细胞就可能不是主要的疾病发病机制。但是，AS与强烈影响MHCI类肽功能基团表达的ERAP1的关联仅见于B27+的患者，提示与B27相结合的肽段是非常重要的。B27重链有非常强的异常折叠倾向，这种异常折叠过程是致炎的。人类的遗传和功能研究提示，自然杀伤细胞（NK）在AS的发病中起一定作用，可能是通过与B27发生相互作用来参与发病的。研究一致发现，有发生SpA倾向的B27大鼠的树突细胞功能是有缺陷的，但在人体是否是这样，还没有进行深入研究。

临床表现

常在青少年后期或成年的早期首次出现能够引起注意的疾病症状；西方国家的平均发病年龄是23岁。5%的患者在40岁后出现症状。最初的症状常是隐匿出现的钝痛，感觉在下腰或臀区深部，伴随下背部持续数小时的下腰部晨僵，晨僵活动后改善，休息后再次出现僵硬。在起病的最初几个月内，疼痛常为双侧持续性疼痛。夜间疼痛加重常迫使患者起床活动。

在一些患者中，骨触痛（认为这是附着点炎或骨炎的反应）可伴有背痛或僵硬，而在另一些患者中，这可能是最突出的主诉。常见部位，包括肋胸骨交界处、棘突、髂嵴、大转子、坐骨结节、胫骨粗隆及足跟。25%~35%的患者会出现髋和肩（"根"关节）关节炎。严重的孤立性髋关节炎或胸骨痛也可以是一些患者的首发症状。除髋和肩关节炎的外周关节炎，通常表现为非对称性的，可发生在高达30%的患者。由于颈椎受累造成的颈痛和僵硬常是相对晚期的表现，但有时也是最主要的症状。偶有患者，特别是年龄较大的患者，突出的表现是全身症状。

发展中国家AS常在幼年起病。这些患者的外周关节炎和附着点炎常很突出，在青少年后期才出现中轴症状。

最初的体格检查反映了炎症病变过程。最特征性的查体发现，有脊柱活动度消失，腰椎前屈、侧屈和伸展运动及胸廓扩张运动受限。运动受限常与骨强直的程度不成比例，反映了存在继发于疼痛和炎症的肌肉痉挛。可以在直接按压或挤压骶髂关节时引出该关节的疼痛。此外，在触诊有症状的骨压痛部位和痉挛的椎突旁肌时常会出现触痛。

改良的Schober试验对检查腰椎屈曲情况很有帮助。让患者挺直站立，足跟并拢，在腰骶交界处（在双侧髂后上棘之间水平线位置）和以上10cm处做标记。然后让患者膝盖伸直，向前最大限度地弯腰，测量两个标记之间的距离。两个标记之间的距离≥5cm为活动度正常，两个标记之间的距离<4cm为活动度减低。测量男性第4肋间隙或女性乳房下位置在最大吸气和最大用力呼气之间的差别来测量胸廓的扩张度，测量时患者手放于头上或头后。正常的胸廓扩张度为≥5cm。

髋或肩关节受累时常存在其活动受限或疼痛。应该强调的是，在轻症患者的早期，症状可能很轻微且是非特异的，体格检查可能完全正常。

疾病的病程变异非常大，从轻度晨僵、放射学正常，到脊柱完全融合、严重的双髋关节炎，伴有严重外周关节炎和关节外表现不等。在疾病早期疼痛呈现持续存在的倾向，然后表现为间断出现疼痛，加重期和静止期交替出现。在典型的、严重的未治疗病例，脊柱炎可进展到骨赘形成，患者姿势发生特征性的改变，出现腰椎前突消失、臀肌萎缩及明显的胸脊后突。可能会出现颈部向前屈曲或髋部屈曲挛缩，伴膝关节代偿性屈曲。疾病的进展可以通过患者身高降低、胸廓扩张度和脊柱屈曲受限，以及枕墙距来做出临床估计。偶尔可以遇到已经出现严重畸形，但从来没有明显症状的患者。

关于预测疾病进展和功能预后的影响因素方面几乎没有共识。在一些但非所有研究中，青少年起病的AS和早期髋关节受累与预后差相关。虽然有些证据表明，女性的孤立的颈椎强直和外周关节炎发病率是增加的，但是女性AS患者较少发展为全脊柱强直。

在工业化国家，外周关节炎（髋和肩的远端）见于约50%的AS患者，常为晚期表现，然而在发展中国家，患病率要高得多，典型的情况下是疾病的早期表现。妊娠对AS的影响不一致，各有约1/3的妊娠患者妊娠期间分别会出现症状改善、不变或加重。吸烟与不良预后相关。

脊柱疾病最严重的并发症是脊柱骨折，即使很轻的创伤也能使僵直的骨质疏松的脊柱发生骨折。最常发生骨折的部位是低位颈椎。这些骨折常导致脊柱错位引起脊髓损伤。最近的一项研究提示在患者的有生之年，发生骨折的风险>10%。偶尔，骨折通过椎体和椎间盘连接处和邻近的神经弓，被称为假关节，最常出现在胸腰椎，引起不能确定来源的局部持续性疼痛和（或）神经功能异常。胸椎楔形变也很常见，与明显的脊柱后突相关。

最常见的关节外表现是急性前色素膜炎，见于40%的患者，可先于脊柱炎出现。典型发作是单侧，引起眼部疼痛、畏光及泪液分泌增加。这些症状易复发，通常是在对侧眼复发。白内障和继发性青光眼是一种并非少见的后遗症。60%以上的患者有结肠或回肠炎症。结肠和回肠炎症通常无症状，但5%~10%的AS患者可出现完全的IBD（参阅本章后部的"炎性肠病性关节炎"）。约10%满足AS分类标准的患者有银屑病（参阅本章后部的"银屑病关节炎"）。一小部分患者会出现主动脉瓣关闭不全，有时会引起充血性心力衰竭，偶尔发生在脊柱疾病的早期，但常出现在病程较长的患者中。三度房室传导阻滞可单独或与主动脉瓣关闭不全同时发生。亚临床肺部损伤和心功能异常相对常见。马尾综合征和上肺叶纤维化是晚期的罕见并发症。腹膜后纤维化是罕见的伴发症。有报道AS患者中前列腺炎的患病率是增加的。淀粉样变罕见（参见第16章）。

几个已被验证的评估疾病活动度和功能预后的方法在AS的研究和治疗中已被广泛应用，特别是评估疾病活动度的方法Bath强直性脊柱炎疾病活动度评分（bath ankylosing spondylitis disease activity index, BASDAI），一种评估日常生活活动能力受限的指标——Bath强直性脊柱炎功能指数（bath ankylosing spondylitis functional index, BASFI），以及几个评估放射学改变的方法。尽管疾病持续存在，绝大多数患者仍能从事有一定收入的工作。一些并非所有研究有关AS患者存活的研究显示，与普通人群相比，AS患者的生存期是缩短的。AS的主要死亡原因在很大程度上是由于脊柱创伤、主动脉瓣关闭不全、呼吸衰竭、淀粉样肾病或治疗的并发症，如上消化道出血引起的。肿瘤坏死因子拮抗剂治疗对预后和死亡率的影响目前仍不清楚，但是有证据表明肿瘤坏死因子拮抗剂治疗可显著提高工作能力。

实验室检查

没有实验室检查是AS诊断性的。在多数人种，80%~90%的AS患者HLA-B27是阳性的。血沉（ESR）和C反应蛋白（CRP）常并非总是升高的，可能会出现轻度贫血。病情严重的患者可能有碱性磷酸酶水平升高，血清IgA水平升高常见。除非合并有其他疾病，否则大部分患者的类风湿因子、抗瓜氨酸肽抗体（CCP）和抗核抗体都是阴性，但是在肿瘤坏死因子拮抗剂治疗过程中可以出现ANA。AS患者的外周关节的滑液是非特异性炎症性的。在胸廓运动受限的患者，肺活量减低和功能残气量增加常见，但气流是正常的，常能很好地维持通气功能。

放射学检查

放射学可证实，骶髂关节炎最终会出现在AS的患者。标准放射学最早的改变是软骨下骨皮质边缘模糊，随后出现侵蚀和硬化。侵蚀的进展导致关节间隙的"假性增宽"；由于纤维化和接着发生的骨性强直占上风，造成关节间隙消失。病变的改变和进展通常是对称的。

在腰椎，疾病的进展导致由于脊柱前突引起的腰椎变直及由于受侵蚀椎体前角的骨炎和随后发生的骨侵蚀引起的反应性硬化，导致一个或多个椎体"方形变"或者"桶样变"。进行性骨化最终导致边缘韧带骨赘形成，在X线片中可见相邻椎体前侧和外侧连接而成的骨桥。

很多患者是在数年后才出现X线片上明显的骶髂关节炎，因此磁共振（MRI）在AS诊断上的应用越来越广泛。动态脂肪饱和MRI显像是显示活动性骶髂关节炎的最好手段，如快速自旋回波T_2加权像序列或高分辨短时间反转恢复序列，或T_1加权强化对比成像。这些技术比传统放射技术在发现早期关节内炎症、软骨改变和骶髂关节炎骨髓水肿的敏感性更高（图10-1）。这些技术在评估急性和慢性脊柱改变方面也具有很高的敏感性（图10-2）。

股骨颈和腰椎的骨密度降低可以通过双能X线吸光测定法来检测。通过使用L_3椎体的外侧定位投射可以避免因脊柱骨化造成的假性数值增高。

诊断

在发展为不可逆畸形之前对早期AS做出诊断很重要。要达到这个目标尚存在以下挑战：①背痛非常常见，而AS并不常见；②早期的疑诊有赖于需要相当专业经验的临床判断；③早期AS的年轻患者常不愿意就医。广泛用于诊断的修订的纽约标准（1984年）是基于出现明确的放射学骶髂关节炎的，对于早期或轻症患者太不敏感。2009年，国际脊柱关节炎评估工作组（ASAS）提出了中轴型脊柱关节炎的新标准（表10-1）。这一标准适用于年龄<45岁的、出现3个月以上背痛的患者。动态MRI是明确的骶髂关节炎活动性炎症与老标准中明确的放射学骶髂关节炎，对于诊断有同等重要的地位（详述见后文）。

必须与很多更为常见的能引起下背痛的疾病相鉴别。要成为诊断中轴型SpA的炎性背痛的诊断标准，持续3个月以上的慢性背痛需要有以下4个方面或以上的特征：①起病年龄<40岁；②隐匿起病；③活动后改善；④休息后无改善；⑤夜间痛，起床活动后缓解。其他炎性背痛的常见特点还有晨僵>30min、后半夜背痛痛醒、交替性臀区痛。在做出临床诊断时，以上这些特点都要相加。引起背痛最常见的原因除了AS外，主要是机械性或退行性原因，而不是炎症性的，不具备上述这些特点。

其他导致背痛的较少见的代谢性、感染性和恶性原因也必须和AS相鉴别，包括感染性的脊柱炎、脊柱椎间盘炎、骶髂关节炎和原位或转移瘤。褐黄病能引起在临床和放射学上与AS相类似的表现。椎旁韧带的钙化和骨化见于弥漫性特发性骨肥厚（DISH），DISH见于中年和老年人，常没有症

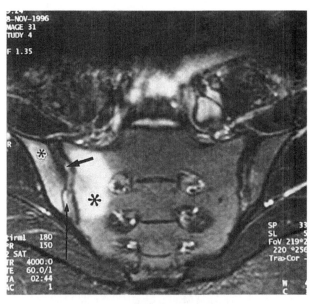

图10-1 AS患者早期骶髂关节炎
图中所指为磁共振压脂像中明显的关节旁骨髓水肿（星号）、滑膜和关节囊（细箭头）及骨间韧带（粗箭头）。（来源：M Bollow et al: Zeitschrift für Rheumatologie 58: 61, 1999. Reproduced with permission）

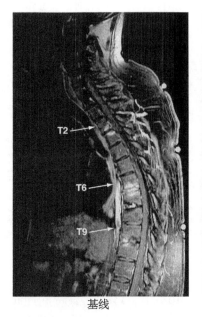
基线

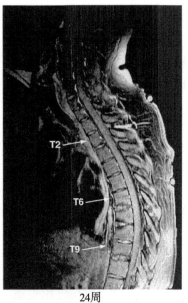
24周

图10-2 一个AS患者的脊柱炎症（椎间盘炎）和病变对于英夫利昔单抗单抗戏剧性的反应
钆增强T_1加权磁共振图像、压脂像，基线和24周英夫利昔单抗治疗后。（来源J Braun et al: Ann Rheum Dis 67: 340, 2009）

表10-1 中轴型脊柱关节病的ASAS分类标准（患者背痛≥3个月且年龄<45岁）[a]

影像学示骶髂关节炎加≥1项SpA特征	或HLA-B27阳性加≥2项其他SpA特征
骶髂关节炎影像	SpA临床特征
• 磁共振上活动（急性）炎症高度提示SpA相关骶髂关节炎[b]和（或）	• 炎性背痛[d] • 关节炎[e]
• 改良纽约标准中的骶髂关节炎[c]	• 附着点炎（足跟）[f] • 前葡萄膜炎[g] • 指炎[e] • 银屑病[e] • 克罗恩病或溃疡性结肠炎[e] • 对非甾体抗炎药反应好[h] • SpA家族史[i] • HLA-B27阳性 • CRP升高[j]

[a] 敏感性83%，特异性84%。仅有影像提示（骶髂关节炎）敏感性66%和特异性97%

[b] 磁共振增强T_1加权像或STIR像中骨髓水肿和（或）骨炎

[c] 双侧≥2级，单侧3级或4级

[d] 见正文中的标准

[e] 过去或现在由内科医师诊断

[f] 过去或现在跟腱或足底筋膜疼痛或压痛

[g] 过去或现在由眼科医师诊断

[h] 应用足量非甾体抗炎药24~48h，疼痛明显缓解

[i] 第一级或第二级亲属患强直性脊柱炎（AS）、银屑病、葡萄膜炎、反应性关节炎（ReA）或炎性肠病（IBD）

[j] 除外其他原因所致CRP升高

源自：M Rudwaleit et al: Ann Rheum Dis 68:777, 2009. Copyright 2009, with permission from BMJ Publishing Group Ltd

状。韧带钙化在椎体前部形成"流蜡形"表现。椎间盘间隙存在，骶髂关节和脊柱骨突关节正常，有助于鉴别DISH和脊柱炎和AS。

治疗 AS

AS的治疗方案，均应包括功能锻炼以保持姿势和关节活动度。非甾体消炎药（nonsteroidal anti-inflammatory drugs, NSAIDs）是AS药物治疗的一线用药。这些药物可以减轻很多AS患者的疼痛和压痛，增强活动能力。有证据证明，每日服用NSAIDs治疗可以减缓放射学进展。但是，很多AS患者即使使用了NSAIDs治疗也会持续存在症状，出现畸形。自2000年开始，有报道表明，AS和其他脊柱关节炎患者对TNF-α拮抗剂的治疗出现神奇的疗效。使用英夫利昔（infliximab）单抗（人/鼠嵌合抗TNF-α单克隆抗体）、依那西普（etanercept，可溶性TNF-αp75受体-IgG融合蛋白）或阿达木（adalimumab）单抗或戈利木单抗（golimumab，人源抗TNF-α单克隆抗体）治疗的AS患者，临床和实验室活动度相关的指标都出现快速、显著、持续地降低。即使是在疾病病程长的和甚至脊柱完全强直的患者，疾病活动性和功能的主观及客观指标都有显著改善，这些指标包括晨僵、疼痛、脊柱活动度、外周关节肿胀、CRP和ESR。MRI研究显示，骨髓水肿、附着点炎和骶髂关节、脊柱和外周关节积液都明显吸收（图10-2）。在有关这四种药物的大规模的随机对照研究和许多开放标签的临床研究中都得到了相似的结果。约50%的患者可以达到BASDAI减少50%以上。这种治疗反应随着时间的推移也可保持稳定，部分或完全缓解非常常见。早在开始治疗24周后就可以检测到骨密度增加。有证据证明，TNF-α抑制剂不能阻止骨赘形成，但是骨赘形成的临床意义尚不清楚。观察性研究发现，TNF-α是通过上调DKK-1抑制骨形成的，但DKK-1是促进成骨细胞的Wnt信号通路中的负性调节剂，根据这些研究提出了相关的机制。AS患者血清DKK-1水平异常降低，也会因TNF抑制剂治疗而被抑制。

AS患者治疗时使用的药物剂量与RA相似。英夫利昔单抗采用静脉输注，每千克体重3~5mg，2周后重复给药，再6周后给药，然后每8周给药1次。依那昔普是皮下注射，每周50mg。阿达木单抗是皮下注射，每2周40mg。戈利木单抗是皮下注射，每4周50mg或100mg。

虽然到目前为止，这些强效免疫抑制药还是相对安全的，但是以下7种不良反应也不少见：①严重感染，包括播散性结核；②血液学异常，如全血细胞减少；③脱髓鞘病变；④充血性心力衰竭加重；⑤系统性红斑狼疮相关自身抗体和临床表现；⑥过敏反应或注射部位的局部反应；⑦严重的肝损伤。在治疗5年的AS患者中，恶性肿瘤发病率无增加。

由于这些药物价格昂贵、有潜在的严重不良反应和长期影响的不确定性，这些药物的应用应该严格限制在诊断明确的、且疾病活动（BASDAI>10分中的4分和专家意见）的患者，并且至少接受了两种不同的NSAIDs治疗仍不能获得充分缓解的患者。在开始TNF-α抑制剂治疗之前，所有患者都应

检测结核反应，检测结果>5mm的患者都应该进行抗结核治疗。禁忌证，包括活动性感染或有感染的风险高或恶性肿瘤；有系统性红斑狼疮、多发性硬化，或相关自身免疫性疾病的病史。妊娠和哺乳是相对禁忌证。持续治疗12周以后是否需要继续治疗，取决于BASDAI是否能够减少50%以上，或绝对值减少≥10分中的2分，和专家的意见是否支持继续使用。每日2~3g柳氮磺吡啶对治疗以外周关节为主的AS患者的疗效一般。对于外周关节受累为主的AS患者，应该在使用任何一种TNF-α抑制剂之前都应该先使用柳氮磺吡啶治疗。甲氨蝶呤虽然被广泛应用，但是对治疗AS时没有看到好的疗效，同样，金制剂或口服糖皮质激素的治疗作用也未得到证实。有报道沙利度胺治疗AS可能有效，每日剂量为200mg，沙利度胺可能是通过抑制TNF-α来起效的。

AS患者最常见的手术指征是严重的髋关节关节炎，全髋关节置换术能缓解疼痛和关节僵硬。极少数患者能够从外科纠正脊柱的过度屈曲畸形或寰枢椎半脱位中受益。

色素膜炎发作常可通过局部糖皮质激素联合散瞳剂得到有效控制，但是一些患者可能需要全身使用糖皮质激素、免疫抑制药或TNF-α抑制药治疗。TNF-α抑制药可减少了AS患者色素膜炎的发作次数，但是一些患者在使用TNF抑制药后仍会出现新的发作，特别是依那西普。

共存的心脏疾病可能需要置入起搏器和（或）置换主动脉瓣。目前中轴骨骨质疏松的处理同原发性骨质疏松，因为目前还没有专门针对AS的资料。

反应性关节炎

反应性关节炎（reactive arthritis, ReA）指体内其他部位的感染伴发的急性非化脓性关节炎。近年来，反应性关节炎一词主要是指用来指肠道或泌尿生殖道感染后发生的脊柱关节炎。

有其他形式的与B27无关的其他类型的反应性和感染相关的关节炎，临床特征不同于脊柱关节炎，包括莱姆病和风湿热（参见第7章）。

历史背景

急性关节炎与腹泻或尿道炎发作的相关性已经被认识几个世纪了。在第一次和第二次世界大战期间，大量的病例使大家的注意力都集中在关节炎、尿道炎和结膜炎三联症上，常伴黏膜损伤，这一以人名命名的疾病被广泛熟知，但这个名称现在只具有历史意义了。

证实够诱发临床综合征的细菌类型和发现很多患者具有B27抗原使ReA的概念统一为在遗传学上易感宿主被特殊病原体诱发的临床综合征。多种细菌，如志贺菌、沙门菌、耶尔森菌或弯曲菌属引起的肠道感染，沙眼衣原体引起的生殖道感染，以及其他病原体都可以触发相似的临床表现谱。关节炎、尿道炎和结膜炎三联症代表的只是ReA临床表现谱的一小部分。在本章中，ReA一词仅限于指那些至少有相关前驱感染证据的脊柱关节病。有ReA临床表现但缺乏前驱感染证据的患者被认为患有未分化脊柱关节炎，将会在下面讨论。

流行病学

在ReA与HLA-B27相关的首次报道之后，大多数在医院里进行的研究中发现志贺菌或耶尔森菌，或衣原体是触发感染的病原体，60%~85%的患者B27检测是阳性的，而沙门菌和弯曲杆菌触发的ReA患病率较低。在近期基于社区或一般人群的流行病学研究中，ReA患者的B27检测阳性率常低于50%，在一些情况下，甚至B27检测阳性率并没有升高。最常见的年龄范围是18~40岁，但5岁以上的儿童和老年人也会出现ReA。

肠道感染后的ReA性别比将近1:1，而性病获得性ReA主要见于男性。由于不同人群中触发感染的患病率和遗传易感因素的不同，很难获得ReA的总患病率和发病率。有报道斯堪的纳维亚的发病率是（10~28）:100 000。而在非洲的撒哈拉以南地区几乎以前是不知道有脊柱关节病的。然而，随着AIDS的流行，ReA和其他外周型脊柱关节病现在已成为非洲最常见的风湿性疾病，这些疾病是与B27无关的，因为这些地区非常罕见有B27阳性。在非洲HIV感染相关的脊柱关节炎常发生在疾病I期（按照WHO世界卫生组织的分类）的患者。常是感染的首发表现，并常随着病情的进展而缓解。相反，西方白种人患有SpA和HIV感染者通常是B27阳性，随着AIDS的进展而出现关节炎发作。

病理学

滑膜病理表现与其他的SpA相似。附着点炎表现为纤维软骨的血管增多和巨噬细胞浸润。性病后ReA患者的结肠和回肠中偶尔会能发现有显微镜下组织病理学炎症的证据，但比肠病后ReA少见得多。与性病获得性ReA相关的主要皮肤病变是脓溢性皮肤角化病，在组织学上与银屑病的皮损无法区别。

病因学和发病机制

四种志贺菌，宋内志贺菌、鲍氏志贺菌、弗氏志贺菌、志贺痢疾杆菌中，弗氏志贺菌最常容易并发ReA，散发和流行均有。宋内志贺菌和志贺痢疾杆菌会是触发一些患者发生ReA。

其他已明确能触发ReA的细菌包括几种沙门菌属，如小肠结肠炎耶尔森菌、假结核菌、空肠弯曲杆菌和沙眼衣原体。还有证据表明其他几种微生物也可触发ReA，包括难辨梭状芽胞杆菌、大肠弯曲菌，某些产毒大肠埃希菌，可能还有解脲支原体和生殖支原体。肺炎支原体引起的肺部感染也可能会触发ReA。也有很多在其他细菌、病毒或寄生虫感染后出现急性关节炎的个案报道，甚至有出现在膀胱癌患者卡介苗治疗后发生ReA的报道。

目前仍不明确是否这些微生物在感染后都以同样的发病机制引发ReA，也没有上述任何一种已知的能够触发ReA的细菌引起发病的机制被完全阐明。大多数，即使不是全部，触发的微生物能够产生脂多糖（LPS），都具有能攻击黏膜表面的能力，从而侵入宿主细胞并在细胞内存活。已证明在急性感染后来自衣原体、耶尔森菌、沙门菌和志贺菌的抗原可以在ReA患者的滑膜和（或）滑液白细胞中长期存在。在小肠结肠炎耶尔森菌触发的ReA中，触发感染后数年在外周血细胞中还可以找到细菌LPS和热休克蛋白抗原。在ReA患者的滑膜组织中可以检测到耶尔森菌DNA、沙眼衣原体DNA和RNA，提示有活的微生物存在，尽管从这些标本中始终未能培养出微生物。然而这些发现的特异性还不清楚，在其他风湿性疾病的滑膜中也发现有细菌染色体DNA，已在ReA患者滑膜中发现有多种细菌中广泛存在的16SrRNA。在几个更老的研究中，有报道发现滑膜内存在有针对诱发微生物抗原发生反应的特异性T细胞，主要是以TH_2或T调节表型的$CD4^+$T细胞为特征。更多的近期研究表明在ReA滑液中发现有高水平的IL-17，但是其来源并不明确。HLA-B27似乎与更严重的慢性ReA相关，但其致病作用仍有待确定。HLA-B27的存在明显延长了细胞内小肠结肠炎耶尔森菌和肠炎沙门菌在人和鼠细胞系中的存活时间。细胞内细菌的存活延长，在B27或其他因子，或两者共同的促进下，使受感染的白细胞从最初感染部位进入关节，在关节内固有和（或）获得免疫对持续存在的细菌抗原的反应促发了关节炎。

临床表现

ReA的临床的表现构成了一个疾病谱，从孤立的、一过性单关节炎或附着点炎到严重的多系统疾病。通过详细的病史常可发现反应性疾病症状开始前1~4周的前驱感染。然而，在少部分患者，找不到前驱感染的临床或实验室证据。在假定为性病获得性反应性疾病的患者，常有近期有新的性伴侣的病史，即使没有感染的实验室证据。

全身症状常见，包括乏力、不适、发热和体重减轻。肌肉骨骼症状常急性出现。关节炎常是不对称的且逐渐增多，在几天到1~2周的时间内会出现新的关节受累。下肢的关节，特别是膝、踝、髁下、跖趾和趾间关节，是最常受累的部位，但腕和指关节也可受累。关节炎疼痛常很明显，这些关节出现明显的积液也并不少见，特别是在膝关节。在没有支撑的情况下患者通常无法行走。指炎或"腊肠指"，是指单一手指或趾的弥漫性肿胀，是ReA和其他外周脊柱关节病的特殊表现，但在多关节痛风和结节病中也能见到。肌炎和筋膜炎是特别有特征性的病变，引起多个附着点疼痛（附着点炎），特别是跟腱、足底筋膜及沿着中轴骨的附着点。脊柱和下背痛很常见，可能是由附着点炎症、肌痉挛、急性骶髂关节炎，或椎体间关节的关节炎所引起。

在整个病程中均可出现泌尿生殖系病变。在男性，尿道炎可以很明显或相对无症状，可以伴随触发感染出现，也可以是疾病反应阶段的结果。前列腺炎也常见。类似地，在女性，宫颈炎或输卵管炎也可由触发感染引起或由无菌性的反应过程所引起。

眼部疾病常见，可以从一过性的无症状的结膜炎到侵袭性的前色素膜炎，后者有时是难治性的，可能导致失明。

皮肤黏膜病变常见。口腔溃疡是表浅的、一过性的，且常无症状。特征性的皮肤病变，脓溢性皮肤角化病，由角化过度的小囊泡组成，在消失前最终形成痂。皮损在手掌和足底最常见，但也可发生在其他部位。在HIV感染患者，这些病变通常相当严重，并且很广泛，有时是最主要的临床表现。这些皮肤病变可以发生在龟头，称为环状龟头炎；病变由很快破溃形成无痛性的浅表溃疡的小疱组成，在进行过包皮环切的患者可形成类似于脓溢性皮肤角化病皮损的痂。指甲病变常见，由甲松离、远端淡黄色变色和（或）堆积状的角化过度组成。

ReA少见或罕见表现包括心脏传导异常、主动脉瓣关闭不全、中枢或外周神经系统病变，以及胸膜肺浸润。

关节炎通常持续3～5个月，但也有持续长达1年者。约15%的患者出现慢性关节症状，60%以上的患者需要住院治疗。急性综合征复发也常见，患者由于持续的关节症状导致不能工作或被迫更换工作很常见。慢性足跟痛特别让人痛苦。下腰痛、骶髂关节炎，以及完全的AS也是常见的后遗症。大多数研究显示，HLA-B27阳性患者较阴性患者的预后更差。然而，耶尔森菌或沙门菌诱发的关节炎较流行性志贺菌引发的关节炎转变成慢性病程的患者要少。

实验室和放射学检查

在疾病的急性期ESR和急性时相反应物通常是升高的。可出现轻度贫血。滑液是非特异性的炎症性的。在多数种族里，有50%～80%的患者的B27是阳性的。在发生反应性疾病期间触发感染仍在初始感染黏膜部位持续存在者少见，但偶尔可以培养出病原体，如耶尔森或衣原体诱导的病例。可能存在近期感染的血清学证据，如耶尔森菌、沙门菌或衣原体抗体滴度明显升高。据说晨尿中沙眼衣原体DNA的聚合酶反应（PCR）有较高的敏感性。

在早期或轻症患者，可以没有放射学改变或仅有局限在关节旁的骨质疏松。病程长期持续存在的患者，可看到受累关节边缘存在的侵蚀和关节间隙消失。像所有脊柱关节病一样，伴有反应性新骨形成的骨膜炎是特征性表现。跖腱膜附着处骨刺常见。

骶髂关节炎和脊柱炎是晚期后遗症。与AS比较，不对称骶髂关节炎更常见，脊柱炎不是从下腰段对称性地向上发展，而是可以从腰椎的任何部位开始形成。韧带骨赘可以是非对称性的、粗糙的，不在椎体边缘形成，而是从椎体的中间开始出现，这种情况在原发AS中很少看到。进展到脊柱融合者不常见。

诊断

ReA是个临床诊断，没有具有确诊意义的实验室检查或放射学检查发现。在任何有急性炎症性、非对称性、逐渐增多的关节炎或肌腱炎患者，应该考虑ReA的诊断是肯定的。评估应包括询问可能的触发事件，如腹泻或排尿困难。体格检查时，必须特别关注受累关节和肌腱的分布情况，以及可能的关节外受累部位如眼、黏膜、皮肤、指甲和生殖器。滑液分析有助于除外感染或晶体诱发的关节炎。培养、血清学或分子学方法可有助于证实触发感染的存在。

虽然在ReA中B27的分型的阴性预测价值较低，但在判断疾病的严重性、长期性及是否容易发生脊柱炎和色素膜炎的倾向性方面有着重要的预后意义。此外，如果B27阳性，则有助于对不典型病例做出诊断，为了选择合适的治疗常需要进行HIV检查。

鉴别ReA和播散型淋病双球菌病是很重要的，因为这两者都最终能通过性传播并会伴发尿道炎。不像ReA，淋球菌性关节炎和腱鞘炎累及上下肢的概率相等，没有背部症状，伴有特征性的水疱样皮肤损害。尿道或宫颈淋球菌培养阳性不能除外ReA的诊断；然而，从血、皮肤病变或滑膜中培养出淋球菌则可以确立播散型淋球菌病的诊断。对奈瑟淋球菌和沙眼衣原体的多聚酶链反应（PCR）分析可能有帮助。偶尔，只有试验性抗生素治疗能将两者区分开来。

ReA和银屑病关节病有很多相同的表现。然而，银屑病关节炎常缓慢起病；关节炎主要累及上肢；伴发关节周围炎者较少；通常不伴有口腔溃疡、尿道炎或肠道症状。

治疗　反应性关节炎

虽然急性关节炎的症状很少能够完全缓解，但绝大多数ReA患者经大剂量NSAID治疗都会有一定的效果，但也有一些患者对治疗根本没有反应。吲哚美辛，75～150mg/d，分次服用，是最初始的治疗选择，不过也可以尝试其他的NSAIDs药物。

及时、适当的抗生素治疗急性衣原体性尿道炎或肠道感染可能预防ReA的出现。然而，一些对照试验未能证明在关节炎出现后应用抗生素能够获益。一项长期随访研究提示，尽管抗生素对于急性发作的ReA没有作用，但它有助于防止之后出现的慢性SpA。另一项类似的研究未能证明抗生素的任何长期获益。最近一项令人鼓舞的双盲安慰剂对照研究表明，大多数因衣原体感染所致的慢性ReA患者抗生素治疗6个月病情可以明显改善，具体用药方案为：利福平300mg/d+阿奇霉素500mg/d×5d，然后改为500mg 每天2次，共6个月；或利福平300mg/d+多西环素100mg，每日2次，共6个月。

多中心研究显示，柳氮磺吡啶剂量高达3g/d分次服用，对持续性ReA的患者有一定疗效[①]。患有持续性疾病的患者使用硫唑嘌呤治疗可能有效，剂量为1~2mg/(kg·d)，或甲氨蝶呤，最大剂量可达每周20mg。虽然还没有抗TNF-α治疗ReA的对照研究报道，但有零散证据支持这些药物可以用于治疗重症慢性ReA的治疗，虽然也观察到有的患者对这种治疗无效。

对肌腱炎和其他附着点病变，病变内使用糖皮质激素治疗有效。色素膜炎需要积极的治疗来阻止发生严重后遗症（见上文）。皮肤病变一般只需对症治疗。很多HIV感染合并ReA的患者都有严重的皮肤病变，皮肤病变对抗反转录病毒治疗特别有效。心脏并发症可以按传统方法治疗；神经并发症的处理是对症性的。

综合处理包括对患者进行避免性传播疾病和避免接触肠病原体相关知识的教育及适当的进行物理治疗、职业咨询，以及对长期并发症如强直性脊柱炎进行持续监测。

银屑病关节炎

银屑病关节炎（Psoriatic arthritis，PsA）指一种发生特征性地发生在银屑病患者的炎症性关节炎。

历史背景

早在19世纪人们就注意到了关节炎和银屑病之间的关系。20世纪60年代，在流行病学和临床研究的基础上，已清楚地认识到与银屑病相关的关节炎与RA不同，常是血清阴性的，通常累及远端指间关节（DIP）及脊柱和骶髂关节，有特殊的放射学表现，有明显的家族聚集性。在20世纪70年代，由于与AS和ReA有相似的表现，因此PsA被归入脊柱关节病这一大类疾病中。

流行病学

据估计在银屑病患者中，PsA的患病率是5%~30%。据估计在白种人中，银屑病的患病率达1%~3%。在其他种族没有HIV感染的情况下，银屑病和PsA相对少见。PsA患者的一级亲属患银屑病、PsA及其他形式的脊柱关节病的危险性是增加的。高达30%的银屑病患者的一级亲属会患病。据报道单卵双胞胎共患银屑病的比例为35%~72%不等，共患PsA的比例是10%~30%。与HLA相关性的报道也不一样。HLA-Cw6与银屑病高度相关，特别是家族性幼年起病（I型）的银屑病。HLA-B27与银屑病脊柱炎相关（见下文）。由于与Cw6的连锁不平衡，HLA-DR7、HLA-DQ3及HLA-B57与PsA相关。其他与PsA相关的基因包括HLA-B13、HLA-B37、HLA-B38、HLA-B39及HLA-DR4。近来的全基因组扫描发现银屑病和PsA在HCP5均有多态性，与HLA-B、IL-23R、IL-12B（染色体5q31）及其他一些染色体的部位均紧密相连。

病理学

PsA的炎症性滑膜与RA相似，虽然滑膜增生程度和细胞浸润程度较RA轻，但血管增多较RA明显。一些研究显示PsA的滑膜纤维化倾向更明显。与RA不同，PsA患者的附着点炎更突出，在组织学上与其他脊柱关节病相似。

发病机制

几乎可以肯定PsA是免疫介导的，而且可能与银屑病有相似的发病机制。PsA滑膜有T细胞、B细胞、巨噬细胞及伴有白细胞归巢受体的上调NK受体表达细胞浸润。CD8$^+$ T细胞克隆扩增在PsA中很常见。浆细胞样树突细胞在银屑病的发病中起重要作用，有一些证据显示证实浆细胞样树突细胞参与了PsA的发病。PsA患者的滑膜有很多致炎细胞因子的过度表达。在PsA的滑膜或滑液中有白介素-2、γ干扰素及IL-1β、IL-6、IL-8、IL-10、IL-12、IL-13和IL-15。由于TH17细胞在银屑病和其他脊柱关节炎性疾病中很突出，与IL-12/IL-23轴上的基因有遗传相关性，以及对共同的IL-12/23 p40亚单位（见下文）的抗体的治疗反应，都支持TH17细胞产生的细胞因子对PsA的发病来说可能是重要的。与PsA广泛的骨损害一致，研究发现PsA患者外周血破骨细胞前体细胞明显增加，以及滑膜衬里层的NF-Kβ配受体

---

① 硫唑嘌呤、甲氨蝶呤、柳氮磺吡啶、英夫利昔单抗、依那昔普、帕米磷酸盐、沙利度胺和^{224}Ra在这本书出版时尚未得到美国FDA批准用于治疗该疾病。

激动高表达。

临床表现

60%~70%的患者银屑病出现在关节病变之前。15%~20%的病例两者相继在1年内出现。在15%~20%的患者，关节炎先于银屑病出现，这对诊断是一个挑战。男性和女性的发病率几乎相同，虽然不同性别间疾病表现的发生概率上稍有不同。疾病可在儿童期或老年开始，但典型的是在40岁或50岁发病，平均年龄是37岁。

与银屑病相关的关节病谱非常广。已提出过几种分类，最初由Wright和Moll提出的分类中包括五种疾病形式：①DIP关节的关节炎；②非对称性寡关节炎；③类似于RA的对称性多关节炎；④中轴受累（脊柱和骶髂关节）；⑤毁损型关节炎，一种具有高度破坏性的疾病形式。这些类型并不固定，在很多患者中，慢性持续存在的疾病形式通常与最初起病时的表现是不同。

最近应用一个更简单的分型包含三种形式：寡关节炎、多关节炎和中轴关节炎。90%的PsA患者有手指或足趾的指甲改变，而无关节炎的银屑病患者只有40%，脓疱型银屑病会伴有更严重的关节炎。PsA有一些关节表现是有别于其他关节疾病的。30%以上的患者会出现指炎；附着点炎和腱鞘炎也常见，虽然在体格检查时常没有被发现，但大多数患者会出现。由于溶骨造成的指变短是PsA特别具有特征性的表现（图10-3），与RA相比，小关节的纤维化和骨强直倾向更明显。在疾病早期一个或多个PIP关节的快速强直并不少见。背部和颈部疼痛和僵硬在PsA中也常见。

约15%的患者会以局限于DIP关节的关节病为突出临床表现。受累的手指几乎都会伴有指甲改变。其他形式的PsA中这些关节也常常会受累。约30%的患者有不对称的寡关节炎。这种形式常累及单个膝或另一个大关节，同时有一些手指或足趾的小关节受累，常伴有指炎。约40%的PsA患者会发生对称性的多关节炎。在关节受累方面可能与RA没有区别，但常存在PsA的其他特征性表现。总体而言，虽然常存在炎症的征象，但PsA患者外周关节的触痛要比RA轻一些。几乎所有外周关节都可受累。没有外周关节受累的中轴关节病见于约5%的PsA患者。虽然颈部受累更多和胸腰段脊柱受累更少是PsA的特点，以及特发性AS中没有指甲改变，但PsA与特发性AS是无法区别的。一小部分的PsA患者会出现毁损性关节炎，出现广泛的手指缩短（"望远镜"现象），有时同时存在其他手指的强直和挛缩。

已发现有6种形式的指甲受累：凹陷、横嵴、甲松离、甲缘黄色变、营养不良性角化过度，以及这些表现的混合表现。脊柱关节病的其他关节外表现也常见。有报道7%~33%的PsA患者会出现眼部受累，表现为结膜炎或色素膜炎。与AS伴发的色素膜炎不同，PsA患者的色素膜炎更常见的是双侧、慢性和（或）后色素膜炎。发现<4%的患者会出现主动脉瓣关闭不全，常发生在病程长的患者。

对PsA临床转归的估计的报道差别很大。其中最差的严重的伴有毁损性PsA至少会像严重RA一样致残，最终致命。然而，与RA不同的是，许多PsA患者都会出现短暂的缓解。总体来说，大多数患者会出现侵蚀性病变，疾病进展导致致畸和致残常见，在一些已发表的大规模研究中，与一般人群相比，PsA患者死亡率是明显升高的。

HIV感染患者伴发的银屑病和相关的关节病有病情更严重的倾向，并且能够在很少有银屑病的非感染人群发生。可以看到严重的附着点病、指炎及快速进展的关节破坏，但中轴受累很少见。抗反转录病毒治疗或对抗反转录病毒治疗的反应很好的患者可以防止这种状况的发生。

实验室和放射学检查

没有能够诊断PsA的实验室检查。ESR和CPR通常是升高的。一小部分患者可有低滴度的类风湿因

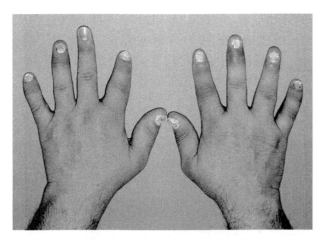

图10-3 银屑病关节炎特征性损害

明显炎症在远端指间关节（DIP）（左侧第5、4、2；右侧第2、3和5）和近端指间关节（PIP）（左侧第2，右侧第2、4和5）。左侧示指和拇指存在指炎，伴左侧示指明显的望远镜征。指甲营养不良（角化过度、甲剥离）影响到除了左侧第3指外的其余各指，也是唯一没有关节炎的手指。（Courtesy of Donald Raddatz, MD：已许可）

子或抗核抗体阳性。约10%患者抗CCP抗体阳性。银屑病皮疹广泛的患者尿酸可以升高。50%~70%有中轴疾病的患者HLA-B27是阳性的，但只有外周关节受累的患者中只有≤20%是HLA-B27阳性。

PsA中外周和中轴关节病分别有一些与RA和AS不同的放射学特征。外周PsA的特征包括DIP受累，包括典型的"笔帽征"样畸形，边缘侵蚀伴邻近骨增生（"须"），小关节强直，指和掌骨骨溶解、伴"望远镜"样手指，在附着点炎位置出现骨膜炎和增生的新骨。中轴PsA的特点包括不对称性骶髂关节炎；与特发性AS相比，发生椎骨关节突关节炎者较少，以及较少的对称性的韧带骨赘；在椎体前方会出现绒毛状的骨膜炎；严重的颈椎受累，有发生寰枢椎半脱位倾向但相对不累及胸腰椎，以及椎骨旁骨化。超声和MRI两者都可以很好地显示附着点炎和在体格检查时很难发现的腱鞘积液。最近一项纳入68例PsA患者的磁共振研究发现，35%的患者存在骶髂关节炎，与B27无关，但与脊柱活动度受限相关。

诊断

2006年的PsA分类标准［classification of psoriatic arthritis（CASPAR）］已被大家广泛接受（表10-2）。该标准的特异性和敏感性均超过90%，并且有助于早期诊断。该标准基于病史、存在银屑病、特征性的外周或脊柱关节的临床表现、体征和影像学。当关节炎先于银屑病出现、银屑病未诊断或不明确、或关节受累与另一种类型的关节炎很相似时，都会给PsA的诊断带来一定的困难。对任何没有明确诊断的炎症性关节病的患者都应该高度怀疑PsA的可能。在病史采集时应包括询问患者及其家族成员中是否有银屑病。应要求患者脱去衣服进行体格检查，除了容易检查到的部位外，还应该检查头皮、耳朵、肚脐及臀部皮肤皱褶处是否有银屑病皮损；应仔细检查指甲和趾甲。中轴受累的症状或体征、指炎、附着点炎、强直、关节受累的方式，以及特征性的放射学改变都是有帮助的诊断线索。鉴别诊断包括可以与银屑病患者同时出现的其他所有形式的关节炎。与孤立性DIP受累的鉴别诊断较少。骨关节炎（Heberden结节）通常是非炎症性的；累及1个以上DIP关节的痛风通常会累及其他部位并伴随有痛风石；非常少见的疾病包括多中心性网状组织细胞病累及其他关节，这种疾病会有特征性的小珍珠样甲周皮肤结节；不常见的疾病炎症性骨关节炎，像其他关节炎性疾病一样，没有PsA的指甲改变。放射学检查是助于将所有这些疾病与银屑病脊柱炎与特发性AS区别开来。据说在关节炎起病前受累关节的外伤史在PsA中较其他类型的关节炎中更常见，这也许反映了Koebner现象，即在皮肤损伤的位置能出现银屑病皮损。

治疗　　银屑病关节炎

理想的情况是能将皮损的治疗与PsA关节病变的治疗结合起来。像前面提到的AS治疗一样，抗TNF-α抑制剂的出现使PsA的治疗发生了革命性的改变。在大规模的随机对照临床研究中都观察到依那昔普、英夫利昔单抗、阿达木单抗和戈利木单抗治疗后，关节炎和皮肤损害会出现快速和戏剧性的好转。很多治疗有效的患者的病史很长，既往对多种治疗都无效，皮肤病变很严重。临床治疗反应比RA的改善更具戏剧性，并且影像学上也证实能够延缓疾病的进展。矛盾的是，在罕见的情况下，一些患者的银屑病会加重，在一些疾病中，使用TNF-α抑制剂治疗会诱发银屑病，在一些患者可以继续使用TNF-α抑制治疗。

单克隆抗体乌思奴，是抗共享IL-23和IL-12的p40亚基的单克隆抗体，已被FDA批准用于治疗中重度斑块型银屑病。

其他治疗PsA药物是根据对RA和（或）银屑病治疗有效的药物来选择使用的。虽然在对照临床研究中发现，甲氨蝶呤每周15~25mg及柳氮磺吡啶（通常应用剂量为2~3g/d）在临床上都有效，但这两种药物都不能有效地终止侵蚀性关节疾病的进

表10-2　CASPAR（银屑病关节炎分类标准）[a]

符合CASPAR标准，患者必须有炎性关节病（关节、脊柱或指炎），同时满足以下5项中≥3项：
1. 现症银屑病[b,c]，既往银屑病史或银屑病家族史[d]
2. 现在体检发现典型银屑病指甲营养不良[e]
3. 类风湿因子阴性
4. 由风湿科医生确定的现症指炎[f]或既往指炎
5. 影像学发现手或足关节周围新骨形成[g]

[a] 特异性99%和敏感性91%
[b] 现症银屑病2分，其他各1分
[c] 风湿科或皮科医师体检证实皮肤或头皮皮损
[d] 家族史指第1、2代亲属中患有银屑病
[e] 甲剥离，点蚀或角化多度
[f] 整指肿胀
[g] 关节边缘附近的骨化，除外骨赘形成

源自：W Taylor et al: Arthritis Rheum 54: 2665, 2006.

展。据报道其他在银屑病中有效、对治疗PsA也有效的药物有环孢素、维甲酸衍生物，以及补骨脂素联合紫外线A照射（PUVA）。对已被广泛用于RA的金制剂和抗疟药在PsA中的疗效仍有争议。随机对照试验表明嘧啶合成酶抑制剂来氟米特对PsA和银屑病均有效。

所有这些治疗都需要密切监测。在HIV相关PsA中，即使HIV感染已经得到很好的控制，也应慎用免疫抑制治疗。

在一项大规模的前瞻性研究中，7%的PsA患者平均在患病13年的时间后需要进行肌肉骨骼手术。手术的适应证与RA类似，但印象是PsA患者的手术转归不如RA那样令人满意。

未分化和幼年起病的脊柱关节炎

很多患者，通常是年轻人，会出现一种或多个上面所讨论的脊柱关节病的表现，但直到最近才根据1991年欧洲脊柱关节炎工作小组的标准（表10-3），将这些患者称作患有未分化脊柱关节炎或简单地称为脊柱关节炎。如一个患者表现为单个膝关节的炎症性滑膜炎、Achille腱炎和单个指指炎。这些患者中有一些可能是ReA，但其触发感染在临床上是无症状的。其他一些病例患者随后会出现IBD或银屑病或最终达到AS的标准。未分化SpA的诊断也常用于炎性背痛的患者，这些患者能满足修改的纽约AS标准。现在会将这些患者中的大多数人归在中轴型脊柱关节炎这一新的分类中（表10-1）。

约50%的未分化脊柱关节炎患者的HLA-B27是阳性的，因此B27阴性对确立或除外诊断是没有帮助的。在有家族史的患者，其B27几乎总是阳性的，常最终进展为AS。

幼年起病的脊柱关节炎，在7~16岁起病，多数是男孩（60%~80%），典型的表现是非对称性的、以下肢寡关节炎和附着点炎为主而没有关节外表现。这种情况下的——被称为血清阴性、附着点病、关节病（SEA）综合征——B27的阳性率约为80%。很多，但非全部，这些患者在青春后期或成人期继续发展成AS。

未分化SpA的治疗与其他脊柱关节病相似。对TNF-α治疗的疗效已被证实，建议在对其他治疗无效的严重的、病情持续的患者采用这种药物治疗。2004年的一项报道发现应用多西环素和利福平治疗9个月对长病程的未分化脊柱关节病患者疗效显著。

但这些数据还有待于进一步证实。应参照近期儿科教科书和杂志上有关幼年起病脊柱关节病治疗的相关资料。

肠病性关节炎

历史背景

在20世纪30年代就已经观察到了关节炎和IBD之间的关系。20世纪50年代和60年代的流行病学研究进一步证实了两者的关系，在70年代已经将其纳入了脊柱关节病的概念中。

流行病学

IBD的两种常见形式，溃疡性结肠炎（UC）和克罗恩病（CD），都与脊柱关节炎相关。UC和CD的估测患病率都为0.05%~0.1%，在近10年里，这两种疾病的发病率都在增加。AS和外周关节炎都与UC和CD相关。报道中对这些相关性的估测相关率差异很大。最近的报道发现，IBD患者中，1%~10%的患者被诊断为AS，10%~50%的患者有外周关节炎。炎性背痛和附着点病比较常见，另外许多患者的放射学检查有骶髂关节炎。

表10-3 欧洲脊柱关节病学会（ESSG）的脊柱关节炎标准[a]

炎性背痛[b]	和（或）	滑膜炎
		• 非对称性或
		• 主要下肢受累

以下1项或更多
- SpA家族史[b]
- 银屑病[b]
- 克罗恩病或溃疡性结肠炎[c]
- 关节炎前1个月内的非淋球菌性尿道炎，宫颈炎或急性腹泻
- 臀区交替痛[d]
- 指炎[b]
- 影像学骶髂关节炎[b]

[a] 敏感性>85%，特异性>85%
[b] 见表10-1中的定义
[c] 过去或现在由内科医师诊断并通过内镜或影像学证实
[d] 过去或现在左右臀区交替出现
SpA.脊柱关节炎

源自：M Dougados et al: Arthritis Rheum 34: 1218, 1991; J Sieper et al: Ann Rheum Dis 68: ii1, 2009. Copyright 2009, with permission from BMJ Publishing Group Ltd.

AS患者中UC或CD的患病率据认为是5%~10%。然而，对未加选择的SpA患者应用回肠结肠镜检查的调查显示，1/3~2/3的AS患者有亚临床肠道炎症，无论是肉眼观还是组织学上都很明显。在未分化SpA或ReA（肠道和泌尿生殖道获得者均可）的患者也发现有这些病变存在。

UC和CD两者都有家族聚集倾向，CD更明显。与HLA的相关性弱而且不一致。约70%的IBD合并AS患者HLA-B27阳性，但≤15%的IBD合并外周关节炎或单独IBD患者HLA-B27是阳性的。近期发现在近50%CD患者的第16号有染色体上有NOD2/CARD15基因的3个等位基因。这些等位基因与脊柱关节病本身似乎并不相关。然而发现这些等位基因在以下两种情况中显著增多：①存在骶髂关节炎的CD患者中这些等位基因的出现频率明显多于无骶髂关节炎患者；②存在慢性肠道炎症的SpA患者中这些等位基因的出现频率要显著高于没有肠道炎症患者。这些相关性与HLA-B27无关。

全基因组研究显示，CD和UC有一些共同的易感基因，也有一些各自特殊的基因。在这些基因中，IL-23R（与CD高度相关，而与UC的相关程度要小一些）共同存在于AS和银屑病患者中。与CD相关的TNFSF15，也与SpA相关。

病理

已有的IBD相关外周关节炎资料提示，这些患者的周围关节炎与其他脊柱关节病的滑膜在组织学上是相似的，伴发的关节病并不影响UC或CD的消化道组织学变化。虽然一项研究发现，肉芽肿与CD相关。与脊柱关节病相关的结肠和远端回肠的亚临床炎症性病变可分为急性或慢性，前者类似于急性细菌性肠炎，大部分肠结构是完整的，在固有层有中性粒细胞浸润；后者的病变与CD的病变相似，有固有层绒毛和隐窝变形、阿弗他样溃疡，以及固有层单核细胞浸润。

发病机制

IBD和SpA都是免疫介导的，但对其发病的特异机制了解却甚少，两者之间的联系也不清楚。存在共同的基因，反映出这两者之间有共同发病机制，或与单独的易感基因有密切的遗传相关性，或两者都存在。在转基因过度表达或将参与免疫过程中的基因靶向性地去除的啮齿类动物系中，IBD是常见的表型。在两个这种IBD模型中，关节炎是突出的伴随表现，有固有的TNF-α过度表达的HLA-B27转基因大鼠和小鼠，两者的免疫功能调节异常非常突出。几个系列的证据表明在在肠道和关节进行了"白细胞的非法交易"。来自IBD患者黏膜的白细胞通过几种不同的黏附分子与滑膜血管发生很强力的结合。在脊柱关节病患者的肠道和滑膜的炎症病变中以表达CD163的巨噬细胞为主。

临床表现

IBD相关AS在临床上与特发性AS无法区分。其病变过程不依赖于肠道疾病，在很多患者，相关AS病变先于IBD出现，有时会早很多年。在出现明显的肠道疾病前，开始出现外周关节炎者不在少数。外周关节炎的临床表现，从常与IBD复发同步出现的急性自限性寡关节炎，到与IBD活动性无关的更慢性的对称性多关节炎等。UC和CD关节受累的方式相似。一般来说，IBD相关周围关节炎很少出现关节侵蚀和畸形，很少需要进行关节手术治疗。孤立性毁损性髋关节炎是CD的罕见并发症，与骨坏死和化脓性关节炎有明显不同。偶可出现指炎和附着点病。除约20%的IBD患者会伴发SpA外，有相当数量的患者有关节痛或纤维肌痛综合征的症状。

除了关节病外，IBD还有其他的肠外表现，包括色素膜炎、坏疽性脓皮病、结节红斑和杵状指，所有这些表现在CD中均较UC中常见。IBD相关色素膜炎与前面描述的PsA相关色素膜炎有一些共同的特点。

实验室和放射学检查

实验室检查反映了IBD的炎症和代谢表现。关节液通常至少是轻度炎症的。30%~70%的AS合并IBD的患者携带有HLA-B27基因，而单独AS中>90%的患者携带有HLA-B27基因，50%~70%的AS合并银屑病患者携带有HLA-B27基因。因此，在没有银屑病的B27阴性患者中出现明确的或可能的AS时，应该立即寻找是否存在隐性IBD。中轴骨的放射学改变与没有并发症的AS是一样的。外周关节炎发生侵蚀性病变者不常见，但可以发生，特别是在跖趾关节。有描述可以出现孤立的髋关节破坏性疾病。

诊断

腹泻和关节炎都是常见疾病，可能会因多种原因而共同存在。当病因-发病机制相关时，反应性关节炎和IBD相关关节炎是最常见的原因。少见的原因包括回肠疾病、盲袢综合征及Whipple病。在大多数情况下,诊断依赖于对肠道疾病的检查和诊断。

治疗	肠病性关节炎

抗肿瘤坏死因子改善了CD的治疗。英夫利昔单抗和阿达木单抗对于CD的诱导和维持临床缓解都是有效的,而且英夫利昔单抗对于CD形成的瘘管也是有效的。IBD相关关节炎对抗肿瘤坏死因子治疗也有效。IBD的其他治疗,包括柳氮磺吡啶和相关的药物、全身糖皮质激素及免疫抑制药物,通常对相关的外周关节炎治疗也有效。NSAIDs通常是有用的,并且耐受性好,但可能会诱导IBD复发。抗肿瘤坏死因子治疗,通常是依那西普,在用于治疗其他风湿性疾病时,在罕见的情况下导致IBD,UC要更多见一些。

SAPHO综合征

滑膜炎、痤疮、脓疱病、骨肥厚及骨炎(SAPHO)综合征以多种不同的皮肤和肌肉骨骼表现为特征。皮肤表现包括掌跖脓疱病、聚合性痤疮、暴发性痤疮及化脓性汗腺炎。主要的肌肉骨骼表现是胸锁及脊柱骨肥厚、慢性复发性灶性无菌性骨髓炎,以及中轴型或外周关节炎。一般的规律,是一个患者会出现一个或几个表现。ESR通常是升高的,有时ESR水平极度升高。在一些患者中,可以从骨活检组织或偶尔在其他部位培养出痤疮丙酸杆菌。骨活检可见到肉芽肿存在。在一项大规模研究系列中,8%患者同时存在炎性肠病,与B27不相关。骨扫描或CT有助于诊断。近期一项MRI研究,描述了12例患者均有特征性的椎体角皮质侵蚀。大剂量NSAIDs可能缓解骨痛。一些非对照的临床系列研究和病例报道描述了帕米膦酸盐或其他双膦酸盐治疗成功的病例。也观察到抗TNF-α治疗是有效的,但数个患者中也观察到在出现这种治疗有效的同时会伴有皮肤病变的复发。也有长期抗生素治疗有效的报道。

Whipple病

Whipple病是一种少见的慢性细菌感染,大多数患者是中年高加索男性,由Tropheryma whipplei引起。至少75%的患者会出现寡或多关节炎。关节表现常先于疾病的其他症状早5年或更长时间出现;这些症状特别重要,因为抗生素治疗是可治愈的,而未治疗的疾病则是致命的。大和小的外周关节及骶髂关节均可受累。关节炎起病突然且呈游走性;常持续数小时到几天,然后完全消失缓解。X线上可以见到的慢性多关节炎和关节间隙消失,可以发生但并不典型。最终,会出现长期腹泻、吸收不良及体重下降。其他全身表现,包括发热、水肿、浆膜炎、心内膜炎、肺炎、低血压、淋巴结肿大、色素沉着、皮下结节、杵状指及色素膜炎。80%的未治疗患者最终会发生中枢神经系统,伴认知改变、头痛、复视及视盘水肿,MRI能发现这些异常。眼咀嚼和眼-面-骨骼肌肌率异常,伴核上性垂直性凝视麻痹,具有特异病征性。实验室异常,包括贫血和吸收不良造成的改变,与HLA-B27相关性弱,滑液常是炎症性的。放射学很少有关节侵蚀,但可以显示骶髂关节炎。腹部CT可发现淋巴结肿大。小肠、滑膜、淋巴结和其他组织活检中可以见到含有PAS染色阳性细菌残片的泡沫巨噬细胞。

2003年报道了T.whipplei的全基因组序列。通过PCR法扩增活检组织标本中T.whipplei的16S核糖体基因可以确诊。将来可能扩展到血清学试验。这种生物在环境中普遍存在并在一些正常人中发现,因此单纯的出现DNA不足以诊断。本综合征对青霉素(或头孢曲松)和链霉素治疗2周,随后使用复方新诺明治疗1~2年的反应最好,不过其他抗生素治疗可能更好,强烈建议感染科会诊。监测中枢神经系统复发是关键。近年来,非典型T.whipplei感染也被报道,其中包括感染性心内膜炎。

(张上珠 苏金梅 译 田新平 审校)

第11章
Chapter 11

血管炎综合征

Carol A. Langford   Anthony S. Fauci

定义

血管炎是一种以血管的炎症和损伤为特征的临床病理过程。常有血管腔病变，伴有受累血管供血组织缺血。由于任何形状、任何大小、任何部位的血管均可受累，因此会引起广泛的而又异质性的临床综合征。血管炎及其后继的改变可以是疾病的主要或仅有表现，也可是另外一种疾病的继发表现。血管炎可以仅局限在一个器官，如皮肤，但也可能同时累及多个脏器和系统。

分类

血管炎综合征作为一组疾病，它的主要特征是具有很强的异质性，同时互相之间有明显的重叠。这种异质性和重叠性及对这些综合征发病机制的认识缺乏使得对这些疾病进行统一的分类非常困难。表11-1列出了主要的血管炎综合征。下文将对这些综合征各不相同的及相互重叠的特征进行讨论。

病理生理和发病机制

总的来说，认为大多数血管炎综合征至少部分是由对一些抗原刺激产生的免疫病理机制介导的（表11-2）。但是，支持这一假说的证据大多数是间接的，可能反映的只是一种表象，而非真实的因果关系。此外，还不清楚为何一些个体对于一些抗原刺激可能会出现血管炎反应，而其他个体却不会。可能许多因素参与了血管炎综合征的最终表达。这些因素包括遗传易感性、环境暴露情况、一些特定抗原免疫反应相关的调节机制等。

致病性免疫复合物的形成

一般认为，血管炎属于一个更广的免疫复合物

表11-1 血管炎综合征

原发性血管炎	继发性血管炎
肉芽肿性多血管炎（Wegener's）	药物诱发的血管炎
嗜酸性肉芽肿性多血管炎（Churg-Stauss syndrome）	血清病
结节性多动脉炎	其他原发性疾病伴发的血管炎
显微镜下多血管炎	感染
巨细胞动脉炎	肿瘤
大动脉炎（Takayasu动脉炎）	风湿病
IgA血管炎（Henoch-Schonlein）（Henoch-Schonlein综合征）	
特发性皮肤血管炎	
冷球蛋白血症血管炎	
贝赫切特病	
原发性中枢神经系统血管炎	
Cogan综合征	
川崎病	

表11-2 血管炎综合征中血管破坏的可能机制

致病性免疫复合物形成和（或）沉积
  IgA血管炎（Henoch-Schonlein）
  胶原血管疾病相关的血管炎
  血清病和皮肤血管炎综合征
  丙型肝炎病毒相关的混合性冷球蛋白血症
  乙型肝炎病毒相关的结节性多动脉炎
抗中性粒细胞胞质抗体（ANCA）的产生
  肉芽肿性多血管炎（Wegener肉芽肿）
  嗜酸性肉芽肿性多血管炎（Churg-Stauss syndrome）
  显微镜下多血管炎
致病性T淋巴细胞反应和肉芽肿形成
  巨细胞动脉炎
  大动脉炎（Takayasu动脉炎）大动脉炎
  肉芽肿性多血管炎（Wegener肉芽肿）
  嗜酸性肉芽肿性多血管炎（Churg-Stauss syndrome）

源自：MC Sneller, AS Fauci: Med Clin North Am 81:221, 1997.

疾病的范畴，这类疾病包括血清病和一些结缔组织疾病，后者的疾病原型为系统性红斑狼疮（参见第4章）。尽管免疫复合物在血管壁上的沉积是血管炎最广为接受的发病机制，但对于大部分血管炎综合征来说，免疫复合物与血管炎发病的因果关系还没有得到确定。循环免疫复合物并不一定需要沉积在血管内才能引起血管炎，而且在许多活动性血管炎患者体内也并没有发现循环或沉积的免疫复合物。就这一点来说，在一部分有系统性血管炎表现的患者中，在循环及沉积的免疫复合物中都证实存在乙型肝炎抗原，这在结节性多动脉炎中尤为突出（见"结节性多动脉炎"，PAN）。冷球蛋白血症性血管炎与丙型肝炎病毒感染密切相关；这些患者（见"冷球蛋白血症性血管炎"）的冷沉淀物中已证实有丙型肝炎病毒和丙型肝炎病毒抗原-抗体复合物的存在。

免疫复合物介导的血管炎中组织损伤的机制与血清病类似。在该模型中，抗原-抗体复合物在抗原过剩的条件下形成，并沉积于通透性已经增加的血管壁上。这些血管壁的通透性增加是由于IgE触发机制引起的血小板或肥大细胞释放的血管活性物质如组胺、缓激肽和白三烯增加造成的。免疫复合物的沉积会导致补体成分的激活，尤其是C5a，这是一种很强的中性粒细胞化学趋化因子。然后这些细胞会浸润血管壁，吞噬免疫复合物，并释放其细胞内的酶来破坏血管壁。当该过程转为亚急性或慢性后，单核细胞开始浸润血管壁。因此而发生的综合征的共同特征是血管腔受损及受累血管的供血组织发生缺血性改变。多种因素可能有助于解释为何仅某些特定类型的免疫复合物会导致血管炎，以及为何患者中仅有特定血管会受累。这些因素包括网状内皮细胞系统从血液中清除循环复合物的能力、免疫复合物的大小和生化特征、血流湍流的相对程度、不同血管的血管内静水压，以及在此之前血管内皮的完整性。

抗中性粒细胞胞质抗体（ANCA）

ANCA是直接针对中性粒细胞和单核细胞胞质颗粒内一些蛋白组分的抗体。这些自身抗体在活动性肉芽肿性多血管炎（韦格纳肉芽肿）和显微镜下多血管炎患者中的比例较高，而在嗜酸性肉芽肿性多血管炎（Churg-Strauss综合征）患者中比例较低。由于这些疾病会同时出现ANCA和小血管血管炎，因此，一些学者将这些疾病统称为"ANCA相关性血管炎"。但是，由于这些疾病中会具有一些特殊的临床表型但检测不到ANCA，因此，我们仍认为肉芽肿性多血管炎（韦格纳肉芽肿）、显微镜下多血管炎及嗜酸性肉芽肿性多血管炎（Churg-Strauss综合征）应被看作是单独的疾病类型。

根据ANCA抗体的靶点不同，ANCA主要分为两大类。胞质型ANCA（c-ANCA）指的是当血清中的该类抗体与标记的中性粒细胞结合后，在荧光显微镜下观察到的呈弥漫性、颗粒状分布的胞质染色。蛋白酶-3是主要的c-ANCA抗原，它是一种分子量29kDa的一种中性丝氨酸蛋白酶，存在于中性粒细胞的嗜天青颗粒中，是cANCA抗原的主要成分。90%以上的患有典型活动期的肉芽肿性多血管炎（韦格纳肉芽肿）患者体内能够检测出抗蛋白酶-3的抗体（见下文）。核周型ANCA（p-ANCA）指的是染色后在标记的中性粒细胞中的分布较局限于核周或细胞核的ANCA。p-ANCA的主要靶点是髓过氧化酶；其他能够产生p-ANCA染色核型的靶蛋白包括弹力酶、组织蛋白酶G、乳铁蛋白、溶菌酶和杀菌/膜通透性增加蛋白。然而，仅有抗髓过氧化酶抗体与血管炎有确切的相关性。已经报道显微镜下多血管炎、嗜酸性肉芽肿性多血管炎、新月体肾小球肾炎、肉芽肿性多血管炎（韦格纳肉芽肿）患者中都存在不同比例的抗髓过氧化酶抗体（见下文）。显示为p-ANCA染色核型的非抗髓过氧化酶抗体则与非血管炎性疾病相关，如风湿性或非风湿性自身免疫性疾病、炎性肠病、某些药物、感染（如心内膜炎及囊性纤维化患者伴有呼吸道细菌感染）。

为什么这些血管炎综合征患者会产生针对髓过氧化酶抗体或蛋白酶-3的抗体，而这些抗体在其他炎性疾病和自身免疫性疾病中很罕见的原因尚不清楚。这些抗体在此类疾病发病过程中所起的作用也不甚明确。有许多体外观察揭示了这些抗体会与血管炎综合征有关的可能发病机制。蛋白酶-3和髓过氧化酶存在于静止的中性粒细胞和单核细胞的嗜天青颗粒和溶酶体内，它们显然难以接近血清抗体。然而，当中性粒细胞或单核细胞受到肿瘤坏死因子α（TNF）或白介素（IL）1诱导后，蛋白酶-3和髓过氧化酶会易位至细胞膜，在这里它们便可以和胞外ANCA发生作用。之后中性粒细胞脱颗粒，并产生活性氧族物质，从而导致组织损伤。此外，离体条件下，ANCA-激活的中性粒细胞能够黏附并杀伤内皮细胞。ANCA激活的中性粒细胞和单核细胞还会诱发促炎症细胞因子如IL-1和IL-8的释放。近来在基因工程小鼠中进行的转移试验为ANCA在体内的直接发病机制作用提供了进一步的证据。与此相反，许多临床和实验室观察不支持ANCA的主要致病作用。患者在没有ANCA存在时仍可能有活动的肉芽肿性多血管炎（韦格纳肉芽肿）；抗体滴度的绝对高低与疾病活动的相关性并不很高；缓解期的肉芽肿性多血管炎患者可能持续数年保持高滴度的抗蛋白酶-3（c-ANCA）（见下文）。因此，这些自身抗体在系统性血管炎中的发病机制仍然不甚明了。

致病性T淋巴细胞反应和肉芽肿形成

除了经典的免疫复合物介导的血管炎机制和ANCA相关机制外，还可能有其他的免疫发病机制参与血管破坏。正如从肉芽肿性多血管炎的组织病理学特征中所反映的，这些机制中最典型的为迟发型超敏反应和细胞介导的免疫损伤。然而，免疫复合物本身可能也会诱发肉芽肿性反应。血管内皮细胞能够经细胞因子如干扰素（IFN）γ活化后表达HLA-Ⅱ分子。这就使得这些细胞能够参与免疫反应，如采用与抗原提呈巨噬细胞类似的方法与CD4⁺T淋巴细胞相互作用。内皮细胞可以分泌IL-1，该因子可以活化T淋巴细胞并启动或放大血管内原位的免疫反应。此外，IL-1和TNF-α是内皮-白细胞黏附分子1（ELAM-1）和血管细胞黏附分子1（VCAM-1）很强的诱导物，这两种黏附分子可以促进白细胞对血管壁内皮细胞的黏附作用。有学者提出某些类型的血管损伤中还存在其他机制如直接细胞毒反应、直接抗血管壁成分的抗体，或抗体依赖性细胞毒反应。然而，还没有令人信服的证据来支持它们与任何已知血管炎综合征发病机制之间的因果联系。

血管炎患者的诊疗流程

任何患有无法解释的系统性疾病的患者都要考虑到血管炎的诊断。然而，当某些临床异常情况单独出现或合并存在时，则提示患者的诊断是血管炎。这些异常情况包括：突出皮面的可触性紫癜、肺部浸润影和显微镜下血尿、慢性炎性鼻窦炎、多发性单神经炎、无法解释的缺血性事件，以及有多系统疾病证据的肾小球肾炎。许多非血管炎性疾病可能也会出现上述一部分或全部的异常表现。因此，对怀疑血管炎的患者确定血管炎诊断的第一步就是要排除可能产生模拟血管炎临床表现的其他疾病（表11-3）。尤其重要的是要除外重叠有血管炎表现的感染性疾病，特别是当患者的临床状况迅速恶化而计划进行经验性免疫抑制治疗时。

一旦排除了模拟血管炎的疾病后，则需要遵循一系列逐渐进行的检查步骤来确立血管炎的诊断；如果可能的话，还需确定血管炎的类型（图11-1）。这种方法相当重要，因为一些血管炎综合征需要采用糖皮质激素和细胞毒药物积极治疗，而另一些综合征常常能自发缓解，仅需要对症治疗。血管炎的确诊有赖于对受累组织的活检。对于无主观或客观受累证据的器官进行"盲检"的检出率非常低，因此应该尽量避免"盲检"。当怀疑一些血管炎综合征如结节性多动脉炎、大动脉炎或孤立性中枢神经系统血管炎时，需要对可能受累脏器进行血管造影。然而，当患者表现为局灶性皮肤血管炎且不伴有内脏受累的临床表现时，不应常规进行血管造影检查。

治疗的一般原则

一旦血管炎的诊断明确，必须确定治疗策略

表11-3　能够模拟血管炎表现的其他疾病

感染性疾病
　细菌性心内膜炎
　播散性淋球菌感染
　肺组织胞浆菌病
　球孢子菌病
　梅毒
　莱姆病（Lyme disease）
　洛矶山斑点热
　惠普尔病（Whipple's disease）
凝血病/血栓性微血管病
　抗磷脂综合征
　血栓性血小板减少性紫癜
肿瘤
　心房黏液瘤
　淋巴瘤
　转移癌
药物毒性
　可卡因
　左旋咪唑
　安非他命
　麦角碱
　二甲麦角新碱
　砷
结节病
动脉栓塞性疾病
抗肾小球基底膜抗体病（Goodpasture综合征）
淀粉样变
偏头痛

(图11-1)。一旦发现了血管炎的诱发抗原,应尽可能地将其去除。如果血管炎和其他基础疾病有关,如感染、肿瘤或结缔组织病,则应该治疗基础疾病。如果综合征是一种原发的血管炎性疾病,则应该根据血管炎综合征的分类开始治疗。将在下文讨论每种血管炎综合征的特殊治疗方案。但是,应该考虑一些治疗的总原则。应该根据发表的针对特殊血管炎性疾病的文献来采用有证据支持其疗效的治疗方案。因为一些治疗方案的潜在毒性反应很明显,因此对任何一种治疗方案的风险和获益都应该仔细权衡。一方面,当发生不可逆的器官功能障碍且已经非常明确这些疾病的病残率和死亡率很高时,应立即开始应用糖皮质激素和(或)细胞毒药物进行治疗。肉芽肿性多血管炎(韦格纳肉芽肿)就是一种需要采用上述治疗方案来治疗的严重的系统性血管炎的范例(见上文)。另一方面,当疾病几乎不会造成不可逆的器官功能障碍及对这种治疗反应不佳时,不应该对这些血管炎表现进行太积极的治疗。如特发性皮肤血管炎通常可以通过对症治疗达到好转,长疗程的糖皮质激素在临床上通常并不会带来临床获益。已有证明细胞毒药物不会给特发性皮肤血管炎的治疗带来益处,并且其毒性反应通常超过了所带来的潜在益处。对于那些不能进行明确分类的,或者尚无明确标准治疗方案的系统性血管炎,可以使用糖皮质激素来作为起始治疗;只有当疾病对前述治疗反应不佳,或只有当为了达到疾病缓解和维持疾病缓解时,而糖皮质激素的治疗已经出现了不能被接受的毒性反应时,才应添加细胞毒药物进行治疗。一旦达到缓解,就应不断尝试进行糖皮质激素减量,在病情允许的情况下尽量停药。在使用细胞毒药物治疗时,应该根据现有的支持治疗这种疾病有效的药物数据,结合疾病累及器官的部位和严重程度及药物的毒性来选择合适的细胞毒药物。

医师应该对所选药物的毒性反应有全面了解,包括其所致的急性及慢性并发症(表11-4)。治疗可以引发一定的患病率和死亡率,通过监测和预防药物的毒性反应是患者管理中的一个必要环节。糖皮质激素是治疗大多数血管炎的重要手段,但却同时会伴发一些明显的不良反应。监测并预防糖皮质激素诱导的骨量减少,对所有患者都十分重要。在每日服用环磷酰胺时,如何将其膀胱毒性降至最低并防止出现白细胞减少尤为重要。告诉患者应在清晨一次性服用环磷酰胺,之后全天大量饮水以维持尿液稀释可以降低发生膀胱损伤的危险。在停用环磷酰胺之后数年也可以发生膀胱癌;因此,对于服用环磷酰胺的患者应该终身持续进行膀胱癌监测。骨髓抑制是环磷酰胺的一种重要毒性反应,在糖皮质激素减量过程中或之后出现,甚至可以出现于检测指标持续正常一段时间后。只要服用环磷酰胺,就应每1~2周监测全血细胞计数,这样可以有效的预防血细胞减少。使患者白细胞计数维持在3000/μl以上及中性粒细胞计数在1500/μl以上,对减少危及生命的感染的发生十分必要。

甲氨蝶呤和硫唑嘌呤同样有骨髓抑制的不良反应,因此,在开始服用的1~2个月,应每1~2周行全血细胞分析检查,其后可延长至每月1次。为减少毒性反应,甲氨蝶呤常与叶酸合用,1mg/d,或在使用甲氨蝶呤24h后每周口服5~10mg叶酸1次。在开始使用硫唑嘌呤治疗前,应首先检测巯基嘌呤甲基转移酶(TMPT),这种酶参与硫唑嘌呤的代谢,因为这种酶的水平不足可导致严重的血细胞减少。

对所有接受免疫抑制治疗的血管炎患者来说,感染是一种严重的毒性反应。即使患者的白细胞计数在正常范围内也可发生卡氏肺囊虫

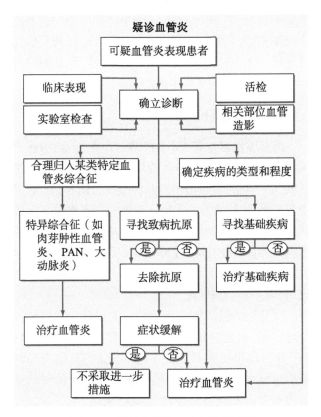

图11-1 疑诊血管炎患者的诊疗流程

表11-4 系统性血管炎常用传统免疫抑制剂的主要毒性反应

糖皮质激素
    骨质疏松
    白内障
    青光眼
    糖尿病
    电解质紊乱
    代谢紊乱
    炎症及免疫反应受抑而造成的机会感染
    库欣样表现
    儿童生长受抑制
    高血压
    缺血性骨坏死
    肌病
    情绪改变
    精神病
    假性脑瘤
    消化性溃疡
    胰腺炎

环磷酰胺
    骨髓抑制
    膀胱炎
    膀胱癌
    性腺抑制
    胃肠道不耐受
    低丙种球蛋白血症
    肺纤维化
    骨髓异常增殖
    肿瘤
    致畸作用
    机会感染

甲氨蝶呤
    胃肠道不耐受
    口炎
    骨髓抑制
    肝毒性（可能导致纤维化或肝硬化）
    肺炎
    致畸作用
    机会感染

硫唑嘌呤
    胃肠道不耐受
    机会感染
    过敏
    骨髓抑制
    肝毒性

（Pneumocystis carinii）和某些真菌感染,尤其是在使用糖皮质激素治疗的患者。所有每日服用糖皮质激素联合细胞毒药物治疗的血管炎患者,都应进行TMP-SMX或其他预防性治疗以防止卡氏肺囊虫感染。

最后,需要强调的是每个患者都是不一样的,需要进行个体化的治疗决策制订。前面所述的要点只是一个指导治疗方案选择的框架；然而,为取得最佳疗效,将毒性反应减少到最低程度,对每位患者的治疗都应该灵活把握。

肉芽肿性多血管炎

定义

肉芽肿性多血管炎（韦格纳肉芽肿）是一种有着特殊临床病理表现的疾病,以上、下呼吸道的肉芽肿性多血管炎和合并存在的肾小球肾炎为特征。此外,还可能出现不同程度的累及小动脉和小静脉的弥漫性血管炎。

发病率与患病率

肉芽肿性多血管炎（韦格纳肉芽肿）是一种不常见的疾病,估测患病率为3/100 000。与白种人相比,黑种人发病非常罕见；男女比为1∶1。任何年龄均可发病；约15%的患者年龄<19岁,但在青春期前发病者罕见；发病的平均年龄约40岁。

病理和发病机制

肉芽肿性多血管炎（韦格纳血管炎）的组织病理学特征是小动脉和小静脉的坏死性血管炎伴肉芽肿形成,血管内外均可出现肉芽肿形成（图11-2）。肺部受累的典型表现为多发的、双侧的、结节样空洞浸润（图11-3）,其活检结果几乎都表现为典型的坏死性肉芽肿性多血管炎。上呼吸道,尤其是鼻窦和鼻咽的病变,其病变典型表现为炎症、坏死和肉芽肿形成,伴或不伴有血管炎。

肾受累的最早期病变的特征为局灶性节段性肾小球肾炎,可能进展至快速进展型新月体肾小球肾炎。肾活检很少能看到肉芽肿形成。与其他类型的肾小球肾炎相反,肉芽肿性多血管炎患者的肾病变中没有发现有免疫复合物沉积的证据。除了该病经典的上呼吸道、下呼吸道和肾病变三联征外,事实上

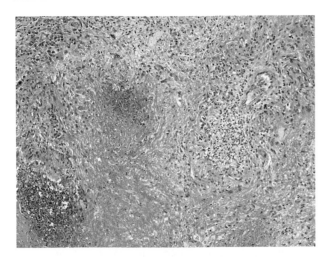

图11-2 肉芽肿性多血管炎患者的肺部组织学检查

活检显示坏死性血管炎伴肉芽肿形成。该断面显示坏死区有一个由组织细胞形成的匐行边缘及在一个中心坏死带周围有巨细胞包绕。血管炎也表现为在小动脉管壁出现中性粒细胞及淋巴细胞浸润(右上方)。(经William D. Travis, MD允许后使用)

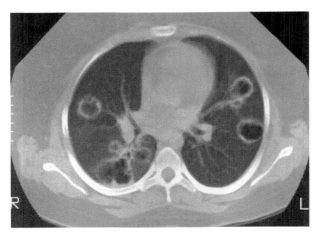

图11-3 肉芽肿性多血管炎患者的CT扫描

患者出现双侧多发的结节样空洞浸润影

任何器官都可以受累,表现为血管炎、肉芽肿或两者兼有。

尽管上呼吸道受累和肺部的肉芽肿性多血管炎提示存在有针对经上呼吸道进入或留驻于上呼吸道的外源甚至内源抗原的异常细胞介导的免疫反应,但该病的免疫发病机制还不清楚。已有报道称鼻部长期携带的金黄色葡萄球菌与较高的肉芽肿性多血管炎复发率相关;然而,还没有证据表明这种微生物在本病发病机制中的作用。

与正常对照相比,从肉芽肿性多血管炎患者外周血获取的单个核细胞表现出IFN-γ的分泌增加,但IL-4、IL-5或IL-10的分泌不增加。此外,外周血单个核细胞和CD4$^+$ T细胞的TNF-α生成量增加。另外,来自肉芽肿性多血管炎(韦格纳肉芽肿)患者的单核细胞可产生更多的IL-12。这些发现表明,在这种疾病中存在的TH1型-T细胞细胞因子合成是不平衡的,这可能是致病原因,甚至可能最终会成为治疗的靶点。

相当高比例的肉芽肿性多血管炎(韦格纳肉芽肿)患者会产生ANCA,这些抗体可能在该病的发生中起一定作用(见上文)。

临床和实验室表现

95%的肉芽肿性多血管炎(韦格纳肉芽肿)患者都有上呼吸道受累。患者常有严重的上呼吸道病变,如鼻旁窦疼痛、渗液、脓性或血性流涕,伴或不伴有鼻腔黏膜溃疡(表11-5)。之后可能会发生鼻中隔穿孔,从而引起鞍鼻畸形。由于咽鼓管阻塞,可能会出现分泌性中耳炎。约16%的患者会出现由于疾病活动或瘢痕形成导致的声门下气管狭窄,可能会引起严重的气道阻塞。

肺部受累可以表现为无症状的浸润影,也可以表现为咳嗽、咯血、呼吸困难和胸部不适等临床表现。85%~90%的患者可能出现上述症状。支气管内病变,无论是活动性病变或是纤维化瘢痕的结果,都可能导致气道阻塞伴肺不张。

眼部受累(见于52%的患者)可以从轻度结膜炎到泪囊炎、巩膜外层炎、巩膜炎、肉芽肿性巩膜色素膜炎、睫状体血管炎到导致眼球突出的球后占位性病变。

皮肤病变(见于46%的患者)可以表现为丘疹、水疱、突出皮面的紫癜、溃疡或皮下结节;活检表现为血管炎、肉芽肿或两者兼有。心脏受累(见于8%的患者)表现为心包炎、冠状动脉炎或在罕见的情况下,出现心肌病。神经系统表现(见于23%的患者)包括脑神经炎、多发性单神经炎或脑血管炎和(或)肉芽肿(罕见)。

肾病变(见于77%的患者)往往是突出的临床表现,而且如果不治疗,是造成该疾病大部分患者死亡的直接或间接原因。尽管一些患者的肾病变可能仅表现为伴有蛋白尿、血尿和红细胞管型的轻度肾小球肾炎,但很显然,一旦发生了临床可以检测到的肾功能损害,除非开始合理的治疗措施,否则将会快速进展为肾衰竭。

在疾病活动期时,大部分患者会出现非特异性症状和体征,如全身不适、乏力、关节痛、厌食和体重下降。发热可能提示了原发疾病的活动程度,但更多的情况下反映的是出现了继发感染,通常是上呼

表11-5 肉芽肿性多血管炎：美国国立卫生研究院（NIH）报道的158名患者的各临床表现发生率

表现	疾病起病时百分数	整个病程中的百分数
肾		
肾小球肾炎	18	77
耳/鼻/喉	73	92
鼻窦炎	51	85
鼻部疾病	36	68
中耳炎	25	44
听力丧失	14	42
声门下狭窄	1	16
耳痛	9	14
口腔病变	3	10
肺部	45	85
肺部浸润	25	66
肺部结节	24	58
咯血	12	30
胸膜炎	10	28
眼		
结膜炎	5	18
泪囊炎	1	18
巩膜炎	6	16
突眼	2	15
眼痛	3	11
视力丧失	0	8
视网膜病变	0	4
角膜病变	0	1
虹膜炎	0	2
其他[a]		
关节痛/关节炎	32	67
发热	23	50
咳嗽	19	46
皮肤异常	13	46
体重下降（>10%体重）	15	35
周围神经病	1	15
中枢神经系统疾病	1	8
心包炎	2	6
甲状腺功能亢进	1	3

[a] <1%的患者有腮腺、肺动脉、乳腺或下泌尿生殖道（尿道、宫颈、阴道、睾丸）受累

源自：GS Hoffman U Specks: Arthritis Rheum 41: 1521, 1998.

吸道感染。

特征性的实验室检查包括红细胞沉降率（ESR）显著上升、轻度贫血和白细胞增多、轻度的高丙种球蛋白血症（尤其是IgA类）和类风湿因子轻度增高。血小板增多可以被看作是一种急性时相反应物。约90%的活动期肉芽肿性多血管炎（韦格纳肉芽肿）患者的抗蛋白酶-3 ANCA为阳性。而在疾病不活动时，其敏感性降到60%~70%。一小部分肉芽肿性多血管炎（韦格纳肉芽肿）患者可能存在抗髓过氧化酶抗体，而不是抗蛋白酶-3抗体，高达20%的患者检测不到ANCA。

患有肉芽肿性多血管炎（韦格纳肉芽肿）的患者静脉血栓事件的发生率是增加的。虽然并不推荐对所有的患者都进行抗凝治疗，但必须高度警惕出现任何提示有深静脉血栓形成或肺栓塞的临床表现。

诊断

如果临床表现符合肉芽肿性多血管炎，并经组织活检证实有坏死性肉芽肿性多血管炎，就可以做出肉芽肿性多血管炎的诊断。肺组织活检的阳性率最高，几乎总可以见到肉芽肿性多血管炎。上呼吸道活检通常可以见到肉芽肿性炎症伴有坏死，但可能看不到血管炎。肾组织活检能够证实存在寡免疫复合物的肾小球肾炎。

PR-3 ANCA阳性对于肉芽肿性多血管炎的诊断特异性非常高，尤其是在有活动期肾小球肾炎的情况下。然而，ANCA的存在对诊断是辅助性的，除了极罕见的情况，都不能代替组织活检。在一些感染和肿瘤性疾病中也有ANCA假阳性的报道。

典型的肉芽肿性多血管炎的临床和病理特点使其很容易与其他疾病鉴别。然而，如果所有的典型表现没有同时出现，则需要和其他血管炎、抗肾小球基底膜抗体病（Goodpasture综合征）、复发性多软骨炎（参见第13章）、上呼吸道或肺部肿瘤，感染性疾病诸如组织胞浆菌病、皮肤黏膜利什曼病、鼻硬结病，以及非感染性肉芽肿疾病相鉴别。

本病尤其需要和NK/T细胞淋巴瘤鼻型（旧称中线肉芽肿）和上呼吸道肿瘤相鉴别，这些疾病属于中线破坏性疾病的一部分。这些疾病会引起包括鼻窦在内的中线上呼吸道组织的严重破坏和毁形；常发生穿透面部皮肤的侵蚀，这种特征在肉芽肿性多血管炎中相当罕见。尽管血管会在剧烈的炎症反应中被累及并发生坏死，但看不到原发血管炎。当NK/T

细胞淋巴瘤鼻型是一类被称为血管中心性免疫增生性疾病谱的一部分，也应参照该类疾病进行治疗。局限性病变采用50Gy（5000rad）局部放疗有一定效果。肉芽肿性多血管炎的上呼吸道病变严禁采用放射治疗。可卡因是诱导组织损伤肉芽肿性多血管炎的重要原因，患者表现为孤立性中线破坏性疾病。在可卡因诱导的中线破坏性病变患者可以检测到针对人中性粒细胞弹性酶的ANCA，会造成与肉芽肿性多血管炎混淆，应进行鉴别。

肉芽肿性多血管炎还必须和淋巴瘤样肉芽肿病相鉴别，这是一种与T细胞反应高度相关的EB病毒-阳性的B细胞增生性疾病。淋巴瘤样肉芽肿的特点是肺、皮肤、中枢神经系统和肾受累，受累器官内表现为不典型的淋巴瘤样和浆细胞样细胞以一种侵入血管的方式浸润非淋巴组织。因此，就这一点来说，它和肉芽肿性多血管炎的区别很明显，因为它并不是经典意义上的炎症性血管炎，而是非典型单核细胞浸润血管；受累组织中可能存在肉芽肿。高达50%的患者可能发展为真正的恶性淋巴瘤。

治疗　肉芽肿性多血管炎

在有效的治疗出现以前，肉芽肿性多血管炎都是致命的，患者常在诊断后数月内死亡。单用糖皮质激素可以获得一些症状上的改善，但对疾病的最终病程几乎没有影响。环磷酰胺用于肉芽肿性多血管炎的治疗极大地改变了患者的预后：90%以上的患者可以出现显著改善，75%的患者可以达到完全缓解，5年存活率超过80%。

尽管可成功诱导缓解，但50%~70%的患者在缓解之后会有一次或多次的复发。复发的确定应该基于疾病活动性的客观证据，并仔细排除其他可能具有同样表现的情况，诸如感染、药物毒性或慢性的疾病后遗症。ANCA的滴度可能会有误导作用，不应用于评估疾病活动度。许多达到缓解的患者会在数年内有ANCA滴度升高。一项大规模的前瞻性临床研究结果显示，ANCA滴度升高与复发无关，只有43%的ANCA水平升高的患者会在1年内出现疾病复发。因此，ANCA水平升高本身不是立即出现疾病复发的前驱表现，也不是重新开始或强化免疫抑制治疗的指征。

在疾病复发后几乎都能再次达到疾病缓解，但是，很高比例的患者最终会出现某种程度的由疾病引起的不可逆的器官损害，如不同程度的肾功能不全、听力丧失、气管狭窄、鞍鼻畸形、慢性鼻窦功能受损。已出现不可逆肾衰竭但经过治疗后达到缓解的患者，可以成功地进行肾移植。

由于长期使用环磷酰胺会导致明显的毒性反应，因此已经出现了一些可以减少环磷酰胺使用时间却仍能保证其对严重疾病效果的方法。目前认为肉芽肿性多血管炎的治疗包括两个阶段：诱导阶段，在此阶段，活动性疾病转入缓解，随后进入维持缓解阶段。选择哪种药物用来进行诱导治疗，哪种药物用来维持治疗是依据疾病的严重程度及患者个体因素，包括禁忌证、复发的病史情况及并发症来决定的。

重症疾病的环磷酰胺诱导治疗

对于病情严重的患者，每日使用环磷酰胺联合糖皮质激素的疗法被多次证明可有效诱导缓解、延长生存期。在治疗的起始阶段，治疗的第1个月采用泼尼松1mg/kg，每日用药，之后逐渐减量为隔日服药或逐渐减量，6~9个月停用。环磷酰胺的剂量为2mg/kg每日口服，但由于环磷酰胺是经肾清除的，因此在肾受累的患者，可考虑根据肾功能不全程度进行减量。一些报道指出采用静脉注射环磷酰胺，能够在取得治疗成功的同时减少使用的次数和严重的毒性反应。近期的一些随机研究，对环磷酰胺15mg/kg静脉输注，每2周1次，给予3次，其后每3周输注1次，与每日口服环磷酰胺2mg/kg共服用3个月后，减为1.5mg/kg每日口服的疗法进行了比较。尽管发现静脉使用环磷酰胺的治疗效果与口服相似，且静脉输注的环磷酰胺累积剂量较小、白细胞减少的发生率更低，但药物使用的固定疗程及不够频繁的血细胞计数监测可能会对口服药物的结果造成负面影响。值得注意的是本研究显示静脉使用环磷酰胺组的复发率为19%，而口服组为9%。因此，我们仍强烈推荐环磷酰胺每日口服给药，同时每1~2周监测全血细胞计数（如前所述），并将诱导治疗时间控制在3~6个月。

对于那些出现即刻威胁生命的疾病的患者，如急进性肾小球肾炎或需机械辅助通气的肺泡出血患者，每日环磷酰胺和糖皮质激素是诱导缓解的治疗选择。一项研究显示，对于肌酐>5.8mg/dl的急进性肾小球肾炎的患者，血浆置换辅助治疗对肾功能恢复更加有利。

使用环磷酰胺后的缓解维持

在3~6个月的诱导治疗结束后,应停用环磷酰胺,换用其他免疫抑制剂来维持缓解,其中临床应用经验较为丰富的为甲氨蝶呤及硫唑嘌呤。甲氨蝶呤可以口服或皮下注射给药,起始剂量为每周1次,每次0.3mg/kg,每周不超过15mg。如果经过1~2周患者的耐受性很好,则应将剂量每周增加2.5mg,直到每周剂量20~25mg,并维持于该水平。已经证实在经每日环磷酰胺诱导缓解后,硫唑嘌呤,每日2mg/kg,是有效的维持期治疗药物。一项旨在比较甲氨蝶呤及硫唑嘌呤在维持诱导缓解方面疗效的随机研究发现,两者的毒性反应及复发率是相似的。因此,药物的选择通常是基于药物的毒性作用的,如甲氨蝶呤不能用于肾功能不全或患有慢性肝病的患者,一些其他患者特有的因素也决定了药物的选择。对于那些不能接受甲氨蝶呤或硫唑嘌呤治疗,或经上述治疗后复发的患者,霉酚酸酯,每日2次,每次1000mg,也可以在环磷酰胺诱导缓解后用于维持治疗。

维持治疗的最佳疗程尚不确定。在没有明显毒性反应的情况下,缓解后最少要进行2年的维持治疗,其后可以考虑在6~12个月逐渐减停药物。一些有明显脏器损害或有复发病史的患者,更长时间的免疫抑制剂维持治疗会更有益。

非重症疾病的甲氨蝶呤诱导治疗

对于那些疾病并非即刻威胁生命的患者,或那些使用环磷酰胺出现严重毒性反应的患者,可以选用甲氨蝶呤和糖皮质激素联合治疗作为另一种诱导治疗方案,使用剂量按照前述即可,并延续至维持治疗。

利妥昔单抗对重型疾病的诱导治疗

利妥昔单抗是一种针对正常或恶性B细胞表面CD20的嵌合性单克隆抗体,2011年被FDA批准用于治疗肉芽肿性多血管炎及显微镜下多血管炎。在近期的两项纳入重度活动性肉芽肿性多血管炎及显微镜下多血管炎的患者的随机研究中,利妥昔单抗375mg/m^2,每周1次,共用4周,同时合并使用糖皮质激素的疗法与环磷酰胺与激素联用的疗法在诱导治疗中的效果相当。在另一项纳入复发患者的研究中,利妥昔单抗的疗效在统计学上明显优于环磷酰胺。

尽管数据支持利妥昔单抗对重度活动的肉芽肿性多血管炎和显微镜下多血管炎的诱导缓解治疗是有效的,但在给具体的每位患者权衡其使用时仍有许多问题有待于解决,这包括缺乏长时间的随访数据来证实其复发的风险及利妥昔单抗长期应用的安全性等问题,多长时间需要给予一次利妥昔单抗仍不清楚,另外在随机临床研究中所有患者都是ANCA阳性的,它在ANCA阴性的患者中的效果尚不清楚。由于没有在任何随机试验验证,因此在利妥昔单抗后使用哪种前面提到的免疫抑制剂维持治疗能对延长缓解期上带来额外的获益,还是会增加毒性反应方面尚不明确。

尽管利妥昔单抗不像环磷酰胺那样有膀胱毒性和生殖毒性,但在随机临床试验中,利妥昔单抗与环磷酰胺的不良反应发生率相仿。利妥昔单抗的严重不良反应包括输注反应、严重的皮肤黏膜反应及其他罕见报道的进行性多灶性脑白质病。由于利妥昔单抗可使乙肝病毒激活,因此在接受利妥昔单抗治疗前,所有患者都应首先进行肝炎的筛查。

其他生物制剂治疗

依那西普(Etanercept)是一种含有与人IgG1结合的分子量为75kD的TNF受体的二聚体融合蛋白,发现它即使作为标准治疗的辅助用药也不能维持缓解,因此不能用于治疗肉芽肿性多血管炎(韦格纳肉芽肿)。

甲氧苄啶-磺胺甲噁唑

尽管一些报道显示甲氧苄啶-磺胺甲噁唑(TMP-SMZ)可能对孤立的鼻窦组织肉芽肿性多血管炎有效,但目前仍不能将其单独用于治疗除呼吸道病变之外的活动期肉芽肿性多血管炎,如有肾和肺病变的患者。一项TMP-SMZ治疗复发性肉芽肿性多血管炎的作用的研究显示,它仅能减少上呼吸道疾病的复发,而对于主要器官的复发却没有影响。

针对特定器官的治疗

并不是所有的肉芽肿性多血管炎表现都需要细胞毒疗法,也并非所有的肉芽肿性多血管炎应用细胞毒药物治疗都有效。当治疗非主要器官病变时,例如局限于鼻窦、关节或皮肤的病变时,需要仔细权衡治疗的获益和风险。我们几乎很少采用环磷酰胺来治疗肉芽肿性多血管炎的孤立性鼻窦病变。虽然不采用细胞毒药物也可以有效地治疗非主要器官病变,但我们仍必须密切监测这些患者的疾病活动性,确定这些患者是否出现了肺、肾或其他重要器官受累。声门下气管狭窄和支气管内狭窄则是对全身使用免疫抑制治疗反应不佳的典型疾病表现。

显微镜下多血管炎

定义

1948年Davoson在意识到PAN患者会发生肾小球肾炎时,才将显微镜下多血管炎一词引入文献。1992年,Chapel Hill系统性血管炎命名共识研讨会(chapel hill consensus conference on the nomenclature of systemic Vasculitis)采用了显微镜下多血管炎一词,用于表示一类寡(或无)免疫复合物的、影响小血管(毛细血管、小静脉或小动脉)的坏死性血管炎。显微镜下多血管炎中肾小球肾炎很常见,还经常出现肺毛细血管炎。显微镜下多血管炎没有肉芽肿反应,这是它与肉芽肿性多血管炎的鉴别之处。

发病率与患病率

由于显微镜下多血管炎之前被归入了PAN,因此目前还没有可靠的显微镜下多血管炎的发病率数据。平均发病年龄约57岁,男性发病率略高于女性。

病理和发病机制

显微镜下多血管炎的血管炎症除了累及中小动脉外,更易累及毛细血管和小静脉。免疫组化染色显示显微镜下多血管炎患者的血管病变部位基本没有免疫球蛋白沉积,提示免疫复合物形成在该综合征的发病机制中不起作用。显微镜下多血管炎患者中看到的肾病变与肉芽肿性多血管炎(韦格纳肉芽肿)相同。与肉芽肿性多血管炎相似,显微镜下多血管炎与ANCA阳性高度相关,提示ANCA在该综合征的发病机制中起一定作用(见上文)。

临床表现和实验室检查

由于都倾向于累及小血管,所以显微镜下多血管炎和肉芽肿性多血管炎有着相近的临床表现。疾病可以为逐渐起病,最初的起病症状为发热、体重下降和肌肉骨骼痛;然而,该病常为急性起病。至少79%的患者会发生快速进展的肾小球肾炎,并迅速导致肾衰竭。咯血可能为肺泡出血的首发症状,见于12%的患者。其他表现包括多发性单神经炎和胃肠道及皮肤血管炎。典型的显微镜下多血管炎不会出现上呼吸道疾病和肺部结节,一旦出现,则提示为肉芽肿性多血管炎。

本病可以出现炎症反应的表现,包括ESR升高、贫血、白细胞增多和血小板增多。75%的显微镜下多血管炎患者ANCA阳性,其中抗髓过氧化酶抗体是与该病相关的主要ANCA。

诊断

诊断需要依靠血管炎的组织学证据,或者有与多系统疾病相符的临床表现的患者出现寡免疫复合物肾小球肾炎时,提示诊断为显微镜下多血管炎。尽管显微镜下多血管炎与ANCA关系密切,但仍没有明确ANCA在该病诊断中的敏感性和特异性。

治疗　显微镜下多血管炎

经治疗的显微镜下多血管炎患者的5年存活率为74%,疾病相关的死亡原因为肺泡出血或胃肠道、心或肾受累。其治疗方案的研究中既包括肉芽肿性多血管炎的患者也包括显微镜下多血管炎的患者,目前显微镜下多血管炎的治疗应和肉芽肿性多血管炎相似(参见"肉芽肿性多血管炎"部分)。对于病情严重威胁到生命的患者,应联合使用泼尼松和每日环磷酰胺治疗。近期关于利妥昔单抗的研究中也包括了ANCA阳性的显微镜下多血管炎患者。至少34%的患者会出现疾病复发。这些复发的治疗和初始治疗相似,应根据疾病累及的部位和疾病的严重程度来确定。

嗜酸性肉芽肿性多血管炎

定义

嗜酸性肉芽肿性多血管炎(Churg-Strauss综合征),也称过敏性肉芽肿性多血管炎,是由Churg和Strauss于1951年首次描述的,其特征是哮喘、外周血或组织中嗜酸粒细胞增多、血管外肉芽肿形成,以及多器官系统的血管炎。

发病率和患病率

嗜酸性肉芽肿性多血管炎(Churg-Strauss综合

征）是一种罕见病，估计其年发病率约为每百万人1~3例。该病可发生于任何年龄段，但婴儿除外。平均发病年龄为48岁，女、男比例为1.2∶1。

病理和发病机制

嗜酸性肉芽肿性多血管炎（Churg-Strauss综合征）的坏死性血管炎累及中小肌性动脉、毛细血管、静脉和小静脉。嗜酸性肉芽肿性多血管炎的特征性组织病理学表现是可能出现于组织甚至血管壁内的肉芽肿反应。常伴有嗜酸性粒细胞的组织浸润。该过程可发生于机体的任何器官；肺部的累及最为突出，皮肤、心血管系统、肾、周围神经系统和胃肠道也是常见受累部位。尽管该病的确切发病机制还不确定，但其与哮喘的紧密关系及该病的临床病理表现包括嗜酸细胞增多、肉芽肿和血管炎，都提示发生了异常的免疫学现象。

临床表现和实验室检查

嗜酸性肉芽肿性多血管炎（Churg-Strauss综合征）患者常有非特异性表现，如发热、全身不适、厌食和体重下降，这些表现是多系统疾病的特征。很显然，肺部表现是嗜酸性肉芽肿性多血管炎最突出的临床表现，包括严重的哮喘发作和出现肺部浸润影。多发性单神经炎是位于第二位的最常见的表现，见于高达72%的患者。61%的患者可以出现过敏性鼻炎和鼻窦炎，常出现于疾病的早期。约14%的患者会出现心脏受累，是死亡的重要原因。约51%的患者会出现皮肤病变包括紫癜和皮下结节等。嗜酸性肉芽肿性多血管炎（Churg-Strauss综合征）的肾病变相对于肉芽肿性多血管炎和显微镜下多血管炎（Wegener肉芽肿）较少见，且通常更轻微。

几乎所有的嗜酸性肉芽肿性多血管炎患者的特征性实验室检查是明显的嗜酸性粒细胞升高，在80%以上的患者可以超过1000个细胞/μl。在81%的患者可以发现诸如ESR、纤维蛋白原或α$_2$球蛋白升高的炎性反应证据。其余的实验室检查结果反映了器官系统受累情况。近40%的嗜酸性肉芽肿性多血管炎患者存在循环ANCA，常为抗髓过氧化酶的抗体。

诊断

尽管嗜酸性肉芽肿性多血管炎的最佳诊断需有特征性的临床表现（见上文）及组织活检证据，但组织学确诊可能有一定难度，因为特征性的组织病理学表现常不会同时出现。为了诊断嗜酸性肉芽肿性多血管炎，患者需有哮喘、外周血嗜酸粒细胞增多的证据及与血管炎相符的临床表现。

治疗	嗜酸性肉芽肿性多血管炎

未经治疗的嗜酸性肉芽肿性多血管炎的预后很差，据报道5年生存率为25%。经治疗后预后良好，一项研究发现78个月的累计生存率为72%。心肌受累是最常见的死亡原因，占患者死亡率的39%。对于许多患者来说，似乎单用糖皮质激素即有效。剂量减量往往受哮喘发作的限制，许多患者在血管炎临床痊愈后多年还需要长期使用小剂量泼尼松来控制持续性哮喘。对于糖皮质激素治疗失败，或表现为暴发性多系统受累的患者，应选的治疗是每日环磷酰胺和泼尼松联合使用（参见"肉芽肿性多血管炎"部分对该疗法的详细描述）。

结节性多动脉炎

定义

结节性多动脉炎（polyarteritis nodosa，PAN），也称为经典PAN，在1866年由Kussmaul和Maier首次描述。这是一种累及中小肌性动脉的多系统、坏死性血管炎，其特征为累及肾和内脏动脉。尽管可以累及支气管血管，但PAN并不累及肺动脉；该病不伴有肉芽肿、显著的嗜酸性粒细胞增多及过敏性表现。

发病率和患病率

因为之前的报道包括了PAN、显微镜下多血管炎及其他相关血管炎，因此很难明确PAN的准确发病率。根据目前的定义，PAN是一种非常罕见的疾病。

病理和发病机制

PAN的血管病变是中小肌性动脉的坏死性炎症。病变是节段性分布的，趋向于累及动脉的分叉和分支处。病变可能向周围扩展并累及邻近静脉。然而，PAN并不累及小静脉，而且一旦出现小静脉受累，则提示为显微镜下多血管炎（见下文）。在疾病的急性期，多核中性粒细胞浸润血管壁全层及血管周围区域,导致内膜增生和血管壁变性。随着病变进展至亚急性和慢性期,单核细胞会浸润上述区域。随后血管的纤维素样坏死会引起血管腔变窄、血栓形成、受累血管灌注组织梗死,并且在一些患者中可以有出血表现。随着病变愈合,会出现胶原沉积,进一步导致血管管腔闭塞。沿受累血管分布的直径可达1cm的动脉瘤样扩张为PAN的特征性表现。肉芽肿、明显嗜酸粒细胞增多及组织中嗜酸粒细胞浸润不是PAN的特征表现,这些表现提示为嗜酸性肉芽肿性多血管炎(见上文)。

本病可有多器官系统临床病理学可发现反映血管受累的程度、部位及所导致的缺血改变。正如前文所述,PAN不会累及肺动脉,支气管动脉的累及也不常见。经典PAN患者的肾病理变化是不伴肾小球肾炎的动脉炎。对于伴有严重高血压的患者,可能会见到肾小球硬化的典型病理特征。此外,身体的其他部位也可能会出现高血压继发的病理表现。

乙型病毒性肝炎患者中出现的PAN样血管炎,可分离出含有乙型肝炎病毒抗原和免疫球蛋白的循环免疫复合物,以及用免疫荧光检查证实血管壁内有乙型肝炎病毒抗原、IgM、补体存在等发现,强烈提示了免疫现象在该疾病发病机制中的作用。毛细胞白血病与PAN发病有关;但此相关性的发病机制还不明了。

临床表现和实验室检查

PAN的重要特征是缺乏特异性的症状和体征。超过50%的患者会出现发热、体重下降和全身不适。患者常会出现不确切的临床症状如乏力、全身不适、头痛、腹痛及肌痛,这些症状可能会迅速进展为暴发性疾病。与特定器官血管受累相关的特殊主诉也可能是突出的首发临床表现,也可能是整个病程中的主要特征(表11-6)。PAN中,肾受累最常见的表现为高血压、肾功能不全或微动脉瘤导致的出血。

PAN没有具有诊断意义的血清学检查。在75%以上的患者中,会出现白细胞计数升高,以中性粒细胞为主。嗜酸粒细胞增多很少见,一旦出现嗜酸粒细胞计数显著上升则提示嗜酸性肉芽肿性多血管炎的诊断。还可能见到慢性病贫血,几乎在所有患者中都会出现ESR升高。其他常见的实验室表现反映了特定器官受累。还可能出现高丙种球蛋白血症,所有的患者均应行乙型病毒性肝炎筛查。PAN患者中很少出现抗髓过氧化酶抗体或抗蛋白酶-3抗体

表11-6 经典结节性多动脉炎与器官系统受累相关的临床表现

器官系统	发生率(百分数)	临床表现
肾	60	肾衰竭、高血压
肌肉骨骼	64	关节炎、关节痛、肌痛
周围神经系统	51	周围神经病、多发性单神经炎
胃肠道	44	腹痛、恶心呕吐、出血、肠梗死和穿孔、胆囊炎、肝梗死、胰梗死
皮肤	43	皮疹、紫癜、结节、皮肤梗死、网状青斑、雷诺现象
心脏	36	充血性心力衰竭、心肌梗死、心包炎
泌尿生殖系统	25	睾丸、卵巢痛或附睾痛
中枢神经系统	23	脑血管意外、神志改变、癫痫

源自:TR Cupps, AS Fauci: The Vasculitides.hiladelphia, Saunders, 1981.

(ANCA)。

诊断

PAN的诊断是根据受累器官的活检证实存在有血管炎的特征性表现来确定的。如果很难获得活检组织,受累血管造影证实(尤其是在肾、肝和内脏血管的中小动脉发现动脉瘤形成),足以做出诊断。由于血管的动脉瘤并非PAN的特征性病理表现,而且并非总能发现血管瘤,而且动脉造影检查发现会受到重度狭窄节段或闭塞血管的限制,因此对有症状的器官如结节性皮肤病变、疼痛的睾丸及神经/肌肉进行活检,诊断阳性率最高。

治疗 PAN

未经治疗的PAN预后相当差,报道的5年存活率为10%~20%。死亡的常见原因为胃肠道并发症,尤其是肠梗死和穿孔,以及心血管原因。难治性高血压常伴发其他器官系统的功能不全,如肾、心和中枢神经系统,从而增加了PAN的晚期并发症和死亡率。经过治疗后,存活率有了明显提高。有报道称泼尼松和环磷酰胺联合治疗(该疗法的细节描述参见"肉芽肿性多血管炎"部分)可以获得较好的疗效。在病情不重的PAN患者,单用糖皮质激素便可获得疾病缓解。对于患有PAN样血管炎的乙肝感染患者,抗病毒治疗是治疗的重要

部分，而且可以与糖皮质激素和血浆置换联合使用。有效控制高血压能够降低PAN患者肾、心和中枢神经系统的急性和晚期并发症及死亡率。经过成功的治疗后，据估计仅有10%~20%的患者会出现PAN复发。

巨细胞动脉炎

定义

巨细胞动脉炎，又称为脑动脉炎或颞动脉炎，是一种累及大、中型动脉的炎症性疾病。该疾病以累及颈动脉的一支或多个分支为特点，尤其是颞动脉。然而，这是一种可累及多部位动脉的系统性疾病，尤其是主动脉及其主要分支。

巨细胞动脉炎与风湿性多肌痛密切相关，风湿性多肌痛以颈、肩、下背部、髋部和股部肌肉的僵硬和疼痛为特点。大多数情况下，风湿性多肌痛是独立存在的，但可以见于40%~50%的巨细胞动脉炎患者。而且，10%~20%的最初出现孤立性风湿性多肌痛的患者最后可发展为巨细胞动脉炎。很强的临床相关性及病理生理学相关研究的数据越来越支持巨细胞动脉炎与风湿性多肌痛分别代表了同一种疾病过程的不同临床疾病谱。

发病率与患病率

巨细胞动脉炎几乎只发生于50岁以上的人。女性较男性发病率高，但在黑种人中罕见。不同研究、不同地域巨细胞动脉炎的发病率差异很大。在斯堪的纳维亚半岛和有大量斯堪的纳维亚人居住的美国的某些区域，发病率较高；而南欧的发病率较低。在≥50岁的人群中，巨细胞动脉炎的年发病率为每100 000人中6.9~32.8人。已有家族聚集的现象报道，疾病与HLA-DR4相关。此外，基因连锁研究已经证明巨细胞动脉炎与HLA-DRB1基因位点的等位基因相关，尤其是与HLA-DRB1*04变异体有关。在明尼苏达州的Olmsted郡，在50岁以上的人群中，风湿性多肌痛的年发病率为58.7/10万。

病理和发病机制

虽然巨细胞动脉炎最常累及颞动脉，患者常还会发生多处大、中型动脉的系统性血管炎，但这些动脉的病变可以不引起临床症状。在组织病理学上，这种疾病是一种全层动脉炎，伴有炎症性单核细胞在血管壁内的浸润，常可见到巨细胞形成。还有内膜的增生及内弹力层的断裂。受累器官的病理生理改变是由于受累血管相关的缺血所致。

实验数据提示巨细胞动脉炎是一种抗原驱动的疾病，其中活化的T细胞、巨噬细胞及树突细胞在疾病的发病机制中起重要作用。对巨细胞动脉炎病变中浸润组织的T细胞进行T细胞受体的序列分析发现有限制性克隆扩增，提示有抗原存在了动脉壁中。一般认为巨细胞动脉炎由外膜开始发病，位于外膜的$CD4^+$ T细胞通过滋养血管并激活、指挥巨噬细胞分化。在巨细胞动脉炎患者中募集到血管炎病变中的T细胞主要合成致炎性的IL-2和IFN-γ，后者已被认为参与了进展为活动性血管炎的过程。

临床表现和实验室检查

巨细胞动脉炎最常见的临床特征为在50岁以上的患者中出现发热、贫血、ESR升高和头痛的综合表现。其他与系统性炎症相关的表现包括全身不适、乏力、厌食、体重下降、出汗和关节痛、风湿性多肌痛及大血管病变。

在疾病累及脑动脉的患者中，头痛是最突出的症状，可伴有触痛、增厚或结节状改变的动脉。在疾病的早期可能仍有搏动，但后期可能会发生闭塞。还可能出现头皮疼痛、下颌及舌的间歇性运动障碍。巨细胞动脉炎，尤其是未经治疗的患者，一个为人熟知且最可怕的并发症是缺血性视神经病，这可能会导致严重的视力下降，甚至在一些患者中会出现突发失明。然而，大部分患者在视力丧失前都有与头部或眼部相关的症状。对此类症状应该保持高度警觉，并及时开始相应的治疗（见下文）常可以避免此类并发症的出现。其他头部缺血并发症包括脑卒中、舌部及头皮梗死。

多达1/3的患者可出现大血管病变，可以是巨细胞动脉炎的主要表现，也可以出现在既往有脑血管炎表现或风湿性多肌痛患者的病程后期。大血管病变的表现包括锁骨下动脉狭窄所导致的上肢间歇性跛行或胸主动脉瘤及相对少见的腹主动脉瘤，其可导致破裂或形成夹层的风险。

除了ESR升高外，特征性的实验室检查包括正色素性或轻度低色素性贫血。肝功能异常很常见，尤其是碱性磷酸酶水平升高。还有报道发现，IgG和补体水平升高。提示肌肉受损的酶，诸如血清肌酸激酶的水平并不升高。

诊断

当年龄在50岁以上的患者在临床上出现发热、贫血及ESR升高，伴或不伴风湿性多肌痛症状的综合表现时，常提示巨细胞动脉炎及其相关临床病理综合征的诊断。确诊需要行颞动脉活检。由于血管的受累是节段性的，因此获取一段3~5cm长的动脉进行活检并对标本进行连续切片可以提高检出率。已有报道称颞动脉超声检查有助于诊断。在出现眼部症状和体征时，应尽快行颞动脉活检，在这些情况下，不能因为等待病理结果而拖延治疗，应该立即开始。就这一点来说，即使在开始糖皮质激素治疗后14d，颞动脉活检仍能够显示有血管炎表现的报道。对试用糖皮质激素治疗会出现戏剧性临床改善也能进一步支持该诊断。

通常症状和体格检查发现的体征，如动脉搏动减弱或血管杂音等提示存在大血管病变，需要血管影像学检查来确诊，最常使用的确诊影像学检查是磁共振或CT。

孤立性风湿性多肌痛可通过典型的临床表现，如颈、髋带肌肉的僵硬和疼痛及ESR升高，但没有提示巨细胞动脉炎的临床表现及对小剂量泼尼松的快速治疗反应来做出诊断。

治疗　巨细胞动脉炎

直接由巨细胞动脉炎急性疾病相关的死亡非常罕见，死亡主要是由于脑血管事件或心肌梗死引起。但是，患者有在疾病晚期由于主动脉瘤破裂或形成夹层而发生死亡的危险，因为巨细胞动脉炎患者发生胸主动脉瘤的危险是普通人群的18倍。

巨细胞动脉炎治疗的目标是缓解症状，最重要的是防止视力丧失。目前治疗巨细胞动脉炎引起的脑内血管病变及大血管病变的方法大致相同。巨细胞动脉炎及其相关症状对糖皮质激素特别敏感。治疗开始应该采用泼尼松40~60mg/d，为期约1个月，之后逐渐减量。一旦出现了眼部症状和体征，应考虑开始使用甲泼尼龙每日1000mg共使用3d的治疗以保护残存的视力。尽管目前还没有的糖皮质激素治疗的最佳疗程，但绝大部分研究发现患者需要糖皮质激素治疗的时间在2年以上。在激素减量过程中，有60%~85%的患者会出现症状反复，此时需增加糖皮质激素的剂量。在疾病监测和糖皮质激素减量过程中，ESR可以作为反映炎性疾病活动性有用的指标，可以用于判断减量的速度。然而，在糖皮质激素减量过程中可能会出现ESR的轻度升高，这并不一定表示动脉炎复发，尤其当患者无症状时。在此种情况下，需谨慎地继续减量。35%~65%的患者会出现糖皮质激素的毒性反应，是引起患者出现病残的一个重要原因。有研究发现阿司匹林81mg/d可以减少巨细胞动脉炎患者发生颅内缺血并发症，因此对于没有禁忌证的患者，应该在应用糖皮质激素的基础上加用阿司匹林。在两项随机安慰剂-对照临床研究中，评估了每周使用甲氨蝶呤来减少糖皮质激素用量的研究中得出的结论不一致。在一项随机研究中发现，使用抗TNF的单克隆抗体，英夫利昔单抗，是无效的。

孤立性风湿性多肌痛患者对泼尼松的治疗反应很迅速，可以从10~20mg/d的低剂量开始使用。与巨细胞动脉炎相似，ESR可作为监测病情活动及调整激素减量的指标。绝大部分患者在激素减量过程中会出现肌痛症状反复。一项关于每周使用甲氨蝶呤的研究显示，甲氨蝶呤仅可将泼尼松的平均用量减少1mg，也不能减少激素相关的不良反应。一项关于英夫利昔单抗的研究提示，它不能减少复发或减低糖皮质激素的剂量。

大动脉炎

定义

大动脉炎是一种累及大、中型动脉的炎性、狭窄性病变，以主动脉弓及其分支更易受累为特征。正是由于这个原因，该病常被称为主动脉弓综合征。

发病率与患病率

大动脉炎是一种罕见疾病，估计其年发病率为每百万人1.2~2.6人。最常见于青春期女孩和青年女性。尽管其在亚洲更常见，但其分布不受种族或地理局限性。

病理和发病机制

大动脉炎累及大、中型动脉，尤其易累及主动脉弓及其分支；肺动脉也可受累。表11-7列出了动脉造影所见的最常受累的动脉。主动脉主要分支动脉起始部受累较其远段更突出。该病是一种有炎性单核细胞浸润的动脉全层炎，偶见巨细胞，有显著的内膜增生和纤维化、中膜斑痕形成和血管增生、外弹力膜断裂和退行性变，血管腔狭窄伴或不伴有血栓形成。血管的滋养血管也常受累。不同器官的病理改变，反映了受累血管的血流受到影响。

大动脉炎的免疫发病机制的确切性质不详，只是假说。与一些血管炎综合征一样，已经证实有循环免疫复合物存在，但它们在致病中的重要性还不清楚。

临床表现和实验室检查

大动脉炎是一种系统性疾病，可以引起全身和血管受累的相关症状。全身症状有全身不适、发热、盗汗、关节痛、厌食和体重下降，这些症状可能先于明显的血管受累数月出现。这些症状可与血管功能异常及器官缺血相伴随。受累血管搏动常消失，尤其是锁骨下动脉。表11-7中列出了血管造影异常的发生频率及可能引起的临床表现。32%~93%的患者会出现高血压，这可导致肾、心和脑损伤。

特征性的实验室检查，包括ESR升高、轻度贫血和免疫球蛋白水平升高。

诊断

当一名年轻女性出现外周动脉搏动减弱或消失、肢体两侧血压差异和动脉杂音时，应高度怀疑大动脉炎的诊断。动脉造影上具有特征性的表现，包括

表11-7　大动脉炎受累动脉造影异常的发生率及可能的临床表现

动脉	动脉造影异常百分率	可能的临床表现
锁骨下动脉	93	上肢间歇性跛行、雷诺现象
颈总动脉	58	视力改变、晕厥、一过性缺血发作、脑卒中
腹主动脉[a]	47	腹痛、恶心、呕吐
肾动脉	38	高血压、肾衰竭
主动脉弓或根部	35	主动脉瓣关闭不全、充血性心力衰竭
椎动脉	35	视力改变、眩晕
腹腔干[a]	18	腹痛、恶心、呕吐
肠系膜上动脉[a]	18	腹痛、恶心、呕吐
髂动脉	17	下肢间歇性跛行
肺动脉	10~40	非典型胸痛、呼吸困难
冠状动脉	<10	胸痛、心肌梗死

[a] 在血管造影上看到的这些部位的病变通常是无症状的，但可能会导致上述症状

源自：G Kerr et al: Ann Intern Med 120: 919, 1994.

动脉壁不规则、狭窄、狭窄后扩张、动脉瘤形成、闭塞和侧支循环增多的证据可以确诊。为全面了解受累动脉的分布和程度，应进行插管注入造影剂的全主动脉造影或磁共振动脉显像。炎症血管的组织病理学证据可以帮助确诊；然而，很难找到合适的活检组织来进行检查。

> **治疗　　大动脉炎**
>
> 不同研究中大动脉炎患者的长期预后差异很大。尽管两项北美的研究报道的总存活率≥94%，其他研究报道的5年死亡率为0~35%。疾病相关的死亡常是由充血性心力衰竭、脑血管事件、心肌梗死、动脉瘤破裂或肾衰竭引起。即使没有出现威胁生命的病变，大动脉炎也可引起严重的病残。疾病的病程变化多样，虽然可能会出现自发缓解，但大多数大动脉炎为慢性和复发性病程。即使采用每日40~60mg的泼尼松治疗可以缓解症状，但还没有可令人信服的研究证实这可以增加存活率。糖皮质激素联合治疗控制急性期症状/体征、针对狭窄血管的积极手术和（或）血管成形治疗，能够通过减少发生脑卒中的风险、纠正因肾动脉狭窄引起的高血压、改善缺血内脏和肢体的血供来显著改善预后和减少病残。除紧急情况外，一般仅在内科治疗良好控制了血管炎症反应的情况下才进行手术，纠正血管狭窄。对于难治的或糖皮质激素不能减量的患者，合用甲氨蝶呤每周25mg可以获得较好的疗效。抗TNF治疗的前期研究结果令人鼓舞，但其仍需进一步的随机试验来验证其疗效。

IgA血管炎（Henoch-Schönlein）

定义

IgA血管炎（Henoch-Schönlein），又称Henoch-Schönlein紫癜，或过敏性紫癜，是一种以可触性紫癜（最常见分布部位为臀部和下肢）、关节痛、胃肠道症状和体征，以及肾小球肾炎为特征的小血管炎。

发病率与患病率

IgA血管炎（Henoch-Schönlein）通常见于儿童；大部分患者的年龄为4~7岁；但也可见于婴儿和成人。IgA血管炎不是一种罕见病；在一项研究中，一

所儿童医院每年因该病入院的人数为5~24例之多。男、女比例为1.5∶1。这种疾病具有季节性，以春季发病率最高。

病理和发病机制

IgA血管炎（Henoch-Schönlein）发病机制考虑与免疫-复合物沉积有关。已经有学者提出，许多诱发抗原可能与本病相关，这些诱发抗原包括上呼吸道感染、多种药物、食物、昆虫叮咬和免疫接种。IgA是免疫复合物中最常见的抗体类型，在患有本病的患者的肾组织活检中已经得到证实。

临床表现和实验室检查

几乎所有的儿童患者都会出现可触性紫癜；大多数患者都会出现多关节痛，而没有明显的关节炎。胃肠道受累见于约70%的儿童患者，其特征为腹部绞痛，常伴有恶心、呕吐、腹泻或便秘，以及伴有经直肠排出的血便和黏液便，还可能会出现肠套叠。10%~50%的患者会出现肾受累，常以轻度肾小球肾炎、蛋白尿和显微镜下血尿为特征，大部分患者还会出现红细胞管型；通常不需要治疗，可自然缓解。进行性肾小球肾炎者罕有发生。在成人患者中，疾病的首发症状常与皮肤和关节有关，而以胃肠道症状为首发症状者少见。尽管一些研究发现，成人中肾病变更常见和更严重，但并非所有研究都得出同样的结论。然而，成人肾病变起病可能会更加隐匿，因此需要严密的随访。成人患者可以出现心肌受累，但在儿童中罕见。

实验室检查一般表现为白细胞轻度增多、血小板计数正常，偶尔会出现嗜酸性粒细胞增多。血清补体成分一般是正常的，约50%的患者的IgA水平是升高的。

诊断

根据临床症状和体征可以做出IgA血管炎（Henoch-Schönlein）的诊断。皮肤活检有助于确定诊断，皮肤活检经免疫荧光检查可以看到IgA和C3沉积，对确定白细胞破碎性血管炎有帮助。本病很少需要进行以诊断为目的的肾活检，但在一些患者可以提供预后相关信息。

治疗　IgA血管炎（Henoch-Schönlein）

IgA血管炎（Henoch-Schönlein）的预后相当好，死亡极罕见，有1%~5%的儿童患者会进展至终末期肾病。大多数患者可以完全康复，一些患者甚至不需要治疗。成人和儿童患者的治疗方法相似。当需要糖皮质激素治疗时，可以使用每日1mg/kg剂量的泼尼松，根据临床反应逐渐减量，可以有效地减少组织水肿、关节痛和腹部不适；然而，还没有证明糖皮质激素对于治疗皮肤和肾病变的疗效，而且这种治疗似乎也不会缩短活动期疾病的病程或减少复发的概率。有零散报道认为，对于快速进展性肾小球肾炎的患者，强化血浆置换联合细胞毒药物有一定疗效。报道称10%~40%的患者会出现疾病复发。

特发性皮肤血管炎

定义

皮肤血管炎一词泛指真皮血管的炎症。由于该病的异质性很强，因此描述皮肤血管炎的名词有多种，包括过敏性血管炎（hypersensitivity vasculitis）和皮肤白细胞碎裂性血管炎（cutaneous leukocytoclastic angitis）。然而，皮肤血管炎并不是一种特异的疾病，而是能见于多种疾病的一种表现。在>70%的患者中，皮肤血管炎既可以为原发性系统性血管炎的一部分，也可以是与诱发抗原或基础疾病相关的继发性血管炎（见下文的"继发性血管炎"），在其余30%的患者中，则是特发性的。

发病率与患病率

皮肤血管炎是在临床中最常遇到的血管炎。由于皮肤血管炎常与某种基础疾病相关，另外，其临床过程的多样化也造成难以统计的确切的发病率。

病理和发病机制

毛细血管后小静脉是最常见的受累血管；毛细血管和小动脉则相对较少累及。皮肤血管炎的特征性改变是破碎的白细胞，破碎的白细胞一词是指在急性期浸润到血管和血管周围的中性粒细胞残存的核碎片。在亚急性期和慢性期，则以单核细胞为主；在一些亚类中，可以见到嗜酸粒细胞浸润。红细胞常从受累血管中渗出，形成可触性紫癜。

临床表现和实验室检查

特发性皮肤血管炎的标志为突出的皮肤受

累。皮肤病损的典型表现是可触性紫癜（突出皮肤的紫癜）；然而，还可能出现血管炎的其他皮肤表现，包括斑疹、丘疹、水疱、大疱、皮下结节、溃疡，以及复发性或慢性荨麻疹。皮肤病损可能伴有瘙痒甚至很重的疼痛，可伴有灼烧或蜇刺感。由于对毛细血管后小静脉产生的静水压力，在可以活动的患者，病损最常发生于下肢；在卧床患者，病损常发生于骶尾部。水肿可能会伴随某些病损发生，在复发性或慢性病损区域常会出现色素沉着。

特发性皮肤血管炎没有特异的诊断性实验室检查。有特征性的实验室检查，包括伴或不伴嗜酸粒细胞增多的轻度白细胞增多及ESR升高。实验室检查的目的，是排除提示基础疾病或继发性血管炎的表现。

诊断

皮肤血管炎的诊断有赖于活检证实血管炎。对于皮肤血管炎患者的诊断，一条重要的诊断原则就是寻找引起血管炎的病因——是药物或感染等外源性因素引起的，还是存在潜在疾病等内源性原因（图11-1）。此外，需要进行仔细的体格检查和实验室检查以除外系统性血管炎的可能。检查需要从最无创的手段开始，仅当临床需要时再进行有创的检查。

治疗　皮肤血管炎

如果发现是由于某种抗原刺激诱发的皮肤血管炎，则应将其去除；如果发现该抗原是一种微生物，则需要开始相应的抗微生物治疗。如果血管炎与另一种基础疾病有关，则对后者的治疗往往会使前者缓解。在疾病具有明显自限性的情况下，则无须治疗（除了可能的对症治疗外）。当皮肤血管炎持续存在，且没有发现诱发抗原，或存在相关疾病或基础系统性血管炎的证据，则治疗的决策就应该根据症状程度和治疗风险权衡利弊后再做出治疗决定。一些特发性皮肤血管炎会自发缓解，而其他则呈间断、复发病程。在那些有持续性血管炎的患者，曾试用过多种治疗，结果各异。总的来说，特发性血管炎的治疗效果不令人满意。所幸的是，由于疾病往往局限于皮肤，尽管对治疗的反应不一，但通常不会导致生命危险。有零星报道，治疗有效的药物有氨苯砜、秋水仙碱、羟氯喹和非甾体抗炎药。糖皮质激素也常用于治疗特发性皮肤血管炎。治疗方法常从每日1mg/kg的泼尼松开始，如果可能的话，快速减量，也可以直接停用，或换为隔日用药，随后彻底停用。如果证实为糖皮质激素难治性皮肤血管炎，则可以试用细胞毒药物。仅局限于皮肤小静脉的慢性血管炎患者很少能对任何治疗药物有好的反应。对于这类患者，细胞毒药物只能作为最后的选择。有零星报道，在这种情况下可以使用甲氨蝶呤和硫唑嘌呤。虽然环磷酰胺是治疗系统性血管炎的最有效药物，但鉴于其潜在毒性，因此几乎不建议将环磷酰胺用于治疗特发性皮肤血管炎。

冷球蛋白血症血管炎

定义

冷球蛋白是遇冷沉淀的单克隆或多克隆免疫球蛋白。冷球蛋白血症可能与系统性血管炎有关，以可触性紫癜、关节痛、乏力、神经病和肾小球肾炎为特征。尽管观察到冷球蛋白血症可以与多发性骨髓瘤、淋巴组织增生性疾病、结缔组织病、感染和肝病等多种基础疾病相关，但在很多情况下是特发性的。由于没有明显的基础疾病，以及存在含有寡克隆/多克隆免疫球蛋白的冷沉淀物，因此本病被称为原发性混合性冷球蛋白血症。自从发现了丙型肝炎后，已经证实绝大多数被认为有原发性混合性冷球蛋白血症的患者，都是慢性丙型肝炎病毒感染相关的冷球蛋白血症性血管炎。

发病率与患病率

冷球蛋白血症性血管炎的发病率还不清楚，但估计有5%的慢性丙型肝炎病毒感染者会发生冷球蛋白血症血管炎。

病理和发病机制

冷球蛋白血症性血管炎患者的皮肤活检显示血管壁及其周围的炎性浸润，伴有纤维素样坏死、内皮细胞增生和出血。免疫球蛋白和补体的沉积很常见。未受累皮肤的异常表现，包括基底膜改变和血管壁内沉积物。80%的冷球蛋白血症血管炎的肾病变是膜增生性肾小球肾炎。

被广泛证实的丙型肝炎病毒感染、血清冷沉淀物中存在丙肝病毒RNA和抗丙型肝炎病毒抗体、血管炎皮肤病损中存在丙型肝炎病毒抗原及抗病毒治疗有效（见下文）都支持丙型肝炎病毒和冷球蛋白血症血管炎的相关性。目前的证据提示，在大部分患者中，当机体对丙型肝炎病毒感染的异常免疫反应导致含有丙型肝炎病毒、多克隆丙肝特异性IgG和单克隆IgM类风湿因子造成的免疫复合物形成时，就会发生冷球蛋白血症血管炎。这些免疫复合物在血管壁的沉积触发了炎性级联反应，导致了冷球蛋白症血管炎。

临床表现和实验室检查

冷球蛋白血症血管炎最常见的临床表现是皮肤血管炎、关节炎、周围神经病变和肾小球肾炎。10%～30%的患者会出现肾病变。很少出现危及生命的急进性肾小球肾炎、中枢神经系统、胃肠道或心脏血管炎。

出现循环冷沉淀物是冷球蛋白血症血管炎的根本表现。类风湿因子几乎总是阳性，在没有检测冷球蛋白前是提示本病的有用线索。90%的患者会出现低补体血症。本病常会出现ESR升高及贫血。对于所有患者，都应该检测丙型肝炎病毒抗体和丙型肝炎病毒RNA来寻找丙型肝炎感染的证据。

治疗　冷球蛋白血症

直接因冷球蛋白血症血管炎引起急性死亡者很少见，但存在肾小球肾炎是总体预后不良的征象。在这些患者中，15%的会进展到终末期肾病，40%的患者以后会发生致死性的心血管疾病、感染或肝衰竭。正如上文所述，大多数病例都和丙型肝炎病毒感染有关。对于这些患者，采用乙醇化的IFN-α和利巴韦林治疗被证明是有效的，抗病毒治疗带来的临床改善取决于病毒学反应。对于那些从血液中清除了丙型肝炎病毒的患者，他们的血管炎可有客观的改善，同时伴有循环冷球蛋白、IgM和类风湿因子水平明显下降。然而，相当一部分丙型肝炎感染患者对此种治疗的病毒学反应不能持续，重新出现病毒血症时血管炎也常复发。尽管糖皮质激素治疗能够取得一过性改善，但仅7%的患者可以达到完全缓解。有零星关于血浆置换和细胞毒药物治疗的报道。这些观察性研究的结果并没有被证实，而且这样的治疗还存在很大的风险。近期的研究发现，利妥昔单抗（抗CD20）对丙型病毒型肝炎相关冷球蛋白血症性血管炎，尤其是对抗病毒治疗抵抗或不耐受的患者，有一定效果。

贝赫切特病病（BEHCET'S Disease）

贝赫切特病是一种以复发性口腔、生殖器溃疡、虹膜炎和皮肤损害为特征的临床病理疾病。尽管本病能够累及任何大小和任何器官的血管，但其根本的病理学过程是白细胞破碎性小静脉炎。这些将在第12章中详述。

原发性中枢神经系统血管炎

原发性中枢神经系统血管炎，又称孤立性中枢神经系统血管炎（PACNS），是一种少见的临床病理疾病，其特征为局限于中枢神经系统血管的血管炎，而不伴有其他明显的系统性血管炎。本病的炎症过程，通常包括伴或不伴肉芽肿形成的单核细胞浸润。

患者可有头痛、神志改变及局灶性神经功能异常表现，一般没有全身症状。根据血管受累的范围，可能会出现毁损性的神经系统异常。脑MRI检查结果异常、腰椎穿刺检查结果异常和（或）血管造影有特征性的血管异常（图11-4）通常会提示本病的

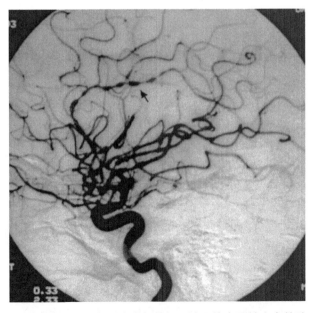

图11-4　一名32岁中枢神经系统血管炎男性患者的脑血管造影图

可以见到血管炎典型的串珠样改变（箭头）

诊断，但需脑实质和软脑膜活检来确诊。在没有脑组织活检的情况下，需要注意不能将可能与其他原因相关的造影表现误读为原发性血管炎的造影异常表现。鉴别诊断的一类重要疾病为可逆性脑血管收缩综合征，这种疾病的典型表现是雷击样头痛，血管造影表现与PACNS类似，但却是可逆的。其他应该考虑的鉴别诊断包括感染、动脉粥样硬化、栓塞、结缔组织病、结节病、恶性肿瘤、药物相关性原因。肉芽肿性PACNS的预后不良；然而，一些报道显示糖皮质激素治疗，单用或与环磷酰胺联用，按上文所述方法给药，可以在一部分患者中获得临床缓解。

Cogan综合征

Cogan综合征是一种以间质性角膜炎伴发前庭-听觉症状为特征的疾病。本病可能和系统性血管炎相伴发，尤其是累及主动脉瓣的主动脉炎。糖皮质激素是主要的治疗药物。在出现听力损害后应尽快开始治疗，可以提高获得良好预后的可能性。

川崎病

川崎病，又称皮肤黏膜淋巴结综合征，是一种儿童的急性、发热性多系统疾病。约80%的患者于5岁前发病，发病高峰年龄在2岁以内。其特征为非化脓性颈淋巴结炎、皮肤和黏膜改变如水肿、结膜充血、口腔、唇、手掌红斑、指尖皮肤脱皮。尽管该病通常为良性和自限性的，但约25%的患者会伴发冠状动脉瘤，整体病死率为0.5%~2.8%。上述并发症通常出现在疾病处于恢复期的第3周到第4周。在尸检的几乎所有死亡病例中，都发现有冠状动脉血管炎。表现为典型的内膜增生和血管壁单核细胞浸润。可观察到沿动脉的串珠样血管瘤和血栓形成。其他表现，包括心包炎、心肌炎、心肌缺血和梗死及心脏肥大。

除了2.8%的发生致死性并发症的患者，该病若平稳恢复则预后良好。在疾病早期给予大剂量的静脉γ-球蛋白（2g/kg，>10h缓慢单次输注），联用阿司匹林（每日100mg/kg，连续14d后，每日3~5mg/kg，持续数周），可以有效减少冠状动脉病变的患病率。在出现较大的冠状动脉瘤或其他冠状动脉并发症者，则需进行手术，最常使用的手术治疗方案包括血栓内皮切除术、血栓清除术、动脉瘤再造术及冠状动脉旁路移植术。

多血管炎重叠综合征

一些系统性血管炎患者的临床病理特征不符合任何一种特定的血管炎性疾病，而是有着不同血管炎疾病的重叠表现。在此种情况下的活动性系统性血管炎，同样可以引起与表11-1中列举的明确的血管炎综合征中同样的不可逆的器官系统损害。这些患者的诊断、治疗及预后的判断有赖于活动性血管炎累及的部位和严重程度。对于那些可能引起主要器官系统不可逆损害的血管炎患者，需要按照"肉芽肿性多血管炎"一章中提到的方法进行治疗。

继发性血管炎

药物相关性血管炎

药物相关性血管炎，通常表现为全身或局限于下肢或其他低垂部位的可触性紫癜；此外，还可能出现荨麻疹样皮损、溃疡、出血性大疱。症状和体征可以仅局限在皮肤，但也可能出现全身表现如发热、全身不适及多发性关节痛。虽然皮肤是最主要的受损器官，但药物反应也可以造成系统性血管炎。可以引起血管炎的药物包括别嘌醇、噻嗪类利尿药、金制剂、磺胺、苯妥英钠及青霉素。

据报道有越来越多的药物可以造成抗髓过氧化物酶抗体（MPO-ANCA）相关血管炎。在这当中，肼屈嗪（hydralazine）和丙基硫尿嘧啶（propylthiouracil）与血管炎具有最强的因果关系。ANCA阳性药物相关性血管炎的临床表现可从皮肤损伤到肾小球肾炎甚至肺泡出血不等。除停用药物之外，应根据血管炎的严重程度进行治疗。对患有即将威胁生命的小血管炎的患者，应立即开始治疗，起始治疗应按照肉芽肿性多血管炎中描述的治疗方案来治疗。在取得临床改善后，考虑药物逐渐减量，减量速度可以稍快一些。

血清病及血清病样反应

这类反应的特点是在初次接触异种蛋白（经典血清病）或非蛋白药物，如青霉素、磺胺制剂（血清病样反应）之后的7~10d，再次接触上述物质2~4d后，出现的发热、荨麻疹、多关节痛和淋巴结肿大。大多数表现并不是由血管炎造成的；然而，少数病人会出现典型的皮肤静脉炎，这种静脉炎在罕见的情况下可以发展为系统性血管炎。

与其他原发疾病相关的血管炎

某些感染可能直接触发血管炎症过程，如立克次体可以攻击小血管内皮细胞，并在其内繁殖，从而导致血管炎。另外，某些全身性真菌感染，如组织胞浆菌病（histoplasmosis），血管周围的炎症反应可以模拟原发性血管炎的疾病过程。这种血管炎是一种主要累及皮肤，偶尔累及其他脏器的白细胞破裂性血管炎，可能是其他多种感染的一个次要表现，这些感染包括亚急性细菌性心内膜炎、EB病毒感染、HIV感染及许多其他感染。

一些恶性疾病可以伴有血管炎，特别是淋巴系统或网状内皮系统恶性肿瘤。最常见的是局限于皮肤的白细胞破裂性血管炎；然而，也可以发生广泛的系统性血管炎。最需要特别注意的是毛细胞白血病伴发的结节性多动脉炎。

许多原发结缔组织病可以继发血管炎的表现。其中最多见的是系统性红斑狼疮（参见第4章）、类风湿关节炎（参见第6章）、炎性肌病（参见第17章）、复发性多软骨炎（参见第13章）及干燥综合征（参见第9章）。在这些疾病中最常见的血管炎是孤立的皮肤小血管炎。然而，一些患者可能会发展为暴发性的系统性坏死性血管炎。

已经观察到溃疡性结肠炎、先天性多种补体成分缺乏、腹膜后纤维化、原发性胆汁性肝硬化、α_1抗胰蛋白酶缺乏及小肠改道术都可继发血管炎。

（冷晓梅　译　田新平　审校）

第12章
Chapter 12
贝赫切特病

Haralampos M.Moutsopoulos

定义、发病率和患病率

贝赫切特病是以反复发作的口腔、生殖器溃疡和眼部受累为特点的多系统疾病。诊断主要为临床诊断，并依据国际认可的诊断标准来做出，如表12-1。

表12-1 贝赫切特病的诊断标准

反复发作的口腔溃疡,加上下面两条:
  反复发作的生殖器溃疡
  眼部病变
  皮肤病变
  针刺试验

本病多发生于地中海区域、中东和远东地区的青年男女，提示与古代的丝绸之路有关系。男女发病率相等，但男性患者通常病情较重。黑种人发病率极低。

发病机制

本综合征的病因和发病机制尚不清楚；主要的病理损伤为系统性血管周围炎，包括有早期中性粒细胞浸润和内皮肿胀。有些患者可见到弥漫性炎症性病变累及大血管全层，导致假性动脉瘤的形成，提示存在滋养血管的血管炎。除中性粒细胞外，还可以见到浸润的$CD4^+$ T细胞数量的增加。循环中还可见到抗内皮细胞α烯醇酶、抗硒结合蛋白和抗酿酒酵母菌的抗体（ASCA，一种Crohn病的特征性抗体）。近期一项全基因组关联研究证实，贝赫切特病不仅与HLA-B*51相关，而且还与MHC I区中另一个位点独立相关。此外，还观察到贝赫切特病与IL-10、IL23R-IL12RB2位点相关。有趣的是，与疾病相关的IL-10的变异，与mRNA表达减少和蛋白产生减少是相关联的。

临床表现

复发性口腔阿弗他溃疡是诊断必不可少的。溃疡一般是痛性的，溃疡可深可浅，中心有黄色坏死的基底，可以单发或成簇出现，可以位于口腔的任何部位。85%的患者见到的是直径<10mm的小溃疡，而大溃疡或疱疹样溃疡比较少见。溃疡持续1~2周，愈合后不留瘢痕。生殖器溃疡不那么常见，但更有特异性，为痛性溃疡，不累及龟头或尿道，可以造成阴囊瘢痕。

80%患者可出现皮肤受累，包括毛囊炎、结节性红斑和痤疮样皮疹，偶尔会出现血管炎、Sweet综合征和坏疽性脓皮病。任何抓挠或皮内注射盐水（针刺试验）引起的非特异性皮肤炎性反应是本病常见且特异的表现。

眼部受累伴瘢痕形成和双侧全葡萄膜炎是最具灾难性的并发症，因为它有时会导致迅速失明。50%患者会出现眼部病变，一般在起病时就出现，但也可能在发病的数年内出现。除虹膜炎外，还有一些患贝赫切特病的患者可以出现后葡萄膜炎、视网膜血管闭塞和视神经病变。

50%的贝赫切特病患者可见到非致畸性关节炎或关节痛，可以累及膝关节和踝关节。

30%的患者会发生浅表或深部静脉血栓。肺栓塞是少见的并发症。偶尔会发生上腔静脉阻塞，引起严重的临床表现。本病不到5%的患者会出现动脉受累，可表现为主动脉炎、外周动脉的动脉瘤和动脉血栓形成。肺动脉血管炎表现为呼吸困难、咳嗽、胸痛、咯血和胸片显示浸润影，可见于5%的患者，需要与血栓栓塞性疾病进行鉴别，因为贝赫切特病引起的血管炎需要进行抗炎治疗，而不是溶栓治疗。

神经系统受累（5%~10%）主要以脑实质损伤的形式出现（80%），可伴有脑干损伤，预后很差（中枢神经系统-贝赫切特病)。这些患者脑脊液中IL-6的水平持续升高。硬脑膜静脉窦血栓（20%）会伴发头痛和颅内压升高。MRI和（或）MRS对中枢神经系统-贝赫切特病非常敏感，疑有中枢神经系统贝赫切特病时应进行该检查。

胃肠道受累在日裔患者中较为多见，表现为肠道黏膜溃疡，与Crohn病的表现相类似。

5%的患者可出现附睾炎，但是AA型淀粉样变和肾小球肾炎非常少见。

实验室检查主要是一些非特异性的炎性指标，如白细胞增多、红细胞沉降率升高及C反应蛋白水平升高。

治疗　贝赫切特病

贝赫切特病的严重程度通常随时间而减轻。除了中枢神经系统-贝赫切特病的患者和大血管受累的患者外，本病其他表现的患者的生存期是正常的，唯一严重的并发症是失明。

黏膜受累可能对局部糖皮质激素治疗（如漱口剂或糊剂）效果较好。对于黏膜受累较重者，沙利度胺100mg/d治疗有效。血栓性静脉炎可以用阿司匹林325mg/d来治疗。秋水仙碱对本病的皮肤黏膜症状和关节炎有效。葡萄膜炎和中枢神经系统-贝赫切特病需要全身应用糖皮质激素[泼尼松1mg/(kg·d)]和硫唑嘌呤[2~3mg/(kg·d)]。环孢霉素[5mg/(kg·d)]可单药或与硫唑嘌呤联合，用于有可能造成视力损害的葡萄膜炎治疗。对肺动脉瘤或周围血管动脉瘤的患者，静脉冲击使用环磷酰胺在疾病早期有效。近期对抗肿瘤坏死因子治疗的推荐指出，对难治性全葡萄膜炎或不能耐受其他免疫抑制剂的患者，可以在免疫抑制剂治疗的基础上加用抗肿瘤坏死因子药物。

（李　菁　冷晓梅　译　田新平
曾小峰　审校）

第13章

复发性多软骨炎

Carol A.Langford

复发性多软骨炎是一种少见的、原因未明的疾病，以主要累及耳、鼻和喉及气管支气管树的软骨炎症为特征，其他临床表现包括巩膜炎、感觉神经性耳聋、多关节炎、心脏异常、皮肤病变和肾小球肾炎，据估计复发性多软骨炎的发病率约为3.5/（百万人·年），发病高峰年龄为40~50岁，但复发性多软骨炎也可见于儿童和老年人。任何种族都可以发病，男女患病相等，且无明显家族倾向。复发性多软骨炎患者的HLA-DR4阳性率要显著高于正常人，但未发现与疾病相关的HLA-DR4的主要亚型等位基因。约30%的复发性多软骨炎患者可同时伴发其他的风湿性疾病，最常见的为系统性血管炎，其次为类风湿关节炎、系统性红斑狼疮（SLE）、Sjögren综合征和强直性脊柱炎。可与复发性多软骨炎同时伴发非风湿性疾病包括炎性肠病、原发性胆汁性肝硬化和骨髓增生异常综合征（表13-1）。在大多数情况下，这些疾病会先于复发性多软骨炎数年或数月出现。

病理和病理生理机制

组织学上最早发现的透明软骨和弹性软骨异常为局灶性或弥散性嗜碱性染色消失，提示软骨基质

表13-1 复发性多软骨炎的伴发疾病[a]

系统性血管炎
类风湿关节炎
系统性红斑狼疮
Sjögren综合征
脊柱关节病
贝赫切特病
炎性肠病
原发性胆汁性肝硬化
骨髓增生异常综合征

[a] 系统性血管炎是最常见的伴发疾病，其次为类风湿关节炎、系统性红斑狼疮和Sjögren综合征

源自：Modified from CJ Michet：Ann Intern Med 104：74，1986.

中蛋白多糖缺失。在病变软骨旁可见炎性浸润，主要为单核细胞，偶有浆细胞，在急性期也可出现多形核白细胞。软骨的破坏始于外周并逐渐扩展至中央。破坏形成腔隙伴软骨细胞消失，随后发生退行性变的软骨被肉芽组织取代，随后被纤维化和灶性钙化所取代。可以出现小灶性软骨再生。免疫荧光检查显示，受累部位有免疫球蛋白和补体存在。电镜下看到的退变软骨基质中的细胞外颗粒状物质为粒酶、免疫球蛋白或蛋白多糖。

免疫机制参与了复发性多软骨炎的发病机制。越来越多的数据强烈支持体液免疫和细胞免疫在复发性多软骨炎的发病机制中都发挥了重要作用。在炎性部位可发现有免疫球蛋白和补体沉积。此外，在部分患者的血清中可找到针对Ⅱ型胶原和母系蛋白-1的抗体和免疫复合物。有可能抗Ⅱ型胶原的免疫反应在复发性多软骨炎的发病机制中起重要作用，在大鼠中进行Ⅱ型胶原免疫后会引起耳郭软骨炎的实验支持这一观点。在这些大鼠的血清中找到了Ⅱ型胶原的抗体，同时在耳部炎症受累区域也发现了免疫沉积物。目前已经证实了在一些患者中存在对Ⅸ型和Ⅺ型胶原、母系蛋白（matrilin-1）和软骨低聚体基质蛋白的体液免疫反应。在一项研究中，给大鼠注射matrilin-1免疫诱发了严重的呼吸喘鸣和鼻中隔水肿，大鼠的受累软骨发生严重的炎症反应且伴有侵蚀，这些病变处出现特征性的$CD4^+$和$CD8^+$ T细胞数量增加。关节和耳郭软骨并没有受累。所有大鼠均产生了抗matrilin-1的IgG抗体。Matrilin-1是一种存在于软骨细胞外基质中的非胶原性蛋白，在气管中浓度高，也存在于鼻中隔软骨，但不存在于关节软骨中。后续研究表明约13%的复发性多软骨炎患者的血清中存在抗matrilin-1抗体，其中约70%的患者有呼吸道症状。当患者的淋巴细胞暴露于软骨提取物时可发生淋巴细胞转化，这说明细胞免疫反应也同样参与并导致组织损伤。在

一些患者中发现有Ⅱ型胶原特异的T细胞,同时在软骨炎症反应部位也发现有$CD4^+$T细胞。

临床表现

复发性多软骨炎的发病经常是突发的,表现为一或两处的软骨炎症反应。不同患者中软骨受累方式和发作频率差异很大,也可以见到软骨受累以外的表现。全身炎症的表现,包括发热、乏力和体重下降,可先于复发性多软骨炎的临床表现出现前数周出现。一些在病程初期表现为间歇性关节痛和(或)肿胀或无法解释的眼部炎症、听力下降、心脏瓣膜病变或呼吸道症状的患者,复发性多软骨炎可以持续数月甚至数年而不被发现。

复发性多软骨炎患者最常见的临床表现是耳软骨炎,见于40%的患者,最终会有85%的患者出现(表13-2)。单侧或双侧耳郭可先后或同时受累。发病时患者可感到耳软骨部分突发疼痛、压痛和肿胀(图13-1)。典型的表现为耳郭受累,耳垂因不含软骨而不会受到影响。耳郭病变部位的皮肤呈牛肉样红色或紫罗兰色。长时间或反复发作可导致软骨破坏,造成耳部结构松弛下垂。耳部肿胀可能导致咽鼓管闭锁或外耳道闭锁,这两种情况都会影响听力。内耳动脉或其耳蜗分支的炎症,可导致耳聋、眩晕、共济失调、恶心和呕吐。眩晕几乎总与耳聋相伴发。

近61%的患者会出现鼻部受累,约21%的患者在发病时就会出现鼻部受累,患者的症状包括鼻塞、流涕和鼻出血。鼻梁及周围软组织会变得红肿、压痛,并且可能塌陷而导致鞍鼻畸形(图13-2)。在一些患者,可以没有明显的炎症,而隐匿的发展成鞍鼻畸形。年轻患者尤其是女性患者,更易发生鞍鼻畸形。

约1/3的复发性多软骨炎患者以关节受累为首发临床表现,并且可能在其他症状出现前几个月出现。最终超过50%的患者可发生关节炎或有关节

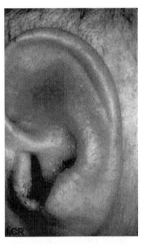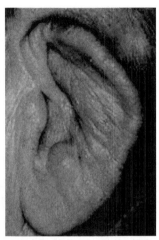

图13-1 左:耳廓发红、肿胀和压痛,因为耳垂没有软骨,所以没有受累。右:耳廓变厚、畸形。软骨的破坏造成耳变软。[版权:Clinical Slide Collection on the Rheumatic Diseases ©1991, 1995, 1997, 1998, 1999, 经美国风湿病学会(American College of Rheumatology)许可选用]

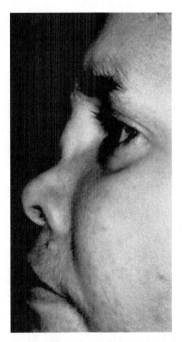

图13-2 鼻软骨破坏、塌陷后引起的鞍鼻

[版权:Clinical Slide Collection on the Rheumatic Diseases ©1991, 1995, 1997, 1998, 1999, 经美国风湿病学会(American College of Rheumatology)许可选用]

表13-2 复发性多软骨炎的临床表现

临床表现	首发症状	累计发生率
	发生率(%)	
耳软骨炎	43	89
关节炎	32	72
鼻软骨炎	21	61
眼部炎症	18	59
喉气管症状	23	55
听力下降	7	40
鞍鼻畸形	11	25
皮肤病变	4	25
喉气管狭窄	15	23
血管炎	2	14
肌酐升高	7	13
主动脉瓣或二尖瓣反流	0	12

来源:修改自PD Kent等:Curr Opin Rheumatol 16: 56, 2004.

痛。关节炎通常是不对称的寡关节或多关节炎,可累及大和小的外周关节。关节炎发作可持续数天至数周,并且可自动缓解而不出现关节侵蚀或畸形。关节炎发作可能与复发性多软骨炎的其他表现没有时间上的关系。关节液是非炎症性的。炎症除了可以累及外周关节外,还可以累及肋软骨、胸骨柄体关节和胸锁关节软骨。上述软骨破坏可以导致漏斗胸样畸形或甚至导致前胸壁连枷胸。

超过50%患者可发生眼部病变,包括结膜炎、表层巩膜炎、巩膜炎、虹膜炎、葡萄膜炎和角膜炎。眼部炎症可以非常严重,危及视力。其他表现包括眼睑和眶周水肿、突眼、视神经炎、眼外肌麻痹、视网膜血管炎和视网膜静脉闭塞。

约50%的患者存在喉气管支气管受累,是复发性多软骨炎最严重的表现之一。症状包括声嘶、干咳及喉和近端气管压痛。黏膜水肿、气道狭窄和(或)喉或气管软骨的塌陷可能导致喘鸣和致命的气道梗阻,必要时需进行气管切开术。病变可延伸至下呼吸道,造成气管支气管软化症。支气管软骨塌陷可导致肺炎,弥漫的支气管软骨塌陷可导致呼吸功能衰竭。

5%~10%的患者由于有进行性的心脏瓣膜瓣环扩张或瓣叶的破坏,引起瓣膜反流。在约7%的患者会出现主动脉瓣反流,其他瓣膜病变相对少见。其他的心脏临床表现包括心包炎、心肌炎、冠状动脉血管炎和传导异常。甚至在无活动性软骨炎的患者中也可以看到主动脉近端、胸或腹主动脉瘤,有时会发生破裂。

约10%的患者会出现肾病变,常见的肾病变包括系膜扩张或节段性坏死性肾小球肾炎,据报道电镜下可见到系膜区少量的电子致密物质沉积,同时可见少量的C3和(或)IgG或IgM沉积。也有肾小管间质病变和IgA肾病的报道。

约25%的患者出现皮肤病变,可表现为紫癜、结节性红斑、多形性红斑、血管性水肿/荨麻疹、网状青斑和脂膜炎。

25%的复发性多软骨炎患者可出现血管炎的表现,可累及各种大小的血管。大血管炎可以表现为主动脉瘤,中等血管炎可累及冠状动脉、肝动脉、肠系膜动脉、肾动脉或滋养神经的血管。还可以见到皮肤血管病及毛细血管后微静脉受累。有复发性多软骨炎可以与多种原发性血管病合并出现的报道(参见第11章)。一种特殊的重叠现象是"MAGIC"综合征(口腔、外阴溃疡伴有软骨炎症),患者可同时出现复发性多软骨炎和贝赫切特病(参见第12章)的表现。

实验室检查和影像学诊断

没有可用于诊断复发性多软骨炎的实验室检查指标。通常会见到白细胞轻度增多和正细胞正色素性贫血。10%的患者存在嗜酸细胞增多。血沉和C反应蛋白通常是升高的。偶尔可有低滴度的类风湿因子和抗核抗体,补体水平是正常的。不到50%的患者抗Ⅱ型胶原抗体阳性,但不具有特异性。可以检测到循环免疫复合物,尤其是早期疾病处于活动期的患者。可以出现γ球蛋白升高。在一些疾病活动的患者可有抗中性粒细胞抗体(ANCA),可以是C-ANCA阳性,也可以是P-ANCA阳性。但是,在进行靶抗原特异性检测时,偶有髓过氧化物酶(MPO)-ANCA阳性的报道,复发性多软骨炎中很少能够检测到蛋白酶(PR)3-ANCA抗原。

影像学检查技术,如CT和MRI可用于评估上、下呼吸道病变。支气管镜检查可以直接看到气管情况,但是对气管受累的患者是一项高风险的检测手段。用流速-容量环来进行的肺功能检查见吸气和(或)呼气阻塞。影像学检查也有助于发现软骨以外病变。胸部X线片可显示因血管瘤导致的升主动脉或降主动脉扩张,以及主动脉瓣关闭不全时出现的心脏扩大。MRI可用于评估主动脉血管瘤的扩张程度。心电图和超声心动图可以用于进一步评估疾病的心脏表现。

诊断

典型的临床特征可以确诊。对耳、鼻或呼吸道受累软骨进行活检可以确诊,但仅在临床表现不够典型时才采用。1976年由McAdam等提出了建议性的诊断标准,在1979年由Damiani和Levine修改。这些标准在临床上一直被广泛应用。McAdam等提出的标准包括以下几条:①双侧耳郭反复发作的软骨炎;②非侵蚀性炎性关节炎;③鼻软骨炎;④眼部结构的炎症,包括结膜炎、角膜炎、巩膜炎/巩膜外层炎和(或)葡萄膜炎;⑤喉和(或)气管软骨软骨炎;⑥耳蜗和(或)前庭损害,表现为感觉神经性耳聋、耳鸣和(或)眩晕。当满足上述3项或以上并且耳、鼻或呼吸道软骨任意一处活检阳性时,则复发性多软骨炎诊断成立。此后Damiani和Levine建议当出现一项或更多临床表现且活检阳性时、当存在两处或更多不同部位的软骨炎且对糖皮质激素或氨苯砜治疗有效时、出现上述3项或更多临床表现时就可以确诊。

复发性多软骨炎的鉴别诊断主要围绕其临床受累的部位。肉芽肿性多血管炎（韦格纳肉芽肿）的患者也可表现为鞍鼻和气管受累，但是因其主要是在这些部位的黏膜出现炎症、无耳部病变和存在肺实质病变可以与复发性多软骨炎区分开。Cogan综合征患者会有间质性角膜炎及前庭和听力障碍，但不累及呼吸道或耳。反应性关节炎在发病初始可能因寡关节炎和眼部受累而与复发性多软骨炎相似，但根据尿道炎和典型的黏膜皮肤病变的出现时间及没有鼻和耳软骨受累而将其区分开来。类风湿关节炎最初可能因为有关节炎和眼部炎症而有可能被诊断为复发性多软骨炎。但是类风湿关节炎的关节炎是对称性的侵蚀性病变。另外，类风湿关节炎患者的类风湿因子滴度通常要比复发性多软骨炎患者高很多，而且复发性多软骨炎患者通常没有抗环瓜氨酸抗体。耳郭的细菌性感染可能会被误认为复发性多软骨炎，但通常只累及一侧耳朵并同时累及耳垂，可以将两者区分开来。创伤或冻伤也可以造成耳郭软骨损伤。

治疗　复发性多软骨炎

对于活动性软骨炎的患者，泼尼松40~60mg/d通常可有效抑制疾病活动，一旦疾病活动性得到控制则可逐渐减量。一些患者可停用泼尼松，而另一部分患者则需小剂量（10~15mg/d）的泼尼松来持续抑制疾病活动。在一些患者，氨苯砜（50~100mg/d）可以有效抑制软骨炎症和关节症状。仅在有严重的危及脏器功能的患者、对泼尼松治疗无效或需要大剂量泼尼松来控制疾病活动度时，才使用其他免疫抑制剂，如环磷酰胺、甲氨蝶呤、硫唑嘌呤或环孢素。眼部炎症严重的患者通常需在使用大剂量泼尼松治疗的同时使用眼内激素治疗。有少量使用肿瘤坏死因子拮抗剂治疗的报道，但因为病例数太少无法评估其有效性。有一个在9名患者中使用CD20单抗（利妥昔单抗）治疗的回顾性病例研究，没有发现利妥昔单抗对复发性多软骨炎治疗有益，但其样本量太小，不能得到确定的结论。患者可能需要进行心脏瓣膜置换或主动脉瘤修复。当呼吸道梗阻严重时需进行气管切开术。气管支气管塌陷的患者可能需要置入支架。

患者转归、预后和生存

复发性多软骨炎的病程个体差异很大，一次炎症发作可持续数天至数周，然后自发缓解。发作间期可从数周至数月不等。在另一些患者中，病程可为慢性、低疾病活动性的。而在少数患者中，疾病仅仅有一两次的软骨炎发作。在一项研究中，估测5年的存活率为74%，10年存活率为55%。与早期的病例研究不同，仅有约50%的患者死于复发性多软骨炎或其治疗的并发症。肺部并发症导致的死亡仅占总死亡人数的10%。总体而言，疾病累及的范围越广，预后越差。

致谢

本章是在Dr.Bruce C.Gilliland编写的前1版《Harrison内科学》的基础上修改的，Dr.Gilliland自第11版《Harrison内科学》时即参与编写，于2007年2月17日辞世。

（李　菁　冷晓梅　译　田新平　曾小峰　审校）

第14章

结节病

Robert P.Baughman　Elyse E.Lower

定义

结节病是一种以存在非干酪性肉芽肿为特征的炎症性疾病。本病常累及多系统，其特异性的诊断也常需要基于有两个或者两个以上的器官受累。肉芽肿并非结节病所特异的表现，诊断结节病时其他可能会导致肉芽肿的临床情况均需除外。这些情况包括分枝杆菌和真菌的感染、肿瘤及环境中的物质（如铍元素）。尽管结节病几乎可累及全身各个脏器，但最常见的受累器官是肺。其他常见的受累部位包括肝、皮肤和眼睛。结节病的临床预后各异，超过50%的患者在确诊后的几年之内能达到临床缓解，但剩余的患者可能会表现为慢性病程，并迁延数十年。

病因学

尽管研究众多，但结节病的病因仍然不详。目前认为最有可能的原因是由一种感染或者非感染性的环境因素，作用于基因易感的宿主并激发了炎症反应。在可能的感染性病原体中，一些细致的研究显示，在结节病患者的淋巴结中痤疮丙酸杆菌的阳性率要远远高于对照组。动物模型显示，痤疮丙酸杆菌可以在小鼠中诱发类似于结节病的肉芽肿反应。其他的研究显示，在某些结节病患者的肉芽肿里可以发现一种分枝杆菌的蛋白（结核分枝杆菌过氧化氢酶-过氧化物酶[mKatG]）。这种蛋白非常耐受降解，并可能在结节病中提供持续的抗原成分。另一个实验室也证实了存在针对这种或者其他分枝杆菌蛋白的免疫反应。这些研究认为，一种类似于结核分枝杆菌的分枝杆菌可能与结节病的发病相关。暴露/感染于这些因素的具体机制还在积极研究中。暴露于杀虫剂或者霉菌也与该病发病的风险增加相关。另外，卫生服务人员发病的风险也相对更高。此外，当向结节病患者移植某一器官时，移植器官曾出现过结节病。一些学者认为结节病并非单因素致病的，而是表现为针对多种因素的特定的宿主反应。有一些研究，将环境暴露因素与遗传标记联系起来，这些研究也支持了一个假说，即宿主的遗传易感性是该病的一个关键因素。

发病率和流行病学

结节病可见于世界各地，其中北欧地区人群的患病率最高。在美国，非裔美国人中的发病率要高于白种人，两者之间的比例为3:1~17:0。女性似乎比男性略容易患该病。较低的估算值，来源于底特律的一个大规模的健康维护组织。早期的美国研究发现，非裔美国人发病率高的可能原因是因为非裔美国人似乎更容易出现广泛的和慢性的肺部病变。由于绝大多数结节病的专科门诊是由呼吸科医师执业的，因此可能会发生选择偏倚。从世界范围来看，该病在日本人、意大利人和美国白种人中的患病率为20~60/10万。爱尔兰人和北欧人的患病率要更高。在瑞典的一个密切观察的社区中，人一生中患结节病的风险为3%。

结节病常发生于年轻的健康成年人中。18岁以下的患者确诊结节病比较少见。然而，目前研究表明，在60岁左右会有第2个发病高峰。在一项涉及700例以上新诊断结节病的美国患者的研究中，50%的患者在诊断该病时年龄≥40岁。

尽管绝大多数结节病病例为散发的，该病也存在家族聚集性。至少有5%的结节病患者中有家庭成员同样患结节病。爱尔兰裔或非裔美国人出现家族史的可能性要高2~3倍。

病理生理和免疫发病机制

肉芽肿是结节病的特征性病理表现。结节病一个明显的特征是炎症细胞的局部聚集。大量的使用支气管肺泡灌洗(BAL)对肺进行的研究表明,始动的免疫反应是辅助T细胞的汇集。此外,也有活化的单核细胞的聚集。图14-1是一个提出的结节病模型。通过HLA-CD4模型,抗原提呈细胞将某一个未知的抗原递呈给辅助T细胞。研究表明,某些特定的HLA单倍型如HLA-DRB1*1101与结节病发病风险增加相关。此外,不同的HLA单倍型与不同的临床预后相关。

巨噬细胞/辅助T细胞聚集簇导致了多种细胞因子的活化和释放,包括由T细胞释放出的白介素(IL)-2,以及由巨噬细胞释放出的干扰素γ和肿瘤坏死因子(TNF)。T细胞是炎症反应启动的必要成分。进一步讲,在未治疗的HIV感染患者中,由于辅助T细胞的缺乏,很少出现结节病。相比之下,有一些研究证实,当HIV感染的患者接受抗病毒治疗,然后免疫系统重建后,结节病也随之而发生了。然而,当使用环孢素,即一种能够下调辅助T细胞反应的药物来治疗肺结节病时,并未取得太多的效果。

无论是否接受治疗,结节病的肉芽肿反应都有可能缓解。然而,至少20%的患者的病情有可能慢性化。这种疾病的持续状态可能与分泌高水平的IL-8相关。此外,研究表明,在慢性患者中,炎症部位可有大量的TNF释放。

早期判断结节病的最终临床预后有时是比较困难的。该病有一种特殊类型,称为Löfgren综合征,包括结节红斑。胸部X线片提示肺门淋巴结肿大及葡萄膜炎。Löfgren综合征的预后相对较好,>90%的患者在两年之内可获得临床缓解。最近关于Löfgren综合征的定义还包括不合并结节红斑的关节周围炎。近期的研究显示,2/3患有Löfgren综合征的斯堪的纳维亚患者的HLA-DRB1*03为阳性,并且在起病两年之内疾病可得到缓解;而剩余的患者中有接近一半的病程超过了2年。这个观察结果,是否能应用到非斯堪的纳维亚人群中还有待进一步确认。

临床表现

结节病的临床表现可以从无症状一直到器官衰竭。无症状的结节病患者的发病率尚不清楚。在那些常规筛查胸部X线片的国家,有20%~30%的肺部受累的患者是无症状的。其他无症状的患者常难以筛查出来,这也意味着最多有1/3的结节病患者是无症状的。

本病最常见的症状是呼吸系统方面的主诉,如咳嗽和呼吸困难。在许多病例中,患者会表现有持续2~4周的上述症状。不幸的是,由于呼吸系统症状的不特异性,患者有可能在就诊超过1年之后方才确诊该病。对于这些患者,结节病的诊断经常是通过检查胸部X线片之后确定的。

皮肤和眼部的症状是继呼吸系统症状之外最常出现的主诉。皮损通常是非特异的。然而,由于皮损很容易被观察到,因此患者和经诊的医师经常能得到诊断。不同于肺部受累的患者,皮肤受累的患者通常能在6个月之内得到确诊。

非特异的全身症状,包括乏力、发热、盗汗和体重下降。乏力是患者最常见的全身症状。由于病情隐匿,患者常直至病情缓解也未能意识到乏力与结节病之间的联系。

表14-1总结了在确诊结节病时及经过随诊之后的各脏器的受累情况。随着时间的推移,皮肤、眼睛和神经系统受累更加常见。在美国,结节病患者中某一特定脏器的受累概率受年龄、种族和性别的影响,如眼部受累更多见于非裔美国人中。在40岁以下的患者中,女性更容易出现眼部受累;而在40岁以上的患者中,眼部受累更多见于男性。

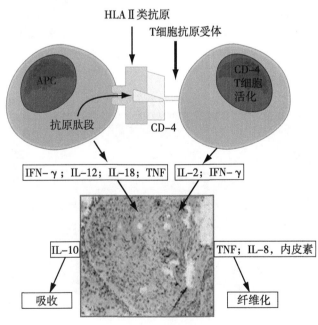

图14-1 结节病起病时的示意图

抗原递呈细胞和辅助T细胞形成的复合物导致多种细胞因子的释放,形成肉芽肿。随着时间的推移,肉芽肿可能会消失或发展为慢性病变,包括纤维化。APC.抗原递呈细胞;HLA.人白细胞抗原;IFN.干扰素;IL.白介素;TNF.肿瘤坏死因子

肺

90%以上的结节病患者会出现肺部受累。胸部X线片仍然是目前诊断肺部病变最常见的方法。图14-2是一位结节病患者的胸部X线片，可以看到双侧肺门淋巴结的肿大。尽管CT检查改变了间质性肺疾病的诊断流程，目前仍未将CT检查考虑为结节病患者的监测工具。图14-3展示了结节病的一些特征性的CT表现，包括支气管管周的增厚和胸膜下为主的网格结节状的改变。CT中所提示的支气管管周增厚表现也可以解释支气管活检组织中大量的肉芽肿。

尽管CT检查的敏感性要更高，Scadding在1961年提出的基于胸部X线片的标准积分系统仍然是评价胸部受累所优先选择的方法。1期指仅有肺门淋巴结肿大（图14-2），经常会合并右侧气管旁受累；2期指肺门淋巴结肿大合并肺部浸润；3期仅有单纯的肺部浸润；4期指合并肺纤维化。通常结节病的肺部浸润多见于肺上叶。只有很少一部分非感染性疾病是以肺上叶受累为主的。除结节病外，肺上叶病变的鉴别诊断包括过敏性肺泡炎、矽肺、朗格汉斯组织细胞增多症。在感染性疾病中，结核和肺孢子菌肺炎常可表现为肺上叶病变。

肺的容量、力学和弥散功能均可有助于评价间质性肺疾病例如结节病。一氧化碳弥散度（DLCO）是间质性肺病最敏感的检查。肺容量的下降可以显示结节病中的限制性肺病变。然而，有1/3的结节病患者，尽管已经有胸部X线片异常和呼吸困难，肺容量仍然在正常范围之内。

有接近50%的结节病患者可表现为阻塞性肺疾病，主要反应在FEV1/FVC的下降。咳嗽为非常常见的症状。在绝大多数结节病患者中，咳嗽常提示由于气道受累所导致的不同程度的气道阻塞。这些患者中有一部分人的乙酰胆碱激发气道高反应试验是阳性的。有少数咳嗽患者对单纯接受传统的支气管扩张剂治疗有效。在某些情况下，单纯吸入大剂量的糖皮质激素也是有效的。

据报道至少有5%的结节病患者可出现肺动脉高压。肺血管直接受累或着肺纤维化均有可能最终导致肺动脉高压。在终末期肺纤维化等待肺移植的结节病患者中，70%患有肺动脉高压。这要远远高于其他肺纤维化疾病中的发生率。在处于相对非进展期，但仍有症状的患者中，有多达50%的病例会出现肺动脉高压。由于结节病相关的肺动脉高压可能对

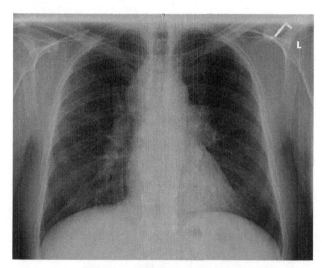

图14-2　胸部X线片后前位像
提示双侧肺门淋巴结肿大，提示疾病分期为1期

表14-1　结节病常见器官受累的发生率和终身的罹患风险[a]

	起病时（%）[b]	随访后（%）[c]
肺	95	94
皮肤	24	43
眼	12	29
胸腔外淋巴结	15	16
肝	12	14
脾	7	8
神经系统	5	16
心脏	2	3

[a] 患者可能会有一个以上器官受累
[b] 数据源于ACCESS研究中纳入的736位患者，均在诊断后6个月内
[c] 数据源于辛辛那提大学间质性肺病和结节病门诊2002～2006年随访的1024位结节病患者

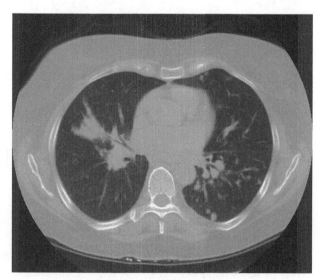

图14-3　胸部高分辨CT
提示斑片状网状结节样改变，部分区域病变融合

治疗有效，对于持续有症状的患者我们应对肺动脉高压进行评价。

皮肤

超过1/3的患者会出现皮肤受累。典型的皮损包括结节红斑、斑丘疹样皮损、色素沉着和色素脱失、瘢痕形成及皮下结节。冻疮样狼疮样皮疹主要累及鼻梁、眼部以下的皮肤和面颊部（图14-4），对慢性结节病有诊断意义。

相比而言，结节红斑是一种短暂发作的皮疹，可与肺门淋巴结肿大和葡萄膜炎同时出现（Löfgren综合征）。结节红斑更多见于女性，以及一些特定的种群如白种人和波多黎各人。在美国，与白种人相比，非裔美国人更常出现其他类型的皮肤结节病例如冻疮样狼疮样皮疹。

结节病所致的斑丘疹为本病最常见的慢性表现（图14-5）。这经常会被患者及医师忽略，因为他们常呈慢性经过并且呈无痛性。起病初期，这些皮疹常表现为紫色的丘疹并且经常有硬结形成。它们经常会汇合成片，并且浸润到皮肤的大片区域。经治疗后，皮疹的颜色和硬结会消退。由于这些皮损是由于非干酪性肉芽肿所致，因此通过皮肤活检即可确诊结节病。

眼部

不同种族人群中结节病眼部受累的发生率不尽相同。在日本，>70%的结节病患者出现眼部病变，而在美国仅有30%的患者眼部受累，且非裔美国人比白种人更多见。尽管前葡萄膜炎为最常见的眼部表现，有超过1/4的患者会出现眼睛后部的炎症，包括视网膜炎和扁平部炎。尽管常见的眼部症状包括畏光、视物模糊及泪液分泌增多，然而有些无症状的患者仍然可能会存在活动性的炎症。无症状的眼部结节病最终会导致患者失明。因此，推荐所有的结节病患者接受仔细的眼科检查。眼干症可见于超过50%的慢性结节病患者。干眼常可反映出之前有泪腺病变。即使患者有可能不再患有活动的炎症，有时仍需要人工泪液或者其他润滑液体来治疗干眼。

肝

当使用肝活检来诊断肉芽肿性疾病时，有超过50%的结节病患者会发现肝受累。然而，通过肝功能方面的检查，仅有20%~30%的患者会发现肝受累。肝功能异常中最常见的是碱性磷酸酶水平的升高，同时呈现出梗阻特征。此外，也可能会有转氨酶的增高。胆红素水平的升高是进展期肝病的标志。整体而言，仅有5%的结节病患者由于肝受累导致的症状从而需要接受特定的治疗。尽管症状可能会与肝大相关，更常见的症状常是由于弥漫的肝内胆汁淤积所导致的门静脉高压。这些病例有可能会出现腹水和静脉曲张。结节病患者进展至需要肝移植的程度还是非常罕见的，因为即使患者出现结节病所导致的肝硬化，仍然对全身治疗会有反应。需要特别提醒的是，当患者同时患有结节病和丙型肝炎时，需避免使用α干扰素，因为干扰素有可能会导致肉芽肿性疾病的加重。

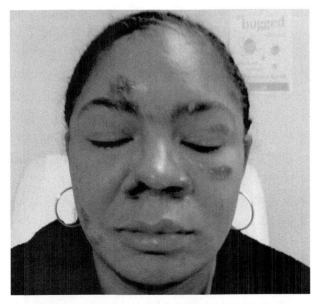

图14-4　患者鼻部、眼部和颊部的慢性炎症性皮损，称为冻疮样狼疮样皮疹

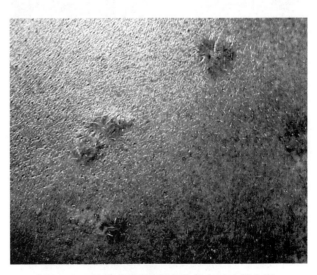

图14-5　结节病患者躯干部位的斑丘疹样皮损

骨髓和脾

在很多结节病患者中，均有可能会出现一种或者更多的骨髓受累相关表现。血液方面最常见的问题是淋巴细胞减少，主要反映了淋巴细胞被隔离在炎症部位。贫血可见于20%的患者，而中性粒细胞减少相对少见。在1/3的患者中骨髓检查会发现肉芽肿形成。5%~10%的患者有脾大，但是60%的患者若行脾活检均可见肉芽肿形成。CT检查对诊断结节病脾脏受累相对特异（图14-6）。与白种人相对，非裔美国人中骨髓和脾受累相对更多见。单纯这些脏器受累很少有治疗的指征。对于有明显症状的巨脾，或者明显的全血细胞减少，有时需行脾切除术。

钙代谢

约10%的结节病患者会出现高钙血症和（或）高钙尿症。白种人比非裔美国人更多见，男性相对多见。钙代谢异常的机制是因为肉芽肿所导致的1,25-二羟维生素D产生增加。1,25-二羟维生素D导致小肠钙吸收增加，从而引起血钙增高及甲状旁腺激素（PTH）水平的抑制。通过饮食或者日晒所致的外源性维生素D量的增加，有可能会进一步加重这个问题。血清钙水平可作为对所有结节病患者进行初始评估的一部分，在夏天，由于日晒增加，建议复查血钙水平。对于有肾结石的患者，应该完善24h尿钙检查。当有肾结石史的结节病患者接受补钙治疗时，应该随诊测定患者的24h尿钙水平。

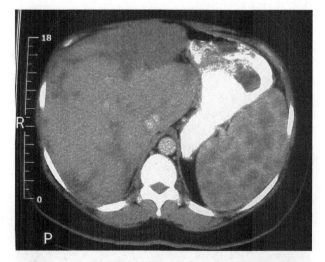

图14-6　口服及静脉使用增强造影剂后的腹部CT显像

胃受到了增大的脾的压迫。在脾内，可以看到低密度和高密度区

肾病

结节病直接相关的肾脏受累仅发生于<5%的患者中，其主要的病因是肉芽肿累及肾并导致肾炎。然而，高钙血症是最常见的结节病相关肾病变的原因。在1%~2%的结节病患者中，高钙血症可能会引发急性肾功能不全。使用糖皮质激素或者其他药物常有助于治疗高钙血症，但并不能完全纠正肾功能不全。

神经系统

神经系统受累可见于5%~10%的结节病患者，且各种族中的发病率一致。中枢或周围神经系统的各个部位都有可能受累。通过MRI检查可以发现肉芽肿性炎症的存在。钆剂增强磁共振可以显示空间占位性病变，但当病变较小或者通过全身治疗后炎症减轻时，有可能出现阴性结果。脑脊液（CSF）检查包括淋巴细胞性脑膜炎伴蛋白的轻度升高。脑脊液内糖的水平通常是正常的，也有可能降低。在神经结节病中，有一些区域的神经系统更容易受累。这包括脑神经受累、基底部脑膜炎、脊髓病变和前下丘脑病变及相关的尿崩症。抽搐和认知改变也有可能出现。在脑神经受累中，第7对脑神经麻痹有可能会一过性出现，并被误诊为Bell麻痹（原发性第7对脑神经麻痹）。由于这种神经结节病经常会在数周内自行缓解并且不再复发，因此它可能会在明确诊断结节病之前出现。视神经炎是结节病脑神经受累的另一种表现。这种临床情况更加慢性化且经常需要长期的全身治疗。视神经炎可能会合并有前葡萄膜炎和后葡萄膜炎。关于神经结节病和多发性硬化的鉴别诊断有时是比较困难的。这两种疾病中均可能出现视神经炎。在某些结节病患者中，磁共振检查可发现有多发强化的脑白质异常，提示多发性硬化。在这种情况下，脑膜强化和下丘脑受累常提示神经结节病。此外，有神经系统外受累的证据如肺部或皮肤受累也提示结节病。由于神经结节病对激素和细胞毒类药物的治疗反应不同于多发性硬化，因此两种疾病的鉴别诊断很重要。

心脏

各种族人群之间心脏受累的情况是不一致的。超过1/4的日本结节病患者会出现心脏受累，而在美国和欧洲仅有5%的结节病患者会出现心脏受累。然而，在美国白种人和非裔美国人之间没有显著差别。心脏病变常表现为充血性心力衰竭或者心律失常。这两种临床表现都是由于肉芽肿浸润心肌所致。弥漫的肉芽肿样病变浸润心肌可导致射血分数低至10%。即使在这种情况下，经过全身性的治疗之后射血分数仍有可能得到改善。弥漫性的浸润或者斑片状的心脏受累均有可能导致心律失常的发生。如果房室（AV）结受累，会出现心脏传导阻滞。这可以通过常规的心电图检查来发现。室性心律失常和由于室性心动过速所导致的猝死是患者常见的死亡原因。心律失常的最佳检查方法是24h动态心电监测。由于心脏的肉芽肿性病变常是斑片状多部位的，因此患者的室性心律失常也经常是多灶性来源的，所以消融治疗效果不佳。严重室性心律失常的患者应该考虑置入除颤装置，以降低心脏结节病的死亡率。虽然全身性治疗有助于治疗心律失常，患者仍有可能在开始成功的治疗之后的最多6个月内出现恶性心律失常，并且在药物减量时有心律失常复发的风险。

肌肉骨骼系统

通过X线、磁共振（图14-7）、核素镓扫描或者活检，在约10%的结节病患者中可以发现肉芽肿性的骨和肌肉受累。然而，有很大一部分结节病患者会主诉肌痛或者关节痛。这些主诉与其他炎症性疾病的患者类似，包括慢性感染如单核细胞增多症。很多患者均会出现与结节病相关的乏力症状。最近的研究表明，在结节病中乏力和小的周围神经纤维病变之间存在联系。

其他脏器受累

尽管结节病有可能影响人体各个脏器，乳腺、睾丸、卵巢或胃却很少受累。由于受累的少见性，因此当上述的某一部位出现肿物时，需要行活检以排除其他疾病包括肿瘤。如在一项关于女性结节病患者乳腺问题的研究中，乳腺的病变更有可能是结节病的肉芽肿性病变而非乳腺癌。但是，通过查体或者乳房X线检查并不能对这种疾病做出可靠的鉴别诊断。更重要的是，当女性处于结节病的好发年龄时，乳腺癌也开始更加常见。因此，如果临床需要，我们推荐的常规的筛查方法包括乳腺X线检查及其他影像学检查（超声、磁共振），或者根据临床需要进行活检。

并发症

结节病通常是一种自限性的，不危及生命的疾病。然而，仍有可能出现严重的脏器损害。这些并发症包括失明、截瘫或者肾衰竭。在结节病的专科门诊随诊的患者中的死亡率为约5%。常见的结节病相关的死亡原因包肺、心、神经系统或者肝受累。在呼吸衰竭患者中，右心房压的升高为预后不良因素。肺部的并发症还包括感染如足分枝杆菌病，可导致大出血。此外，免疫抑制药物的使用也提高了严重感染的发生率。

实验室检查

胸部X线片仍然是目前评价结节病肺部受累情况最常使用的工具。上文曾经提过，根据胸部X线片可以将肺受累情况分为四期，其中1期和2期有肺门和气管旁淋巴结肿大。在评价间质性肺病时，CT扫描的使用逐渐增加。在结节病中，淋巴结肿大和肺部结节样的浸润并非结节病所特异的表现。在其他炎症性肺部疾病如原发性肺纤维化中也可以有淋巴结肿大，且直径可达2cm。然而，当淋巴结的短径＞2cm时，更支持诊断结节病而非其他间质性肺疾病。

正电子发射断层成像（PET）扫描，已经逐渐取代镓67扫描用以确定结节病肺部及肺外的受累区域。这两种检查均可用来确定可能的活检部位。心脏PET扫描也已被证实有助于用来评价心脏结节病。PET扫描的阳性结果有可能是由于结节病中的肉

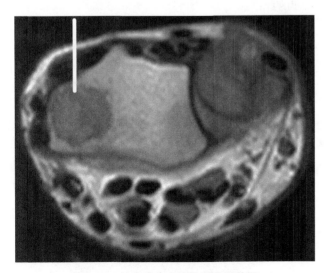

图14-7 结节病患者的腕关节磁共振
显示有一个巨大的囊性病变（线条所示）

芽肿而非弥漫的肿瘤。

血清血管紧张素转化酶（ACE）水平可有助于诊断结节病。然而，这项检查某种程度上敏感性和特异性均偏低。在60%急性患者中可有ACE水平升高，而仅有20%慢性患者中的ACE水平升高。尽管有一些疾病可以有ACE水平的轻度升高，如糖尿病，ACE水平比正常上限升高>50%时仅见于少数疾病，如结节病、麻风病、戈谢病、甲状腺功能亢进和弥散性的肉芽肿性感染如粟粒性肺结核。ACE基因在某一个被认为是非关键的部位存在插入/缺失多态性。ACE水平在基因表型水平存在差异，无论在结节病患者还是在健康对照中，II型多态性的ACE水平最低，而DD多态性的ACE水平最高。目前尚未发现ACE基因表型和该病的临床表现之间存在明确的联系。由于ACE水平是通过生物测定法进行的，使用ACE抑制剂例如赖诺普利会导致ACE水平明显降低。

诊断

结节病的诊断需要结合临床特征和病理结果。由于结节病的病因仍然难以确定，很难保证诊断有100%的确定性。尽管如此，我们可以在病史和查体的基础上，结合实验室和病理方面的发现，来得到合理的确定的诊断。

患者通常在两种情况之下需要评价有无结节病的可能（图14-8）。在第一种情况之下，患者做了一个活检，而肺内或者肺外脏器活检的结果提示有非干酪性的肉芽肿。如果临床表现与结节病一致，且未发现其他可能导致肉芽肿形成的疾病，此时患者可考虑诊断结节病。

在第二种情况之下，患者的体征和症状提示有结节病的可能，如在无症状的患者中出现双侧肺门淋巴结肿大，也可以是那些患有葡萄膜炎或者有结

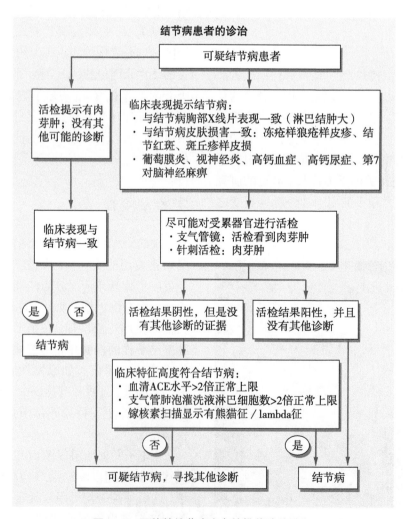

图14-8　可能的结节病患者的推荐诊治流程

有以下一项或多项临床表现即支持结节病的诊断：葡萄膜炎、视神经炎、高钙血症、高钙尿症、第7对脑神经麻痹、尿崩症

节病特征性皮疹的患者。在这种情况下，我们需要行进一步的诊断操作。对于患有皮损的患者，可考虑行皮肤活检。其他可考虑的活检部位包括肝、胸外淋巴结或肌肉。在某些情况下，针对受累脏器的活检并不容易进行（如脑部或者脊髓病灶）。在其他一些情况下如心内膜活检，这种活检的阳性率是偏低的。由于该病肺部受累的比例很高，而肺部检查可以很方便地通过支气管镜进行。在支气管镜检查过程中，可以进行经支气管镜肺活检，支气管活检或经支气管对肿大的纵隔淋巴结进行细针穿刺。支气管内超声引导下经支气管细针穿刺可能会特别有助于诊断1期的患者（即有淋巴结肿大但肺内无浸润）。

如果活检结果提示为肉芽肿，必须得进一步除外感染或者恶性病变。可以将支气管镜灌洗液送检真菌和结核的培养。对于病理科医师来说，获得的组织越多，诊断结节病也就更轻松。对于典型的结节病来说，针刺活检或许就足够了；但如果患者尚不能除外淋巴瘤或者真菌感染时，针刺活检可能不够。由于肉芽肿可以在淋巴瘤的边缘出现，针刺活检提示少量的肉芽肿并不足以明确诊断。在明确纵隔内有无淋巴瘤时，纵隔镜仍然是可以考虑的操作。此外，对于绝大多数患者，肺外受累的证据（如眼部受累）可进一步支持结节病的诊断。

对于病理结果阴性的患者，阳性的支持性检查结果有可能会提高诊断结节病的可能性。这些检查包括ACE水平升高，这在其他肉芽肿性疾病中也有可能升高，但在肿瘤中不会升高。当进行镓核素扫描时，阳性的结果也有助于诊断，包括在腮腺和泪腺中的活性增加（熊猫征）或者在右侧气管旁和左肺门区域活性增加（lambda征）。在行支气管镜的同时经常会行支气管肺泡灌洗（BAL），肺泡灌洗液淋巴细胞百分比的增加也支持结节病的诊断。淋巴细胞的标记物CD4和CD8可用于判定在BAL中升高的淋巴细胞的CD4/CD8值。当比率>3.5时，即强烈支持结节病的诊断，但与淋巴细胞增多相比其敏感性要偏低。尽管总的来说，BAL中淋巴细胞数目的增加有助于诊断，但我们仍需考虑其他可能性。

当把支持性检查和那些结节病常合并的但并非有诊断意义的临床特征结合在一起后，可以提高确诊的可能性。这些非有诊断意义的临床特征，包括葡萄膜炎、肾结石、高钙血症、第7对脑神经麻痹或者结节红斑。

Kveim-Siltzbach检查是一种特异性的诊断结节病的方法。用确诊结节病患者的脾活检提取物进行皮内注射，在注射4~6周对注射部位进行活检。如果能看到非干酪性肉芽肿，则对诊断结节病高度特异。不幸的是，目前没有商业公司提供Kveim-Siltzbach试剂，而一些本地制取的批次的特异性要偏低。因此，这项检查只能说在历史上受到关注，但是很少用于目前的临床实践中。

由于结节病的诊断永远不能确定，随着时间的进行，其他的临床特征有可能会提示不同的诊断。反而言之，新的脏器受累证据也有可能最终能帮助确诊结节病。

预后

结节病导致死亡或者器官功能丧失的风险还是很低的。预后不佳者主要见于那些病情进展且对治疗效果不佳者。在这些病例中，经常会出现不可逆的纤维化样改变。

对于大多数患者，如图14-1所述，患者最早的临床表现主要出现在疾病的肉芽肿期。目前明确的是大部分患者在2~5年疾病会得到缓解。这些患者的结节病通常急性起病，并呈自限性。然而，本病有一种类型在起病的2~5年不能缓解。这类慢性患者可以在起病时通过某些危险因素得到确认，包括胸部X线片提示有纤维化、有冻疮样狼疮样皮疹、骨囊肿、心脏或者神经系统病变（孤立性第7对脑神经麻痹除外），以及由于高钙血症所导致的肾结石。最近的研究表明，对于那些在起病6个月之内因为任何临床表现需要接受糖皮质激素的患者，有>50%的可能性会慢性化。相比之下，对于那些在起病6个月之内不需要接受全身治疗的患者，<10%的患者需要接受长期治疗。

治疗	结节病

结节病的治疗指征主要是基于症状。当患者仅有肝功能损害或者胸部X线片异常时，可能并不一定会从治疗中获益。但需要对这些患者密切监测，以明确有无进展性，全身性病变的证据。

图14-9和图14-10总结了治疗的方法。我们把治疗方案分为急性病变的治疗和慢性病变的治疗。对于急性疾病，当患者没有症状或仅有很轻的症状时，不进行治疗为一种可行的方案。对于症状局限在某一器官患者，更偏向于采取局部治疗。对

于多脏器受累或者病变范围过大不适合局部治疗的患者,可采用全身治疗方案。糖皮质激素仍然是治疗这类疾病的选择。然而,决定是持续使用糖皮质激素治疗还是合并使用能帮助激素减量的药物受到患者的耐受程度,疗程和糖皮质激素剂量的影响。表14-2总结了一些常用药物的剂量和监测注意事项。在一些临床试验的基础之上,已有一些基于循证证据的治疗推荐被制定出来。绝大部分这些治疗推荐是针对肺部病变的,因为绝大多数药物试验都只是在肺部病变的患者中进行。肺外病变的治疗推荐通常类似于肺部病变的治疗,仅有一些小的修改。如神经结节病的糖皮质激素使用剂量通常更大,而皮肤病变的糖皮质激素使用剂量偏小。对于心脏结节病的患者,有学者推荐更大剂量的剂量可能会使患者获益,但有一项研究显示,泼尼松的起始剂量＞40mg/d时,由于其毒性及不良反应,会使患者的临床预后变差。

大多数患者都使用糖皮质激素作为初始的全

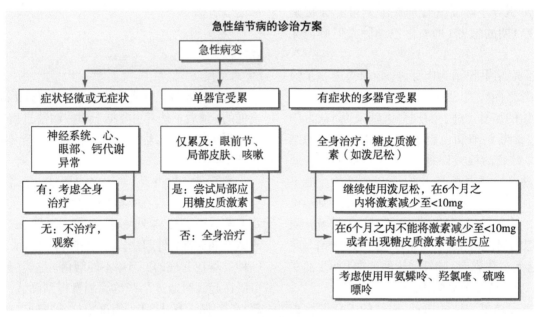

图14-9　急性结节病的治疗

是基于患者症状的严重程度和器官受累范围。对于症状轻微的患者,可不需要治疗,除非出现了特殊的表现

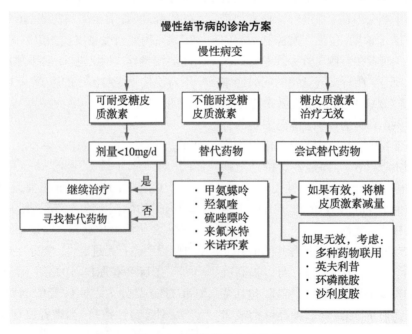

图14-10　慢性结节病的处理

主要是基于患者是否能够耐受糖皮质激素治疗来决定的

身治疗方案，但是长时间使用激素所导致的相关毒性反应促使我们使用那些能帮助激素减量的药物。抗疟药物，如羟氯喹对皮肤病变的效果要好于肺部病变。米诺环素也对皮肤结节病有效。对于肺部或其他肺外受累的疾病，常推荐使用细胞毒类药物，这些药物包括甲氨蝶呤、硫唑嘌呤、苯丁酸氮芥和环磷酰胺。甲氨蝶呤为应用最广泛的细胞毒类药物。对于2/3的结节病患者，不管疾病的临床表现如何，都对甲氨蝶呤有效。正如表14-2所示，推荐根据一些特定的指南来对治疗进行监测。细胞因子调节剂如沙利度胺和己酮可可碱也可应用于少数病例。

关于肿瘤坏死因子抑制物在结节病中的治疗，最近也已经有一些研究，包括依那西普和英夫利昔单抗的前瞻性随机研究均已完成。依那西普在作为帮助激素减量的药物的角色中作用有限。相反的是，在对那些已经使用糖皮质激素和细胞毒类药物的慢性患者中，使用英夫利昔治疗能够明显改善患者肺功能。这两种药在结节病中治疗反应的不同与在克罗恩病中的治疗类似，在克罗恩病中也是英夫利昔有效而依那西普无效。需要补充的是，与依那西普相比，使用英夫利昔的患者结核再活化的风险要更高。两种药物治疗反应的不同是基于作用机制的不同，依那西普是TNF受体拮抗剂，而英夫利昔是TNF的单抗。相比依那西普，英夫利昔还可以和某些能释放TNF的细胞表面的TNF相结合，从而诱导细胞溶解。这种效应已经在克罗恩病中得到了验证。与英夫利昔在结节病的治疗相比，目前关于另一种TNF的抗体（阿达木单抗），在治疗结节病时的剂量和有效性的信息仍然有限。关于这些治疗结节病的新药的作用还在进一步认识当中。然而，这些靶向治疗也证实了TNF可能是一个重要的治疗靶位，特别在慢性疾病的治疗中。但是，这些药物也不是万能的，因为当一些患者使用TNF抑制物治疗非结节病的其他疾病时，有出现结节病样疾病的报道。

表14-2 常用的治疗结节病的药物

药物	起始剂量	维持剂量	监测	毒性反应	支持的治疗对象[a]	监测事项[a]
泼尼松	20~40mg，每日1次	减至5~10mg	血糖、血压、骨密度	糖尿病，骨质疏松	A：急性肺部病变 D：肺外病变	
羟氯喹	200~400mg，每日1次	400mg，每日1次	每6~12个月行眼部检查	眼部	B：某些类型的病变	D：常规眼科检查
甲氨蝶呤	10mg，每周1次	2.5~15mg，每周1次	每2个月查血常规、肾功能、肝功能	血液系统，恶心，肝脏损害，肺损害	B：激素减量 D：某些类型的慢性病变	D：常规行血液，肾功能和肝功能监测
硫唑嘌呤	50~150mg，每日1次	50~200mg，每日1次	每2个月查血常规、肾功能	血液系统，恶心	C：某些类型的慢性病变	D：常规血液方面监测
英夫利昔	3~5mg/kg，每2周1次，连续2次	3~10mg/kg，每4~8周1次	用药前需完善PPD检查	感染，过敏反应，致癌风险	A：慢性肺部病变	B：在潜伏结核患者或晚期充血性心力衰竭患者使用时需注意

[a] A级，至少有两项双盲随机对照研究结果支持；B级，前瞻性队列研究结果支持；C级，有两项或者更多的回顾性研究结果支持；D级，仅有一项回顾性研究支持或者基于其他疾病的经验

PPD.结核纯蛋白衍生物试验

源自：RP Baughman and O Selroos：Evidence-based approach to treatment of sarcoidosis, in PG Gibson et al (eds)：Evidence-Based Respiratory Medicine, Oxford, BMJ Books Blackwell, 2005：491-508.

（周佳鑫 译 田新平 审校）

第15章
Chapter 15
家族性地中海热和其他遗传性周期性发热

Daniel L. Kastner

家族性地中海热（familial Mediterranean fever, FMF）是一组遗传性疾病的原型（表15-1），这组疾病的特点是周期性发作的发热，伴浆膜炎、滑膜炎或皮肤炎症，部分患者最终发展为系统性AA型淀粉样变（参见第16章）。由于体内常相对缺乏高滴度的自身抗体或抗原特异性T细胞，有学者建议将这组疾病称为自身炎症性疾病，而非自身免疫性疾病。固有免疫系统及其髓样效应细胞和抗原相关分子模式的生殖细胞受体和内源性危险信号，在自身炎症性疾病发病机制中起到了重要作用。

背景和病理生理学

FMF最早在亚美尼亚人、阿拉伯人、土耳其人及非德系（主要是北非和伊拉克）犹太人中被发现。随着基因检测技术的出现，FMF在德系犹太人、意大利人及其他地中海人群报道的发生率逐渐升高，甚至在没有地中海血统的人群中也偶有病例报道。FMF是一种隐性遗传疾病，但是，尤其是在家族比较小的国家，只有不足50%的患者有阳性家族史。DNA检测发现在FMF患病人群中有1/3是基因携带者，提示该疾病是一种杂合子优势疾病。

FMF基因编码了一种含781个氨基酸、约95kDa的蛋白质，称作炎素（pyrin或marenostrin），炎素在粒细胞、嗜酸性粒细胞、单核细胞、树突细胞及滑膜和腹膜成纤维细胞中均有表达。炎素N端的92个氨基酸组成一个功能基团，称为PYRIN结构域，该结构域的结构与死亡结构域、死亡效应结构域和半胱氨酸蛋白酶募集结构域相类似。PYRIN结构域介导了同型蛋白-蛋白间相互作用，并且在其他数种蛋白中也发现有该结构域，如冷炎素，这是一种出现在其他三种周期性发热综合征发生了突变的蛋白。通过一系列的机制，包括PYRIN结构域与中间衔接蛋白的相互作用，炎素可调节半胱氨酸蛋白酶-1（又称白介素1β转化酶），继而引起IL-1β产生。携带FMF相关炎素突变的小鼠表现出炎症和IL-1过量分泌。

急性发作

FMF的急性发热症状最早甚至可出现在婴儿时期。90%的患者在20岁之前出现第1次发热发作。典型的FMF发作通常持续24~72h，而关节受累症状可持续更长的时间。部分患者发作具有明显的规律性，但是大部分患者随着时间的延长发作频率不定，从几天一次到数年一次不等。发作通常无先兆，但有的患者认为发作与剧烈运动、情绪紧张和月经周期相关。妊娠可能与疾病缓解有关。

如果经过仔细测量，发热几乎持续于整个FMF急性发作期。婴儿病情严重时可能出现高热甚至高热惊厥，发热可能是小儿FMF的唯一临床表现。

90%以上的FMF患者在病程中有过腹痛，从隐痛、酸痛、腹胀伴触诊时发现有轻度压痛，至严重的全腹疼痛，伴肠鸣音消失、板状腹、反跳痛及立位腹部X线片发现有气-液平面。CT平扫可发现腹腔有少量液体，腹腔镜探查可发现富含中性粒细胞的无菌性腹膜渗出液，有时会因为以往有过发作而出现粘连。腹水罕见。

胸部发作常表现为单侧锐痛或刀割样胸痛。影像学检查可发现肺不张，有时可见渗出。胸穿常可发现富含中性粒细胞的渗出液。反复发作可导致胸膜增厚。

FMF引起的关节炎最常见于M694V纯合突变患者，尤其常见于非德系犹太人。FMF患者的急性关节炎常为单关节受累，累及膝、踝或髋关节，但也可有其他类型的关节表现，尤其在儿童中多见。常见大量富含中性粒细胞的无菌性关节渗出液，不伴局部红

表15-1 遗传性周期性发热综合征

	FMF	TRAPS	HIDS	MWS	FCAS	NOMID
种族	犹太人、阿拉伯、土耳其人、亚美尼亚人、意大利人	任何	主要是荷兰人、北欧人	任何	任何	任何
遗传性	隐性[a]	显性	隐性	显性	显性	通常为新发突变
基因/染色体	MEFV/16p13.3	TNFRSF1A/12p13	MVK/12q24	NLRP3/1q44	NLRP3/1q44	NLRP3/1q44
蛋白	炎素	p55 TNF受体	甲羟戊酸激酶	冷炎素	冷炎素	冷炎素
发作持续时间	1~3d	通常>7d	3~7d	1~2d	数分钟至3d	持续,伴加重
浆膜	胸膜炎、腹膜炎;无症状心包积液	胸膜炎、腹膜炎、心包炎	腹痛,但很少有腹膜炎;胸膜炎、心包炎少见	腹痛常见;胸膜炎、心包炎罕见	罕见	罕见
皮肤	丹毒样红斑	离心性游走性红斑	弥漫斑丘疹;口腔溃疡	弥漫荨麻疹样皮疹	寒冷诱发的荨麻疹样皮疹	弥漫荨麻疹样皮疹
关节	急性单关节炎;慢性髋关节炎(罕见)	急性单关节炎、关节痛	关节痛,寡关节炎	关节痛,大关节寡关节炎	多关节痛	骨骺、髌骨过度生长,杵状指
肌肉	运动诱发的肌痛常见;长期发热型肌痛罕见	游走性肌痛	少见	肌痛常见	偶有肌痛	偶有肌痛
眼,耳	少见	眶周水肿、结膜炎、罕见葡萄膜炎	少见	结膜炎、浅层巩膜炎、视盘水肿;感音神经性聋	结膜炎	结膜炎、葡萄膜炎、视盘水肿、失明、感音神经性聋
中枢神经系统	无菌性脑膜炎罕见	头痛	头痛	头痛	头痛	无菌性脑膜炎、癫痫
淀粉样变	最常见于M694V纯合突变	约15%	少见	约25%	少见	晚期并发症
治疗	口服秋水仙碱预防治疗;雷纳西普可用于对秋水仙碱抵抗或不耐受者	糖皮质激素、依那西普、阿那白滞素(IL-1受体拮抗剂)	NSAIDs用于发热;IL-1β和TNF抑制剂正用于研究	阿那白滞素、雷纳西普、卡那单抗	阿那白滞素、雷纳西普、卡那单抗	阿那白滞素

[a] 有相当一部分临床诊断FMF的患者经过DNA测序发现只有单个可被检测到的MEFV突变

FCAS.家族性冷自身炎症综合征;FMF.家族性地中海热;HIDS.高IgD伴周期性发热综合征;IL.白细胞介素;MWS.Muckle-Wells综合征;NOMID.新生儿多系统炎症性疾病;NSAIDs.非甾体抗炎药;TNF.肿瘤坏死因子;TRAPS.TNF受体相关周期性综合征

斑和皮温升高。即使关节炎反复发作也罕见出现影像学改变。在出现秋水仙碱预防治疗之前，约5%的FMF伴关节炎患者可出现慢性膝或髋关节炎。FMF患者还可有慢性骶髂关节炎，与HLA-B27抗原无关，且使用秋水仙碱治疗后仍可出现。在美国，FMF患者更易出现关节痛而非关节炎。

FMF最具有特征性的皮肤表现是丹毒样红斑，即一种高出皮面的红色斑疹，最常发生于足背、踝部或小腿，伴或不伴腹痛、胸膜炎或关节炎。皮肤活检提示，血管周围有粒细胞或单核细胞浸润。这种皮疹最常见于M694V纯合突变患者，在美国相对罕见。

运动诱发（非发热型）的肌痛在FMF患者中常见，而少数患者可发展成为持续数周的长期发热型肌痛。有症状的心包炎非常罕见，但在偶然进行的超声心动图检查，可能发现部分患者有少量心包积液。青春期前的男孩可发生单侧急性阴囊炎。无菌性脑膜炎在FMF中也有报道，但两者的因果关系尚存争议。血管炎，包括过敏性紫癜和结节性多动脉炎（参见第11章）在FMF中被越来越多地发现。

FMF急性发作时的实验室检查特征与急性炎症相符，包括血沉增快、白细胞增多、血小板增多（儿童），以及C反应蛋白、纤维蛋白原和血清免疫球蛋白升高。还可出现一过性蛋白尿和血尿。

淀粉样变

在秋水仙碱预防治疗出现之前，系统性淀粉样变是FMF常见的并发症。这是由于一种急相反应蛋白——血清淀粉样蛋白A（SAA）的片段沉积在肾、肾上腺、小肠、脾、肺和睾丸而造成（参见第16章）。对于在两次急性发作之间出现蛋白尿的患者应警惕淀粉样变，肾或直肠活检是最常用的确诊方法。淀粉样变的危险因素包括M694V纯合突变基因型、阳性家族史（独立于FMF的突变型）、SAA 1基因型、男性、秋水仙碱治疗依从性差及生活在中东地区。

诊断

对于典型病例，有FMF诊治经验的医师可以单纯根据临床表现即可做出诊断。FMF的临床诊断标准在FMF验前概率较高的地区具有很高的敏感性和特异性。基因检测可以对不明确的病例及对FMF经验较少的医师具有非常大的辅助价值。大多数与较严重的疾病相关的FMF突变位于该基因的第10外显子，少部分轻症变异的基因则位于第2外显子。FMF和其他遗传性周期性发热的基因突变的最新列表可在该网址查到：http://fmf.igh.cnrs.fr/infevers/。

基因检测使得FMF的临床谱和地域分布更加广泛，并且具有评估预后的价值。许多研究发现，M694V纯合突变会有早发倾向，且更易伴发关节炎、皮疹和淀粉样变。相对而言，E148Q突变则常与较轻的疾病类型相关。有时E148Q会伴随第10外显子的顺式突变，这使基因检测结果的解读更加困难。在具有典型FMF临床表现的患者中，只有约70%的患者拥有两个明确的反式突变，这意味着当前的检查手段可能无法检测到所有可能的致病突变，或者在一定条件下单个基因突变即可足以引起疾病发生。在这些病例中，临床判断至关重要，有时秋水仙碱诊断性治疗有助于确诊。对于无症状的人，不建议做基因检测，因为存在非外显的可能性，并且阳性检测结果可能对其将来投保造成影响。

当患者因第一次急性发作就诊时，虽然特征性的器官受累可以缩小鉴别范围，但鉴别诊断的范围很广。在数次发作以后，鉴别诊断则需要考虑其他遗传性周期性发热综合征（表15-1），周期性发热伴口腔阿弗他溃疡-咽炎-颈淋巴结肿大综合征（PFAPA）、全身型幼年类风湿关节炎或成人Still病、卟啉病、遗传性血管性水肿、炎性肠病及女性患者的妇科疾病。

治疗	家族性地中海热

FMF的治疗方案是每日口服秋水仙碱，这可降低发作的频率和强度，对于依从性好的患者还可以预防发生淀粉样变。在疾病发作时间断用药的效果不如持续每日预防用药，并且对于预防淀粉样变的价值也不肯定。通常成人的剂量是1.2~1.8 mg/d，可使2/3的患者症状显著缓解，超过90%的患者会部分改善。儿童可能需要适当减少剂量，但是并不与体重成正比关系。

秋水仙碱的常见不良反应包括腹胀、腹部绞痛、乳糖不耐受和腹泻。减轻不良反应的方法包括：从小剂量开始，在可耐受的情况下逐渐加量；单次剂量分次服用；使用二甲硅油片来改善胃肠胀气；避免食用奶制品等。若受孕时男女双方的其中之一服用秋水仙碱,则胎儿发生21三体(唐氏综合征)的风险会轻度增加。对于患有肾功能不全的老年患者,秋水仙碱可引起肌性神经病,其特征是近端肌无力以及肌酶升高。环孢素可作用于MDR-1运输系统,因此可影响秋水仙碱从肝排泄,有时可致因淀粉样变而接受肾移植的患者发生秋水仙碱中毒。若患者已口服秋水仙碱,则通常应禁止再给予静脉输液秋水仙碱,因为这可能会引起非常严重的、甚至致命的毒性反应。

最近研究发现,IL-1受体拮抗剂雷纳西普(rilonacept)可降低发作频率,或可作为秋水仙碱抵抗或不耐受的FMF患者的备选治疗方案。对于难治性FMF,有学者提出可考虑骨髓移植,但目前认为其风险/获益比无法接受。

其他遗传性周期性发热

在FMF基因发现后5年内,又有3种可以引起其他5种遗传性周期性发热综合征的基因被确认,从而促进了此类疾病诊疗模式的改变。

肿瘤坏死因子受体相关周期性综合征(TRAPS)

TRAPS(TNF受体相关周期性发热综合征)是由于55kDa TNF受体(TNFRSF1A,p55)的胞外功能基团出现显性遗传突变所致。尽管最早发现于一个很大的爱尔兰家族(因此也称作家族性爱尔兰热),TRAPS却具有非常广泛的种群分布。TRAPS的发作通常始于童年。发作持续时间从1~2d到数周,严重的病例症状可几乎持续存在。除了与FMF相似的腹痛、胸痛和滑膜炎之外,TRAPS患者还常出现眼炎[最常见的是结膜炎和(或)眶周水肿]及特征性游走性肌痛,伴或不伴表面的痛性红斑。一般来说,TRAPS患者对糖皮质激素的反应通常优于预防性秋水仙碱。约15%的TRAPS患者会发展成淀粉样变。TRAPS的诊断,依赖于典型的临床表现和检测到TNFRSF1A突变。一些具有TRAPS突变的患者的白细胞表现为TNF受体脱落缺陷,可能会损害正常的内稳态。然而随着大量的功能性异常被发现,更复杂的发病机制也逐渐被揭示,其中一些功能性异常为配体非依赖性,可能导致自身炎症的表型。依那西普(Etanercept,一种TNF抑制剂)可改善TRAPS发作的症状,但对于淀粉样变的疗效尚不确定。可能是由于存在配体非依赖性的信号异常的机制,部分患者使用IL-1抑制剂有效。

高免疫球蛋白D(IgD)血症伴周期性发热综合征(HIDS)

HIDS是一种以周期性发热为特征的隐性遗传性,最早发现于北欧裔人群。HIDS是由于甲羟戊酸激酶基因(MVK)突变所致,该基因编码的蛋白参与胆固醇与非甾体萜类化合物的合成。通常婴儿起病,每次发作持续3~5d。特征性临床表现,包括痛性颈淋巴结肿大,有时可累及掌、跖的弥漫斑丘疹,口腔阿弗他溃疡,胸膜炎和淀粉样变罕见。尽管最初该病的诊断是以持续升高的血清IgD为依据,但疾病的活动与IgD的水平无关,而且一些FMF或TRAPS患者也可出现轻度的血清IgD升高。此外,MVK突变患者偶尔也会有IgD水平是正常的。所有MVK突变患者在发热症状发作时,尿甲羟戊二酸盐水平是显著升高的,但是疾病的发生更像是由于萜类化合物的缺乏而非甲羟戊二酸盐的过量。目前HIDS无有效的治疗方法,间断或持续使用IL-1抑制剂的治疗方案正在研究当中。

冷炎素病或冷炎素相关周期性综合征(CAPS)

本病又包含了3种遗传性发热综合征:家族性冷自身炎症综合征(familial cold autoinflammatory syndrome,FCAS)、Muckle-Wells综合征(Muckle-Wells syndrome,MWS)和新生儿起病的多系统炎症性疾病(neonatal-onset multisystem inflammatory disease,NOMID)。这3种疾病都是由于NLRP3(以前称CIAS1)基因突变所致。该基因编码冷炎素(又称NLRP3),代表了一类疾病谱。FCAS患者在暴露于寒冷环境时会出现寒战、发热、头痛、关节痛、结膜炎和荨麻疹样皮疹。MWS患者也会有荨麻疹样皮疹,但通常不是由寒冷诱发的。MWS患者还会有发热、腹痛、肢体痛、关节炎、结膜炎,病程较长者可出现神经感音性聋。NOMID在这3种疾病中是最严重的,会有慢性无菌性脑膜炎、一种特征性关节病和皮疹。与FMF蛋白——炎素相似,冷炎素也有N端PYRIN结构域。冷炎素通过形成炎性大分子复合物,继之调节调节IL-1β的产生。FCAS、MWS和NOMID患者的外周血白细胞在体外刺激,相比健康对照组会产生更多的IL-1β。冷炎素缺陷小鼠的巨噬细胞在一些革兰阳性菌、细菌RNA及尿酸钠结晶的刺激下，产生IL-1β的量较正常情况减少。所有这3种冷炎素病的患者都对注射IL-1抑制剂治疗具有戏剧般疗效。最近发现的一种疾病，白细胞介素1受体拮抗剂缺陷症（deficiency in the interleukin-1 receptor antagonist，DIRA），是一种隐性遗传疾病，其特征之一就是IL-1信号通路的增强，对阿那白滞素治疗同样有效。与冷炎素病不同的是，DIRA患者表现为皮肤脓疱病和无菌性多灶性骨髓炎，而发热通常不是主要的表现。

（沈　敏　译　田新平　审校）

第16章

Chapter 16

淀粉样变性

David C.Seldin, Martha Skinner

总论

淀粉样变是指由非可溶性多聚体蛋白纤维淀粉样原纤维沉积在组织和脏器的细胞外间隙引起的一组疾病。这些疾病是一组越来越被人们认识到的由于蛋白折叠异常引起的疾病中的一个亚型，这包括阿尔茨海默病和其他的神经退行性疾病、传染性朊病毒病和遗传性疾病，这些遗传性疾病是由于能够导致发生异常折叠的蛋白聚集、蛋白功能丧失的基因发生突变引起的，如一些囊型纤维化突变。所有淀粉样纤维都有同样的β片状折叠构象及特征性的染色特性。"淀粉样变性"一词是在1854年左右由病理学家RudolfVirchow根据在显微镜下所见的沉积物是纤维素样沉积而提出的。

淀粉样病可根据形成原纤维沉积蛋白的生化特性来定义，并可根据这些原纤维蛋白是沉积于全身或是局部、是获得性的还是遗传性的，以及临床表现来进行分类（表16-1）。已被广泛接受的命名是AX，其中A代表的是淀粉样变，X代表原纤维蛋白中的蛋白质。AL是指由免疫球蛋白轻链（Light chains, LCs）组成的淀粉样物质，也被称为原发性系统性淀粉样变性；其来源于B细胞克隆异常，可能与淋巴瘤或骨髓瘤有关。家族性淀粉样变中的AF组，最常见的是由于甲状腺激素和视黄醇结合蛋白的转运蛋白突变引起的。AA是由急性时相反应物血清淀粉样蛋白A组成，血清淀粉样蛋白A是在慢性炎症性或感染性状态时出现的蛋白，常被称为继发性淀粉样变。$A\beta_2M$是由β_2微球蛋白组成的淀粉样物质，常见于病程长的终末期肾病（End-stage renal disease, ESRD）患者。Aβ是最常见的局限性淀粉样变性在阿尔茨海默患者脑中沉积的是Aβ，是由于淀粉样前体蛋白（APP）的蛋白降解过程异常造成的。

淀粉样变性的诊断和治疗取决于病理上淀粉样物质沉积，和通过免疫组化或生物化学检查识别沉积的淀粉样物质类型（图16-1）。在系统性淀粉样变性患者，可对受累脏器进行活检，但可在各组织脏器中发现有淀粉样物质沉积。以前通常会对牙龈或直肠黏膜进行活检来检测这些部位的血管，但最容易获取且在系统性淀粉样变患者中活检阳性率超过80%的组织是脂肪。在局部麻醉后，从腹壁用细针抽吸脂肪，然后将这些脂肪组织取出放至玻片上并进行染色，这样能避免进行小型的外科手术。如果腹部脂肪组织活检结果为阴性，应考虑进行肾、心、肝、消化道活检。沉积的淀粉样蛋白的规则的β-片结构并用刚果红染色时，在双折射偏振光显微镜检查时显示为特殊的绿色；经甲醛溶液对组织固定后，在电子显微镜下可以直接看到10nm直径的纤维。一旦找到淀粉样蛋白，则必须确定所沉积蛋白的类型，通常采取免疫组化、免疫电镜、提取和质谱生化分析或其他技术。对患者的病史、体检发现、临床特征进行仔细评估，包括年龄、种族起源、脏器系统受累、潜在疾病和家族史，都能提供对确定淀粉样蛋白类型提供有帮助的线索。

原纤维的形成及造成组织损伤的机制仍存在争议，原纤维形成的影响因素包括蛋白质结构的变异或不稳定、前体蛋白的广泛的β-折叠构象、前体蛋白的水解过程、与血清中或细胞外基质中的相关组成成分（如淀粉样P成分、载脂蛋白E或葡聚多糖），以及局部的物理性质包括组织的pH。单体蛋白通过聚合作用形成更高级的聚合物，一旦聚合物达到一定的尺寸，它们就会成为不可溶的原纤维沉积在细胞外组织。这些大分子物质的沉积干扰了器官的功能，且由于细胞摄取了淀粉样前体蛋白寡聚体，可能造成靶细胞损伤。

淀粉样变性引起的临床综合征在常规实验室检查中常是相对非特异的。血常规通常是正常的，即使血沉通常是增快的，有肾受累的患者通常可出现

表16-1 淀粉样原纤维蛋白及其临床表现

名称	前体	临床综合征	临床受累
系统性淀粉样变性			
AL	免疫球蛋白轻链	原发性或骨髓瘤相关[a]	广泛
AH	免疫球蛋白重链	原发性或骨髓瘤相关（罕见）	广泛
AA	血清淀粉样A蛋白	继发性或反应性[b]	肾，广泛
Aβ_2M	β_2微球蛋白	血液透析相关性	滑膜、骨
ATTR	甲状腺转运蛋白	家族性（突变）、老年性系统性（野生型）	心、外周和自主神经
AApoA I	载脂蛋白A I	家族性	肝、肾
AApoA II	载脂蛋白A II	家族性	肾
AGel	凝溶胶蛋白	家族性	角膜、脑神经、肾
AFib	纤维蛋白原α-链	家族性	肾
ALys	溶菌酶	家族性	肾
ALECT2	白细胞趋化因子2	?	肾
局灶性淀粉样变性			
Aβ	β淀粉样蛋白	阿尔茨海默病，唐氏综合征	中枢神经系统
ACys	胱抑素C	大脑淀粉样血管病	中枢神经系统，血管
APrP	朊蛋白	海绵状脑病	中枢神经系统
AIAPP	胰岛淀粉样多肽（胰淀素）	糖尿病相关	胰腺
ACal	降钙素	甲状腺髓样癌	甲状腺
AANF	心房利钠因子	年龄相关	心脏的心房
APro	泌乳素	内分泌病	脑垂体

[a] 局限性沉积可发生于皮肤、结膜、膀胱和气管支气管树
[b] 继发于慢性炎症或感染或遗传性周期性发热综合征，如家族性地中海热

蛋白尿，蛋白尿可多达30g/d，从而因低蛋白血症而被发现。心脏受累的患者通常会出现脑钠肽（brain natriuretic peptide, BNP）、Pro-BNP和肌钙蛋白增高。这些可作为监测疾病活动及预测预后的有用指标；但在出现肾功能不全时也可呈假性增高。在肝受累的患者中，甚至到了肝受累的晚期，常会引起胆汁淤积，伴有碱性磷酸酶增高，但较少引起转氨酶增高，合成功能基本不受影响。在AL型淀粉样变性中，可以发生内分泌系统受累，实验室可检测出甲状腺、肾上腺，甚至垂体功能减低。上述这些检查对于淀粉样变来说都是非特异的。因此，淀粉样变性的诊断取决于组织活检，并在进行刚果红染色后，在偏振光显微镜下显示为双折光的"苹果绿"。

轻链（AL）型淀粉样变性

病因和发病率

AL型淀粉样变最常是由于骨髓中浆细胞的单克隆增生，这些浆细胞会分泌一种免疫球蛋白轻链，以淀粉样原纤维的形式沉积于组织。这可能是纯粹偶然的情况下，单克隆浆细胞产生轻链并发生错误折叠并导致AL型淀粉样变性，或虽然折叠正常，但细胞不可避免的，随着时间推移扩增而发展为多发性骨髓瘤。亦或两种过程有不同的分子病因。AL型淀粉样变性可见于多发性骨髓瘤或其他B淋巴细胞增殖性疾病，包括非霍奇金淋巴瘤和华氏巨球蛋白血症。AL型淀粉样变性是北美最常见的系统性淀粉样变类型。据估计AL型淀粉样变的发病率为4.5/10万；然而，进一步探索发现其实际发病率可能会更高。和其他浆细胞疾病类似，AL型淀粉样变性常发生于40岁以后且疾病进展迅速，如不治疗将是致命性的。

AL型淀粉样变性的病理和临床表现

AL型淀粉样变性常为广泛的淀粉样物质沉积在中枢神经系统外的任何器官间质。沉积的淀粉样原纤维由完整的分子量为23kDa单克隆免疫球蛋白轻链或更小的片断组成，11~18 kDa大小仅代表可变（V）区，或V区与一部分恒定（C）区。虽然在AL型淀粉样原纤维中发现了所有的轻链亚型的κ链和λ链，而λ链亚型为主。其中λ链的6亚型所具有的

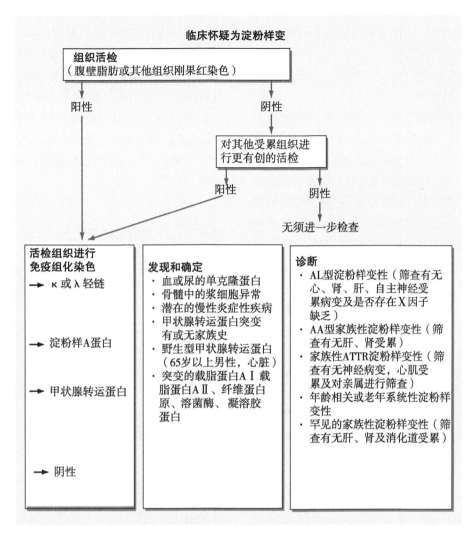

图16-1 淀粉样变性诊断和确定分型流程图

临床怀疑：难以解释的肾病、心肌病变、神经病变、肠道病变、关节病变和巨舌。ApoAI.载脂蛋白AI；ApoAⅡ.载脂蛋白AⅡ

特殊结构特性使其容易形成原纤维并沉积，通常在肾。

AL型淀粉样变通常是一种快速进展性疾病，是一种表现复杂的临床综合征，认识到这种疾病是开始正确的相关检查的关键所在。非特异症状如乏力和体重下降常见，但是，在出现特定脏器损害前很少会考虑到淀粉样变的诊断。肾是最常累及的器官，见于70%~80%的患者。肾淀粉样变通常表现为蛋白尿，通常是肾性蛋白尿且伴有明显的低蛋白血症、继发性高胆固醇血症、水肿或全身水肿。一些患者会在肾小管部位出现淀粉样物质沉积，而非肾小球的淀粉样物沉积会引起氮质血症，但没有明显的蛋白尿。心脏是其次最常受累的脏器，见于50%~60%的患者，是引起死亡的最常见原因。在疾病早期，心电图可以看到肢体导联低电压，伴有假性心肌梗死的表现。最终，超声心动图会显示向心性室壁增厚及心室舒张功能受损，引起限制性心肌病；直到晚期，心脏的收缩功能也不会受损。使用现代的高分辨超声心动图检测仪通常看不到"闪闪发亮的"表现。心脏MRI显示心室壁增厚伴有特征性的心内膜下Ga摄取增强。神经系统症状，包括周围感觉神经病和（或）自主神经功能紊乱伴有胃肠动力障碍（早饱、腹泻、便秘）和直立性低血压。巨舌，伴有增大的、伴有齿痕的或活动不便的舌头，是AL型淀粉样变的病理特异性表现，但仅见于不到10%的患者。肝受累会引起胆汁淤积和肝大。脾常受累，在没有明显脾大时可以出现功能性脾功能亢进。许多患者会出现"容易出现皮肤瘀斑"这是由于淀粉样物质沉积于毛细血管或由于凝血因子X缺乏，X凝血因子可以与淀粉样原纤维结合；皮肤还会出现瘀斑，尤其在眼周，出现"浣熊眼"征，其他表现还有鼻萎缩、脱发和淀粉样关节病，伴有腕和肩关节的滑膜肥厚

(图16-2)。在出现多系统疾病或疲劳伴有前面提到的这些临床综合征时,应该立即开始进行淀粉样变的相关检查。

诊断

明确是否存在潜在B淋巴细胞增殖性疾病及克隆LC是诊断AL型淀粉样变性的关键。如果怀疑AL型淀粉样变性的诊断,是由于克隆的LC或完整的免疫球蛋白而疑诊,血清蛋白电泳(SPEP)和尿蛋白电泳(UPEP)并不是有效的筛查方法,这和多发性骨髓瘤不同,因为克隆LC或完整的免疫球蛋白在血清中的含量通常不足以在血清中形成单克隆的"M峰"或在尿液中引起轻链蛋白尿(本-周蛋白)。然而,90%以上患者存在血清或尿液的单克隆轻链或完整的免疫球蛋白,可通过血清(SIFE)或尿液(UIFE)的免疫固定电泳检测到(图16-3A)。使用市售的浊度法(FreeLite.)检测血清循环中未与重链结合的游离免疫球蛋白轻链可以证实有异常升高的游离免疫球蛋白轻链,超过75%的患者中可以检测到κ:λ比值异常。检测其比值及绝对量均是必要的。因为在肾功能不全的患者中轻链清除能力下降,两种类型的轻链都会增高。此外,骨髓中浆细胞比例将增高,典型的情况是占有核细胞的5%~5%,可见于约90%的患者。也可通过流式细胞术、免疫组织化学染色或轻链mRNA的原位杂交来证实存在κ或λ克隆(图16-3B)。

检测到单克隆血清蛋白本身并不能诊断淀粉样变性,因为在老年人患者中出现意义未明的单克隆丙球蛋白(MGUS)比较常见。然而,当在活检明确有淀粉样变性的患者出现MGUS时,应高度怀疑为AL型。同样,如果患者是由于骨髓中浆细胞轻度增高而考虑可能存在"冒烟性骨髓瘤"并有脏器功能障碍时,应该筛查是否为AL型淀粉样性。准确的分型是正确治疗所必需的。如淀粉样沉积物与一个轻链抗体优先结合,那么此时免疫组化染色来检测淀粉样沉积物就是有意义的;一些AL沉积物会与多种血清抗体发生非特异性结合。免疫电子显微镜检查比免疫组化染色更可靠,使用基于质谱技术的微量测序可以检测到从原纤维沉积物中提取到的少量蛋白。在诊断不清的病例,应该通过相应的基因和其他检测方法来彻底排除其他类型的淀粉样变性。

治疗　AL型淀粉样变性

AL型淀粉样变性的典型特征是广泛的多系统受累,如果不进行治疗,AL型淀粉样变性患者的生存中位数通常从诊断时开始只有1~2年的时间。目前的治疗是借鉴治疗多发性骨髓瘤的方法,以骨髓中异常克隆的浆细胞为靶点来进行治疗。周期性的口服美法仑和泼尼松能减少浆细胞负荷,但仅能在百分之几患者达到血液学完全缓解和很小程度上得到器官改善及生存期改善(平均2年),因此已经不再被广泛使用。用地塞米松替代泼尼松可以提高治疗的应答率和持续时间更长的缓解,但重度水肿或心脏疾病的患者很难耐受地塞米松。大剂量静脉应用马法兰随后联合自体造血干细胞移植术(HDM/SCT)可使40%的患者达到完全血液学缓解,如果以检测骨髓中的克隆浆细胞完全消失、免疫固定电泳无单克隆轻链和检测不到游离轻链来衡量的话。在血液学缓解随后的6~12个月可以出现器官功能改善和生活质量提高。AL型淀粉样变性患者在HDM/SCT取得血液学完全缓解后,缓解持续时间较多发性骨髓瘤患者更持久,一些患者可以在没有任何其他治疗的情况下维持缓解15年左右。不幸的是,仅有50%的AL型淀粉样变性符合

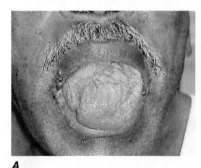
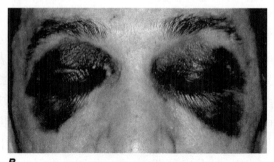
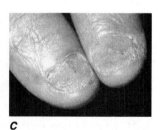

图16-2　AL型淀粉样变的体征
A.巨舌;B.眶周瘀斑;C.指甲营养不良

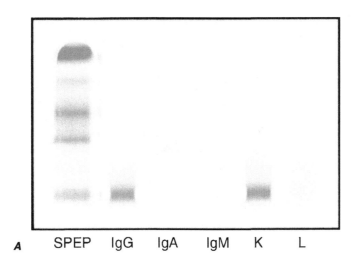

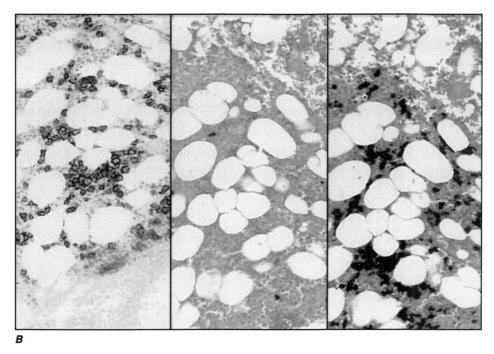

图16-3　AL淀粉样变性的实验室特征

A.该例中血清免疫固定电泳发现有IgGκ单克隆蛋白,而血清蛋白电泳常常是正常的。B.另一患者的骨髓活检切片,以免疫组化行CD138(蛋白多糖,在浆细胞中有高表达)抗体染色(左图),中间和右图是用荧光标记的探针(Ventana医疗系统)分别标记结合浆细胞中κ和λ的mRNA,采并用原位杂交再染色(显微镜图片为C. O'Hara馈赠并允许)

进行这种积极治疗的标准,即便是在专门的治疗中心,由于脏器功能受损,围移植期死亡率高于其他血液系统疾病。

淀粉样心肌病、营养状态不良、功能状态差、多脏器疾病都与发病率和死亡率超出其他血液系统疾病有关。由于凝血因子X与淀粉样原纤维结合引起的出血倾向也造成了在骨髓抑制治疗期间的高死亡率;然而,这种情况仅发生于少部分患者中。只有一项随机多中心试验比较了口服美法仑和地塞米松联合治疗与HDM/SCT治疗,尽管该研究中移植相关死亡率非常高,但到目前为止,并没有看到积极的大剂量治疗带来的好处。

对于因淀粉样变性引起的心脏受累导致的心功能异常或心律失常,在不治疗的情况下的中位生存期仅6个月左右,干细胞动员及大剂量化疗是危险的。在这些患者中,可行心脏移植,移植后使用HDM/SCT治疗可以防止淀粉样物质在移植的心脏或其他器官沉积。

近来,已经开始研究一些新的药物治疗浆细胞疾病。免疫调节剂沙利度胺和来那度胺是有效的;使用低于骨髓瘤患者治疗剂量的来那度胺和地塞米松联合使用,患者的耐受性良好,可以达到完全的血液学缓解及脏器功能改善。在单中心及多中心试验中都证实蛋白酶体抑制剂硼替佐米是有效的。硼替佐米联合治疗的试验正在开展,研究正在证实硼替佐米在诱导缓解和维持治疗中的地位和作用,因为硼替佐米在诱导缓解和维持缓解中的角色目前尚未得到证实。为改善这种罕见疾病的治疗,临床试验是必不可少的。对于任何类型的淀粉样变性患者来说,支持治疗都是非常重要的。对于出现肾病综合征的患者,利尿药及弹性袜能减轻水肿;血管紧张素转化酶抑制剂应谨慎使用,因为没有证实这类药物有减缓肾病进展的作用。淀粉样变引起的心肌病所致的充血性心力衰竭,利尿药治疗最有效;需要注意的是洋地黄类、钙通道阻滞药和β受体阻滞药是相对禁忌的,这一点很重要,因为这些药物可以与淀粉样原纤维发生相互作用引起心脏传导阻滞、加重心功能不全。胺碘酮可用于治疗房性及室性心律失常,置入式自动除颤仪由于心肌肥厚而导致其效率降低,但一些患者也能受益。心房射频消融是治疗房颤的有效方法。对于传导异常,可以安置人工心室起搏。心房收缩功能障碍是淀粉样变性心肌病变常见表现,即使没有房颤的情况下也应该进行抗凝治疗。自主神经病变可选用α受体激动药如米多君来维持血压;胃肠道功能障碍可能对促动力或增容性泻药有效。无论是口服还是胃肠外营养支持也是非常重要的。

局限性淀粉样变性、克隆性浆细胞产生淀粉样沉积物浸润在局部的气道、膀胱、皮肤或淋巴结(表16-1)。沉积物可以通过手术干预或放疗进行治疗;全身治疗通常是不必要的。应该将患者转诊至熟悉治疗这些淀粉样变罕见表现的医疗中心。

AA型淀粉样变性

病因和发病率

AA型淀粉样变几乎总是与慢性炎症性疾病(如类风湿关节炎、炎性肠病、家族性地中海热[(参见第15章)或其他周期性发热综合征]或慢性感染如结核或亚急性细菌性心内膜炎伴发。在美国和欧洲,AA型淀粉样变性已比较少见,见于<2%患有这些疾病的患者,可能是与抗炎及抗菌治疗的进步有关。AA型淀粉样变也曾被描述与Castleman病相关。患有AA型淀粉样变的患者,除了进行血清和微生物学检查外,还应该进行CT扫描来检查是否合并肿瘤。AA型淀粉样变性也见于无明确任何潜在疾病的患者。AA是唯一可发生于儿童的系统性淀粉样变。

病理和临床表现

AA型淀粉样变的淀粉样物质沉积较AL型淀粉样变性更局限;通常是从肾沉积开始。肝大、脾大和自主神经病变也常随着疾病的进展而出现;尽管很罕见,但心肌病也可能发生。然而,仅靠这些症状和体征不是区分AA型淀粉样变与AL型淀粉样的可靠依据。AA型淀粉样原纤维通常由一个8kDa的血清淀粉样物质A(SAA)组成,这是一个12kDa前体蛋白的76位氨基酸的N末端部分。SAA是一种在肝合成的急性期载脂蛋白,由血浆中高密度脂蛋白HDL3转运。多年的潜在炎性疾病可引起SAA增高,通常先于原纤维形成,但感染则会使AA的沉积更快。

治疗	AA型淀粉样变性

AA型淀粉样变性的主要治疗措施是治疗潜在炎性或感染性疾病。抑制或去除炎性或感染性疾病的治疗也能减少SAA蛋白的浓度。对于家族性地中海热,合适的治疗是使用秋水仙碱1.2~1.8mg/d。秋水仙碱对于其他原因引起的AA型淀粉样变或其他类型的淀粉样变是无效的。肿瘤坏死因子或白介素1拮抗剂对于伴有细胞因子增高的综合征可能是有效的。对于这类疾病,也有一种特异地作用于原纤维的药物。依罗沙特旨在干扰AA淀粉样蛋白与葡糖胺聚糖在组织中的相互作用,阻止或破坏原纤维的形成。该药物的耐受性良好,且无论是否存在潜在的炎症性疾病,能延缓AA型肾病变的进展。依罗沙特正在等待FDA的批准。

AF型淀粉样变性

家族性(AF型)淀粉样变性是一种常染色体显

性遗传性疾病，多种不同的血浆蛋白形成淀粉样沉积物，这种疾病在中年开始发病。这类疾病罕见，据估计美国的发病率为1/10万人，而在一些葡萄牙、瑞士和日本的一些偏僻地区，由于创建者效应，这些地区这种疾病的发病率要高得多。最常见的AF型淀粉样变性类型是由于大量血浆蛋白转甲状腺素蛋白（transthyretin，TTR，也称为前白蛋白）突变引起的。有超过100个已知的TTR突变，绝大多数和ATTR淀粉样变相关。另一个变异基因，V122I，在非洲裔美国人中的携带率可高达4%，与迟发心脏淀粉样变性相关。在非洲裔美国人中AF的实际发病率及外显率是目前仍在研究中的课题，但对于有心脏向心性肥厚和舒张功能障碍的在非洲裔美国人，尤其是在没有高血压病史的患者中，应考虑将该疾病作为鉴别诊断。即使是野生型TTR也能形成淀粉样原纤维，在老年人中导致所谓的老年性系统样淀粉样变性（senile systemic amyloidosis，SSA）。在80岁以上患者尸检中这类情况可达25%，并引起淀粉样心肌病的临床表现，与携带TTR突变的年轻人相似。其他的家族性淀粉样变性，是由载脂蛋白AⅠ或AⅡ、凝溶胶蛋白、纤维蛋白原Aα，或溶菌酶突变引起的，全世界仅有极少数家族报道。定期会有新的淀粉样原性血清蛋白不断被发现，包括最近发现的白细胞趋化因子LECT2。

在ATTR和其他形式的家族性淀粉样变中，前体蛋白的结构变异是淀粉样原纤维形成的关键因素。年龄增长对其影响是很有趣的，因为患者常出生时即有蛋白变异而到中年前没有明显的临床表现，尽管异常蛋白终身都是存在的。进一步证据显示与年龄相关的"触发"因素是SSA，是由从正常TTR衍生而来的原纤维沉积所致。

临床表现和诊断

AF型淀粉样变性有表现多样，但常在具有相同突变蛋白的家族中具有类似的表现。家族史使AF的诊断的可能性更大，但许多患者会以散发的形式发病，伴有新的突变。ATTR常表现为家族性淀粉样多神经病或家族性淀粉样心肌病。周围神经病通常开始时表现为下肢感觉及运动性神经病，并逐渐进展到上肢。自主神经病变表现为腹泻伴体重下降的胃肠道症状和直立性低血压。有TTR V30M的这类最常见突变的患者，超声心动图是正常的，但有传导系统异常，并需要安置起搏器。出现TTR T60A和其他几种突变的患者具有和由AL型淀粉样变性所致的相似的心肌肥厚，但心力衰竭更少见、预后更好。淀粉样物质沉积引起的玻璃体浑浊是ATTR淀粉样变性的病理特征性改变。

其他形式AF伴发的典型临床表现，包括由突变原纤维、溶酶菌或载脂蛋白引起的肾淀粉样变性，或由载脂蛋白AI引起的肝淀粉样变性，以及凝溶胶蛋白引起的脑神经和角膜淀粉样变性。

AF型淀粉样变患者的临床表现可与AL型类似，且AF携带者可发展为AL型，反之亦然。AF患者可出现MGUS。因此，对部分淀粉样变患者行浆细胞疾病和突变的相关筛查是很重要的。TTR的突变蛋白常可通过等电聚焦来检测，但DNA测序是目前诊断ATTR和其他AF突变的标准。

治疗　ATTR淀粉样变性

如果不进行治疗干预，ATTR发病后的生存期为5~15年。原位肝移植能去除主要的产生突变TTR的来源，并以正常来源的TTR替代；也可以阻止疾病的进展并改善部分患者的自主神经病变和周围神经病变。心肌病常不能改善，部分患者会在肝移植后出现心功能恶化，这也许是由于出现了像SSA一样的野生型TTR的沉积。已在体外发现一种能稳定TTR的非致病性化合物，具有四聚体构型，正在进行多中心的临床研究。

Aβ_2M淀粉样变性

Aβ_2M型淀粉样变由β_2微球蛋白组成，β_2微球蛋白是人白细胞抗原Ⅰ类分子相关恒定链，能在长期透析患者中引起风湿性疾病的表现。β_2微球蛋白由肾排出，因此在终末期肾病患者中β_2微球蛋白水平会增高。β_2M的分子量为11.8KD，高于一些透析膜的临界值，不能被透出。随着新的高流速血液透析技术的发展，这种疾病的发病率也出现下降。

Aβ_2M淀粉样变常表现为腕管综合征、持续存在的关节积液、脊柱关节病和骨的囊肿性病变。腕管综合征常常是疾病的首发症状。在过去，高达50%的透析超过12年的患者会出现持续的关节积液伴轻度关节不适。关节受累常是双侧的，通常为大关节受累（肩关节、膝关节、腕关节和髋关节）。关节液为非炎症性的，如果对沉积物行刚果红染色，能发现β_2M

淀粉样物质。虽然较少见，但内脏β$_2$M沉积偶见于胃肠道、心脏、肌腱和臀部的皮下组织。Aβ$_2$M没有特异的治疗方法，但在肾移植后停止透析，症状可改善。

总结

当患者出现不能解释的肾病、心肌病变（尤其是伴有舒张功能障碍）、神经病变（周围神经或自主神经）、肠道病变，或软组织的病理特征性表现如巨舌征或眶周瘀斑时，需考虑淀粉样变的诊断。淀粉样原纤维可通过对腹壁抽吸脂肪或受累脏器的活检进行刚果红染色来从病理上明确。可联合使用免疫学、生物化学和遗传学相关检测方法来进行精确的分型，精确的分型是选择恰当治疗方法所必需的（详见图16-1的检查流程）。三级转诊中心可以提供专门的诊断技术并让这些罕见疾病的患者获得进入临床试验的入口。

（杨云娇　译　田新平　审校）

第17章
Chapter 17

多发性肌炎、皮肌炎、包涵体肌炎

Marinos C.Dalakas

炎性肌病是最大的一组能引起骨骼肌无力的获得性和可治性疾病。可以分为主要的三类：多发性肌炎（polymyositis, PM）、皮肌炎（dermatomyositis, DM）和包涵体肌炎（inclusion body myositis, IBM）。

临床表现

据估计，炎性肌病的患病率为1/100 000。多发性肌炎作为独立疾病类型，是一种罕见疾病；皮肌炎可以累及成人和儿童，女性较男性更多见；包涵体肌炎在男性中的患病率是女性的3倍，白种人较黑种人多见，并且最常累及50岁以上人群。

这些疾病表现为进行性、对称性的肌无力，但IBM例外，IBM可表现为非对称性肌无力。患者常会主诉完成一些需要使用近端肌肉的日常生活动作越来越困难，如从椅子上坐起、上楼梯、跨上马路边的台阶、举物和梳头困难。依赖于远端肌肉力量的精细动作如系扣、缝纫、编织或写字仅在多发性肌炎和皮肌炎的晚期出现，但在包涵体肌炎早期即可出现。因为股四头肌在早期就可以受累，导致膝盖屈曲，因此包涵体肌炎的患者常会发生跌倒。即使在晚期、未经治疗的患者，眼肌也几乎不受累；如出现眼肌受累，就应该给炎性肌病的诊断打上问号。多发性肌炎和皮肌炎的面部肌群常不受累，但包涵体肌炎中常见轻度的面部肌群无力。各种炎性肌病中均常见咽部肌群和颈屈肌群受累，导致吞咽困难和抬头困难（头下垂）。在疾病晚期，偶尔在疾病急性期，会出现呼吸肌群受累。如果不治疗，严重的肌无力常伴有肌肉失用性萎缩。感觉系统多不受累，腱反射存在，但在出现严重肌无力或肌萎缩的患者，肌腱反射可以消失，尤其是包涵体肌炎患者，这些患者中股四头肌及远端肌群萎缩常见。少数患者可以出现肌痛和肌肉压痛，通常在疾病的早期出现，尤其是在皮肌炎伴发结缔组织受累的患者中。多发性肌炎和皮肌炎患者的肌无力常呈数周至数月的亚急性进展，急性者罕见，而包涵体肌炎则相反，往往进程非常缓慢，历经数年，类似老年性肌营养不良或慢性进行性运动神经元疾病。

特殊表现（表17-1）

多发性肌炎

多发性肌炎的确切发病时间通常很难确定，典型的情况是患者在病情迁延数周甚至数月后才就医。这与DM不同，DM患者的皮疹使得它能被早期发现（见下文）。多发性肌炎的表现与很多其他肌病相似，因此诊断是除外性的。PM是一种成人发病的亚急性炎性肌病，儿童罕见。PM患者几乎不出现以下表现：皮疹、眼外肌和面肌受累、神经肌肉疾病的家族史、肌肉毒性药物或毒素的接触史、内分泌病、神经源性疾病、肌营养不良、生化性肌病（由于肌肉酶缺乏所致）或包涵体肌炎，以上均可以通过肌肉活检除外（见下文）。作为一个独立疾病，PM是一种罕见（往往被过度诊断）的疾病；更常见的情况是，多发性肌炎往往伴发于系统性自身免疫性疾病或结缔组织病，或伴发于一种已知的病毒或细菌感染。药物，尤其是D青霉胺、他汀类药物或齐多夫定（AZT）也可以诱发与PM相似的炎性肌病。

皮肌炎

皮肌炎是一种以肌无力伴有特征性皮疹（通常出现在肌无力前出现）为特点的独立疾病。皮疹包括上眼睑的紫红色皮疹伴水肿（向阳疹）、面部和躯干上部的扁平红色皮疹，以及指关节背侧的紫红色的、高出皮面的脱屑疹性红斑（Gottron征）。红斑样皮疹也可以出现于身体的其他部位，如膝盖、肘部、踝、颈部和前胸（通常称为V字征）或肩背部（披肩征），日晒后加重。一些患者的皮疹可伴瘙痒，尤

表17-1 炎性肌病相关特征

特征性表现	多发性肌炎	皮肌炎	包涵体肌炎
发病年龄	>18岁	成年或幼年	>50岁
家族史	无	无	有，在部分患者
肌肉外表现	有	有	有
伴发疾病			
结缔组织病	有[a]	系统性硬化和混合性结缔组织病（重叠综合征）	有，在20%病例中[a]
系统性自身免疫病[b]	常见	不常见	不常见
恶性肿瘤	无	有，在15%病例中	无
病毒感染	有[c]	未证实	有[c]
药物[d]	有	有，罕见	无
寄生虫和细菌感染[e]	有	无	无

[a] 系统性红斑狼疮、类风湿关节炎、干燥综合征、系统性硬化症、混合性结缔组织病
[b] 克罗恩病、血管炎、结节病、原发性胆汁性肝硬化、成人乳糜泻、慢性移植物抗宿主病、盘状狼疮、强直性脊柱炎、血塞综合征、重症肌无力、爆发性痤疮、疱疹性皮炎、银屑病、桥本病、结节病、无丙种球蛋白血症、单克隆丙种球蛋白病、嗜酸细胞增多综合征、莱姆病、川崎病、自身免疫性血小板减少、高丙种球蛋白血症性紫癜、遗传性补体缺乏、IgA缺乏
[c] HIV（获得性免疫缺陷病毒）和HTLV-I（I型人T细胞淋巴增生性病毒）
[d] 药物包括青霉胺（多发性肌炎和皮肌炎）、齐多夫定（多发性肌炎）和色氨酸污染（皮肌炎样疾病）。其他肌肉毒性药物可以引起肌病但并非炎性肌病（详见正文内容）
[e] 寄生虫（原虫、绦虫、线虫），热带和细菌性肌炎（化脓性肌炎）

其是头皮、前胸和后背处皮疹。指甲基底部扩张的毛细血管袢也是特征性的改变。角质层不规则、增厚和变形，手指的侧面和掌部粗糙伴裂纹，有不规则的"脏"的横纹，称为"技工手"。肌无力可为轻度、中等或重度，甚至造成软瘫。有时候肌力可以是正常的，称为"无肌病的皮肌炎"，但是，这些患者在行肌活检时可以见到明显的血管周围和肌束周围的炎症表现。

DM可以独立存在，也可与系统性硬化症和混合性结缔组织病（MCTD）重叠。食用污染了L色氨酸的食物引起的嗜酸细胞增多性肌痛综合征可以出现与慢性DM相似的筋膜炎和皮肤增厚。

包涵体肌炎（IBM）

在年龄超过50岁的患者中，IBM是最常见的炎性肌病。IBM经常被误诊为PM，只有当拟诊PM的患者对治疗反应不好时才怀疑到IBM的诊断。远端肌群，尤其是足伸肌和手深部屈肌肌群的肌无力和萎缩几乎见于所有IBM患者，可以作为早期诊断的线索。部分患者会因为早期的股四头肌无力造成膝关节软弱而常常跌倒。另外，有患者会因为手部肌群，尤其是手指屈肌的无力而握不住物体如高尔夫球杆，或不能完成一些动作如开锁和打结。肌无力和伴随的肌萎缩偶尔可以是非对称性的，并选择性的累及股四头肌、髂腰肌、肱三头肌、肱二头肌和手指的屈肌，表现与下运动神经元病相似。吞咽困难较为常见，近60%的IBM患者会出现，并会因此导致阵发性哽咽。感觉神经检查一般是正常的，有些患者可能出现距小腿关节处轻度的震动觉减退，这会被误认为是老年性改变。远端肌无力的表现形式，表面上与运动神经元病或周围神经病相似，是由于选择性累及远端肌群的肌病进展所致。IBM进展是缓慢而持续的，绝大多数患者在起病数年后需要使用辅助器械如手杖、助步器和轮椅。

至少有20%的IBM患者，会同时伴有系统性自身免疫性疾病或结缔组织病。可以出现典型的IBM家族性聚集，这种情况被称为家族性炎性IBM。这种疾病与遗传性包涵体肌病（h-IBM）不同，遗传性包涵体肌病是一组异质性的、隐性遗传性综合征，很少为显性遗传，h-IBM是非炎症性肌病。h-IBM的一种亚型不累及股四头肌，是一种独特的类型。此病最早在伊朗犹太人中发现，现在发现许多种族都可以出现，与第9号染色体的p1区连锁，是由尿苷-5′-二磷酸-N-乙酰葡萄糖胺-2表异构酶/N-乙酰甘露糖胺激酶基因（GNE）突变所致。

临床表现

肌肉外表现

PM/DM的患者会出现不同程度的下述表现，包

括以下症状。

1. **全身症状** 如发热、全身不适、体重下降、关节痛、雷诺现象，尤其是与结缔组织病伴发的炎性肌病更常见。

2. **关节挛缩** 大多数见于DM，尤其是儿童。

3. **吞咽困难和胃肠道症状** 因为口咽部骨骼肌和食管上部的骨骼肌受累导致，尤其是DM和IBM多见。

4. **心脏异常** 包括房室传导阻滞、快速性心律失常、扩张性心肌病和射血分数下降，以及充血性心力衰竭。这些表现比较罕见，可源于疾病本身所致，也可由长期应用糖皮质激素相关的高血压造成。

5. **肺脏受累** 胸廓肌肉无力、肺间质病变、药物诱导性肺炎（如MTX）等可导致呼吸困难、干咳和吸入性肺炎。间质性肺病可先于肌炎出现或在疾病早期出现，可发生于多达10%的DM/PM患者，这类患者中大多数都有tRNA合成酶抗体（见下文）。

6. **皮下钙化** 见于皮肌炎患者中，有的皮下钙化可突出皮面，造成溃疡和感染。

7. **关节痛** 滑膜炎或指间关节半脱位导致的关节畸形可见于部分抗Jo-1抗体阳性的DM和PM患者中。

与恶性肿瘤相关性

虽然各种炎性肌病都有可能与恶性病有一定的相关性，尤其在老年人群，但只有皮肌炎患者的恶性病发生率明显增高，而IBM和PM并非如此。皮肌炎相关的最常见的肿瘤为卵巢癌、乳腺癌、黑色素瘤、直肠癌和非霍奇金淋巴瘤。应该根据临床情况来决定对DM患者进行潜在肿瘤的筛查范围。这些患者的肿瘤大多是通过病史和体格检查中的异常表现而发现的，而不是进行广泛而无目的的盲目检查发现的。目前的证据反对进行昂贵的、有创的和没有针对性的肿瘤筛查。每年进行全面的体检，包括盆腔、乳腺（必要时行乳腺X线检查）和直肠检查（根据家族史和年龄决定是否行直肠镜）、尿常规、血常规、血生化和胸部X线片检查，对于大多数患者来说就足够了。在亚洲，鼻咽癌较为常见，针对耳、鼻和喉部进行仔细检查是必要的。如果在临床上怀疑有恶性肿瘤，可考虑进行全身PET扫描。

重叠综合征

重叠综合征是指炎性肌病与结缔组织病同时存在。典型的重叠综合征是在DM患者中存在系统性硬化症或混合性结缔组织病的临床表现，如皮肤硬化增厚、挛缩、食管运动障碍、微血管病变和钙质沉着（表17-1）。相反，DM患者出现类风湿关节炎、系统性红斑狼疮或干燥综合征表现者非常罕见。DM合并系统性硬化的重叠综合征患者会具有一种特殊的抗核抗体核型，即抗PM/Scl抗体，是一种直接针对核蛋白复合物的抗体。

发病机制

以下证据均间接支持了炎性肌病的自身免疫性病因，包括与其他自身免疫病或结缔组织病伴发、存在多种自身抗体，与特殊的主要组织相容性复合体（MHC）基因相关，证实存在T细胞介导的肌细胞毒作用或补体介导的微血管病变，以及对免疫治疗有效。

自身抗体和免疫遗传学

近20%的炎性肌病患者存在多种细胞核抗原（抗核抗体）和细胞质抗原的自身抗体。抗胞质抗原的抗体是直接针对参与蛋白合成（抗合成酶）或转录转运（抗信号识别颗粒）的核糖核蛋白体的抗体。直接抗组酰氨tRNA合成酶的抗体称为抗Jo-1抗体，占所有抗合成酶抗体的75%，因为有80%的抗Jo-1抗体阳性患者可出现肺间质病变，这个抗体对临床很有帮助。一些抗Jo-1抗体阳性的患者还常常伴有雷诺现象、非侵蚀性关节炎、MHC分子DR 3和DRw52表型阳性。75%的PM和IBM患者具有DR3单倍体表型分子（DRB1*0301，DQB1*0201），而在幼年型DM患者中DQA1*0501的出现频率也是增加的（参见第2章）。

免疫病理机制

在DM患者中，体液免疫机制参与其中，导致微血管病和肌肉缺血（图17-1）。肌内膜浸润的炎性细胞包括CD4T细胞、B细胞、浆细胞样树突细胞和巨噬细胞。在非坏死性的肌纤维中淋巴细胞浸润相对少见。补体C5b-9溶膜攻击复合体的激活被认为是触发致炎性细胞因子和趋化因子释放、诱导血管细胞黏附分子（VCAM）1和内皮细胞间黏附分子（ICAM）1表达及促进活化的淋巴样细胞进入肌束膜和肌内膜的早期关键事件。可以出现内皮细胞坏死，肌内膜毛细血管数量减少、缺血，类似于微梗死的肌纤维破坏。遗留的毛细血管常常因为缺血而出现管腔扩张。肌肉组织内稍大的血管也会出现类似

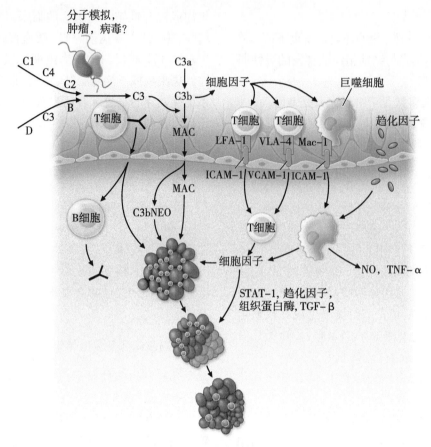

图17-1 皮肌炎的免疫病理

补体活化，可能由于自身抗体（Y）通过补体的经典或旁路途径针对内皮细胞和C3形成。活化的C3导致C3b、C3bNEO和膜攻击复合物（MAC）的形成，MAC沉积在肌内膜毛细血管的内皮细胞壁内或其周围。MAC沉积导致毛细血管破坏、缺血或微梗死，最突出的是肌束周围和束周萎缩。B细胞、浆细胞样树突细胞、CD4 T细胞和巨噬细胞从循环中到肌肉。单个核细胞释放的细胞因子诱导内皮细胞表达血管细胞黏附分子（VCAM）和细胞间黏附分子（ICAM）。整合素，特别是迟现活化抗原（VLA）-4和淋巴细胞功能相关抗原（LFA）-1，与VCAM和ICAM结合，促使T细胞和巨噬细胞通过内皮细胞壁浸润入肌肉

的改变。剩余的束周萎缩反映了束内低灌注，这在肌束周围尤为明显。在这些部位还有Ⅰ型干扰素诱导蛋白的表达增高。

相反，在PM和IBM中，可能的机制主要为T细胞介导的细胞毒作用。CD8 T细胞与巨噬细胞一起，最初围绕于那些异常表达Ⅰ类MHC分子的健康的非坏死性肌纤维，并最终侵入并破坏之。在正常肌纤维的肌纤维膜中不存在MHC-Ⅰ的表达，可能是被活化的T细胞和巨噬细胞分泌的细胞因子诱导产生。表达CD8/MHC-Ⅰ复合物是PM/IBM的特征性改变，它的存在可以帮助PM的组织学诊断的确立，详见下文。细胞毒CD8 T细胞含有穿孔素和作用于肌纤维表面能诱导肌坏死的颗粒酶颗粒。对浸润性CD8 T细胞表达的T细胞受体的分析发现，其克隆性扩增并具有抗原结合区域保守序列，这两者都提示发生了抗原驱动的T细胞反应。这种可能的抗原为内源性（如肌肉）还是外源性（如病毒）序列尚不清楚。目前还

没有在肌纤维中发现病毒。共刺激分子及其作用受体，为T细胞活化和抗原识别所必需，在PM和IBM中被显著上调。图17-2中描述了参与T细胞介导的细胞毒反应的主要作用分子。

IBM中的非免疫因素

在IBM中，一些空泡肌纤维中出现的刚果红阳性淀粉样物质沉积和细胞色素氧化酶阴性纤维中的异常线粒体，均提示除了自身免疫因素之外，尚存在退行性变过程。和老年痴呆症类似，在IBM中的细胞内淀粉样物质沉积是针对淀粉样前体蛋白（APP）、β-淀粉样蛋白、胰凝乳蛋白酶、载脂蛋白E、早老蛋白、泛素和磷酸盐化的tau蛋白的免疫反应，但此类沉淀，也可见于其他空泡肌病，是IBM的直接致病因素还是一种继发性表现尚不清楚。同样，线粒体异常也可能继发于老年性退化或细胞因子上调的旁效应。肌肉纤维的细胞因子的表达和Ⅰ

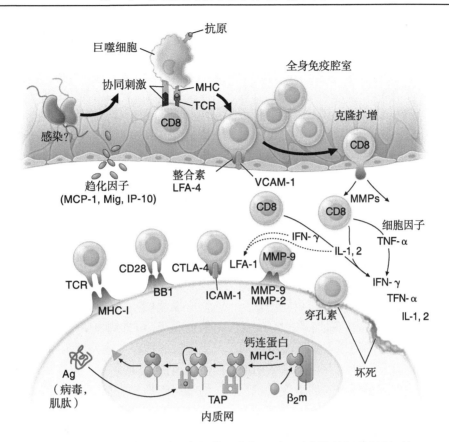

图17-2 多发性肌炎（PM）和包涵体肌炎（IBM）肌肉损伤的细胞介导机制

协同ICAM-1/LFA-1，稳定CD8-肌肉纤维相互作用。金属蛋白酶（MMPs）促进T细胞迁移并使其黏附在肌肉表面。自攻击T细胞释放的穿孔素颗粒导致肌肉纤维坏死。通过细胞因子干扰素（IFN）γ、白介素（IL）1或肿瘤坏死因子（TNF）α（也参与其中）直接发挥其肌肉毒性作用。肌肉纤维的死亡是通过坏死来介导的。MHC的I类分子由重链和轻链（β₂微球蛋白）组成，与抗原肽形成复合物，被TAP蛋白转运到内质网（参见第2章）

类MHC分子的上调可能会引起内质网应激反应，导致应激分子的细胞内聚集或糖蛋白的错误折叠及核因子κB（NF-κB）的活化，引起进一步的细胞因子活化。

与病毒感染的关系和反转录病毒的作用

多种病毒，包括柯萨奇病毒、流感病毒、副黏液病毒、腮腺炎病毒、巨细胞病毒、EB病毒均和肌炎间接有关。如柯萨奇病毒，可能通过分子模拟机制诱发自身免疫性肌炎，依据是抗Jo-1抗体的靶抗原（见上文）组酰氨tRNA合成酶和一种动物微小RNA病毒——脑心肌炎病毒——的基因组RNA具有结构同源性。然而，即使是敏感的聚合酶链反应（PCR）技术也没有在肌肉活检中证实有这种病毒存在。

病毒与PM和IBM存在相关性的最佳证据来自于反转录病毒。一些感染了HIV病毒或者I型人T细胞淋巴增生性病毒（HTLV-Ⅰ）病毒的患者会发生PM或IBM，非人类的灵长类动物在感染猿类免疫缺陷病毒时也会发生相似的疾病。炎性肌病可以是反转录病毒感染的首发表现，也可以在疾病的较后期发生。但只是偶尔在肌内膜的巨噬细胞内，而不是肌纤维内，检测到反转录病毒抗原，提示肌组织内并没有持续的感染和病毒复制。组织学检查与反转录病毒阴性的PM或IBM完全一致。肌肉中的浸润T细胞是克隆性驱动的，并且许多是反转录病毒特异性的。这种异常应该和长期AZT治疗后引起的药物毒性肌病相鉴别，后者的特征性表现是乏力、肌痛、轻度肌无力、肌酸激酶（CK）轻度升高。AZT诱导的肌病，是一种在组织学上以"不整红纤维"为特征的线粒体疾病，通常在停用药物后改善。AZT抑制γDNA聚合酶，一种仅见于线粒体基质中的酶。

鉴别诊断

典型的皮疹和近端或广泛的肌无力等临床表现，除了DM外，很少由其他原因引起。然而，不伴有皮损的近端肌无力，除了PM或IBM之外，还可由于许多其他原因引起。

亚急性或慢性进展性肌无力

这类异常可能是由于一些失神经疾病引起的，如脊肌萎缩、无肌萎缩性侧索硬化。除了肌无力外，随后出现的上运动神经元表现和经EMG发现的失神经表现均有助于诊断。肌营养不良也是需要考虑的原因，但这些疾病往往在数年内缓慢发生进展，很少在数周或数月内出现，而且30岁后起病者罕见。即使肌活检也很难鉴别慢性PM和急剧进展的肌营养不良。鉴别面肩肱型肌营养不良、dysferlin肌病和肌营养不良性肌病尤其困难，这些疾病早期经常有炎细胞的浸润。对于这些可疑病例通常会酌情给予糖皮质激素进行试验性治疗，并行相应的缺陷基因筛查来除外肌营养不良。肌肉活检寻找MHC-I/CD8引起的病变有助于PM的诊断。有些代谢性肌病，包括由于肌磷酸化酶或酸性麦芽糖酶缺乏引起的糖原贮积病、由于肉毒碱缺乏引起的脂质贮积性肌病；以及线粒体肌病都可以引起肌无力，并通常会伴有其他的特征性临床体征，诊断依赖于对肌活检的组织化学和生物化学检查。

内分泌肌病如由皮质醇增多症、甲状腺功能亢进、甲状腺功能减退、甲状旁腺功能亢进、甲状旁腺功能减退引起的肌病，需要相应的实验室检查来做出诊断。潜在肿瘤患者出现的肌肉萎缩可能是由于失用、恶病质或罕见的副肿瘤神经肌病所致。神经肌肉接头病变，包括重症肌无力或Lambert-Eaton肌无力综合征等导致的疲劳性肌无力，亦可能累及眼部肌群和头面部肌群。反复神经刺激和单纤维EMG检查可以帮助诊断。

急性肌无力

急性肌无力可以由急性神经病如吉兰-巴雷综合征、横贯性脊髓炎、神经毒素或嗜神经病毒感染如脊髓灰质炎病毒或西尼罗河病毒引起。如果急性肌无力伴有血清肌酸激酶（CK）的明显升高（通常达数千）、痛性肌痉挛、横纹肌溶解症及肌红蛋白尿，应考虑可能由于病毒感染或代谢性肌病引起，如肌磷酸化酶缺乏或肉毒碱棕榈基转移酶缺乏。多种动物寄生虫，如原虫（弓形虫、锥虫）、绦虫（囊虫）和线虫（旋毛虫）感染可以导致局灶性或广泛的炎性肌病，称为寄生虫多发性肌炎。金黄色葡萄球菌、耶尔森菌属、链球菌，或其他厌氧菌均可以引起化脓性肌炎，被称为热带多发性肌炎或脓性肌炎。脓性肌炎原来在西方少见，现在偶可见于AIDS患者。其他细菌如疏螺旋体属所致莱姆病和军团菌肺炎引起的军团菌病，也有时会引起肌炎。

周期性麻痹的患者会出现反复发作的周期性无痛性急性肌无力，常幼年起病。慢性酒精成瘾者在大量饮酒后可以出现痛性肌病伴肌红蛋白尿。急性无痛性肌无力伴有肌红蛋白尿，可见于持续的低钾血症、低磷血症和低镁血症患者，通常见于慢性酒精中毒或接受外周静脉高营养治疗的经鼻胃管引流的患者。

肌筋膜炎

这种特异性的炎性疾病会累及肌肉和筋膜，表现为弥漫性肌痛、皮肤硬化、乏力和轻度肌无力，通常有血清CK的轻度升高。最常见的类型是嗜酸性肌筋膜炎，以外周血嗜酸性粒细胞升高及肌内膜组织中嗜酸性粒细胞浸润为特征。有些患者的嗜酸性肌炎/筋膜炎是并发于寄生虫感染、血管炎、混合性结缔组织病、嗜酸性粒细胞增多综合征或接触毒物（如毒油综合征、L-色氨酸污染），或钙蛋白酶基因变异。肌筋膜炎的一种特异亚型表现为肌肉周围的结缔组织中有明显的成片的周期性酸——Schiff阳性巨噬细胞浸润，偶有CD8 T细胞浸润（巨噬细胞肌筋膜炎）。这种组织学异常是局灶性的，局限在既往注射疫苗的部位，而疫苗注射可能在数月或数年前。截至目前，这种异常情况仅发生于法国，和疫苗制备中应用的一种含铝的物质有关。多数患者糖皮质激素治疗有效，总的预后良好。

坏死性肌炎

这是一类逐渐被认识的具有独特特征的肌病，虽然它通常被称作为多发性肌炎。这种肌病经常在秋季或冬季起病，是一种急性或亚急性起病的对称性肌肉无力，CK水平通常非常高。肌无力症状可以很严重。可以合并间质性肺疾病和心肌病变。这种疾病可能在病毒感染后出现，偶尔与恶性肿瘤相关。有些患者有抗信号识别颗粒（SRP）抗体。肌肉活检显示肌纤维坏死并有巨噬细胞浸润，即使有T细胞浸润，数量也很少。肌肉MHC-I类分子的表达只有轻度和局灶性的上调。毛细血管水肿伴有透明样变性，毛细血管壁增厚和补体沉积。有些患者对免疫治疗有反应，但对其他患者治疗无效。

超急性坏死性筋膜炎/肌炎（食肉病）

这是一种暴发性传染病，多见于热带地区或

卫生条件恶劣的地方，以一个肢体的浅筋膜和肌肉广泛坏死为特征；如果阴囊、会阴、腹壁也受到累及，则被称为Fournier坏疽。这种疾病可能是由A组β溶血性链球菌、甲氧西林敏感金黄色葡萄球菌、铜绿假单胞菌、弧菌、梭菌（气性坏疽），或厌氧菌和兼性菌混合感染引起；从这些细菌产生的毒素成为超抗原（参见第1章）。细菌的入侵通常是一个小的伤口或皮肤擦伤，传染源是与携带这些致病源的载体接触。患有糖尿病、免疫缺陷状态，或全身性疾病如肝衰竭的人最易感。全身水痘感染是儿童发病的易感因素。

这种疾病表现为受累部位的肿胀、疼痛和发红，然后迅速出现筋膜和肌肉的组织坏死，据估计进展速度可达3cm/h。急诊清创、抗生素和IVIG，或甚至高压氧疗都是推荐的治疗方法。在进展快速或疾病晚期，需要进行受累肢体的截肢手术以避免致死的结局。

药物诱导性肌病

D-青霉胺、普鲁卡因酰胺和他汀类药物可以导致与PM相似的真正的肌炎，接触被L-色氨酸污染的制剂可以引起一种DM样疾病。如前所述，AZT可以引起线粒体肌病。其他一些药物也可以引起中毒性非炎性肌病，组织学改变上和DM、PM或IBM有差别。这些药物包括降胆固醇药物，如氯贝特、洛伐他汀、辛伐他汀、普伐他汀，尤其是和环孢素、胺碘酮或吉非贝齐联用时。他汀诱导的坏死性肌病或无症状性CK升高通常在停用相关药物后得到改善。然而，在很少数患者中，即使停用他汀后肌无力仍然进展；在这些患者，需进行诊断性的肌肉活检，而且如果发现炎症和MHC-Ⅰ上调的证据，就需要考虑进行针对PM的免疫治疗。两性霉素B、ε-氨基己酸、苯氟拉明、海洛因和苯环利定等药物可以引起横纹肌溶解综合征和肌红蛋白尿，但罕见。胺碘酮、氯喹、秋水仙碱、卡比马唑、吐根碱、依曲替酯、吐根糖浆、缓泻药或甘草等引发低钾血症、应用糖皮质激素或生长激素也会引起肌病性肌无力。有些神经肌肉阻滞剂如双哌雄双酯，与糖皮质激素联用可以导致急性重症肌病。了解详细的用药史是诊断药物诱导肌病所必需的，除非诱发出现了自身免疫性肌病，药物性肌病并不需要免疫抑制剂治疗，如前所述。

肌肉疼痛和肌肉压痛引起的"无力"

有些疾病如风湿性多肌痛（参见第11章）和关节炎性疾病的关节周围组织病变，即使不引起肌病，也需要和炎性肌病相鉴别。这些疾病的肌活检正常或可以看到Ⅱ型肌纤维萎缩。纤维组织炎和纤维肌痛综合征（参见第22章）患者经常出现局灶性或广泛性肌压痛、乏力和疼痛，有时候很难和关节痛鉴别。但是，另有一些患者有肌肉压痛，活动时肌肉疼痛，以及提示结缔组织病的异常指标，如血沉增快、C反应蛋白升高，抗核抗体阳性，或类风湿因子升高，伴有血清CK和醛缩酶的轻度升高。这些提示一种"分离"模式的肌无力，表现为很难持续用力，但并不是真正的肌无力。肌活检通常为正常或非特异性表现。虽然多数这类患者对非甾体抗炎药或糖皮质激素治疗有效，但大多数仍然会有一些隐匿的症状。有不能明确诊断的结缔组织病中的患者可以出现隐匿的筋膜炎表现，这些患者不能被理所当然的认为是心理因素所致。慢性疲劳综合征，可以出现在病毒感染之后，可以表现为疲乏无力、发热、咽痛、痛性淋巴结肿大、肌痛、关节痛、睡眠障碍和头痛。这些患者不伴有肌无力，肌活检结果也是正常的。

诊断

临床怀疑PM、DM或IBM时可以通过检测血清肌酶、EMG检查和肌活检来确诊（表17-2）。

最敏感的肌酶是CK，在病情活动时可升高50倍。虽然CK水平往往和疾病活动性相平行，但有些活动期的IBM或DM患者中CK可以是正常的，尤其是伴有结缔组织病时。活动期PM患者的CK往往是升高的。除了CK，血清谷草转氨酶、谷丙转氨酶、乳酸脱氢酶和醛缩酶亦可升高。

针刺肌电图显示有肌病性波形，以肌肉随意收缩时出现的短时相、低波幅、多相性波，自发活动增加伴纤颤、复杂的重复放电、正向尖锐波为特点。慢性病程和肌纤维变性的混合电位（短和长间期的多向性波）常见于IBM。这些EMG表现并不能确立炎性肌病的诊断，但可用于发现活动性或慢性肌病，以及除外神经源性疾病。

MRI不是诊断PM、DM或IBM的常规检查，但在一些临床情况下可以提供更多的信息或用于指导进行肌活检的部位。

肌活检，尽管在显示所有典型病理特征时有一定的可变性，但仍然是确定炎性肌病诊断及除外其他神经肌肉病的最敏感和最特异的检查的手段。炎症是这些疾病的组织学特征，而其他表现因不同亚

表17-2 炎性肌病的诊断标准

诊断标准	多发性肌炎 肯定诊断	多发性肌炎 可能	皮肌炎	包涵体肌炎
肌病性肌无力[a]	有	有	有[b]	有,慢性起病,早期累及远端肌群,常出现跌倒
肌电图表现	肌源性	肌源性	肌源性	肌源性伴混合波
肌酶	升高(可达50倍)	升高(可达50倍)	升高(可达50倍)或正常	升高(可达10倍)或正常
肌活检[c]	"原发"炎症伴有CD8T/MHC-Ⅰ复合体,不伴空泡	可见MHC-Ⅰ表达,但炎症轻微,不伴空泡[d]	肌束周、肌纤维膜周或血管周浸润,肌束周萎缩	"原发"炎症伴有CD8T/MHC-Ⅰ复合体;空泡性纤维伴β淀粉样物质沉积;细胞色素氧化酶阴性纤维;慢性肌病的征象[e]
皮疹或钙化	无	无	有[f]	无

[a] 肌病性肌无力,近端肌肉受累较远端明显,不累及眼和面部肌肉,以亚急性起病(数周至数月)和病情进展迅速为特点,患者没有神经肌肉疾病家族史,不伴有内分泌疾病、没有肌肉毒性药物或毒素接触史、没有生化性肌肉疾病(根据肌肉活检除外)

[b] 一些伴有典型皮疹的患者,肌力似乎正常(无肌病皮肌炎);这些患者常出现新发的易疲劳和活动耐力下降。仔细的肌肉检查会发现轻度肌肉无力

[c] 详见正文

[d] 符合"可能的多发性肌炎"的病例应给予一个足疗程的泼尼松或免疫抑制药物治疗。如果发现患者对治疗没有反应,应该再次行肌肉活检以除外其他疾病或诊断转变成包涵体肌炎的可能

[e] 如果肌肉活检不含有空泡肌纤维但显示有慢性肌病伴有肌纤维肥大,原发炎症伴有CD8/MHC-Ⅰ复合体的和细胞色素氧化酶阴性纤维,则诊断可能是包涵体肌炎

[f] 如果没有皮疹,但肌肉活检发现有皮肌炎的特征性改变,则可以诊断为可能的DM

型而各异(图17-3、图17-4和图17-5)。

在PM,炎症是原发性的,这是指炎症不是反应性的,T细胞浸润主要位于肌束内(肌内膜的),包绕单个的正常肌纤维,引起肌细胞吞噬和坏死(图17-3)。肌纤维膜上几乎都表达MHC-Ⅰ型分子,即使没有CD8+细胞侵入的肌纤维也会表达。CD8/MHC-Ⅰ高表达是特征性的改变,是确定诊断,并且除外继发性、非特异性炎症所必需的。需要除外的继发性、非特异性肌肉炎症包括某些肌营养不良病。如果疾病在慢性期,可见结缔组织增多,可以与碱性磷酸酶发生反应。

在DM患者中肌内膜炎症主要存在于血管周围或束间间隔及周围,而非在肌束内(图17-4)。肌内血管出现内皮增生伴有内皮管网状增生、纤维蛋白血栓和毛细血管闭塞。肌纤维坏死、变性,被吞噬,经常成群地累及肌束的一部分,在肌束的周围形成楔形病变;这是由于肌肉内微梗死所致,这种变化导致束周萎缩,以束周附近呈现2~10层的萎缩纤维为特点。肌束周萎缩是DM的特征性表现,即使在不伴有炎症的情况下也是如此。

在IBM中(图17-5),肌内膜炎症伴T细胞侵入表达MHC-Ⅰ类分子的非空泡性肌纤维;嗜碱性颗粒沉积,分布于裂缝样空泡的边缘(边缘空泡);肌纤维丢失,被脂肪和结缔组织所取代,可见到肥大的肌纤维和成角的、圆形的肌纤维;胞质罕见嗜伊红性包涵体;以出现"不整红"纤维或细胞色素氧化酶阴性纤维为特点的异常线粒体;淀粉样物质在空泡里或空泡附近沉积,这些表现在经结晶紫染色或刚果红染色后可用荧光显色清楚地观察到。电镜可见的在边缘空泡附近存在丝状包涵体。在至少15%的有IBM典型临床表现的患者中,肌活检找不到空泡或淀粉样物质,导致被误诊为PM。密切的临床病理相关性是确诊的根本,如果仍不确定,在其他部位重复肌活检有助于确诊。

治疗 炎性肌病的治疗

治疗目标为改善肌肉力量,从而改进日常活动的功能,减轻肌肉外表现(皮疹、吞咽困难、呼吸困难、发热)。当肌力改善后,CK也随之下降;但反之则不然。然而临床上常见的误区是"追求"或治疗CK水平,而非改善肌无力,因此造成过长时间且不必要地使用免疫抑制药物,误判其疗效。如果在经过足够的治疗后,无论CK是否下降,只要肌力没有

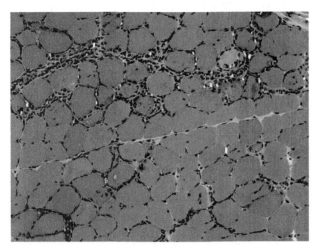

图17-3 多发性肌炎患者肌肉活检的横断面图

显示有散在的或围绕肌肉纤维的、有淋巴细胞侵入的炎性病灶。注意没有在包涵体肌炎中看到的慢性肌病特点（结缔组织增多，萎缩或肥大纤维）

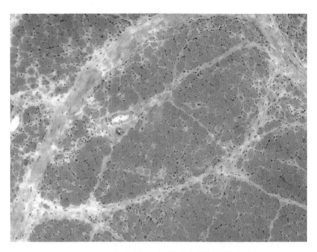

图17-4 皮肌炎患者肌肉活检的横断面

显示肌束周围的纤维萎缩（束周萎缩）

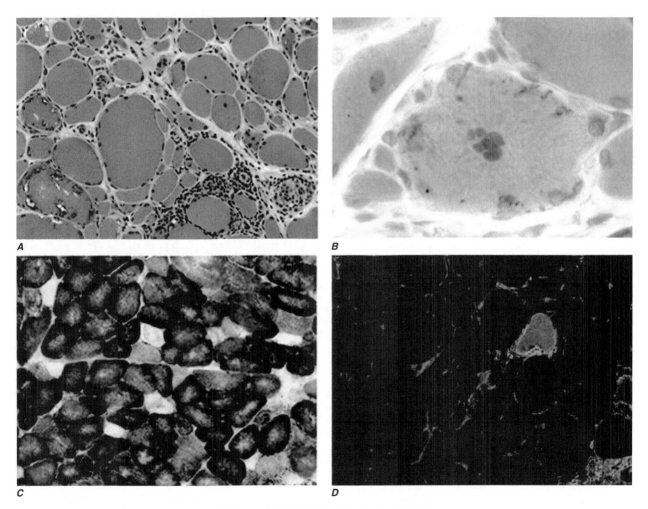

图17-5 包涵体肌炎患者的肌肉活检横断面

显示在非空泡或坏死纤维周围有典型的空泡伴有淋巴细胞浸润（A），结晶紫染色下可见在肌内膜沉积的小的淀粉样物质（B）、细胞色素氧化酶阴性纤维，提示存在线粒体功能异常（C）和所有纤维周围普遍存在MHC-I表达增强（D）

客观改善，就应谨慎地停止免疫抑制剂治疗。用于治疗PM和DM的药物包括以下几种。

1. 糖皮质激素　起始治疗首先选用口服泼尼松；其有效性和不良反应可决定将来是否需要应用更强的免疫抑制剂。大剂量泼尼松，至少每日1mg/kg，应尽早开始应用。经3~4周，应在10周内将泼尼松缓慢减量至隔日1mg/kg。如果有效且无严重不良反应，激素每3~4周减量5~10mg，直至达到能控制疾病的最小剂量。以客观的肌力增加和日常活动改善作为判断激素是否有效的标准，一般都在治疗的第3个月出现。如果仅仅是感觉体能增加或CK水平下降，而没有肌力恢复并不是判断疾病改善的可靠指标。如果在大剂量泼尼松治疗3个月后没有客观改善，那么可能肌病确实对药物无反应，应在开始加用二线免疫抑制剂时加快泼尼松减量速度。虽然没有经过对照性临床试验的证实，几乎所有真正的PM或DM都在不同程度上、在一定阶段内对糖皮质激素有效；总的来说，DM比PM的治疗反应更好。

长期使用泼尼松可以导致肌无力加重，但CK正常或没有改变，这种作用称之为类固醇性肌病。对于起初对大剂量泼尼松治疗有效的患者，新发的肌无力可能和类固醇性肌病相关，或者和肌病活动需要更大剂量的泼尼松治疗，再或者是出现了糖皮质激素抵抗。在不确定病例，可以根据期望来增加或降低泼尼松的剂量：在2~8周引起肌无力的原因通常就会很明显了。

2. 其他免疫抑制剂　约75%的患者最终需要加用免疫抑制剂治疗。当患者在3个月的糖皮质激素治疗后反应不佳，或者患者出现了糖皮质激素抵抗，或出现了糖皮质激素相关的不良反应，或多次出现激素减量过程中病情复发，或疾病快速进展出现严重的肌无力和呼吸衰竭时都是加用免疫抑制剂的指征。

以下为常用药物，但都未经过对照试验验证：①硫唑嘌呤耐受性良好，不良反应少见，长期疗效与其他药物相同。最大剂量为3mg/(kg·d)。②甲氨蝶呤比硫唑嘌呤的起效迅速。常以每周口服7.5mg的剂量开始持续应用3周（每12小时服药2.5mg，服药3次），然后以每周2.5mg的速度逐渐加量至每周25mg。罕见不良反应为甲氨蝶呤性肺炎，但很难和抗Jo-1抗体阳性的原发性肌病（如前所述）相关的间质性肺炎鉴别。③霉酚酸酯也比硫唑嘌呤起效快。在每日剂量达到2.5g或3g，分2次服用时，均有良好的长期耐受性。④单克隆抗CD20抗体（利妥昔单抗）在一个小型的非对照队列中证实，利妥昔单抗对DM和PM治疗都有效，目前正进行随机试验证实其疗效。⑤环孢素的疗效不确定，并且作用轻微。⑥环磷酰胺（0.5~1g/m²体表面积，静脉输注，每月1次，持续6个月）的作用有限，而毒性明显。⑦他克莫司（即FK506）在一些难治性PM病例中有效。

3. 免疫调节治疗　在一项对照研究中，对难治性DM，静脉输注丙种球蛋白（IVIG）不但可以改善肌力，缓解皮疹，而且能够改善潜在的免疫病理学异常。但疗效持续时间通常较短（≤8周），因此推荐每6~8周重复输注以维持疗效。推荐剂量为2g/kg，分2~5d给予治疗。非对照性观察发现IVIg对PM亦有效。无论血浆置换还是白细胞去除术均对PM和DM无效。

推荐以下针对PM和DM的经验性序贯治疗方案。第1步：大剂量泼尼松；第2步：硫唑嘌呤，霉酚酸酯或甲氨蝶呤，以减少类固醇用量；第3步：IVIg；第4步：在谨慎的监测下，根据患者的年龄、肌病严重程度、耐受性、医师对药物的经验和患者的总体状况，试验性使用下述一种药物：利妥昔单抗、环孢素、环磷酰胺或他克莫司。对于伴有间质性肺病的患者，积极使用环磷酰胺或者他克莫司可能有效。

拟诊为PM的患者，如果对任何免疫抑制治疗都无效，最可能的是患有IBM或其他疾病，通常是代谢性肌病，代谢性疾病是一种肌营养不良性、药物诱导的肌病或内分泌疾病。在这种情况下，应重复进行肌活检，重新寻找其他引起肌病的原因。

钙质沉着，是DM的表现之一，很难治疗。然而，如果原发病对现有的治疗有效，则可以防止新发的钙质沉着发生。双膦酸盐、氢氧化铝、丙磺舒、秋水仙碱、小剂量华法林、钙阻滞剂和外科切除都曾尝试过，但均未成功。

IBM通常对免疫抑制治疗无效。对于新近诊断的患者，多会尝试联合应用泼尼松和硫唑嘌呤或甲氨蝶呤治疗数月，虽然结果往往令人失望。因为偶有患者会自觉在停用这些药物后出现肌力减退，即使没有客观证据或对照临床研究的支持，有些医生仍会让患者维持隔日小剂量泼尼松联合霉酚酸酯治疗，以减缓肌病进展。在两项对照性试验中，对IVIg治疗IBM的疗效进行了研究，将近30%的患者有轻微疗效；出现肌力增加，然而，改善的程度不足以支持此方案在临床中常规应用。另一项关于IVIg与糖皮质激素联合治疗的研究结果证实这种治疗是无效的。但不管怎样，许多专家都相信，对于那些肌无力进展迅速、因吞咽困难恶化而出现窒息的IBM患者尝试2~3个月的IVIg治疗还是合理的。

预后

经治疗，PM和DM患者的5年生存率约为95%，10年生存率为84%；死亡原因多为肺、心脏或其他系统性并发症。发病时病情严重、开始治疗时间延误、伴有严重的吞咽困难或呼吸困难的患者预后不良。老年患者、伴有肿瘤的患者预后较差。DM对治疗的反应较PM好，因此预后较好。多数患者经治疗后改善，大多数患者经治疗后都会改善，许多患者的功能能够完全恢复，并在巩固治疗中通常能够得以维持。近30%的患者会遗留部分肌无力。在病情任何阶段都可能出现复发。

在炎性肌病中，IBM的预后最差。大多数患者在起病后5~10年将需要使用辅助器械，如拐杖、助步器或轮椅帮助活动。总之，IBM的起病越迟，病情进展就越迅速。

（吴婵媛　王　迁　译　田新平　审校）

第三部分 关节及关节周围组织疾病

第18章
Chapter 18
关节及肌肉骨骼疾病的诊治思路

John J. Cush　　Peter E. Lipsky

每年有超过3.15亿人因肌肉骨骼症状来门诊就医,占美国门诊患者的近20%。据疾病控制和预防中心估计,美国人口的22%(即4600万人)患有医师诊断的关节炎,约1900万人有明显的功能受限。这些患者中,大多数患者的疾病为自限性疾病,只需简单的评估、对症处理和安慰。然而,一些特定的肌肉骨骼症状或者症状的持续存在可能预示着存在更严重的疾病,这些疾病是需要更进一步的评估或进行实验室检查来明确诊断的。肌肉骨骼评估的目标是通过鉴别诊断来得到准确的诊断和及时的治疗,同时避免过度的诊断性检查和不必要的治疗(表18-1)。有几种急症情况必须立即做出诊断,以免造成严重的病残或发生致死性的后果。这些"危险信号"诊断包括化脓性关节炎、急性晶体性关节炎(如痛风)和骨折。每个急性起病的单关节或局灶性肌肉骨骼疼痛都需要高度怀疑是否出现了这些急症(见本章以后内容)。

对于有肌肉骨骼系统症状的患者应该详细的病史采集及全面的查体和肌肉骨骼系统检查,如果合适的话,进行实验室检查。首诊时应该明确肌肉骨骼症状是否为"警示性"疾病(感染性关节炎、痛风或骨折)。评估应该确定患者的症状:①源自关节或非关节;②性质为炎性或非炎性;③急性或慢性病程;④为局限性(单关节)或系统性病变(多关节)。

通过这样的评估方式及对病理生理过程的认识,可以对患者的症状和表现进行初步判断(如急性炎症性单关节炎或慢性非炎症性、非关节弥漫性疼痛)来缩小可能的诊断疾病范围。骨骼肌肉疾病,绝大多数患者都能得到确诊。对绝大多数患者来说可以做出诊断,但是一些患者很难立即做出诊断。许多肌肉骨骼疾病在起病时症状相似,有时需要经历数周或数月才能逐渐发展成已经认识的疾病种类。因此,在首诊即可以得出明确诊断的期望不能太高。

关节与非关节疾病

对关节肌肉系统的评估,首先要区分患者症状的解剖来源。如踝部疼痛可见于累及不同解剖结构的多种疾病,包括淋菌性关节炎、跟骨骨折、跟腱炎、蜂窝织炎和周围神经病或嵌顿性神经病。鉴别关节性或非关节性疾病需要认真和详细的体检。关节结构包括滑膜、关节液、关节软骨、关节内韧带、关节囊和邻近关节的骨。非关节(或关节周围)结构也可能参与病理过程,如关节外支撑韧带、肌腱、滑囊、肌肉、筋膜、骨骼、神经和表覆的皮肤。虽然肌肉关节症状通常归因于关节病变,但其实由非关节疾病引起者更为常见。对于没有经验的检查者来说,区分这些潜在的引起疼痛的来源是富有挑战性的。关节疾病可以表现为深在或弥散的疼痛、主动及被动活动范围受限、肿胀(由于滑膜增生、渗出或骨性肥大引起)、骨擦音、关节不稳、"关节绞锁现象"或畸形。相反,非关节性疾病常表现为主动活动时出现疼痛,而被动活动(外力帮助下)无痛、活动范围无变化。关节周围疾病通常表现为邻近关节结构部位的痛点或局灶性压痛及远离关节囊部位的体检有异常。此外,非关节性疾病几乎不会出现肿胀、骨擦

表18-1　对肌肉骨骼疾病患者的评估

目标
　　准确的诊断
　　及时治疗
　　避免不必要的诊断检查
诊治思路
　　对症状的解剖定位(关节的或非关节的)
　　确定病理过程的本质(炎性或非炎性)
　　确定受累程度(单关节、多关节,局部、广泛)
　　确定病程(急性或慢性)
　　首先考虑最常见的疾病
　　形成鉴别诊断

音、关节不稳及关节本身的畸形。

炎性与非炎性疾病

在肌肉骨骼系统评估过程中，检查者应决定引起症状的病理过程的性质及是否存在炎症或非炎症性疾病的发现。炎性疾病可以是感染性的（奈瑟淋球菌或结核分枝杆菌感染）、晶体诱发的（痛风、假痛风）、免疫相关的[类风湿关节炎（RA）、系统性红斑狼疮（SLE）]、反应性（风湿热、反应性关节炎）或者特发性的。炎性疾病通常可以通过是否出现下述四大炎症的基本体征（红、肿、热、痛）、全身症状（疲乏、发热、皮疹和消瘦），以及炎症的实验室证据[血沉（ESR）或C反应蛋白升高、血小板升高、慢性病性贫血或低蛋白血症]来发现。关节僵硬通常伴有慢性肌肉骨骼疾病，但可以扩展到关节以外部位。然而，僵硬的持续时间和强度可能对诊断起到重要作用。与炎性疾病（如RA）相关的晨僵常在长时间休息后出现，通常持续数小时，并在活动后或服用抗感染药物后缓解。相反，非炎性疾病（如骨关节炎）相关的间歇性僵硬通常在短暂休息后发生，持续时间通常小于60min，活动后加重。疲乏可以是炎症（如RA和风湿性多肌痛）的伴随症状，也可见于纤维肌痛（一种非炎性疾病）、贫血、心力衰竭、内分泌疾病、营养不良、睡眠障碍或抑郁状态。非炎性疾病常见于外伤（肩袖撕裂）、劳损（滑囊炎、肌腱炎）、退行性改变或修复不良（骨关节炎）、肿瘤（色素绒毛结节性滑膜炎）或疼痛放大（纤维肌痛）。非炎性疾病常以不伴滑膜肿胀或发热的疼痛为特征，没有炎症和全身表现，白天出现活动不便，而非晨僵，以及实验室检查结果是正常（与年龄相当的）或阴性的。

明确引起症状的潜在过程的性质和部位有助于检查者区分肌肉骨骼疾病的类型（如急性炎症性单关节炎、慢性非炎症性疾病、非关节性泛发的疼痛），缩小诊断的考虑范围，确定是否需要立即做出诊断或治疗干预还是继续观察。图18-1显示了评估出现肌肉骨骼症状患者的诊治流程。这个方法依靠临床和病史特征，而不是实验室检查，对诊断常见风湿性疾病是非常高效的。

这个诊治流程对于最常见的疾病并不是必要的，因为这些疾病也可以根据出现频率和特征性表现来做出诊断。最常见的引起肌肉骨骼疾病如图18-2所示。由于外伤、骨折、劳损和纤维肌痛是最常见的病因，因此在首次接触患者时应该首先考虑。如果除外了这些常见疾病，应该根据患者的年龄考虑其他常见的疾病。因此，年龄小于60岁的患者常见的病因有劳损/扭伤、痛风（仅见于男性）、类风湿关节炎、脊柱关节炎和少见的感染性关节炎。60岁以上的患者中常见的疾病有骨关节炎、晶体性关节炎（痛风和假性痛风）、风湿性多肌痛、骨质疏松性骨折和少见的化脓性关节炎。这些疾病发生的概率比其他严重的自身免疫性疾病，如系统性红斑狼疮、硬皮病、多发性肌炎和血管炎要高10~100倍。

临床病史

病史的一些特点能为诊断提供重要线索。患者本身的一些特点、症状的持续时间、关节受累的程度、诱因都能提供重要信息。一些诊断在不同年龄组的发生率更高（图18-2）。SLE和反应性关节炎更多见于年轻人，而纤维肌痛和类风湿关节炎则最常见于中年人，骨关节炎和风湿性多肌痛则更多见于老年人。结合考虑性别和种族也对诊断有帮助。痛风和脊柱关节病（如强直性脊柱炎）更多见于男性，而RA、纤维肌痛和狼疮则更多见于女性。一些疾病的种族倾向性很明显。因此，风湿性多肌痛、巨细胞动脉炎和肉芽肿性多血管炎（韦格纳肉芽肿）常见于白种人，而结节病和SLE更多见于非洲裔美国人。家族聚集性可见于强直性脊柱炎、痛风和骨关节炎的Heberden结节。

症状的持续时间是重要的诊断根据，可以分为起病、发展和病程。有些疾病起病突然，如化脓性关节炎或痛风，而骨关节炎、RA和纤维肌痛起病则比较隐匿。患者症状的演变也是有差异的，可分为慢性（骨关节炎）、间歇性（晶体性或Lyme关节炎）、游走性（风湿热、淋菌性或病毒性关节炎）及叠加性（RA、银屑病关节炎）。肌肉骨骼疾病常根据症状持续时间是否超过6周来区别分为急性和慢性病程，持续时间短于6周的为急性，而长于6周的则为慢性。急性关节病通常包括感染性、晶体性或反应性。慢性关节炎通常包括非炎性和免疫性关节炎（如骨关节炎、RA）及非关节疾病（如纤维肌痛综合征）。关节受累的程度和分布可以提供非常多的信息。关节疾病按照受累关节数目可分为单关节（1个关节）、寡关节或少关节（2~3个关节）和多关节（4个关节或以上）。虽然晶体性和感染性关节炎通常是单关节或寡关节的，但OA和RA都是多关节性疾病。非关节性疾病可分为局限性或泛发性。典型的继发于肌腱炎

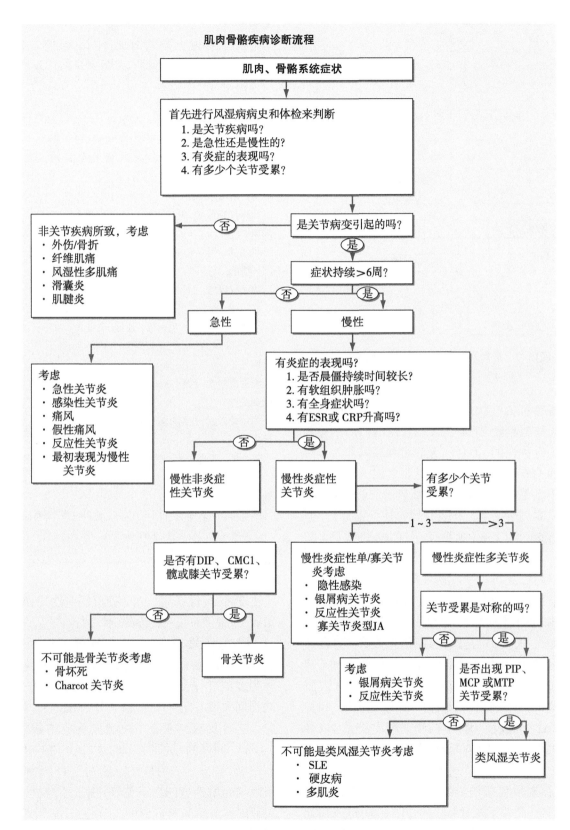

图18-1 肌肉骨骼疾病的诊断流程

鉴别诊断的思路见斜体字。ESR.血沉；DIP.远端指间关节；CMC.腕掌关节；PIP.近端指间关节；MCP.掌指关节；MTP.跖趾关节；SLE.系统性红斑狼疮；JA.幼年性关节炎

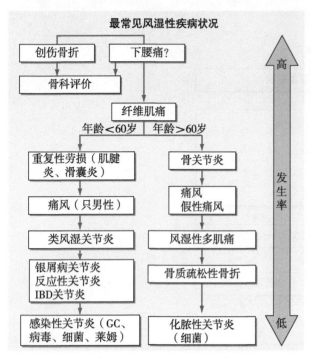

图18-2 最常见风湿性疾病的诊断流程
GC.淋球菌；IBD.炎症性肠病

或腕管综合征的症状是局限性的，而由多发性肌炎或纤维肌痛引起疲乏和肌痛则为广泛的。RA的关节受累常为对称性的，而脊柱关节病和痛风常为非对称性的寡关节病变。上肢受累更常见于RA和OA，而下肢受累则是反应性关节炎和痛风的起病特点。中轴关节受累在骨关节炎和强直性脊柱炎很常见，但在RA，除颈椎以外（颈椎受累在RA较常见）却少见。

临床病史还可以发现诱发因素，如外伤史（骨坏死、半月板撕裂）、用药史（表18-2）、既往疾病情况和同时伴发的疾病（风湿热、反应性关节炎、肝炎），这些都与患者的症状有关。一些合并症也容易引起肌肉骨骼症状。尤其是糖尿病（腕管综合征）、肾功能不全（痛风）、银屑病（银屑病关节炎）、骨髓瘤（下腰痛）、肿瘤（肌炎）和骨质疏松（骨折）及使用特定药物如糖皮质激素（骨坏死、化脓性关节炎）及利尿药或化疗（痛风）（表18-2）。

最后，对风湿病的全面系统回顾可以提示有用的诊断信息。许多肌肉骨骼疾病会伴有全身症状，如发热（SLE、感染）、皮疹（SLE、银屑病关节炎）、指甲病变（银屑病关节炎、反应性关节炎）、肌痛（纤维肌痛、他汀或药物相关的肌病）或无力（多发性肌炎、神经病变）。此外，一些疾病还会伴有其他器官受累，如眼（白塞病、结节病、脊柱关节炎）、胃肠道（硬皮病、炎性肠病）、生殖道（反应性关节炎、淋球菌病）及神经系统（莱姆病、血管炎）。

检查受累或未受累关节可了解是否存在痛、热、红、肿。对触诊或运动所引发的疼痛部位和程度应进行量化。如应描述28个易检查关节〔近端指间关节（PIPs）、掌指关节（MCPs）、双腕、双肘、双肩及双膝关节〕肿触痛关节的数目（范围0~28）。同样的，肿胀关节的数目（0~28）也应计算和记录。细致检查时应注意鉴别是由于滑膜渗出或滑膜增生所造成的真正关节肿胀，还是非关节性或关节周围组织受累造成的关节肿胀，后者常扩展超过正常的关节边缘。通过触诊或特殊检查手法可以将滑膜渗出与滑膜增生或骨性肥大区别开来。如通过"膨出征"或"髌骨冲击触诊"可以检查出少至中量的膝关节积液。关节滑囊渗出（如鹰嘴或髌前关节囊积液）通常是局部的、关节周围的、位于骨性凸出

表18-2 药物引起的肌肉骨骼症状

关节痛
奎尼丁、西咪替丁、喹诺酮I类、长时间服用阿昔洛韦、干扰素、白介素-2、尼卡地平、疫苗、利福布汀、芳香酶和HIV蛋白酶抑制剂

肌痛/肌病
糖皮质激素、青霉胺、羟基氯喹、AZT、洛伐他汀、辛伐他汀、普伐他汀、氯贝丁酯、干扰素、白介素-2、乙醇、可卡因、紫杉醇、多西紫杉醇、秋水仙碱、喹诺酮类、环孢素、蛋白酶抑制剂

肌腱断裂/肌腱炎
喹诺酮类药物、糖皮质激素、异维A酸

痛风
利尿药、阿司匹林、细胞毒药物、环孢素、乙醇、私酿烈酒、乙胺丁醇

药物诱导狼疮
肼屈嗪、普鲁卡因酰胺、奎尼丁、苯妥英、卡马西平、甲基多巴、异烟肼、氯丙嗪、锂剂、青霉胺、四环素、TNF抑制剂、ACEI类药物、噻氯匹定

骨坏死
糖皮质激素、乙醇，放射、双膦酸盐

骨量减少
糖皮质激素、长期肝素治疗、苯妥英、甲氨蝶呤

硬皮病
氯乙烯、博来霉素、喷他佐辛、有机溶剂、卡比多巴、色氨酸、菜籽油

血管炎
别嘌醇、安非他明、可卡因、噻嗪类利尿药、青霉胺、丙基硫脲嘧啶、孟鲁司特、TNF抑制剂、B型肝炎疫苗、甲氧苄氨嘧啶/磺胺甲噁唑

表面的,周边有明显的界线并有波动感。关节稳定性可通过触诊和用手施加压力来评估。半脱位和脱位可继发于外伤、机械力或炎性疾病,可通过视诊和触诊来判断。关节的肿胀或肿胀容积可以通过触诊来评估。关节囊的牵拉通常会引起疼痛和明显的肿胀。患者为最大程度地减轻疼痛而将关节保持在关节内压力最小而容积最大的位置,常是半屈曲位。因此,炎性渗出会导致屈曲挛缩。临床上常可以观察到波动感或"可被压扁"的肿胀,同时伴有像葡萄一样的可被压缩。炎症可能导致固定的屈曲畸形,或者尤其是伸直位时出现活动受限——因为此时关节容积是减少的。应评估关节在所有平面上的主动和被动活动范围,并进行双侧对比。关节的系列评估应该记录压痛和肿胀的关节数及关节正常活动范围的丢失情况,关节活动范围的丢失情况应使用测角器来测量。每一个关节均应被动地进行最大活动范围(尽可能包括屈曲、伸直、旋转、内收、外展、侧弯、内翻、外翻、内旋、外旋、内外偏移和弯曲)评估。活动受限常因积液、疼痛、畸形或挛缩所致。如果被动活动范围超过主动范围,则需考虑关节周围疾病(如肌腱炎、肌腱断裂或肌病)。挛缩可能反映了既往滑膜炎症或外伤。小关节的骨擦感可在触诊或检查过程中发现,但这可能提示关节软骨明显的退行性改变,因为这时关节软骨变得粗糙了(如OA)。关节畸形通常提示长期或进展性的疾病过程。畸形可由韧带损伤、软组织挛缩、骨性增生、强直、侵蚀性疾病或关节半脱位引起。肌肉组织检查应了解肌力,是否出现肌肉的萎缩、疼痛或痉挛。肢带肌无力时应注明是近端还是远端肌肉无力。肌肉力量可以通过观察患者的一些动作来评估(如走路、从椅子上站起、抓握、写字)。肌力可以分为5级:0级代表肌肉无收缩;1级代表肌肉轻微收缩或抽动;2级代表肌肉不能抵抗重力;3级代表肌肉可以抵抗重力的活动;4级代表肌肉可以抵抗重力和阻力的活动;5级代表正常肌力。检查者应认真评估常被忽视的非关节或关节周围结构受累情况,尤其是当患者的关节症状没有检查到关节囊病变的客观证据时。发现软组织或非关节来源的疼痛可以避免不必要的、而且通常是比较昂贵的额外检查。特殊检查手法可以发现常见的非关节异常,如腕管综合征(可通过Tinel征或Phalen征发现)。其他软组织异常的例子包括鹰嘴滑囊炎、上髁炎(如网球肘)、附着点炎(如跟腱炎)及与纤维肌痛相关的疼痛扳机点。

老年人的风湿性疾病评估

风湿性疾病的发生率随着年龄增长而增加,65岁以上人群约58%的人会出现关节症状。由于体征、症状隐匿、被忽视及被其他合并疾病掩盖等原因,老年人的肌肉关节疾病常被漏诊。再加上老年人实验室检查的可靠性下降,易出现非病理性的异常结果,使诊断变得更困难。如血沉可以误导性的升高,高达15%的老年人中可出现低滴度的类风湿因子和抗核抗体(ANAs)阳性。尽管几乎所有风湿性疾病都可以在老年人中出现,但一些疾病和药物诱发疾病(表18-2)在老年人中更为常见。老年人的肌肉、骨骼疾病的诊治思路与其他肌肉关节疾病患者是一样的,但是更强调发现潜在的合并症和治疗的后果。在老年人中OA、骨质疏松症、痛风、假性痛风、风湿性多肌痛、血管炎和药物诱发的疾病比其他人更为常见。体格检查需要识别肌肉骨骼症状的性质和并发疾病,这些并发疾病可能影响诊断和治疗的选择。

住院患者的风湿病评估

住院和门诊患者在评估和诊断方面的考虑可能会有所不同,因为住院患者的症状更严重、急性表现更多及有更多的与并发疾病的相互作用。风湿病患者往往因为以下几个原因之一更容易被收入院:①急性发作的炎症性关节炎;②未确诊的全身性或发热性疾病;③肌肉骨骼的创伤;④现有自身免疫性疾病(如系统性红斑狼疮)的发作或恶化;⑤在关节或结缔组织病的基础上出现新的合并症(如血栓性事件、淋巴瘤、感染)。值得注意的是,在美国,风湿病患者很少由于广泛疼痛、血清学异常、开始新治疗而入院,但这在世界其他国家是常规这样做的。

急性单关节炎可能是"危险信号"(如化脓性关节炎、痛风、假性痛风),需要进行关节穿刺术。然而,新出现的多关节炎的鉴别诊断会更广泛(如类风湿关节炎、肝炎相关关节炎、血清病、药物性狼疮、多关节化脓性关节炎),并可能需要有针对性的实验室检查,而不是滑液分析。出现发热、多系统异常的患者需要排除感染和肿瘤,评估需要根据最核心、特异的症状进行。值得考虑的疾病包括血管炎(中老年人中的巨细胞动脉炎;较年轻人中的结节性多动脉炎)、成人斯蒂尔病、系统性红斑狼疮、抗磷脂综合征和结节病。结缔组织病经常被误诊，即使是已经被诊断为风湿病的患者（如SLE、RA、强直性脊柱炎），也应该通过仔细询问病史、体格检查和肌肉关节检查及对他们的病历进行仔细的回顾来确认诊断。重要的是应该注意到当风湿性疾病患者被收入院时，通常是与其所患自身免疫性疾病无关的原因，而是因为合并症或药物治疗的并发症。患有慢性炎症性疾病的患者（如RA、SLE、银屑病等）发生感染、心血管事件和肿瘤的风险是增加的。

一些疾病，如急性痛风，在住院患者中可能会因为手术、脱水或其他事件而被诱发，因此在对住院患者出现的急性发作的肌肉、骨骼症状进行评估时应该考虑到这些情况。过度积极、无重点的实验室常会出现阳性结果，这需要全面的风湿系统评估。

体格检查

体格检查的目的是明确受累的结构、潜在病理特点的性质、病理过程造成的后果和对功能造成的影响及出现的全身或关节外表现。为明确主要受累的部位和鉴别关节与非关节性疾病，必须具备局部解剖的基础知识。肌肉、骨骼检查在绝大程度依赖于仔细的视诊和触诊，以及许多特殊的检查手法来诱发有诊断意义的体征（表18-3）。虽然大多数附肢骨关节可以用这种方法检查，但对许多中轴骨（脊椎骨关节突）和无法触及的关节（如骶髂和髋关节）这种检查方法不能很好地观察和触诊到这些关节。对于这些关节，更大程度上有赖于特殊的检查手段和影像学评估。

局部性风湿性疾病的检查方法

尽管所有的患者都应该以合理、全面地方式进行评估，但有许多肌肉、骨骼症状都是由常见的一些疾病引起的，这些疾病以一种可以预测的形式起病、发展和定位；这些疾病通常可以通过有限的病史资料和特殊的检查手法或检查而立即明确诊断。虽然这种方法适用于几乎所有关节，但这里只总结了4个常见受累的解剖部位的评估方法：手、肩、髋和膝。

手痛

局灶性或单侧手部疼痛可由创伤、过度使用、感染、反应性或晶体诱导的关节炎所导致。相反，双侧手痛通常提示是由退行性（如OA）、系统化或炎症/免疫（如RA）病因引起的。关节分布或受累的类型会高度提示一些疾病（图18-3）。因此，OA（或退行性关节炎）可表现为远端指间关节（DIP）和PIP关节疼痛伴有骨性肥大，骨性肥大可以明显到形成骨性结节，在远端指间关节和近端指间关节部位形成的骨性结节分别被称为Heberden结节和Bouchard结节。拇指的根部（第1腕掌关节）疼痛，伴或者不伴有骨膨大，都是高度提示为OA。相反，RA更倾向于累及PIP、MCP、掌间关节和腕掌关节（腕关节），并伴有疼痛、长时间的晨僵和可触诊到的滑膜组织增生。银屑病关节炎可以模拟OA中看到的受累关节（DIP和PIP关节），但可以通过存在炎症的体征（红、热、滑膜肿胀）、伴或不伴有腕部受累、指甲顶针样改变或指甲剥离来进行鉴别。当第2和第3的MCP关节处看到退行性改变（骨性膨大）伴有软骨钙质沉积症或间断发作的炎性腕关节炎时应该考虑血色病。

手背和腕部的软组织肿胀提示炎症性伸肌腱腱鞘炎，可以由淋球菌感染、痛风或者炎症性关节炎（如类风湿关节炎）引起。局部热、肿胀或可凹性水肿可能提示为腱鞘炎，如果肌腱活动时，如屈伸手指

表18-3 肌肉、骨骼术语词汇表

骨擦感
　关节活动时诱发出的可触及的（很少能听见的）震动感或爆裂音感；细微的关节骨擦感很常见，在大关节没有太多的临床意义；粗糙的关节骨擦感常提示严重的软骨和退行性改变（见于骨关节炎）

半脱位
　关节面对位改变，引起关节面不能相互准确吻合

脱位
　关节面位置异常以致关节面无法接触

活动范围
　对于杵臼关节而言，关节在单个平面上可测量到的活动角度

挛缩
　由于肌肉强直性痉挛（可逆性）或关节周围结构纤维化（永久性）导致关节固定，并丧失完整活动性

畸形
　某种结构的形态或大小异常；可能是由于骨性肥大、关节结构对位异常或关节周围支撑结构损伤所致

附着点炎
　附着点（肌腱或韧带附着于骨的部位）的炎症

上髁炎
　累及上髁的感染或炎症

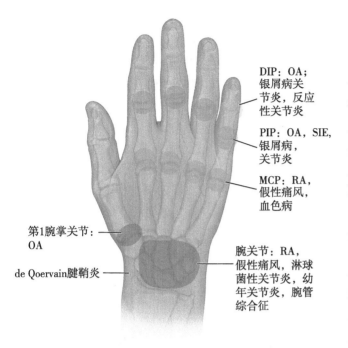

图18-3　手和腕的受累部位及其相应疾病

DIP.远端指间关节；PIP.近端指间关节；MCP.掌指关节；OA.骨关节炎；RA.类风湿关节炎；SIE.系统性红斑狼疮［引自 JJ Cush et al: Evaluation of musculoskeletal complaints, in Rheumatology: Diagnosis and Therapeutics, 2nd ed, JJ Cush et al (eds). Philadelphia, Lippincott Williams & Wilkins, 2005: 3-20 with permission.］

肩痛

在检查肩关节疾病的过程中，检查者需要认真询问外伤史、纤维肌痛、感染、炎症性疾病、职业损伤或既往颈部疾病史。此外，应询问患者能够诱发肩痛的活动和动作。当所有平面的活动均出现疼痛则提示为关节炎，如果只是在某些运动时才出现肩痛，则提示为关节周围的疾病（非肩关节炎）导致。肩痛可能源于盂肱关节或者肩锁关节、肩峰下的（三角肌下）滑囊、关节周围的软组织（如纤维肌痛、肩袖撕裂/肌腱炎）或者颈椎（图18-4）。肩痛常常是颈椎的放射痛，也可为胸腔内病变（如Pancoast瘤）或胆囊、肝、膈肌的牵涉痛。当盂肱关节疼痛伴有弥漫性关节周围（如肩峰下、二头肌）的疼痛和压痛点（斜方肌或冈上肌）时应考虑纤维肌痛。肩部检查时检查者应该帮助患者在各个方向充分进行主动和被动运动来检查肩关节的活动度：前屈、伸展、内收、外展和内旋和外旋。手法检查关节周围结构常常可以获得重要的诊断信息。盂肱关节受累最好通过将拇指放在盂肱关节前方并施加压力，同时向内、向外旋转肱骨头。检查者应直接按压肩峰外侧正下方的肩峰下滑囊（图18-4）。肩峰下滑囊炎是引起肩痛的常见原因。肩峰下滑囊的前方是肱二头

时，出现肿胀的软组织随之运动，或牵拉伸肌腱鞘时能够诱发疼痛（弯曲掌指关节以远的手指，保持腕关节固定、中立位），则可以确诊腱鞘炎。

局限在腕关节桡侧的疼痛可能是由DeQuervains腱鞘炎引起，DeQuervain腱鞘炎引起可能因拇长展肌或拇短伸肌腱鞘的炎症所致（图18-3）。这种疾病通常由于过度使用或者妊娠所导致，可通过Finkelstein试验来确诊。将拇指屈曲于掌内握拳，并让患者主动将手下弯，腕关节向尺侧下弯，如能诱发出腕的局部疼痛则为阳性。腕管综合征是另一种常见的上肢疾病，是由于在腕管内的正中神经受压所致。临床表现为腕部疼痛，可能会向拇指、示指、中指桡侧放射，有时会累及第四指的桡侧，造成这些部位的感觉异常，有时伴鱼际肌萎缩。腕管综合征常常与妊娠、水肿、外伤、骨关节炎、炎性关节炎和浸润性疾病（如淀粉样变）有关。Tinel征或Phalen征阳性有助于明确诊断。通过"敲击"腕的掌侧（Tinel征），或患者双手屈腕相互挤压位，检查者按压双手伸侧（Phalen征），可以诱发疼痛。这些检查的敏感性差异较大，因此需要进行神经传导速度来确诊。

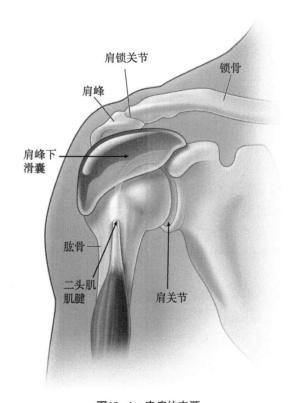

图18-4　肩痛的来源

肩部示意图，指示箭头为最常见原因和肩痛的部位

肌肌腱穿过肱二头肌肌间沟处。对该肌腱最好的检查方法是在患者内旋和外旋肱骨时触诊肌间沟中的肌腱。如果直接按压肌腱出现疼痛，则提示为肱二头肌肌腱炎。触诊肩锁关节时，可以发现局部疼痛、扪及骨性肥大或者偶尔可以发现滑膜肿胀。虽然骨关节炎和RA常累及肩锁关节，但是骨关节炎几乎不累及盂肱关节，除非有外伤或职业病引起。盂肱关节的最佳检查方法是在患者前方将拇指置于肱骨头（正好在喙突的内下方），然后让患者内旋和外旋肱骨。这个部位的局限性疼痛常提示为盂肱关节病变。几乎触摸不到滑膜积液或组织肿胀，但是如果能触摸到，则提示感染、RA或急性肩袖撕裂。

肩袖肌腱炎或撕裂是引起肩痛的非常常见的原因。肩袖由冈上肌、冈下肌、小圆肌和肩胛下肌的肌腱组成。当主动外展（但非被动外展）时出现疼痛、有外侧三角肌疼痛、夜间痛及撞击征时常提示肩袖肌腱炎。方法是检查者举起患者手臂使肩关节被动屈曲，同时保持肩胛骨稳定、避免旋转。如果在前屈达180°之前即出现疼痛则为阳性。肩袖完全撕裂在老年人更常见，常因外伤所致，表现与肌腱炎相同，但更少见。垂臂试验可提示肩袖撕裂，即当患者被动外展上臂后无法保持伸展位。如果外展90°时患者即无法保持上臂向上即为试验阳性。通过MRI或超声检查可确诊肌腱炎或肩袖撕裂的诊断。

膝痛

膝痛可以由于关节内病变（OA、RA）或关节周围病变（鹅足滑囊炎、副韧带拉伤）或与髋关节病变引起的牵涉痛引起。详细询问病史可以明确膝痛症状的持续时间，是否有诱发因素、外伤或使用可能引起膝痛症状的药物。如髌骨疾病（如骨关节炎）可引起膝的前部疼痛，这种膝痛在上楼梯时会加重。观察患者的步态也很重要。应仔细观察双膝在站立位（承重位）和俯卧位时有无肿胀、发红、对位不良、可见的创伤（挫伤、挫裂伤）及肌肉萎缩。膝关节最常见的对位不良是膝内翻（O形腿）和膝外翻（X形腿）。膝关节骨性肿胀常见于骨增生改变，如骨关节炎和神经病性关节病。滑膜增生或滑膜积液所致的膝关节肿胀可表现为髌上囊（滑膜腔在髌骨上方的反折）或髌骨外侧和内侧的具有波动感的、膨出的软组织增生。也可以通过将髌骨沿股骨沟方向向下的冲击触诊方法，或者引出"膨出征"来检查是否出现了膝关节积液。将膝关节伸直，检查者用手从髌上囊向髌骨外侧挤压关节液，像挤牛奶一样。然后按压髌骨外侧，则可观察到关节积液从外侧流动到内侧而膨出。检查者应知道这种检查方法仅适用于检查少至中量关节积液（<100ml）。炎性疾病如RA、痛风、假性痛风和反应性关节炎可累及膝关节并引起明显的疼痛、僵直、关节肿胀或发热。腘窝囊肿（又称Baker囊肿）最好的触摸办法是将膝关节部分弯曲，观察腘窝囊肿的最好方法是让患者站立，膝关节充分伸直，从后方观察单侧或一侧的腘窝肿胀或饱满。

鹅足滑囊炎是经常被漏诊的引起成人膝痛的关节周围疾病。鹅足滑囊位于联合肌腱（缝匠肌、股薄肌、半腱肌）的下方，附于前内侧胫骨近端，在外伤、过度使用或炎症后可出现疼痛。通常在纤维肌痛、肥胖、膝骨关节炎的患者中会出现压痛。其他形式的滑囊炎也可以表现为膝痛。髌前囊很表浅，位于髌骨下方。髌下囊比较深在，位于髌骨韧带附着于胫骨粗隆之前部分的下方。

膝关节内部结构紊乱可因外伤或退行性变所致。半月板软骨（内侧及外侧）损伤常表现为慢性或间断性膝痛。当有外伤病史或运动史、或慢性膝关节关节炎病史的患者，当患者述说有关节"卡锁"、喀嗒声、发软等相关症状时，应当怀疑这种损伤。将膝关节屈曲90°，让患者把足放在桌子上，当直接触诊关节线内侧或外侧可以诱发膝痛，或者从内侧或外侧挤压关节时出现膝关节疼痛也提示这一诊断。McMurray试验阳性也可提示有半月板撕裂。这个检查方法是将患者的膝关节屈曲90°，然后将膝关节伸直，同时将下肢向内或向外旋转。当内旋时出现痛性喀嗒音提示外侧半月板损伤，而当向外旋转时出现疼痛则提示内侧半月板损伤。最后，急性发作的疼痛、可能伴肿胀、外伤史、关节液检查肉眼呈血性时，应警惕交叉韧带损伤。交叉韧带损伤最好的检查方法是引出"抽屉"征。让患者平躺，将膝关节部分弯曲，足放于检查台上。检查者用手将胫骨相对于股骨向前或向后推移。如果向前运动出现疼痛，提示可能有前交叉韧带损伤。相反，向后运动时出现明显的膝痛，则提示后交叉韧带损伤。双侧肢体对照试验有助于检查者发现明显地向前或向后运动诱发的疼痛。

髋痛

检查髋关节的最佳方法是观察患者的步态和评

估髋关节的运动范围。绝大多数诉说有"髋痛"的患者都会描述其疼痛局限在单侧髋关节后方的臀区肌肉处（图18-5）。这种疼痛可以伴有下腰痛，也可以不伴有下腰痛，疼痛常向大腿后外侧。这种表现常见于腰骶椎的退行性关节炎或者椎间盘，并且常伴L_4~S_1神经根受累的皮结分布区内的皮肤表现。坐骨神经痛是由于L_4、L_5或者S_1神经嵌顿所致（即来自一个突出的椎间盘），表现为单侧从臀区向下延腿后外侧到足的神经性疼痛。部分患者会述说其"髋痛"位于转子滑囊外侧。由于这个关节囊很深，通常不会出现红肿。在转子滑囊区诱发出触痛点则可确诊转子滑囊炎。臀肌和大转子的疼痛也可能提示纤维肌痛。关节活动范围可因疼痛而受限。髋关节疼痛较少见，常位于前方，腹股沟韧带上方，可向腹股沟内侧或沿大腿前内侧放射至会阴。偶可见髂腰肌滑囊炎模拟真正的髋关节痛。外伤史或炎性关节炎史可提示髂腰肌滑囊炎的诊断。髂腰肌滑囊炎所致疼痛位于腹股沟或大腿前侧，髋关节过伸可加重疼痛，许多患者需采取髋关节外旋屈曲位以减少因滑囊扩张而引起的疼痛。

实验室检查

绝大多数肌肉骨骼疾病可以很容易地通过完整的病史和体格检查做出诊断。首诊的另一个目的即是决定是否需要进行额外的辅助检查或需要立即开始治疗。许多临床特点提示需要进行辅助检查。单关节疾病、外伤或炎性疾病及合并神经系统改变或有全身症状的严重疾病等情况，均需要进行辅助检查。最后，有慢性症状（持续>6周）的患者，尤其是对对症处理疗效不佳者也需要进行辅助检查。辅助检查的范围和内容需要根据临床表现和疑诊疾病的病理过程来决定。实验室检查应该用于证实某个特殊的临床诊断，而不是用来筛查或评估主诉模糊患者的工具。不加选择地进行大量诊断性检查和影像学检查对诊断帮助不大，也不是经济有效的确诊手段。

除了包括白细胞计数和分类计数的全血细胞检查外，常规的检查还应包括急性时相反应物如ESR或C反应蛋白，这些检查对于鉴别炎性和非炎性肌肉骨骼疾病有帮助。这两项检查都很便宜，也很普及，在感染、炎症、自身免疫性疾病、肿瘤、妊娠、肾功能不全、高龄和高脂血症的人中都可能会升高。急性时相反应物（CRP、ESR）的极度升高很少见于没有严重疾病（如败血症、胸膜心包炎、风湿性多肌痛、巨细胞动脉炎、成人Still病）的其他情况。

血清尿酸检查对诊断痛风和监测降尿酸治疗的疗效是非常重要的。尿酸是嘌呤代谢的最终产

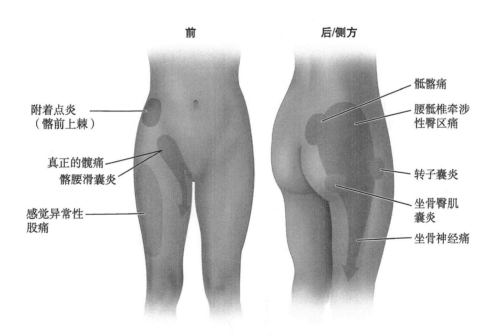

图18-5 髋痛和感觉迟钝的来源

[引自 JJ Cush et al: Evaluation of mus-culoskeletal complaints, in Rheumatology: Diagnosis and Therapeutics, 2nd ed, JJ Cush et al(eds). Philadelphia, Lippincott Williams & Wilkins, 2005: 3-20 with permission.]

物，主要通过尿液排泄。男性的血尿酸水平介于238~516μmol/L（4.0~8.6mg/dl），女性尿酸水平较低[178~351μmol/L（3.0~5.9mg/dl）]，是由于雌激素可促进尿酸排泄。尿中尿酸水平通常每24小时<750mg。虽然高尿酸血症[特别是水平>535μmol/l（9mg/dl）]可增高痛风和肾结石的发生率，但尿酸的水平与关节疾病的严重程度可能不相关。先天性代谢缺陷[（Lesch-Nyhan）莱-尼综合征]、疾病状态（肾功能不全、骨髓增生性疾病、牛皮癣）或药物（乙醇、细胞毒药物治疗、噻嗪类利尿药）都会引起尿酸水平（和痛风的风险）升高。尽管几乎所有痛风患者在其病程中的某个时期都会出现高尿酸血症，但高达5%的患者在急性痛风发作时血尿酸水平是正常的，推测可能与急性炎症期间尿酸的排泄增加有关。监测血尿酸水平对于评价降尿酸治疗或化疗的疗效非常重要，因为治疗的目标是将血尿酸水平控制在6mg/dl以下。

检查血清中的类风湿因子、抗环胍氨酸抗体（抗CCP）、抗核抗体（ANA）、补体水平、莱姆病抗体、抗中性粒细胞胞质抗体（ANCA）和抗链O滴度，只在临床有证据提示有相关疾病时才进行检测，因为这些检查用于筛查时的阴性预测值很差，尤其是当检查前的疾病可能性很小时。尽管4%~5%的健康人可以出现类风湿因子和ANA阳性，但分别只有1%和0.4%的人将会患RA或SLE。IgM型类风湿因子（抗IgG Fc段的自身抗体）可见于80%的RA患者，低滴度的IgM型类风湿因子（RF）亦可见于患有慢性感染性疾病的患者（结核、麻风、肝炎）、其他自身免疫性疾病（SLE、干燥综合征），以及慢性肺病、肝病和肾病患者。当考虑RA的诊断时，应同时检测血清RF和抗CCP抗体，因为这两种抗体是互相补充的。这两种抗体的敏感性相近，但抗CCP抗体比RF的特异性更高。在RA中，抗CCP抗体阳性和RF阳性提示发生严重、侵蚀性多关节炎的风险增高。ANAs几乎见于所有SLE患者都会出现ANA阳性，但也可见于其他自身免疫性疾病（多发性肌炎、硬皮病、抗磷脂综合征、干燥综合征）、药物诱导狼疮（服用肼屈嗪、普鲁卡因胺、奎尼丁、四环素类、肿瘤坏死因子抑制剂等引起）、慢性肝病、肾病及高龄的患者。5%的成年人和高达14%的老年人或患有慢性疾病的患者会ANAs检测为阳性。ANA检查非常敏感，但对于诊断狼疮特异性不佳，仅有不到5%的ANA阳性是由于狼疮引起。解读ANA阳性结果有赖于滴度高低及在免疫荧光显微镜下观察到的核

型（表18-4）。均质型和斑点型的特异性最差，而周边型或核周型（与抗双链DNA抗体相关）具有高度特异性，提示患者可能患有SLE。着丝点型见于局限型硬皮病[钙质沉着、雷诺现象、食管功能障碍、硬指、毛细血管扩张（CREST）综合征]或原发性胆汁性硬化的患者，核仁型可以在弥漫型硬皮病或炎症性肌病患者中看到。

急性单关节炎或当临床怀疑有感染性或晶体性关节病时往往需要进行关节液穿刺和检查。滑液分析在鉴别非炎性和炎性疾病中十分重要，滑液的检查包括外观、黏性和细胞计数。并不推荐进行关节液葡萄糖、蛋白、乳酸脱氢酶、乳酸和自身抗体检测，因为这些项目没有诊断价值。正常的滑液是清亮或淡的草黄色，黏性很好，这主要是由于其中含有高水平的透明质酸。非炎性关节液是清亮、黏稠的，并呈琥珀色，白细胞计数<2000/μl，以单核细胞为主。关节液的黏性可通过将关节液一滴一滴地从注射器中滴出来时进行评估。正常的关节液有"注射器"效应，呈细线状，每一滴尾部都有长长的拉丝。骨关节炎或外伤性关节炎积液的黏稠度通常是正常的。炎性关节积液呈黄色浑浊，白细胞计数升高（2000~50 000/μl），并以多核白细胞为主。炎性关节液黏性下降，透明质酸含量降低，每一滴关节液的尾部很少或者没有拉丝。这种关节液可见于RA、痛风、其他炎性关节炎。感染性关节液呈脓性，不透明，白细胞计数常大于50 000/μl，以多核白细胞为主

表18-4 抗核抗体（ANA）核型和临床相关性

ANA核型	识别抗原	临床相关
均质型	脱氧核糖蛋白	非特异
	组蛋白	药物性狼疮，狼疮
周边型	抗双链DNA	50% SLE（特异）
斑点型	U1-RNP	>90% MCTD
	Sm	30% SLE（特异）
	Ro（SS-A）	60%干燥综合征、SCLE、新生儿狼疮、ANA阴性的狼疮
	La（SS-B）	50%的干燥综合征、15%狼疮
	Scl-70	40%弥漫型硬皮病
	PM-1	多发性肌炎、皮肌炎
	Jo-1	多发性肌炎伴肺病、关节炎
核仁型	RNA聚合酶1其他	40%进展型系统性硬化症
着丝点型	着丝点	75% CREST（局限型硬皮病）

ANA.抗核抗体；CREST.钙质沉积、雷诺现象、食管功能障碍、硬指、毛细血管扩张；MCTD.混合结缔组织病；SCLE.亚急性皮肤型红斑狼疮；SLE.系统性红斑狼疮

(>75%),黏性低。这种关节液见于典型的化脓性关节炎,但偶尔也可见于RA或痛风。此外,血性关节液可见于外伤、血友病关节积血或神经病性关节炎。关节液穿刺和分析流程,见图18-6。关节液穿刺后应立即进行外观、黏性和细胞计数检查。细胞学和晶体检查应在光镜或偏振光显微镜下进行。单尿酸钠晶体见于痛风,呈细长针状,负性双折光晶体,常位于细胞内,而双水焦磷酸钙晶体见于软骨钙化和假性痛风,呈短小的菱形,是正性双折光晶体。一旦怀疑感染性关节炎就必须进行关节液革兰涂片和培养。如果怀疑淋菌性关节炎,应快速将关节液接种在合适的培养基。慢性单关节炎患者的关节液还应进行结核分枝杆菌和真菌培养。最后,应注意有时同一个关节可能会同时发生晶体诱导性关节炎和感染性关节炎。

关节疾病的诊断性影像学检查

常规放射学检查在关节疾病的诊断和分级中非常重要。X线片最适用于有外伤史、疑诊慢性感染、进行性功能丧失或单关节受累,当考虑改变治疗方案时,或者是对慢性疾病进行基线水平评估时,常规放射学检查也是非常有价值的。但是,对急性炎性关节炎而言,早期放射学检查对明确诊断帮助不大,只能发现软组织肿胀或关节周围脱钙表现。随着疾病的进展,可出现钙化(软组织、软骨或骨)、关节间隙变窄、侵蚀、骨性强直、新骨形成(硬化、骨赘或骨膜炎)及软骨下囊性变,提示为特殊的临床疾病。请放射科医生会诊有助于选择合适的影像学检查方式、技术和体位,避免更多的检查。

额外的影像学辅助检查可能具有更高的诊断敏感性,能够加快有限数目的关节疾病和一些特定情况的早期诊断,在传统放射学检查不足以或不能明确病情时可以采用(表18-5)。超声对于发现临床检查不能完全明确的软组织异常如腱鞘炎,非常有用。由于其成本低、便于携带和广泛的普及,超声的使用越来越多,是评估滑膜囊肿(Baker's)、肩袖撕裂、肌腱炎和肌腱损伤的首选方法。超声的效用随着操作者的经验增多而提高。放射性核素显像能够提供关于骨的代谢状态相关信息,和放射学检查一起对评估全身肌肉骨骼病变受累的程度和分布非常有价值。核素扫描是一种敏感的发现骨和周围软组织结构炎症和代谢异常的手段,但特异性很差。核素显像的组织对照分辨率有限,因此对骨和关节周围病变的分辨不清楚,常需要联合使用MRI。核素扫描主要通过^{99m}Tc、^{67}Ga或^{111}In标记的WBC,已被应用于各种关节疾病,都取得了不同程度的成功(表18-5)。虽然(^{99m}Tc)锝酸盐或双膦酸盐核素扫描(图18-7)对发现骨感染、肿瘤、炎症、血流增多、骨重建、异位骨形成和缺血性坏死有帮助,但大多数这种情况下更倾向于进行MRI检查。^{99m}Tc扫描的特异性很低,使其在骨转移、Paget的筛查方面受到很大限制。镓扫描采用的是^{67}Ga,可与血清和细胞转铁蛋白、乳铁蛋白结合,并优先被中性粒细胞、巨噬细胞、细菌和肿瘤组织(如淋巴瘤)摄取,因此主要用于发现隐匿感染和恶性肿瘤。^{111}In标记的WBC核素扫描已被用于发现骨髓炎、感染性或炎性关节

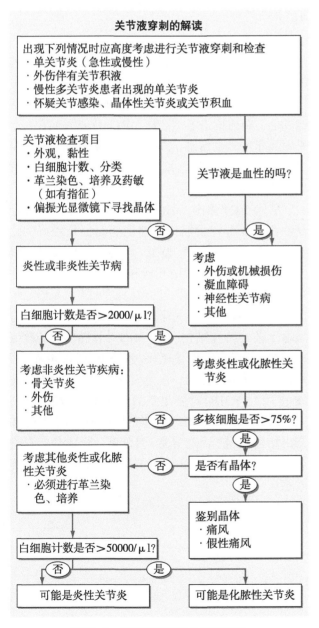

图18-6 关节液穿刺和分析流程图

表18-5 肌肉骨骼疾病的诊断性影像学检查方法

方法	显像时间(h)	费用[a]	目前的适应证
超声[b]	<1	1+	滑膜囊肿、肩袖撕裂、肌腱损伤
放射性核素扫描^{99m}Tc	1~4	2+	骨转移检查、Paget病评估、急性和慢性骨髓炎
^{111}In-WBC	24	3+	急性感染、假体感染、急性骨髓炎
^{67}Ga	24~48	4+	急性和慢性感染、急性骨髓炎
CT	<1	3+	椎间盘突出、骶髂关节炎、椎管狭窄、脊髓外伤、骨样骨瘤、应力性骨折
MRI	0.5~2	4+	缺血性坏死、骨髓炎、关节内紊乱和软组织损伤、中轴骨和脊髓结构异常、椎间盘突出、色素绒毛结节性滑膜炎、炎性和代谢性肌病

[a] 与放射线检查的相对费用
[b] 结果取决于检查者

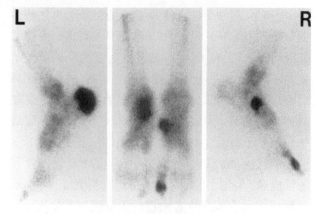

图18-7 一位33岁非洲裔美国男性反应性关节炎患者的双足[^{99m}Tc]双膦酸盐核素扫描图

该患者临床表现为骶髂关节炎、尿道炎、葡萄膜炎、不对称的寡关节炎和附着点炎。骨扫描显示的摄取增高处提示为附着点炎,累及左侧跟腱、足底筋膜和右侧胫后肌腱,以及右侧第1趾间关节关节炎

炎。不管怎样,^{111}In标记的WBC核素扫描和^{67}Ga扫描都已在很大程度上被MRI取代,除非是怀疑人工关节感染时核素显像更有价值。

CT能提供中轴骨的详细可视信息。那些以前认为难以进行放射线可视的关节(如椎骨关节突、骶髂关节、胸锁、髋关节),都可利用CT很好地进行评估。CT已经被证明对下腰背痛综合征(如椎管狭窄与椎间盘突出)、骶髂关节炎、骨样骨瘤和应力性骨折的诊断是有用的。螺旋CT(结合或不结合增强血管造影)是一项快速、经济有效而且敏感的诊断肺栓塞或隐匿骨折新技术,尤其对最初可疑的病变非常有用。对疑诊或确诊的肺部浸润性病变(如硬皮病或类风湿关节炎肺受累)建议选用高分辨CT。最近使用混合的[正电子发射断层(PET)/CT或单光子发射CT(SPECT)]技术中掺入CT,能够对核素显像中发现的异常进行更好的解剖定位,已经在转移癌的评价中应用。

磁共振成像(MRI)将人们对肌肉、骨骼结构成像的能力向前推进了一大步,MRI的优点是能在多个平面显示细微的解剖学结构并且有更好的对比和分辨率(图18-8),因此它能更好地显示骨髓和关节周围的软组织结构。

虽然与CT相比,MRI价格高、检查需时长,但是在需要复合评价肌肉骨骼疾病时仍是较好的选择。MRI能显示筋膜、血管、神经、肌肉、软骨、韧带、肌腱、血管翳、关节积液和骨髓。可改变脉冲序列产生T_1或T_2加权像螺旋回声、梯度回声或反转复原[包括短时间反转恢复序列(STIR)]的影像可更好地显示某些特殊结构。由于MRI对骨髓脂肪的改变很敏感,所以在发现骨坏死、骨髓炎、骨髓炎症(表示被覆滑膜炎或骨炎)上非常敏感,但不特异(图18-8)。由于MRI对软组织的分辨率是增强的,所以在诊断软组织损伤(如半月板或肩袖撕裂)、关节内结构紊乱、骨髓异常(骨坏死、骨髓瘤)、脊髓或神经根损伤及滑膜炎等方面比关节造影或CT更敏感。

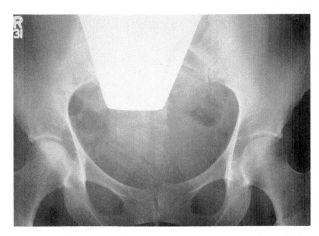 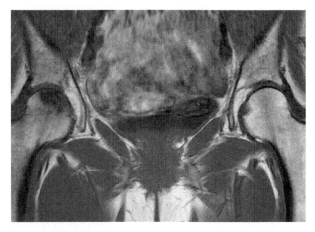

图18-8　MRI在诊断股骨头坏死中的高度敏感性

一位45岁女性患者服用大剂量糖皮质激素治疗后出现右髋疼痛。传统X线检查（左图）仅显示有轻度的右股骨头硬化；MRI的T_1加权像（右图）显示右股骨头有低密度信号，对骨坏死有诊断意义

（尤　欣　彭琳一　译　田新平　审校）

第19章

骨关节炎

David T. Felson

骨关节炎（osteoarthritis，OA）是最常见类型关节炎。骨关节炎的患病率高，特别是在老年人中，骨关节炎的高患病率和与疾病相关的高残疾率使它成为老年人致残的首要原因。由于西方人口的老龄化及肥胖的发生率不断增加，而肥胖是骨关节炎的主要危险因素，因此骨关节炎的发生率也在增加。在美国，骨关节炎的患病率在2020年将会增加66%~100%。

OA易累及某些关节，其他关节则很少受累（图19-1）。常见的受累关节包括颈椎、腰骶脊柱、髋关节、膝关节、第1跖趾关节。在手部，远端和近端指间关节、拇指基底部最常受累。通常不累及腕、肘、踝。从进化的角度来讲，我们的关节是为四肢行走的猿类动物设计的，这些动物目前仍然是用四肢来行走的。所以，对于那些最初在设计时就不适用于人类活动的关节，如进行握钳的拇指基底部和进行直立行走的膝和髋关节，这些关节的OA发病率就较高。而另一些关节，如距小腿关节，因为其关节软骨地抵抗负重带来的压力，通常在OA中不累及。

根据结构异常和由此引起的相关症状就可以诊断OA。尸体研究发现，高龄普遍会出现OA的结构改变，包括关节软骨丢失（X线上表现为关节间隙丧失）和骨赘形成。很多人有X线OA的证据，但是并无关节症状，尽管关节结构异常有助于我们了解OA的发病机制，但是对于临床而言，更为重要的是有症状的OA的患病率。OA的症状，通常为疼痛，决定了残疾的程度、患者是否就医及疾病造成的花费。

在美国，不到12%的年龄≤60岁人群和6%的年龄≤30岁的成年人，有膝关节OA的症状（最近的1个月里，大部分时间可感受到膝关节疼痛，并且发生疼痛的膝关节经X线证实为OA）。有症状的髋关节OA约是膝关节OA的1/3。虽然在老年人中，经影像学证实有明显手部OA和受累手部关节有骨性肥厚（图19-2）者非常常见，但其中大部分人是没有症状的。尽管如此，不到10%的老年人会有手部OA的症状，常会引起手部功能明显受限。

OA的患病率随年龄增长而显著增高。无论如何定义，40岁以下人群中OA不常见，而年龄超过60岁的人中则相当普遍。OA在女性中较男性更常见，至少在中年人和老年人中是这样的，这种性别差异随着年龄增长越来越明显。

X线证实的OA常见于腰背部和颈部，但腰背痛和颈痛与X线发现OA之间并无直接关系。因此，腰背痛和颈痛需区别处理。

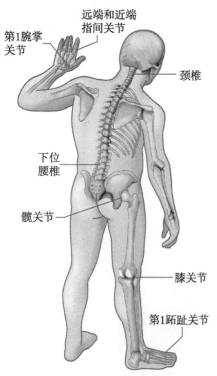

图19-1 骨关节炎常见受累关节

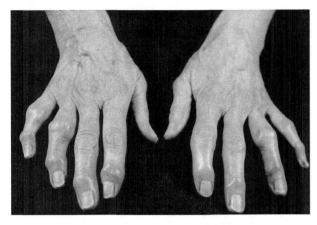

图19-2 骨关节炎严重的手部受累表现

可见远端指间关节受累（Heberden结节）和近端指间关节受累（Bouchard结节）。在其他常见的手部受累部位，如拇指基底部，未见明显的骨性膨大

定义

OA是一种关节损害，是关节的全部结构都发生病理改变造成的。OA发生的必要病理条件为关节透明软骨的丢失，初期表现为局灶的和非均一形式的软骨丢失。这一过程还伴随着软骨下骨板的增厚和硬化、关节边缘骨赘形成、关节囊的牵拉、受累关节的轻度滑膜炎和跨越关节的肌肉无力。膝关节半月板退化是疾病的一部分。导致关节损害的方式很多，但初始阶段通常是由于关节保护机制失效造成的关节损伤。

关节保护机制及该机制的失效

关节的保护机制包括：关节囊及其韧带、肌肉、感觉传入神经和关节下骨。关节囊及其韧带通过限制关节偏移，因此固定关节活动范围而起到保护关节的作用。

滑膜液可减轻关节软骨表面的摩擦，因此可减少摩擦引起的软骨磨损，是主要的保护因素。滑膜液的润滑功能依赖于润滑分子，是一种由滑膜成纤维细胞所分泌的黏液糖蛋白，在关节受损后及滑膜出现炎症后润滑分子的浓度都会降低。

韧带及覆盖其上的皮肤、肌腱含有感受机械刺激的感觉传入神经。这些机械感受器根据关节运动范围不同而释放不同频率的信号，从脊髓向肌肉和肌腱提供反馈信号。因此，在关节发生偏移时，根据预测的关节承重，肌肉和肌腱会在合适的关节将其调节至正确的张力，是关节的最佳保护者。

跨越关节的肌肉和肌腱是重要的关节保护机制。在关节活动时，肌肉和肌腱在适当时机进行收缩，为肢体提供适当的力量，并促进肢体完成其想完成的动作。肌肉收缩还可在关节撞击前完成关节减速，以减少关节承受的局部压力，还可保证关节撞击时，其冲击力广泛地分布于关节表面。

这些关节保护机制失效，将增加发生关节损伤的危险及OA的发生。如在动物中，当将动物关节的感觉神经切断后，会快速发生OA及关节损伤。相似地，在人类中，患有后索周围神经病变的患者，轻微的关节损伤也会发展为Charcot关节病，这是一种严重的、快速进展性的OA。另一个关节保护机制失效的例子为韧带断裂，这也是广为人知的早发OA的重要原因。

关节软骨及其在关节受损中的影响

关节软骨不仅是OA的主要靶组织，也是一种关节保护机制。关节软骨是在两个相对的骨末端的一薄层组织，在两块骨头运动时，关节软骨通过滑膜液的润滑作用，形成一个几乎无摩擦的表面。相较于骨骼，软骨的可压缩性使得关节具有吸收撞击的能力。

由于OA最早期的病理改变在软骨，而且软骨的异常会加速疾病进展，因此了解软骨的生理及结构特点是理解OA发病机制的关键。在软骨中，有两种重要的大分子物质，"一种"为Ⅱ型胶原，Ⅱ型胶原使软骨具有抗张作用，另一种是聚蛋白聚糖，这是一种与透明质酸相连的大分子糖蛋白，这两种物质组成带高度负电荷的葡糖氨基葡聚糖。在正常软骨中，Ⅱ型胶原紧密交织，将蛋白聚糖分子限制在胶原束缝隙内，蛋白聚糖通过负电荷的同性相斥原理，使这种带高度负电荷的分子两两非常接近，使得软骨具有抗压硬度。软骨细胞在没有血管的组织中，合成基质的所有成分。此外，软骨细胞合成能够降解基质、细胞因子和生长因子的酶，这些物质反过来通过自分泌/旁分泌的反馈机制调节基质分子的合成（图19-3）。软骨基质的合成和分解代谢处于一种动态平衡之中，受细胞因子和生长因子环境的影响。软骨细胞承受的机械性和渗透性压力可诱导这些细胞改变其基因表达，增加炎性细胞因子和基质降解酶的产生。而软骨细胞也可合成许多酶，特别是基质金属蛋白酶（MMP），其中仅一小部分基质金属蛋白酶在调节软骨分解中起重要作用。Ⅱ型软骨主要由MMP-13（胶原酶Ⅲ）来降解，其他胶原酶所起的作

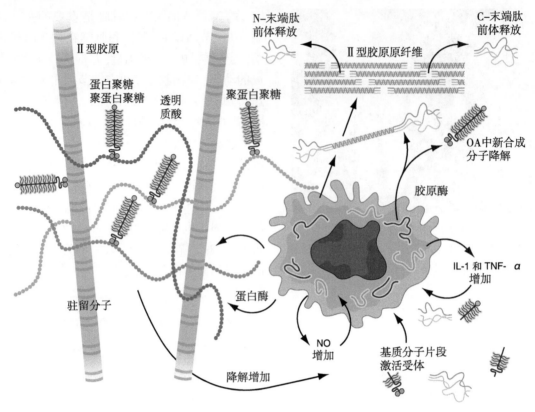

图19-3 软骨细胞及其产物

Ⅱ型胶原、蛋白聚糖及酶类,可降解周围组织,同时刺激软骨细胞。IL.白介素;NO.一氧化氮;OA.骨关节炎;TNF.肿瘤坏死因子。(From AR Poole et al: Ann Rheum Dis 61 [S]: ii78, 2002.)

用较小。聚蛋白聚糖的分解部分是由两种蛋白聚糖酶(ADAMTS-4和ADAMTS-5)和一些MMPs的作用结果。胶原酶和蛋白聚糖酶主要作用于软骨细胞周围的基质,然而,随着骨关节炎过程的发展,它们的活性和作用逐渐播散至整个软骨基质,特别是在软骨的表层。

滑膜和软骨细胞合成大量生长因子和细胞因子。它们中最主要的是白介素1(IL-1),可在软骨细胞中发挥转录效应,刺激蛋白酶生成,抑制软骨基质合成。在OA的动物模型中,阻断IL-1可防止软骨丢失。肿瘤坏死因子α(TNF-α)可起到与IL-1相似的作用。这些细胞因子也能诱导软骨细胞合成前列腺素E_2、一氧化氮和骨形成蛋白2(BMP-2),这些分子共同在基质合成和分解过程中发挥着复杂的作用。一氧化氮抑制聚蛋白聚糖的合成,增加蛋白酶活性,而BMP-2起到促进聚蛋白聚糖合成的作用。在软骨基质应对损伤早期和对负重的健康反应中,细胞因子刺激的净作用为激活基质合成,但最终,过量的IL-1可引发基质分解。基质中的酶受到包括金属蛋白酶组织抑制因子(TIMP)在内的激活抑制因子的控制。生长因子与胰岛素样生长因子1(IGF-1)和转化生长因子β(TGF-β)一样,也是这个复杂网络的一部分,一起在刺激软骨细胞合成代谢中起重要作用。

正常软骨代谢处于低滞状态,基质更新缓慢,合成与分解处于平衡状态。然而在OA早期或关节受到损伤后,软骨组织会处于高度代谢活跃状态,在这种情况下,受到刺激的软骨细胞合成各种酶及新的基质分子,这些酶在基质中被活化,引起降解的聚蛋白聚糖和Ⅱ型胶原释放到软骨和滑膜液中。OA的软骨组织以聚蛋白聚糖的逐渐消失、紧密交织的胶原基质变得松散、Ⅱ型胶原的丢失为特征。这些改变增加了软骨组织的易损性,并使其失去了原有的抗压硬度。

危险因素

关节的易损性和关节负荷是引发OA的两大主要因素。一方面,一个保护机制异常的易损关节,即使在非常低水平的负荷情况下,也可能在日常活动中产生非常低的关节负荷水平下,引起OA。另一方面,一个保护机制健全的年轻关节,只有在严重的急性损伤或长时间超负荷情况下才会发生OA。OA的危险因素，可根据其对关节易损性或关节负荷的影响来理解（图19-4）。

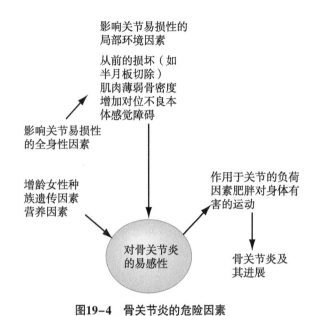

图19-4 骨关节炎的危险因素

关节易损性（全身性因素或关节局部环境的因素）或是增加承重所致风险。通常疾病的进程需要负荷因素和关节本身的易感性

全身性危险因素

年龄是发生OA最重要的危险因素。影像学证实OA很少发生在40岁以下的人群；然而，某些关节，如手关节，年龄超过70岁的人群中有50%以上的人会出现手部OA。年龄增长会通过多种机制来增加关节的易损性。在年轻软骨中，关节的动态负荷可刺激软骨细胞合成软骨基质，然而，衰老的软骨组织对这些刺激缺乏反应。实际上，正是由于衰老软骨缺乏对于类似刺激的反应，因此，在年老患者中进行软骨移植手术相较于年轻患者来说更具挑战性，部分原因是由于负荷刺激不能促进基质的合成，软骨随年龄增长而变薄，变薄的软骨在基底层会承受更大的剪切力因而更易导致软骨损伤。此外，保护因素也会随着年龄增长而变得更脆弱，随着年龄的增长，跨越关节的肌肉变得无力，这些肌肉对施加于关节的冲动的反应速度减慢。感觉神经的传入速度随年龄增长而减慢，使从机械感受器到肌肉和肌腱的反馈环对肌肉和肌腱的张力和位置变化的冲动传递延迟。韧带由于随着年龄增长而伸长，不能很好地吸收冲击力。这些因素共同作用增加了衰老关节的易损性，而易发生OA。

老年女性是发生OA的高危人群，当女性在50岁以后这种危险就会出现。人们对于为何老年女性较老年男性更易患OA知之甚少，但绝经导致的激素缺乏可能与此有关。

遗传与基因

OA是一种遗传性很明显的疾病，但不同关节OA的遗传倾向不同。人群中约50%的手和髋关节OA是与遗传有关的，也就是说，可在家族中的其他成员中发现这些疾病。然而膝关节OA的遗传比例至多为30%，一些研究表明，膝关节OA几乎是不遗传的。很多OA患者会患有多关节OA，这种"全身性OA"几乎与遗传无关，而更多的是衰老造成的结果。

越来越多的证据表明，基因突变会使OA发病的危险升高，生长分化因子5基因的多态性是其中的一种基因突变。这种多态性会导致GDF5数量减少，在正常情况下GDF5能促进软骨基质合成代谢。

OA的全球情况

中国人和来自中国的美国移民髋关节OA罕见。但中国人膝关节OA与美国白种人是一样常见的。在中国，特别是农村，膝关节OA是致残的主要原因。中国人与白种人髋关节解剖结构的差异可能解释两者髋关节OA患病率的差异，白种人的髋关节由于其解剖特点更易患髋关节OA。非洲人，而非非洲裔美国人，髋关节OA的发病率也极低。

关节环境中的危险因素

一些危险因素通过对关节环境的局部作用来增加关节易损性。由于关节解剖结构的改变，如负荷不均匀分布于关节表面，造成局部应力升高。在髋关节，有三种在宫内或儿童期发育异常：先天性髋关节发育不良、Legg-Perthes病和股骨头骺滑脱症，使儿童时期髋关节的解剖结构发生扭曲，通常会在以后导致OA。女孩主要出现的是髋臼发育不良这种轻度先天性髋关节脱位，而男孩则其他异常更多见。根据解剖异常的严重程度不同，髋关节OA可发生于青年期（严重异常）或中年期（轻度异常）。

一些严重的损伤也会引起关节解剖异常，使这些关节更容易发生OA。如穿过关节面的骨折可导致在踝或腕关节这些罕有OA的关节发生OA。缺血性坏死可导致关节表面的死骨塌陷，造成关节解剖结构不规则，继而发生OA。

保护关节的韧带及纤维软骨结构的撕裂，如前交叉韧带、膝关节的半月板和髋关节上唇撕裂，可增加关节的易损性，导致OA过早发生。随着年龄增长，半月板撕裂会增加。慢性的半月板撕裂通常无症状，但可导致相邻的软骨损伤并加速骨关节炎的发生。即使达不到诊断为关节损伤程度，但会增加发生OA的风险，这可能是由于结构的损伤在当时没有被发现。如在Framingham研究中，有严重膝关节损伤史、但没有手术史的男性，其以后发生膝关节OA的危险增加了3.5倍。

另一种解剖异常为关节对位不良（图19-5）。膝关节的对位不良是研究最多的，膝关节是人体中最长杠杆臂的支点。膝关节OA患者的内翻腿（O形腿）在膝关节的内侧部分极易出现软骨丢失，而膝关节外翻畸形（X形腿）造成的对位不良更易出现关节外侧部分的软骨丢失。对位不良畸形通过在负重时减少关节接触面积，增加软骨局部的应力，最终导致软骨破坏。有证据表明膝关节对位不良不仅会导致软骨丢失，还会引起软骨下骨破坏，引起在MRI上可以见到的骨髓损伤。膝关节对位不良畸形通常会在膝关节内产生巨大的局部应力（对软骨下骨造成的破坏可以为证），因此严重对位不良的膝关节无论是否存在其他危险因素，都将无一例外的持续进展。

跨越膝关节的股四头肌无力，将增加发展成有疼痛症状的膝关节OA的危险。

膝关节OA患者的膝关节本体感觉有异常，这将促进疾病进一步发展。骨在冲撞中作为减震器的作用机制尚未完全明了，但骨密度增加者更易患OA，提示在关节活动时骨头对于冲撞的抵抗在疾病发病中是起作用的。

负荷因素

肥胖

单足站立时膝关节承受着3~6倍的身体重量。超重患者在行走时，任何体重的增加都会使膝关节承受着乘以这个倍数的额外压力。肥胖是公认的、潜在的导致膝关节发病的重要危险因素，髋关节OA在一定程度上也是这样。肥胖是在发生OA之前就出现的，而非OA患者患病后运动减少造成的结果。肥胖这一危险因素在女性中比男性更为突出，在女性中，体重与患病风险呈线性关系，因此体重每增加500g，患病风险便相应增加。女性减肥可减少症状性OA的患病风险。肥胖不仅是承重关节罹患OA的危险因素，而且肥胖患者的症状更严重。

肥胖对骨关节炎发病和进展的作用，主要是通过增加超重患者承重关节的负重来介导的。然而，肥胖也可轻度增加发生手关节OA的危险，提示在肥胖患者体内存在一种全身性的代谢因子，这种代谢因子在肥胖患者体内循环，增加OA的患病风险。

关节的重复使用

关节的重复使用包括两类：职业性使用和休闲时的体力锻炼。由于职业原因重复一项工作多年的工人，其重复使用的关节发生OA的风险显著增加。如农民发生髋关节OA的危险增加，矿工发生膝关节和脊柱OA的危险增加。在纺织工厂，需要精细钳抓动作（增加指间关节压力）的女工更易患远端指间关节OA。工作中需要经常弯膝、起身或运送重物的工人膝关节OA的发生率是高的。工人们易患OA的原因之一是在长期的工作中，肌肉逐渐被耗竭，已经不能成为有效的关节保护因素了。

尽管运动是治疗OA的主要方式，但一些运动可能反而会增加OA的患病风险。业余的跑步者患膝关节OA的风险不会增加，但研究显示，这些人髋关节OA的患病风险是轻度增加的。对于已经存在长期膝关节严重损伤的患者，跑步可增加其进展成膝关节OA的风险。与不跑步者相比，精英跑步者（职业跑步者和奥运国家跑步队的运动员）罹患髋关节和膝关节OA的风险都是增加的。鉴于更加健康、更多运动的生活方式被广为推崇，一项关于运动的纵向流行病学研究结果给出了很多警示。如在女性中，无论是青少年或是在50岁时，与长期静坐的人相比，体力

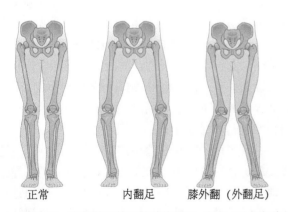

图19-5 在额状面的两种肢体畸形：内翻，压力在膝关节的内侧面；外翻，膝关节外侧面承受额外的压力

活动水平越高，其在晚年发生有症状的髋关节疾病的风险越高。其他容易造成关节损伤的运动项目，如足球，也让踢球的人更容易发生OA。

病理机制

OA的病理提供了患病关节的很多结构都受累的证据。首先出现软骨表面纤维化和不规则，随着疾病进展，在这些部位逐渐出现软骨的局灶磨损，这些病变最终延伸至相邻的骨。随着疾病的进一步发展，软骨磨损侵及到骨并扩展至更大范围的关节表面，虽然还是局部的疾病、出现软骨的不均匀丢失（图19-6）。

软骨损伤后，软骨细胞发生有丝分裂和聚集。这些软骨细胞群的代谢活性高，这种活性增高的净效应为促进软骨细胞周围基质蛋白多糖的消耗，这是由于软骨分解活性高于合成活性所致。随着疾病进展，胶原基质受损，暴露出带负电荷的蛋白多糖，由于对水分子的离子吸引力软骨出现肿胀。由于受损的软骨蛋白多糖不再形成紧密排列，因此不再像健康时那样可于负重后回弹，导致软骨更容易受到进一步损伤而变得更加脆弱。软骨基底层的软骨细胞开始出现凋亡。

软骨丢失导致软骨下骨的改变。受到生长因子和细胞因子的刺激，软骨下骨板中紧贴软骨下的成骨细胞和破骨细胞被激活。甚至在软骨发生溃疡前，骨质的形成使得软骨下骨板增厚、变硬。在关节负重时发生的骨损伤可能是驱动这种骨反应的主要因素，在从损伤恢复的过程中（包括微裂纹）造成骨硬度增加。在疾病晚期，关节中通常存在小面积的骨坏死。骨坏死也可能是由于骨创伤对微血管的剪切力造成的，导致一些区域内骨的血管供应被切断。

在关节边缘，接近软骨丢失的区域出现骨赘形成。骨赘形成开始时为新的软骨外凸性生长，伴随着骨的神经血管的长入，软骨组织骨化。骨赘是OA的重要影像学标志。在对位不良的关节中，在承重较大的那侧关节（如膝内翻中，关节内侧的骨赘较大）形成骨赘往往较大。

滑膜通过生成润滑液而减少关节在运动中产生的剪切力。在健康的关节中，滑膜是单层不连续的组织，其中有脂肪充填，含有两种类型的细胞，即巨噬细胞和成纤维细胞，但在OA患者中，滑膜常是水肿或发炎的。巨噬细胞会从外周迁移到滑膜组织中，滑膜衬里细胞出现增殖。滑膜分泌的酶会消化那些从软骨表面被剪切下来的软骨基质。

在关节囊中发生的其他病理改变，使关节囊受到牵拉，变得水肿，甚至纤维化。

不同关节OA的病理改变不尽相同。如在严重的手关节OA中，来自另一侧关节产生的骨性压力可能会导致关节中央的软骨发生侵蚀。

大多数终末期OA的关节，在显微镜下均可见碱性磷酸钙和二氢焦磷酸钙结晶。这些结晶在骨关节炎软骨中的作用不明，但它们从软骨组织释放到关节间隙和关节液中，可能会诱发滑膜炎症，这随后会引起各种酶的释放，触发疼痛刺激。

疼痛来源

由于软骨组织是没有神经支配的，故关节内的软骨丢失不会伴发疼痛。因此OA所引发的疼痛是由软骨外的结构引起的。关节中有神经支配的结构包括滑膜、韧带、关节囊、肌肉和软骨下骨。这些结构中大部分在X线下是不可见的，因此OA患者X线上结构改变的严重程度与疼痛程度相关性很差。

在一项采用膝关节骨关节炎MRI的研究中，比较了出现疼痛与没有疼痛的患者的MRI表现，在不麻醉关节的情况下，描绘疼痛和无疼痛的膝关节骨关节炎的压痛区域，发现疼痛的来源可能为滑膜炎症、关节积液和骨髓水肿。很多骨关节炎关节均有轻度滑膜炎。许多患病但并非所有骨关节炎患者的关节会有轻度的滑膜炎，一些有病变的关节没有滑膜炎，而一些疾病关节的滑膜炎可以达到与类风湿关节炎相近的严重程度（参见第6章）。在MRI出现的

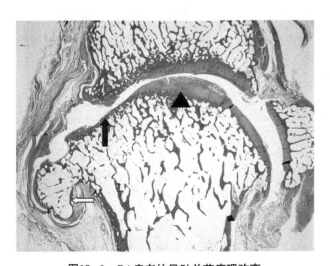

图19-6 OA患者的足趾关节病理改变

注意软骨的不均匀丢失（箭头和实线箭），骨面软骨下厚度增加（实线箭）和骨赘（空心箭）（源自美国风湿免疫学会）

滑膜炎表现与膝关节疼痛的严重程度是一致的。关节囊在关节液存在的情况下被牵拉，可刺激分布在那里的痛觉纤维，产生疼痛。作为疾病的一部分，关节局部负重的增加不仅损伤了软骨组织，也可能损伤软骨下的骨。因此，在MRI上出现的骨髓水肿，从组织学角度看，这种骨髓水肿信号意味着出现了微裂纹和瘢痕，这些都是外伤造成的后果。这些损伤能刺激骨的痛觉纤维。此外，OA患者骨组织中的静水压是升高的，升高的压力本身即可刺激痛觉纤维产生疼痛。最后，骨赘本身就是疼痛源，随着骨赘生长，神经血管纤维从骨基底渗入软骨和生长的骨赘中。

疼痛也可能来自关节外结构，如关节附近的滑囊。膝关节附近疼痛的常见来源为鹅足滑囊炎和髂胫束综合征。

临床特点

OA的关节疼痛是与活动相关的，疼痛在关节活动时或关节活动后立即出现，随后逐渐缓解。如在上、下楼梯时会出现膝关节或髋关节痛，在走路时承重关节出现疼痛，手OA患者在做饭时出现疼痛。在疾病早期，疼痛往往是因受累关节的过度使用而阵发的，如膝关节OA的患者在长跑后会出现几天的膝关节疼痛。随着疾病进展，疼痛变得持续的，甚至在夜间出现令人烦扰的疼痛。受累关节出现的僵硬可能很突出，但晨僵时间往往比较短（<30min）。

膝关节会出现弯曲，部分原因是由于跨越关节的肌肉无力。一些机械症状，如弯曲、绞锁，可能意味着关节内结构紊乱，如半月板撕裂，需要进一步评估。在膝关节，膝关节活动需要关节弯曲，如上楼和从座位上起立，通常起源于膝关节的髌股间室，这一结构只有在膝关节弯曲35°时才会出现。

OA是年龄在45岁以上人群中引起慢性膝关节疼痛的最常见病因，但需与之鉴别的疾病很多。如果关节晨僵明显且有其他多个关节受累时，则炎症性关节炎可能性大。滑囊炎多发生于膝关节和髋关节周围。体格检查应关注压痛是发生在关节线上（关节所构成的两骨之间的连接）还是在关节线外。膝关节内侧及远端的鹅足滑囊炎是引起慢性膝关节疼痛的非常常见病因，对糖皮质激素局部注射治疗有效。非终末期OA患者出现的明显的夜间痛则需要进行详细的检查。就髋关节疼痛而言，髋关节OA在被动活动时出现髋内旋不能、疼痛局限在髋关节外侧通常提示出现了转子滑囊炎。

除非患者的症状和体征提示存在炎症性关节炎，诊断OA不需要常规进行血液检查。滑液检查相比X线对诊断更有帮助。若滑液中白细胞数量＞1000/μl，则可能是炎症性关节炎、痛风或假性痛风，后两者也可通过发现晶体来证实。

怀疑慢性手和髋关节疼痛为OA引起时，由于没有确诊性的放射线检查通常会使诊断不清楚，需行X线检查。对于膝关节疼痛，如果OA的症状或体征不典型，或若在开始有效治疗后仍有膝痛的患者，需行X线检查。在OA中，影像学发现（图19-7）与疼痛的出现及其严重程度的相关性很差。此外，由于影像学对软骨丢失和其他早期改变不敏感，因此在疾病早期阶段影像学检查可以是正常的。

虽然MRI可显示骨关节炎关节的病变范围，但其不作为OA的诊断检查项目。大部分膝关节OA患者都会出现软骨半月板撕裂和骨损伤等，但大部分不需要改变治疗。

治疗　OA

OA的治疗目的是减轻疼痛、尽可能减少运动功能的丧失。由于疼痛和运动功能丧失在一定程度上是由于炎症、关节周围肌肉无力、关节囊松弛不稳所致，因此OA的治疗将针对这些损害来进行。综合治疗由包括非药物和药物治疗的多种形式组成。

一些症状轻微或间歇性出现症状的患者仅需安慰或非药物治疗。那些出现持续性、致残性疼痛

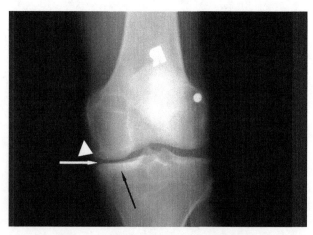

图19-7　OA患者膝部内侧受累的X线表现
注意在关节内侧缩窄的关节间隙（白箭头），膝关节内侧的骨硬化，可见皮质增厚（黑箭头），股骨内侧的骨赘（白三角）

的患者需要非药物和药物治疗。

相较于髋关节、手或其他部位OA，对膝关节OA的治疗评估更全面。由于针对不同关节OA的治疗原则都是一样的，因此接下来我们重点讨论膝关节OA的治疗，标注与膝关节治疗不同的其他关节OA的特殊治疗建议，尤其是当这些治疗与膝关节OA治疗不同时。

非药物治疗

由于OA是一种机械性疾病，其治疗的重点应包括改变发生疼痛关节的负重，改善关节保护机制的功能，使得负荷能更好地在关节表面分布。减少关节表面局部负重的方式包括：①避免使关节超负荷的运动，避免引起疼痛；②改善连接关节的肌肉的力量和条件，从而优化肌肉功能；③关节减负，通过支撑或夹板在关节内使负荷重分布或通过拐杖分担承重而使关节减轻负重。

对于很多患者而言，最简单有效的治疗为避免可引发疼痛的运动。如对于长跑引发膝关节OA症状的中年患者，换做一种负重较轻的运动方式能减轻症状。对于日常上下山健步引发膝关节痛的老年患者，不再进行该种健步运动可消除症状。

每增加0.4536kg（1磅）体重使膝关节负载增加3~6倍，减重具有巨大的乘数效应，可为膝关节和髋关节减负。因此，减重可缓解膝关节和髋关节OA的症状，明显减重的作用更为显著。

OA患者的手部关节受累时，可使用夹板制动，在拇指根部或在远端指间关节或近端指间关节固定，从而减少患者痛苦。采用合适的夹板，关节的功能可以受到保护。承重关节受累，如膝部和髋部，可于受累关节对侧手持拐杖以减少受累关节局部承重。物理治疗师可以对患者进行宣教，如何最佳使用手杖，调整高度以保证最佳地减少承重。拐杖或助行器也可发挥相似用途。

1.运动锻炼 在承重过程中，OA可导致膝部或髋部疼痛，引起关节灵活度减低或活动度变差。由于OA发病普遍，其致残率代表了一个公共卫生问题，可引起心血管疾病和肥胖风险。在患有OA的老年人中，如果已出现膝关节症状，其有氧活动的能力比同龄人差。

从病因学上讲，连接OA受累关节的肌肉无力是多因素导致的。第一，肌肉力量随着年龄增长而发生自然衰退。第二，由于疾病引起活动度受限，进而导致肌肉发生失用性的萎缩。第三，膝部或髋部疼痛的患者，会改变其步态以减少受累关节的负重，进一步减少肌肉的使用。第四，"关节源性的抑制"，因为在肿胀和受拉伸的关节囊内存在传入神经反馈环路，抑制连接关节的肌肉发生收缩，因此无法保持最大的自主运动强度。而合适的肌肉强度和调节对于保护关节是必需的，肌肉力量减弱后使得相应关节更易发生损坏和疼痛。肌肉力量减弱的程度和关节疼痛及运动能力的受限是直接相关的。治疗OA的一大关键问题就是提高关节周围肌肉的功能。

研究显示，对于膝部和髋部受累的OA，锻炼可以减少疼痛，提高运动能力。最有效的锻炼方法包括有氧运动和（或）阻抗型锻炼，即强调强化关节周围肌肉力量。锻炼效果通常很显著，特别当患者针对自己的日常活动进行相应的肌肉锻炼。应该禁止某些会引起关节疼痛的锻炼。锻炼方案需要进行个体化调整以达到最大的效能，减少不适。关节活动度的锻炼，并不会强化肌肉，而等距锻炼可以强化肌肉。但是如果不进行关节活动度的锻炼，则不可能达到锻炼效果。等速的和等压的强化锻炼（如抵抗阻力进行屈伸膝部锻炼）被持续证实是有效的。与有承重的运动相比（如跑步或是跑步机锻炼），患者可更好耐受低阻力的锻炼（如水中有氧运动和水中阻力性的锻炼）。患者应当被转至运动锻炼班或专业治疗师，获得个体化的锻炼方案，甚至是个体化的居家锻炼方案。

目前并无证据证明，手部受累的OA患者可从治疗性的锻炼中获益，但是对于任何OA患者，都应该进行个体化的锻炼。对长期锻炼的依从性是运动锻炼治疗的主要挑战。在膝部受累的OA患者治疗研究中，1/3~1/2的患者在6个月时停止锻炼。只有<50%的患者会坚持日常锻炼1年。是否可以进行持续运动锻炼的最大预测因素，就是患者既往是否有坚持运动的习惯。在每次随访中，医师应该强调运动治疗的重要性，帮助患者克服坚持锻炼的困难，以及寻找方便患者日常坚持的运动形式和频率。运动锻炼和饮食控制对于减轻疼痛十分重要。

一项临床研究显示，患早期OA患者的MRI显示，参加强化和多样的运动锻炼可以达到软骨在生化水平上的提高。然而，并无其他证据显示锻炼有改善关节的结构的作用。

2.纠正关节对位不良 在额状面的对位不良（内

翻-外翻）显著增加了关节所受压力，导致疾病加剧，以至于疼痛和残疾（图19-5）。纠正关节对位不良，可以通过外科手术或是支具疗法，可以减轻膝部受累患者的疼痛。由于关节和骨骼逐渐发生解剖学改变，引起对位不良的发生，其纠正往往十分困难。一个解决方法是采用适合的支具，如适用于膝部OA内翻的患者的支具通常是通过施加外翻的力量使膝部重新对齐。不幸的是，许多患者都不愿意佩戴膝部支具，并且，在肥胖患者中，支具可能在使用中发生滑脱而失去其重排纠正效果。所以支具只适合于愿意佩戴及正常身材的患者。

其他纠正膝部对位不良的方式，包括佩戴足部矫形器。但是，矫形器对于膝部对位的作用有限，至今为止，研究发现侧面楔形矫形器和安慰剂楔形器并无显著性差异。

髌骨偏斜或髌骨的对位不良，如髌骨在股骨滑车沟侧面偏移（或更少的内偏），可导致膝部髌股部分的疼痛。在临床试验中发现，与对照组相比，使用支具对髌骨位置进行纠正，或是使用绷带将髌骨牵拉回至滑车小沟或减少其偏斜角度，可以减少髌骨的疼痛。然而，使用绷带时皮肤的不适感十分常见。商用的髌骨支具可能会是一个解决方法，但是尚未被测试验证。

尽管橡胶制的袖状工具对于关节对位不良的纠正效果仍不明确，但其受患者欢迎，它可以覆盖膝部进行牵拉、减少疼痛，并且使用方便。但是这一工具可以缓解疼痛的原因仍不清楚。

在膝部OA的患者中，针灸可以轻度缓解疼痛，也许未来可以成为一个辅助性的治疗手段。

药物治疗

非药物治疗手段是OA治疗的主流，药物治疗也有重要的辅助作用。可用的药物，包括口服用药、局部用药或是关节腔注射等途径。

1. 对乙酰氨基酚、非甾体抗炎药和COX-2抑制剂　对乙酰氨基酚是应用于膝部、髋部或手部OA患者的初始镇痛药物。对于部分患者，对乙酰氨基酚足够控制症状，可以避免使用毒性更大的NSAIDs药物。每日使用1~3g的剂量，最大量为每日3000mg（表19-1）。

NSAIDs药物是治疗OA疼痛最常用的药物，可以通过局部或口服使用。在临床试验中，口服NSAIDs药物达到的镇痛效果与使用高剂量的对乙酰氨基酚相比，约高达30%。偶尔有患者经过NSAIDs药物治疗可达到戏剧性的镇痛效果，然而也有患者的镇痛效果并不明显。最初，按需进行局部或口服NSAIDs药物可能非常有效，而且低剂量的间断服用较少引起不良反应。如果偶尔的药物使用不够有效，则推荐进行每日规律服药，选择合适的抗炎药物的剂量（表19-1）。值得注意的是，应提醒患者在不同时间服用低剂量阿司匹林和布洛芬，减少药物交叉反应。

口服使用NSAIDs药物有明显的不良反应，且不良反应较常见。最常见的是上消化道毒性，包括消化不良、恶心、腹胀、胃肠道出血和溃疡性疾病。30%~40%的患者可能发生严重的上消化道不良反应，需停止药物服用。为了减少发生药物相关的胃肠道不良反应的风险，患者不能服用两种NSAIDs药物，并且应该在饭后服用药物。如果发生不良反应的风险较高，患者应该使用胃肠道保护药物，如质子泵抑制药。某些口服药物，包括非乙酰水杨酸和萘丁美酮，比其他药物对胃更安全。NSAIDs相关的主要胃肠道不良反应，可发生在无上消化道症状的患者。在一项消化道出血的住院患者研究中，81%的人并没有先兆症状。

由于COX-2抑制药及某些传统的NSAIDs药物（如双氯芬酸钠），可能增加心血管事件的发生，所以这类药物并不适合用于老年OA患者的长期治疗，特别是对于那些有较高的心脏病或卒中风险的患者。美国心脏协会将罗非昔布和其他COX-2抑制药列为高危药物，尽管低剂量的塞来昔布（如200mg/d），可能并不会增加这些风险。考虑心血管事件发生可能，唯一安全的传统NSAID药物是萘普生，但是其有胃肠道毒性。

NSAIDs药物其他的常见不良反应，包括引起水肿的倾向，这是因为在肾中，前列腺素对入球血供的抑制作用，相似地，其不良反应还包括可逆的肾功能不全。某些患者在使用NSAID治疗之后可能发生血压轻度升高。

美国FDA批准局部应用双氯芬酸，在欧洲也有这些药物的应用，医师可以选择这种方式应用抗炎药物。NSAID药物可以制成胶或局部使用的溶剂，提高渗透皮肤的能力。当药物被吸收渗透进皮肤后，血浆内的浓度较同样剂量的口服或胃肠外应用要低。然而，当这些药物在靠近表面关节（膝部、手部，而非髋部）局部应用时，可在关节组织（滑膜和软骨）发现药物。不同研究结果发现大多局部使用的NSAIDs药物的药效只稍逊于口服制

表19-1 OA治疗的药物选择

药物	剂量	评价
对乙酰氨基酚	可达1g，每日3次（最大剂量为3000mg/d）	延长华法林的半衰期，剂量相关的肝损害
口服NSAIDs药物和COX-2抑制剂[a]		与食物同服。某些NSAID药物可增加心肌梗死风险和卒中风险。较高胃肠道不良反应发生率，包括溃疡和出血[b]。胃肠道不良反应高风险的患者应同时服用质子泵抑制药或米索前列醇。若同时服用乙酰水杨酸，胃肠道不良反应或出血的风险会增加。也可能出现水肿或肾功能不全
萘普生	375~500mg，每日2次	
双水杨酸	1500mg，每日2次	
布洛芬	600~800mg，每日3~4次	
局部使用NSAIDs药物		较少系统性不良反应，但是皮肤不适感常见
1%的双氯芬酸钠胶体	4mg，每日4次（膝部使用）	
阿片制剂	多种	常见不良反应包括眩晕、镇静、恶心或呕吐、口干、便秘、尿潴留和瘙痒。呼吸和中枢系统抑制可发生
辣椒碱	0.025%~0.075%膏体，每日3~4次	可刺激黏膜
关节腔内注射		在注射区域可有轻中度疼痛。其效用有争议
类固醇	每周3~5次	
透明质酸	根据制剂决定	

[a] COX-2.环氧合酶-2；NSAIDs.非甾体抗炎类药
[b] 发生胃肠道不良反应的高危患者：既往发生过胃肠道事件，>60岁，服用糖皮质激素。研究显示质子泵抑制药和米索前列醇在防止溃疡和出血方面十分有效。但是米索前列醇可增加腹泻和肠痉挛的发生率，因此，质子泵抑制剂更常用在减少NSAID相关胃肠道症状。
源自：DT Felson：N Engl J Med 354：841，2006.

剂，但是其胃肠道和系统的不良反应小很多。不幸的是，约40%的患者局部应用NSAIDs药物会引起局部皮肤不适感，包括红肿、烧灼感或瘙痒感（见表19-1）。

2.关节腔内注射：糖皮质激素和透明质酸 因为滑膜炎症是OA患者疼痛的主因，关节腔内局部的抗感染治疗对减轻疼痛很有效，至少可以短暂达到效果。糖皮质激素的注射比较便捷，但是效果只能持续1~2周。这可能是因为疾病是机械驱动的，当患者开始使用该关节，导致疼痛的因素会再次发生。糖皮质激素的注射对患者的急性疼痛十分有效，特别是患者同时存在OA和晶体沉积疾病（尤其是钙焦磷酸盐晶体，参见第20章）时。并且，目前没有证据显示关节腔内反复注射激素是危险的。

透明质酸的注射可用以治疗膝部和髋部OA的症状，但是其疗效是否与安慰剂有区别仍有争议（表19-1）。

由于每一个患者对特定的治疗方法的应答不同，OA的最佳治疗通常是在不断的试验与失败中达到。对于髋部和膝部OA的患者，当药物治疗失败时，患者无法忍耐生活质量的下降、疼痛与残疾时，推荐进行全关节置换手术。

手术

对于膝部OA患者，有多种手术方式可选。在美国最常用的手术是关节镜下清创和灌洗术。这类手术的随机试验显示，对于缓解疼痛或治疗残疾，其疗效并不比假手术或不治疗更佳。对于机械症状，如膝部OA患者常见的关节弹响，关节镜清创手术的疗效不佳。当发生膝部损伤，关节绞锁和急性疼痛症状明显相关时，提示发生急性半月板撕裂，推荐关节镜下半月板切除术。

对于膝部OA的患者，其受累部位如果局限于内侧部分，可行手术重调膝的位置，以减少内侧负重，缓解疼痛。包括高位的胫骨截骨术，指将胫骨在胫骨平台水平下截断，重新调整位置至侧面、未受累部分或单髁置换与调整。术后可达到数年内缓解患者疼痛的目的，但是最终需要全膝关节置换术。

最终，当膝部或髋部OA的患者药物治疗失败，疼痛无法缓解，并且有活动能力受限，生活质量下降时，应采取全膝关节或髋关节置换术。对多数患者而言，这类手术对缓解疼痛，改善活动能力十分有效。目前，每年手术失败率约1%，但是对于肥胖患者，手术失败率更高。在每年至少进行25台以上同类手术的医院中,或是每年进行多次该手术的外科医师,手术成功率更高。膝关节和髋关节置换术手术时机是关键。如果患者已有症状多年,其活动能力严重受损,并且有严重的肌肉萎缩,术后的活动功能恢复可能不如那些在病程早期进行手术的患者。

软骨再生 在OA治疗中,软骨细胞移植效果不佳,可能是因为OA的发病机制包括关节受累,而软骨细胞移植无法修复这一点。相似地,磨削性的关节成形术(软骨成形术)在OA治疗中研究不多,但是它可以产生纤维软骨,替代受损的透明软骨。这两种手术方式都试图再生重建关节软骨,在病程早期似乎更有效,这时OA标志性的关节受损和其他的非软骨异常均未形成。

(侯 勇 译 田新平 审校)

第20章
Chapter 20
痛风及其他晶体相关性关节病

H. Ralph Schumacher Lan X.Chen

从1961年McCarty与Hollander将偏振光显微镜应用于滑液分析开始，以及随后其他晶体学技术如电子显微镜、能量色散元素分析及X线衍射技术等也相继使用，使研究者得以发现不同微晶体包括单钠尿酸盐（monosodium urate, MSU）、双水焦磷酸钙（calcium pyrophosphate dihydrate, CPPD）、钙磷灰石和草酸钙（calcium oxalate, CaOx）在急慢性关节炎及关节周围炎发病中的作用。MSU、CPPD、钙磷灰石和CaOx等各种晶体沉积所引起的临床表现有许多相似之处，但也存在重大的差异。在晶体学检查技术被引入风湿病学之前被认为是痛风性关节炎的，其实并不一定真正的痛风。由于临床表现常很相似，因此，进行滑液分析以区分不同类型的晶体就显得必要且重要。仅靠偏振光显微镜已可鉴定出绝大多数经典类型的晶体，但磷灰石是一个例外。关节积液的抽取和分析对于评价是否存在感染也非常重要。除了识别特定的微晶体物质和微生物外，在晶体相关疾病中滑液的性质并不是特异的，滑液可表现为炎症性或非炎症性的。表20-1列出了晶体性关节炎引起的一系列可能的肌肉骨骼症状。

痛风

痛风是一种最好发于中老年男性和绝经后女性的代谢性疾病，由体内尿酸潴留形成高尿酸血症引起。痛风的经典特征为MSU晶体沉积于关节引起的发作性急慢性关节炎、结缔组织痛风石形成并有肾间质尿酸沉积或尿酸性肾石症的风险。

急性和慢性关节炎

急性关节炎是痛风最常见的早期临床表现。病初通常仅有单关节受累，但随后的发作可出现多关节受累的急性痛风发作。第1跖趾关节是最常受累的关节，但跗骨关节、踝关节和膝关节也较常受累。手指关节亦可受累，特别是在老年患者或疾病晚期。炎性的Heberden结或Bouchard结可能是痛风性关节炎的首发表现。急性痛风性关节炎首次发作常在夜间，伴随剧烈的关节疼痛和肿胀。关节迅速出现红、热和触痛，临床表现常与蜂窝织炎相似。早期发作通常在3~10d自行缓解，且绝大多数患者会有长短不等的发作间歇期，在下次发作前的间歇期无后遗症状。可诱发急性痛风性关节炎的事件有饮食过饱、外伤、手术、过量的乙醇摄入、降尿酸治疗及严重的内科疾病如心肌梗死和脑卒中。

在多次急性单关节炎或寡关节炎发作后，一部分痛风患者会出现慢性非对称性滑膜炎，易与类风湿关节炎（参见第6章）混淆。慢性痛风性关节炎很少是唯一的表现，而更罕见的情况是痛风仅表现为关节周围痛风石沉积而没有滑膜炎。女性仅占到所有痛风患者中的5%~20%。绝经前痛风很罕见，多见于有很强的痛风家族史的患者。有家族史的年轻女性早发痛风已见诸报道，系因肾清除尿酸能力下降及肾功能不全所致。绝大多数女性痛风性关节炎患者是绝经后女性或老年人，患有骨关节炎和高血压病，高血压可引起轻度肾功能不全，且患者常在服用利尿药。

实验室诊断

即使临床表现高度提示痛风，仍应对急慢性受

表20-1　晶体性关节炎的肌肉骨骼表现

急性单关节炎或多关节炎	破坏性关节病
滑囊炎	假性类风湿关节炎
肌腱炎	假性强直性脊柱炎
肌腱端炎	椎管狭窄
痛风石	冠突综合征
特殊类型骨关节炎	腕管综合征
滑膜骨软骨瘤	肌腱断裂

累的关节或痛风石样沉积行细针穿刺以确诊。急性化脓性关节炎、其他几种类型的晶体性关节病、回纹型风湿症和银屑病关节炎都可以出现相似的临床表现。典型的情况下，急性痛风发作期在细胞内和细胞外都可见到的针状MSU晶体（图20-1）。通过补偿偏振光，这些晶体呈现出强双折光负性延长。滑液白细胞计数升高至2000~60 000/μl，由于白细胞数量增多使滑液呈现浑浊。大量的晶体有时会形成稠厚的或亚白色的关节液。细菌感染可与尿酸盐晶体并存于滑液中。如果怀疑有化脓性关节炎，须行关节液培养。

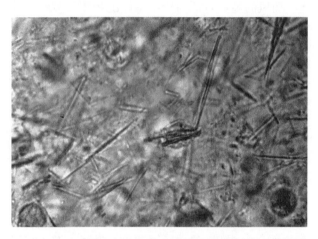

图20-1 细胞内和细胞外单钠尿酸盐晶体，在新鲜制备的滑液中，呈针状或杆状晶体，在补偿偏振光显微镜下呈现强的负性双折光晶体（400×）

虽然急性痛风发作时膝关节往往不被累及，但MSU晶体常可在第一跖趾关节和膝关节中找到。在发作间期对这些关节进行穿刺检查是确诊痛风的有效方法。

在急性发作期血清尿酸水平可正常或降低，因为炎细胞因子可促进尿酸排泄。有效降尿酸治疗的起始阶段也可促发急性发作，这使血清尿酸水平检测对痛风的诊断价值受到限制。然而，几乎总有一些阶段血清尿酸水平是升高的，并且是降尿酸治疗的重要随诊指标。在一些情况下，24h尿尿酸排泄总量检测有助于评估发生结石的风险、了解尿酸是产生过多或是排泄减低，以及选择促进尿酸排泄的治疗是否恰当。正常饮食状态下，如果尿酸排泄大于800mg/24h提示应考虑是嘌呤产生过多的原因。此外还应进行尿液分析、血肌酐水平、血红蛋白、白细胞（WBC）计数、肝功能和血脂检查，因为痛风引起的一些可能的后遗症和其他相关疾病是需要治疗的，另外，可以把这些作为基线资料，因为痛风治疗过程中可能会产生一些不良反应。

放射学表现

在疾病早期放射学检查仅见到与临床相符的软组织肿胀。晚期慢性痛风伴痛风石的典型放射学特征是囊性变、边界清晰的骨侵蚀伴边缘硬化（骨性边缘）及软组织包块。已在开展超声、CT和MRI的研究，这些影像检查可能对早期改变更敏感。

治疗　痛风

急性痛风性关节炎　急性发作期最主要的治疗是应用抗炎药物，如非甾体抗炎药（NSAIDs）、秋水仙碱或糖皮质激素。NSAIDs在无复杂合并症的患者中最为常用。而老年人、有肾功能不全或胃肠道疾病的患者对秋水仙碱和NSAIDs耐受差，危险性高。这一点后文会再提到。局部冰敷、受累关节制动有一定帮助。在发作早期口服秋水仙碱是传统而有效的治疗，有效方案之一为每8小时口服1片0.6mg的秋水仙碱，随后逐渐减量，相较以前推荐的每小时服药方案，这种服用方法一般来说耐受性更好。一旦出现便溏，需立即停药，并针对腹泻给予对症处理，而静脉秋水仙碱制剂已退出市场。足抗炎剂量的NSAIDs对约90%的患者有效。症状和体征往往在5~8d完全缓解。最为有效的是那些半衰期短的药物，包括吲哚美辛 25~50mg，每日3次，萘普生 500mg，每日2次，布洛芬800mg，每日3次及双氯芬酸 50mg，每日3次。对于多关节炎型痛风发作，糖皮质激素肌内注射或口服亦有效，如口服泼尼松30~50mg/d作为起始量，并随发作缓解逐渐减量。对于单关节或少关节受累型，20~40mg的曲安奈德或25~50mg甲泼尼龙关节内注射有效且耐受良好。基于近期对于炎症体和白介素1β（IL-1β）在急性痛风中的作用的研究证据，阿那白滞素已被用于治疗痛风，其他IL-1β抑制剂也在研究中。

降尿酸治疗　控制痛风最终需要纠正存在的代谢缺陷即高尿酸血症，使血尿酸降至300~360μmol/L（5.0~6.0mg/dl）以下的正常水平，可以避免痛风反复发作、减少痛风石沉积，这需要长期坚持降尿酸治疗和服药治疗，常需终身服药。当通过简单的方式（如控制体重、低嘌呤饮食、增加饮水量、控制酒精摄入、减少富含果糖的食物和饮料的摄入、停用利尿药）仍不能纠正高尿酸血症时，对大多数患者来说就需要考虑降尿酸药物治疗。在决定开始降尿酸治疗前，通常需要考虑急性发作的次数（在两次发作后再开始降尿酸可能才是经济有效的）、血清尿酸水平[血尿酸>535μmol/L（>9.0mg/dl）的患者进展往往更快]、患者接受终身治疗的意愿、或是否存在痛风石。任何已有痛风石或慢性痛风性关节炎的患者都应开始降尿酸治疗。促尿酸排泄的药物如丙磺舒，可用于肾功能正常、但24h尿酸排泄量<600mg的尿酸排泄低者。必须保持日饮水量在1500ml以上以保持足够的尿量。丙磺舒的剂量可从250mg，每日2次开始，可按需逐渐加量至3g/d，使血尿酸水平降至360μmol/L（6mg/dl）以下。对于血肌酐水平>177μmol/L（2mg/dl）的患者丙磺舒通常是无效的。这些患者需服用别嘌醇或苯溴马隆（美国无此药出售）。苯溴马隆是另一种促尿酸排泄药，对肾功能不全的患者更有效。一些治疗常见合并症的药物包括氯沙坦、非诺贝特和氨氯地平也有轻微的促尿酸排泄的作用。

黄嘌呤氧化酶抑制药别嘌醇是目前最为常用的降尿酸制剂，也是对尿酸产生过多、尿酸结石形成及患有肾病者降尿酸的最佳药物。可以早上顿服，初始100~300mg，必要时可加量至800mg。对慢性肾病患者，别嘌醇的初始用量应稍低一些，并应根据血肌酐浓度来调整。如对于肌酐清除率10ml/min的患者，通常使用的日剂量为100mg。剂量可以逐渐增加至尿酸水平达到治疗的目标即6mg/dl。然而还需进一步研究来提供更准确的指南。别嘌醇在服用噻嗪类利尿药的患者、对青霉素和氨苄西林过敏患者中的毒性作用已越来越被大家认识。最严重的不良反应包括可危及生命的毒性表皮坏死松解、系统性血管炎、骨髓抑制、肉芽肿性肝炎和肾功能不全。对别嘌醇治疗有轻微皮肤反应的患者可重新考虑使用促尿酸排泄药物，尝试别嘌醇脱敏治疗或应用非布司他。非布司他是一种特异的黄嘌呤氧化酶抑制剂，与别嘌醇的化学结构不同，非布司他的批准剂量是40~80mg，每日1次，对于轻-中度肾功能不全的患者无须调整剂量。患者也应注意饮食并关注新型的可选药物（见后文）。在急性发作期通常不进行降尿酸药物，但在患者稳定后就应开始降尿酸治疗，并加用小剂量秋水仙碱以减少降尿酸治疗中常出现的急性发作的风险。预防性抗感染通常使用的是秋水仙碱0.6mg，每日1次或每日2次，应与降尿酸药物一起使用，直至患者的尿酸水平恢复正常并且持续6个月无痛风发作，但只要痛风石存在就应持续使用秋水仙碱预防治疗。秋水仙碱不应用于透析患者，对于患有肾病的患者及在服用可增加秋水仙碱毒性的P糖蛋白或CYP3A4抑制剂如克拉霉素的患者也应减量使用。Pegloticase是一种新型的降尿酸生物制剂，对于黄嘌呤氧化酶抑制剂过敏或无效的重症痛风伴痛风石的患者有效。Pegloticase会产生抗体，导致失效及严重的输液反应。在每次输注前均应检测尿酸水平，若尿酸水平>6mg/dl则应停用Pegloticase。不应与别嘌醇或非布司他同时应用，因后者可掩盖尿酸增高及可能出现的输液反应。其他新型促尿酸排泄药物也仍在研究中。

CPPD沉积病

发病机制

关节组织内CPPD晶体沉积最常见于老年人，65~75岁年龄段的发病率为10%~15%，而85岁以上者的发病率为30%~50%。大多数患者是无症状的，而导致CPPD沉积的原因不详。由于超过80%的患者在60岁以上，且70%的患者存在既往由其他原因所致的关节损伤，因此可能是衰老过程中的生化改变或病变软骨更容易促发晶核形成。患有CPPD关节炎的患者产生无机焦磷酸盐增多而软骨提取物中焦磷酸酶的水平是减低的。ANKH基因突变见诸于有家族史的患者和散发病例，这种突变可提高焦磷酸盐的加工和胞外转运。焦磷酸盐产生增多似与ATP焦磷酸水解酶与5'端核苷酸酶活性增加有关，这种酶可催化ATP分解为腺苷和焦磷酸的反应。这种焦磷酸盐可与钙结合，在基质囊泡或胶原纤维内形成CPPD晶体。而正常情况下可抑制和调节晶体成核反应的葡糖氨基聚糖含量减少，谷氨酰转移酶活性增高也与CPPD晶体沉积有关。

CPPD晶体释放入关节腔后，会引起单核巨噬细胞和中性粒细胞吞噬这些晶体，释放趋化因子和炎症介质，和MSU晶体一样，激活炎症小体。

少数CPPD关节病患者存在代谢异常或遗传性CPPD疾病（表20-2）。这种相关性提示许多不同的代谢产物可通过直接改变软骨或抑制无机焦磷酸酶而促进CPPD沉积。这些疾病包括甲状旁腺功能亢进、血色病、低碱性磷酸酶血症和低镁血症，黏液水肿也或可造成。年龄<50岁的患者发生CPPD关节炎时应考虑存在这些代谢性疾病（表20-2）和遗传性疾病的可能，包括在不同人种中发现的疾病。对不同家系进行的基因组DNA研究显示基因缺陷可能定位在第8号染色体的长臂(8q)或5号染色体短臂(5p)上一个表达膜焦磷酸盐通道基因（ANKH基因）的区域。如上所述，在CPPD关节炎家系中发现的ANKH基因突变可使胞外焦磷酸盐增加，并诱导CPPD晶体形成。对患有CPPD沉积病的年轻患者应询问家族聚集史，并检测血钙、磷、碱性磷酸酶、镁、血清铁和转铁蛋白。

表20-2 与双水焦磷酸钙沉积病相关的情况

老龄
相关疾病
　原发性甲状旁腺亢进
　血色病
　低磷酸酯酶症
　低镁血症
　慢性痛风
　半月板切除术后
　Gitelman综合征
骨骺发育不良

临床表现

CPPD关节病可无症状，也可为急性、亚急性、慢性或在慢性关节受累的基础上发生急性滑膜炎发作。急性CPPD关节炎最早由McCarty及其同事报道称其为假性痛风，因为其临床表现与痛风极其相似。其他CPPD沉积性疾病的临床表现包括：①诱发或加重一些特殊类型的骨关节炎；②诱发在放射线上能够模拟神经病性关节炎的严重破坏性疾病；③引起临床上与类风湿关节炎相似的对称性滑膜炎，有时见于有家族史的早发患者；④椎间盘和韧带钙化，使脊柱活动受限，与强直性脊柱炎相似（也见于遗传型）；⑤椎管狭窄（最常见于老年人）；⑥关节周围痛风石样结节罕见。

膝关节是CPPD关节病最常累及的关节。其他易累及部位包括腕、肩、踝、肘和手。颞颌关节和椎管的黄韧带也可受累。临床和影像学证据表明，至少2/3的CPPD沉积病患者为多关节受累。当临床表现类似慢性进展性骨关节炎时，诊断会更加困难。关节分布可以为提示CPPD疾病提供重要的线索。如原发性骨关节炎很少累及掌指关节和腕、肘、肩、踝关节。如果影像学提示在纤维软骨性半月板或关节透明软骨有点状和（或）线状高密度沉积物（软骨钙化），则诊断CPPD的可靠性进一步增加。确诊需要证实在滑液或关节组织中存在典型的菱形或杆状晶体（图20-2）。如果没有关节积液或没有滑膜活检的适应证，依据软骨钙化就可拟诊CPPD沉积病。但一个例外情况是草酸钙引起的软骨钙化，见于一些慢性肾衰竭患者。

CPPD关节炎急性发作可因外伤诱发。可见于严重的内科疾病或手术后（尤其是甲状旁腺切除术）的血钙水平急剧下降，也可导致假性痛风发作。

在约50%的患者，CPPD诱发的炎症发作可伴有低热，偶有高热达40℃（104℉）。不论受累关节有无明确软骨钙化的影像学证据，滑液分析和微生物培养都是必需的，以排除感染的可能。事实上，任何一种微晶体沉积的关节发生感染时均可导致晶体脱落，继而发生由晶体和微生物所致的滑膜炎。急性CPPD沉积病的滑液具有炎性特征。白细胞计数每微升从数千至十万个不等，平均为每微升24 000个细胞，以中性粒细胞为主。偏振光显微镜常显示在组织碎片、纤维蛋白凝块和中性粒细胞中有双折光弱阳性的菱形、正方形或杆状晶体（图20-2）。在一些患者中可见到CPPD晶体与MSU及磷灰石晶体同时存在。

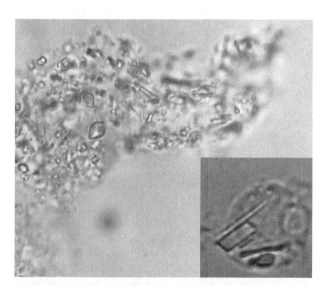

图20-2 细胞内和细胞外双水焦磷酸钙晶体，在新鲜制备的滑液中，呈矩形、杆状、菱形的弱的正向双折光性晶体（补偿偏振光显微镜；400×）

治疗 CPPD沉积病

未经治疗的急性发作可持续数天,也可长达1个月。关节穿刺和NSAIDs或关节腔内注射糖皮质激素治疗,常在10d之内恢复到发作前状态。对于假性痛风经常反复发作的患者,每日口服小剂量秋水仙碱的预防治疗有助于减少发作频率。严重的多关节发作常需要短程的糖皮质激素治疗或(如近期报道的)应用IL-1β拮抗剂、阿那白滞素。但遗憾的是,尚无可将CPPD沉积物从软骨和滑膜清除掉的有效办法。非对照研究表明给予抗疟药甚或甲氨蝶呤都可能有助于控制持续存在的滑膜炎。伴进行性破坏性大关节关节病的患者可能需要进行关节置换。

钙磷灰石沉积病

发病机制

磷灰石是正常骨骼和牙齿中的主要矿物质。碱性磷酸钙,主要为碳酸盐代磷灰石的异常聚集,可发生在组织损伤区域(营养不良性钙化)、高钙血症或甲状旁腺功能亢进(转移性钙化)及某些原因未明的疾病(表20-3)。在慢性肾功能不全者,高磷血症与关节内和关节周围磷灰石的广泛沉积有关。家族聚集现象十分罕见,迄今为止,尚未发现该病与ANKH基因的突变相关。磷灰石结晶主要沉积于基质血管。一些现在还没有完全清楚的基质蛋白聚糖、磷酸酶、激素和细胞因子的改变可能会影响晶体的形成。

磷灰石聚集常见于老年人破坏非常明显的慢性关节的关节液中,最常见的是肩关节(Milwaukee肩),可以在髋关节、膝关节和侵蚀性骨关节炎患者的手指关节中看到类似的过程。关节破坏伴有软骨和周围支撑结构破坏,导致关节不稳定和畸形。病情进展隐匿,通常滑液白细胞计数<2000/μl。症状轻重不等,可以表现为症状轻微,也可以表现为严重的疼痛和功能障碍,甚至需行关节置换手术。病情严重的患者是否仅仅是滑膜组织对磷灰石晶体的极端反应尚不清楚,磷灰石沉积在骨关节炎中很常见。培养的滑膜衬里细胞或纤维母细胞在接触磷灰石晶体后会进行有丝分裂,且释放前列腺素E_2、细胞因子、胶原酶及中性蛋白酶的量显著增加,提示异常激活的滑膜衬里细胞具有破坏潜能。

表20-3 与磷灰石沉积病相关的情况

老龄
骨关节炎
老年人肩关节血性积液(Milwaukee肩)
毁损性关节病
肌腱炎、滑囊炎
肿瘤性钙化
疾病相关
  甲状旁腺功能亢进
  Milk-alkali 综合征
  肾功能不全/长期透析
  结缔组织病(如系统性硬化症、特发性肌炎、系统性红斑狼疮)
  重症神经系统损伤后异位钙化(如脑卒中、脊髓损伤)
遗传性
  滑囊炎、关节炎
  肿瘤性钙化
  进行性骨化性纤维发育不良

临床表现

可出现关节周围和关节内沉积,与急性可逆性炎症和(或)关节囊、肌腱、滑囊或关节表面的慢性损伤有关。磷灰石沉积最常见的部位,包括膝、肩、髋关节和手指。临床表现,包括无症状的影像学异常、急性滑膜炎、滑囊炎、肌腱炎和慢性毁损性关节病。尽管磷灰石关节炎真正的发病率尚不清楚,但30%~50%的骨关节炎患者的滑液中存在磷灰石微晶体。这种晶体经常存在于临床稳定的骨关节炎患者的关节内,但在关节疼痛和肿胀急性或亚急性加重的患者中更易引起关注。尽管症状可以很重,但磷灰石患者滑液中的白细胞计数通常较低(<2000/μl),以单核细胞为主。

诊断

影像学检查可见关节内和(或)关节周围钙化,伴或不伴有侵蚀性、毁损性或增生性病变(图20-3)。这些表现应与典型的CPPD沉积病中看到的线状钙化相鉴别。

磷灰石关节病,也称碱性磷酸钙疾病,其确诊有赖于在滑液或组织中发现晶体(图20-3)。单个晶体很小,只能通过电子显微镜看到。晶体聚集后可表现为位于胞内或胞外的1~20μm发亮的非双折光小球,或Wright染色呈紫色、茜素红S染色呈亮红色的聚集物。四环素结合是否能够作为另一种标记还在研究当中。对晶体的精确判断有赖于电子显关节周围注射缓释糖皮质激素都可缩短病程和缓解症状。一项在肩关节钙化性肌腱炎的研究结果显示，局部注射乙二胺四乙酸二钠（ethylenediaminetetraacetic acid, EDTA）是有效的。关节周围磷灰石沉积可随发作缓解而消溶。降血磷的药物可促使肾衰血透患者的沉积物吸收。对患有严重毁损性关节改变者，药物治疗通常反应欠佳。

草酸钙沉积病

发病机制

原发性草酸盐沉积症是一种罕见的遗传性代谢疾病。至少有两种不同的酶缺乏可造成草酸生成过多，导致高草酸血症和草酸钙晶体在组织中沉积。常在20岁之前即出现肾钙质沉着症、肾衰竭和死亡。在疾病晚期原发性草酸增高症可合并急性和（或）慢性草酸钙关节炎和关节周围炎。

继发性草酸盐沉积病比原发性者更常见。它是终末期肾病（ESRD）合并的多种代谢异常之一。早已发现在慢性肾病患者，内脏器官、血管、骨和软骨中可有草酸钙沉积，现已知这是引起慢性肾衰竭患者发生关节炎的原因之一。迄今为止，报道的患者都是需要长期依赖血透或腹透者，且许多患者接受了抗坏血酸补充治疗。抗坏血酸可以被代谢为草酸，尿毒症患者不能充分清除草酸盐，透析亦不能完全清除。因有促进高草酸血症发生及其后遗症的风险，因此现在的透析方案中已不再采用这种补充抗坏血酸的治疗。

临床表现和诊断

草酸钙聚集物可沉积于骨骼、关节软骨、滑膜和关节周围组织。晶体可从这些部位脱落，引起急性滑膜炎。草酸钙持续聚集，会如磷灰石和CPPD一样，刺激滑膜细胞增生及酶的释放，导致进行性关节破坏。有尿酸盐沉积发生在在手指、腕、肘、膝、踝和足的报道。

急性草酸钙性关节炎的临床表现与尿酸钠、CPPD和磷灰石所导致的关节炎难以鉴别。影像学检查可发现软骨钙化或软组织钙化。草酸钙诱发的关节积液通常为非炎症性的或轻微炎症性的白细胞<2000/μl，以中性粒细胞或单核细胞为主。草酸

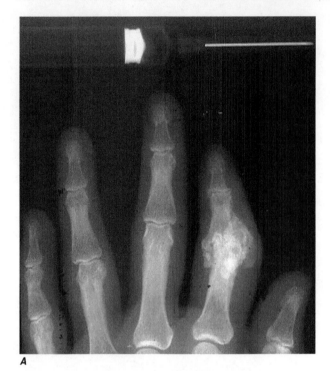

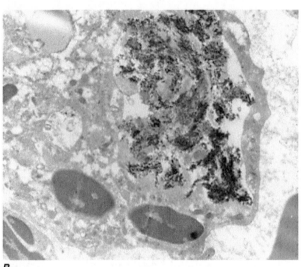

图20-3　A.放射线钙化表现，因磷灰石晶体在侵蚀关节周围侵蚀所致；B.电镜显示一簇黑色针状磷灰石晶体，位于滑液中一个单核细胞胞内空泡中（30 000×）

微镜及能量色散元素分析、X线衍射或红外线分光镜、或Raman显微分光镜，但这些通常非临床诊断所必需。

治疗　磷灰石钙沉积病

磷灰石关节炎或关节周围炎的治疗并无特殊。滑囊炎或滑膜炎的急性发作可为自限性的，在数天至数周之内缓解。关节积液穿刺及NSAIDs或秋水仙碱口服2周，或关节内或

钙晶体形态多变，偏振光下的双折光性也多变。最容易识别的类型是双菱锥形、强双折光性晶体（图20-4），可被茜素红S着色。

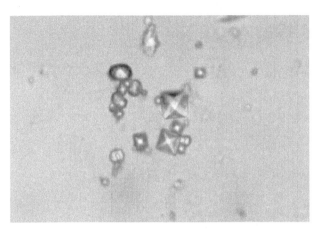

图20-4　在滑液中看到的双菱锥形、小型多形性草酸钙晶体是草酸钙关节病的典型所见（普通光镜；400×）

治疗　草酸钙沉积病

用NSAIDs、秋水仙碱、关节内注射糖皮质激素和（或）增加透析频率的方法来治疗草酸钙关节病收效甚微。在原发性草酸增多症的患者，肝移植可显著减少晶体的沉积。

致谢

本章节对前一版进行了修订。原版由Antonio Reginato MD撰写，刊登于Harrison内科学早期版。

（赵丽丹　译　田新平　审校）

第21章
Chapter 21

感染性关节炎

Lawrence C. Madoff

虽然金黄色葡萄球菌、奈瑟淋球菌及其他细菌是引起感染性关节炎最常见的病原体，但多种分枝杆菌、螺旋体、真菌和病毒也可感染关节（表21-1）。由于急性细菌感染可迅速破坏关节软骨，因此对所有有炎症的关节均需及时进行评估，排除非感染性疾病后选择合适的抗感染治疗并行关节引流。

典型的急性细菌感染常累及一个或少数几个关节。亚急性或慢性单关节炎或寡关节炎常提示是由分枝杆菌或真菌感染引起的；发作性关节炎见于梅毒、莱姆病及肠道感染或衣原体尿道炎之后的反应性关节炎。由免疫反应所致的急性多关节炎症可在心内膜炎、风湿热、播散性奈瑟菌感染和急性乙型肝炎的病程中出现。细菌和病毒偶可感染多个关节，细菌性多关节炎常见于类风湿关节炎患者。

感染性关节炎的评估

关节液抽吸检测是感染性关节评估的重要手段，在多数情况下，在波动感最强、压痛最显著的部位或者最易于进针的部位用粗针进行穿刺，一般不困难。对于难以定位的髋关节积液，在少数情况下，肩关节和其他关节积液，可以采用超声或透视引导下关节进行穿刺。正常关节液细胞数<180/μl，以单核细胞为主。急

表21-1 关节炎综合征的鉴别诊断

急性单关节炎	慢性单关节炎	多关节炎
金黄色葡萄球菌	结核分枝杆菌	脑膜炎奈瑟菌
肺炎链球菌	非结核分枝杆菌	淋球菌
β-溶血性链球菌	伯氏疏螺旋体	非淋球菌细菌性关节炎
革兰阴性杆菌	梅毒螺旋体	细菌性心内膜炎
奈瑟淋球菌	念珠菌	念珠菌
念珠菌	申氏孢子丝菌	Poncet's病（结核性风湿病）
晶体性关节炎	粗球孢子菌	乙型肝炎病毒
骨折	皮炎芽生菌	细小病毒B19
关节积血	曲霉菌属	HIV
异物	新型隐球菌	人类T淋巴细胞病毒I型
骨关节炎	诺卡菌属	风疹病毒
缺血性坏死	布氏菌属	虫媒病毒
单关节类风湿关节炎	Legg-Calve-Perthes病（股骨小头骺骨软骨病）	镰状细胞病暴发
	骨关节炎	反应性关节炎
		血清病
		急性风湿热
		炎症性肠病
		系统性红斑狼疮
		类风湿关节炎/Still病
		其他血管炎
		结节病

性细菌感染时关节液的特点是细胞数平均为100 000/μl（25 000~250 000/μl），中性粒细胞>90%。晶体性关节炎、类风湿关节炎及其他非感染性关节炎患者的关节液细胞数通常<30 000~50 000/μl；分枝杆菌及真菌感染的关节液细胞计数为10 000~30 000/μl，其中50%~70%为中性粒细胞，其余为淋巴细胞。感染的确诊依赖于在患者滑液染色涂片中检测到病原菌、在滑液和血液培养中分离出病原菌，或通过核酸扩增分析和免疫学技术检测出微生物核酸和蛋白质。

急性细菌性关节炎

发病机制

细菌从血流、邻近部位的骨或软组织感染进入关节，或在手术、注射、动物或人咬伤或外伤时直接接种于关节部位。在血源性感染中，细菌从没有限制性基底膜的滑膜毛细血管逃逸出来进入关节，在数小时内会激发中性粒细胞浸润入滑膜。中性粒细胞和细菌进入关节腔，接着细菌黏附于关节软骨。关节腔内压力升高、软骨细胞和滑膜巨噬细胞释放蛋白酶和细胞因子，以及细菌和炎细胞入侵软骨，这些都会使软骨在48h内发生降解。组织学检查可见滑膜及软骨有细菌附着，以及形成的脓肿延伸至滑膜和软骨，在严重的患者脓肿还会延伸至软骨下骨。滑膜增生在软骨上形成血管翳，在发生炎症的滑膜血管内会形成血栓。在感染性关节炎发病中起重要作用的细菌因素包括金黄色葡萄球菌产生的多种表面相关黏附分子，使其能使细菌黏附于软骨；细菌产生的内毒素可以促进软骨细胞介导的软骨降解。

微生物学

在所有年龄组，血源性感染是最常见的感染途径，几乎每种细菌性病原体都能引起化脓性关节炎。在婴幼儿，B组链球菌、革兰阴性肠杆菌及金黄色葡萄球菌是最常见的病原体。由于流感嗜血杆菌疫苗的出现，5岁以下幼儿的感染以金黄色葡萄球菌、化脓性链球菌（A组链球菌属）及金格杆菌属（在一些医学中心）为主。在年轻人或青少年患者中，奈瑟淋球菌是最常见的致病病原体。金黄色葡萄球菌是所有年龄段的成年患者中非淋球菌感染中最常见的病原体。革兰阴性杆菌、肺炎球菌和β溶血性链球菌，尤其是A、B组，也包括C、G和F组，见于1/3的老年患者，尤其是同时患有其他疾病的患者。

外科操作或贯通伤后出现的关节感染常由金黄色葡萄球菌引起，偶尔也可由其他革兰阳性细菌或革兰阴性杆菌引起。除假体关节置入或关节镜检查后出现的感染外，很少有由凝固酶阴性葡萄球菌引起的感染。厌氧菌感染通常与需氧菌或兼性菌感染同时存在，常见于被人咬伤、压疮或腹腔脓肿扩散至邻近关节时。多种微生物感染见于污染严重的复合创伤。猫和其他动物咬伤或抓伤可将多杀性巴氏杆菌引入关节，人咬伤可将啮蚀艾肯菌属或其他口腔菌群的细菌引入关节。

非淋球菌细菌性关节炎

流行病学

尽管毒力强的金黄色葡萄球菌、流感嗜血杆菌及化脓性链球菌也可会在健康人中引起血源性感染，但很多感染性关节炎患者都有潜在的宿主易感性。由于存在发生了慢性炎症的关节、糖皮质激素的使用、类风湿结节的频繁破裂、血管炎性溃疡及覆盖于变形关节上的皮肤使类风湿关节炎患者发生感染性关节炎的发病率最高（最常见的是继发的金黄色葡萄球菌感染）。糖尿病、使用糖皮质激素、血液透析和恶性肿瘤均可增加感染金黄色葡萄球菌和革兰阴性杆菌的风险。肿瘤坏死因子（TNF）抑制剂（依那西普和英夫利昔单抗）已越来越多的应用于治疗类风湿关节炎，这增加了使用这些药物治疗的患者对分枝杆菌和其他化脓性细菌感染的易感性，使这些人群可能会伴发感染性关节炎。肺炎球菌感染常发生于酗酒、体液免疫缺陷和血红蛋白病的患者。肺炎球菌、沙门菌属和流感嗜血杆菌在HIV感染患者中可引起感染性关节炎。原发性免疫球蛋白缺乏症的患者是支原体关节炎的高危患者，若未及时予以四环素和静脉注射免疫球蛋白替代治疗，将导致永久性关节损伤。静脉吸毒者可从自身菌群获得葡萄球菌和链球菌感染，还可从药物和注射用具中感染假单胞菌或其他革兰阴性菌。

临床表现

90%的患者会累及单个关节，最常见于膝关节，其次为髋关节，再次为肩关节、腕关节或肘关节，手或足的小关节感染常来自于直接接种或咬伤。静脉吸毒者，发生脊柱、骶髂关节和胸锁关节感染者比肢带骨骼感染更常见（图21-1）。多关节感染最常见于类风湿关节炎患者，可与原发病的病情活动表现相似。

患者常表现为中度至重度的疼痛，几乎都在关节周围，伴有关节积液、肌肉痉挛及活动范围受限。患者体温常达38.3~38.9℃（101~102°F），有时会更高，但也可能无发热，尤其在类风湿关节炎、肾或肝功能不全或患有需要进行免疫抑制剂治疗的疾病的患者中。体检时，关节的炎症和肿胀非常明显，除非在髋、肩、骶髂等位置较深的关节感染。蜂窝织炎、滑囊炎、急性骨髓炎会引起相似的临床表现，但上述病变时患者的关节活动范围更大、界限不是很清楚的关节肿胀可与化脓性关节炎相鉴别。应注意寻找关节外感染病灶，如疖或肺炎。常见的有外周血白细胞增多伴核左移、血沉或C反应蛋白升高。

X线片检查显示，软组织肿胀、节间隙变宽及因肿胀的关节囊牵拉引起的组织平面错位。关节间隙变窄及骨侵蚀提示感染持续时间较长、预后不良。超声检查有助于发现髋关节积液，CT或MRI可很好的显示骶髂关节、胸锁关节及脊柱关节感染。

实验室检查

需在使用抗生素之前，留取患者的外周血和滑液标本。50%~70%的金黄色葡萄球菌感染患者的血培养为阳性，但由其他病原体引起的感染的血培养阳性率要低。患者的滑液是浑浊的、血红色或完全是脓性的。革兰染色涂片可证实存在大量的中性粒细胞，滑液总蛋白和乳酸脱氢酶水平是升高的，糖水平是下降的；但这些都不是感染的特异性指标，对这些水平的检测也非诊断所必需。由于痛风和假性痛风在临床上与感染性关节炎相似，并且感染和晶体性关节炎有时可能并存，因此应该做滑液的晶体检测。在金黄色葡萄球菌和链球菌感染时，近3/4患者的滑液涂片中可发现病原体，在革兰阴性菌或其他细菌感染时，30%~50%患者的滑液涂片中可发现病原体。90%以上患者的滑液培养是阳性的。将滑液接种到含有液体培养基的血培养瓶中可增加培养的阳性率，尤其是对生长条件要求比较苛刻的病原菌或正在使用抗生素的患者。虽然还没有被广泛应用，但以核酸扩增技术方法来检测细菌的DNA对经过部分治疗或培养阴性的细菌性关节炎的诊断是有帮助的。

治疗　非淋球菌细菌性关节炎

及时全身给予抗生素治疗并对受累关节进行引流可以防止关节软骨破坏、感染后发生退行性关节炎、关节不稳定或变形。一旦获得了用于培养的外周血和滑液标本后，就应该根据涂片看到的病原体或根据患者的年龄和危险因素，针对可能的病原体进行经验性的抗生素治疗。起始治疗要给予静脉杀菌药物，不需通过向关节内直接注射抗生素来达到足够高的滑液和组织药物浓度。当涂片没有发现微生物时，经验性地静脉给予三代头孢菌素如头孢噻肟（每8小时1g）或头孢曲松（每24小时给予1~2g），往往足以覆盖大多数成人的社区获得感染。若涂片检查为革兰阳性球菌感染，应给予静脉万古霉素（每12小时1g）。当甲氧西林耐药的金黄色葡萄球菌不是可能的病原时（如当它不是社区广泛传播的细菌时），则可以选用苯唑西林或萘夫西林（每4小时2g）。另外，对于静脉吸毒者或疑有铜绿假单胞菌感染者应给予氨基糖苷类药物或三代头孢菌素。

最终的治疗要根据培养分离出的细菌种类和细菌的抗生素敏感性来确定。葡萄球菌感染可给予苯唑西林、萘夫西林或万古霉素治疗4周；对青霉素敏感的肺炎球菌和链球菌感染，可给予青霉素G治疗2周（每4小时静脉给予200万U）。流感嗜血杆菌和对青霉素耐药的肺炎链球菌感染，可给予头孢噻肟或头孢曲松治疗2周。大多数肠源性革兰阴

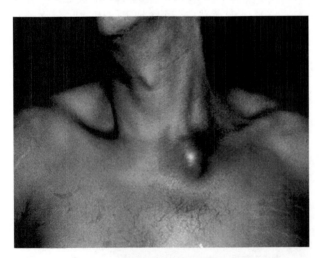

图21-1　胸锁关节的急性化脓性关节炎

一位有肝硬化病史的40多岁男性，新发发热和下颈部疼痛。他没有静脉吸毒病史和导管留置病史。体检发现黄疸和左胸锁关节区域有一个部位有肿痛。入院时的血培养为B族链球菌。患者经静脉青霉素治疗后痊愈（由波士顿布莱根妇女医院弗朗西斯科·M·马蒂博士提供，已经获准）

性菌感染，可通过静脉给予第二代或第三代的头孢菌素或氟喹诺酮类药物如左氧氟沙星（静脉或口服每24小时给予500mg）3~4周治愈。铜绿假单胞菌感染患者，应给予氨基糖苷类联合一种广谱青霉素，如磺唑氨苄青霉素（每4小时静脉给予3g），或一种抗假单胞菌的头孢菌素如头孢他啶（每8小时静脉给予1g），治疗至少2周。如果患者能耐受上述治疗，可再继续用药2周；或单独使用一种氟喹诺酮，如环丙沙星（750mg口服，每日2次），或用青霉素或头孢菌素代替氨基糖苷类与氟喹诺酮类联合使用。及时引流感染关节中的脓液及坏死碎屑可改善预后。

对于像膝关节这样容易穿刺的关节，如果关节内分隔或关节内物质不妨碍彻底关节减压，那么可进行关节穿刺抽液。最初可以进行关节镜引流和灌洗，或在反复穿刺引流几天后症状不能缓解，为了减少关节积液及滑液中的白细胞计数或清除涂片或培养中的细菌时进行关节镜引流或灌洗。对于一些患者，有必要行关节切开术以清除关节分隔，并对感染的滑膜、软骨或骨进行清创。最有效的治疗髋关节感染性关节炎的方法是关节切开，尤其在儿童，因为儿童髋关节感染可危及到股骨头的存活。感染性关节炎患者不需要制动，但在治疗起效之前为控制疼痛可以制动。在炎症的体征消退之前应避免负重，但经常被动活动关节有利于保持关节的活动范围是可以的。在动物实验中，抗生素治疗同时加用糖皮质激素有助于改善金黄色葡萄球菌关节炎的预后，但尚无临床试验该对做法在人关节炎中的作用进行评估。

淋球菌关节炎

流行病学

虽然近年来淋球菌关节炎的发病率有所下降，但在美国，70%的40岁以下人群的感染性关节炎都是由淋球菌引起的。淋球菌关节炎由淋球菌感染引起的菌血症引起，淋球菌菌血症可出现于淋球菌感染时，更常见的是于尿道、子宫颈或咽部无症状性淋球菌黏膜定植时。总体上，女性发生播散性淋球菌感染（DGI）和关节炎的概率比男性高2~3倍，在月经期或妊娠期感染的危险性最高。患有补体缺陷尤其是补体的终末成分缺陷的患者，易于反复发生淋球菌菌血症。最易引起播散性淋球菌感染的淋球菌株为那些在培养时能形成透明菌落、有IA型外膜蛋白或有AUH营养缺陷型的菌株。

临床表现和实验室检查

播散性淋球菌感染患者最常见的表现是包括发热、寒战、皮疹及关节症状的一组综合征。在躯干和四肢远端伸侧表面的少数丘疹会发展为出血性脓疱，膝、手、腕、足和踝部的游走性关节炎和腱鞘炎很突出。皮肤损害和关节表现是对循环中的淋球菌和免疫复合物沉积于组织所产生的免疫反应的结果。因此，患者滑液的培养始终为阴性，血培养的阳性仅见于不到45%的患者。从炎性的关节抽出滑液较困难，并且滑液中的白细胞计数常常仅为10 000~20 000/μl。

真正的淋球菌感染性关节炎比播散性淋球菌感染综合征要少见，且常发生在播散性淋球菌感染之后，在1/3的患者中都未能得到诊断。常累及髋、膝、踝、腕等单关节。关节液很容易获得，关节液中所含的白细胞数>50 000/μl；在革兰染色涂片上偶尔可发现淋球菌，滑液培养的阳性率低于40%，血培养几乎均为阴性。

由于从滑液或血中很难分离出淋球菌，因此应从可能发生感染的黏膜处留取标本进行培养。对皮肤病变进行培养和革兰染色涂片偶尔有阳性发现。所有用于培养的标本均应直接接种于Thayer-Martin琼脂上或在床旁放入特殊的转运培养基内，并在含有5%CO_2的空气中（如蜡烛罐内）迅速转运至微生物实验室。核酸扩增方法对检测滑液中的淋球菌DNA非常敏感。在血培养阴性的患者，开始给予正确的抗生素治疗后，12~24h症状会明显缓解，这也支持播散性淋球菌感染综合征的临床诊断。

治疗　淋球菌关节炎

初始治疗可给予覆盖可能为耐青霉素病原菌的头孢曲松（静脉或肌内注射每24小时1g）。一旦局部和全身症状明显减轻、且分离细菌的药物敏感性相吻合时，7d的疗程可通过口服药物完成，如环丙沙星（500mg，每天2次）。如果分离出的病原体对青霉素敏感，可用阿莫西林（500mg，每天3次）来治疗。化脓性关节炎患者，通过对受累关节穿刺抽液和给予7~14d的抗生素治疗通常可治愈，极少的情况下会需要关节镜灌洗或关节切开。播散性淋球菌感染的患者应同时进行针对沙眼衣原体感染的治疗，除非通过适当的检查排除了沙眼衣原体感染。

值得注意的是，脑膜炎球菌菌血症患者可出现与播散性淋球菌感染相似的关节症状。也可表现为皮炎-关节炎综合征、化脓性单关节炎和反应性多关节炎。这些表现均对青霉素静脉治疗都是有效的。

螺旋体关节炎

莱姆病

莱姆病由伯氏疏螺旋体感染引起，若未治疗，70%的患者会出现关节炎。在被硬蜱叮咬接种螺旋体后的数天或数周内，可出现间断性关节痛和肌肉痛，但无关节炎的表现。而后会出现3种类型的关节疾病：①50%的未治疗患者表现为间歇性发作的单或寡关节炎，累及膝和（或）其他大关节。如未治疗，数月内症状会时轻时重，每年有10%~20%患者的关节症状可消失。②20%的未治疗者会表现为时轻时重的关节痛。③10%的未治疗者会发展为慢性滑膜炎，导致关节侵蚀和破坏。

90%以上的莱姆病关节炎患者的血清中可以检测到抗伯氏疏螺旋体的IgG抗体，85%的患者经核酸扩增分析可以检测到疏螺旋体DNA。

治疗　莱姆病关节炎

莱姆病关节炎通常对治疗的反应较好。推荐的治疗有口服强力霉素（100mg，每日2次，应用30d）或口服阿莫西林（500mg，每日4次，应用30d），或静脉输注头孢曲松（每日2g，应用2~4周）等。若患者口服治疗2个月或静脉给药治疗1个月后仍无效，则继续应用抗生素治疗不可能会给患者带来益处，而应给予抗感染药物或行滑膜切除。治疗失败与患者的个体特征有关，如HLA-DR4基因型、对OspA（外表面蛋白A）的持续反应性、携带hLFA-1（人类白细胞功能相关抗原1），后者可与OspA发生交叉反应。

梅毒性节炎

梅毒的不同阶段均可出现关节表现。在早期先天性梅毒阶段，关节周围肿胀和受累肢体活动障碍（Parrot假性麻痹）可与长骨骨软骨炎伴发。Clutton关节是先天性梅毒的晚期表现之一，一般在8~15岁出现，是由伴有积液的大关节慢性无痛性滑膜炎引起，尤其多见于膝关节和肘关节。二期梅毒可有关节痛、对称性关节炎多累及膝和踝，偶尔累及肩和腕。关节炎呈亚急性到慢性过程，关节液细胞数增多，单核细胞及中性粒细胞均有（典型者细胞计数为5000~15 000/μl）。免疫机制参与了关节炎的发生，青霉素治疗后症状常很快改善。在三期梅毒，由于脊髓结核引起的感觉丧失可导致Charcot关节，此时青霉素治疗无效。

分枝杆菌关节炎

结核性关节炎占所有结核病患者的1%，占肺外结核患者的10%，最常见的表现是慢性肉芽肿性单关节炎。Poncet病是一种少见的综合征，是在内脏结核或播散性结核病患者中出现的一种反应性的对称性多关节炎。在患者关节内找不到分枝杆菌，抗结核治疗后症状消失。

与结核性骨髓炎不同，结核性骨髓炎主要累及胸椎和腰椎（50%患者），而结核性关节炎主要累及大的负重关节，尤其是髋关节、膝关节和踝关节，仅偶尔累及较小的非负重关节。患者表现为进行性单关节肿胀和疼痛，迁延数月至数年，只有50%患者会出现全身症状。结核性关节炎可作为原发性播散性感染的一部分或是晚期结核复燃的表现，常见于HIV感染患者或其他免疫缺陷的患者。同时合并活动性肺结核者少见。

受累关节滑液的平均细胞计数为20 000/μl，其中近50%为中性粒细胞。不到1/3患者的滑液抗酸染色阳性，80%患者的滑液培养阳性。对活检滑膜组织进行培养时，近90%的患者为阳性，绝大多数患者的病理改变为肉芽肿性炎症。核酸扩增方法可将诊断时间缩短至1~2d。X线检查可显示滑膜附着点处有骨侵蚀、关节周围骨质减少及最终发生关节间隙狭窄。结核性关节炎的治疗同肺结核，需要多种药物联合治疗6~9个月，在免疫抑制的患者如HIV感染者中治疗时间需延长。

存在于水和土壤中的多种非典型分枝杆菌会引起顿挫性关节炎，这种关节炎是因为外伤，或在干农活、园林工作或进行水上活动时非典型分枝杆菌直接接种于关节引起。通常容易累及的关节有较小的关节如指关节、腕关节和膝关节，典型的情况下,还会有腱鞘和滑囊受累。引起发病的分枝杆菌属包括海洋分枝杆菌、细胞内鸟分枝杆菌、土分枝杆菌、堪萨斯分枝杆菌、偶发分枝杆菌和龟分枝杆菌。在HIV感染者或正在接受免疫抑制治疗患者中,有堪萨斯分枝杆菌、鸟胞内分枝杆菌和嗜血分枝杆菌经血源播散至关节的报道。常需进行活检和培养来诊断,根据抗生素的敏感性来决定治疗药物的选择。

真菌性关节炎

真菌是慢性单关节炎的少见病原体。由地方性双相型真菌粗球孢子菌、皮炎牙生菌及夹膜组织胞浆菌(少见,图21-2)引起的肉芽肿性关节感染是播散性感染患者血源种植或骨损害直接扩展至关节所致。在园林工作者和其他接触土壤和泥炭苔藓的人中,关节受累是孢子丝菌病(申氏孢子丝菌感染)的一种少见并发症。男性关节孢子丝菌病的发病率比女性高6倍,酗酒及其他身体虚弱的人是发生多关节感染的危险人群。

念珠菌感染常累及单关节——膝、髋或肩关节,常由外科操作、关节内注射或血源播散(多出现在消耗性疾病如糖尿病或肝、肾功能不全及正接受免疫抑制治疗的危重患者中)引起。静脉吸毒者发生的念珠菌感染常累及脊柱、骶髂关节或其他纤维软骨关节。少数情况下,在免疫功能缺陷患者,曲霉菌属、新型隐球菌、假性阿利什利菌及暗色孢科真菌也可通过直接接种或经血源播散引起感染性关节炎。

真菌性关节炎患者的关节液细胞数常为10 000~40 000/μl,近70%为中性粒细胞。当滑液检查结果为阴性时,组织标本染色和滑液培养往往能确诊真菌性关节炎。治疗包括关节引流灌洗及全身应用针对特殊病原体的抗真菌药物。治疗的剂量和疗程与播散性真菌感染疾病相同。除静脉用药外,也可关节内注射两性霉素B。

病毒性关节炎

病毒通过全身感染时直接感染滑膜组织或通过诱导免疫反应累及关节致关节炎的表现。在风疹病毒自然感染出现皮疹3d内或在活病毒疫苗注射后的2~6周,50%的女性患者可出现持续性关节痛,10%患者发生明显的关节炎。患者在1年后很少会再发手指、腕和膝关节的对称性炎症,但是慢性疲劳、低热、头痛、肌痛综合征可持续数月或数年。一些患者静脉给予免疫球蛋白治疗有效。在流行性腮腺炎发病的2周内,患者可出现自限性单关节炎或游走性多关节炎,这种情况男性多见于女性。

感染细小病毒B19后,10%的儿童和60%的女性可出现关节炎。在成年患者,有时关节病可不伴有发热和皮疹,关节的疼痛、僵硬、轻度肿胀(主要见

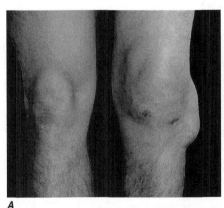 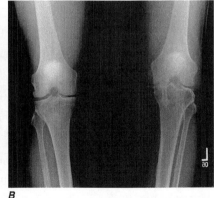 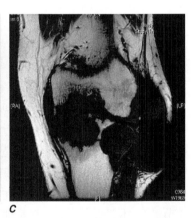

图21-2 荚膜组织胞浆菌病引起的左膝关节慢性关节炎

A. 一位来自圣萨尔瓦多的60多岁男性表现为进行性的膝关节疼痛、行走困难数年。症状出现7年前,他因半月板撕裂进行了关节镜手术(症状未缓解),并接受了几次糖皮质激素关节内注射。随时间推移,患者出现了明显的膝关节畸形,包括膝关节的大量积液。**B.** 膝关节X线片显示多种异常表现,包括严重的膝关节内侧间隙狭窄,胫骨和髌股骨关节面几处大的软骨下囊性变、髌上囊大量积液和自膝关节侧面突出的大的软组织包块。**C.** MRI进一步证实了这些异常病变,并显示了膝关节侧面的囊性变的性质。滑膜活检显示为伴有巨细胞的慢性炎症,培养3周后有荚膜组织胞浆菌生长。经伊曲康唑治疗1年后所有的囊性变和渗出均吸收。最终患者进行了左侧全膝置换术(由波士顿布莱根妇女医院弗朗西斯科·M·马蒂博士提供,已经获许)

于手关节，也见于膝、腕和踝关节）通常于数周内缓解，但也有小部分患者会发展为慢性关节病。

10%的急性乙型肝炎患者，在黄疸发生之前2周左右，会出现免疫复合物介导的、血清病样反应，表现为斑丘疹、荨麻疹、发热和关节痛。较少的患者会发生与类风湿关节炎发作相似的手、腕、肘或距小腿关节的对称性关节炎和晨僵。当黄疸出现时患者的症状可缓解。多数慢性丙型肝炎感染患者可有持续的关节痛或关节炎，可伴有或不伴有冷球蛋白血症。数种节肢动物传播的病毒感染可引起累及大关节的疼痛性关节炎，常伴有发热和皮疹，这些病毒包括基孔肯雅病毒、奥尼翁-尼翁病毒、罗斯河病毒、Mayaro病毒和Barmah森林病毒。淋巴细胞脉络丛脑膜炎病毒感染患者在恢复期可出现对称性的手和腕关节的关节炎。肠道病毒感染者常有关节痛，急性多关节炎患者中可分离出艾柯病毒。

几种关节炎综合征与HIV感染有关。HIV感染患者在尿道炎发作之后，常会发生以痛性下肢寡关节炎为表现的反应性关节炎。HLA-B27单倍型阳性人群中发生HIV相关反应性关节炎者非常常见，但骶髂关节疾病少见，骶髂关节受累者主要见于不携带HLA-B27单倍体型的患者。高达1/3伴有银屑病的HIV感染者会出现银屑病关节炎。无痛性单关节病及持续性对称性多关节病偶可伴发于HIV感染。感染人T淋巴细胞病毒Ⅰ型的女性患者可发生肩、腕、手和膝关节的慢性持续性寡关节炎。特征性的表现为滑膜增厚、关节软骨破坏及滑液中出现白血病样非典型淋巴细胞，但很少发展为真正的T细胞白血病。

寄生虫性关节炎

寄生虫引起的关节炎很罕见。麦地那龙线虫可引起下肢关节破坏，是由于移行的孕雌虫侵入关节或在关节邻近软组织引起溃疡造成的继发关节感染所致。1%~2%的细粒棘球绦虫感染患者会发生包虫囊肿感染骨骼，扩张的破坏性囊性病变可扩展到关节并破坏邻近关节，尤其是髋关节和骨盆。极少数情况下，慢性滑膜炎患者可在滑膜活检中发现有血吸虫卵。淋巴管丝虫病儿童患者的单关节炎，即使滑液中无微丝蚴存在，对乙胺嗪（海群生）治疗的反应也很好。钩虫、类圆线虫属、隐孢子虫属和贾第虫属感染均可引起反应性关节炎，但仍需进一步证实。

感染后或反应性关节炎

1%的非淋球菌尿道炎和2%的肠道感染患者在感染几周后会出现反应性多关节炎，尤其当病原体是耶尔森鼠疫杆菌属、志贺菌属、弯曲菌属和沙门菌属感染时。这些患者中仅有少数人有反应性关节炎的其他表现，包括尿道炎、结膜炎、虹膜炎、口腔溃疡和皮疹。研究已在患者的滑液或血液中发现存在病原体的DNA或抗原，但该病的发病机制尚未完全明了。

反应性关节炎最常发生于青年男性（耶尔森鼠疫杆菌感染后除外），与HLA-B27相关，HLA-B27位点是潜在的基因易感因素。患者会出现痛性、非对称性寡关节炎，主要累及膝、踝和足。下腰痛常见，长病程的患者中X线可见骶髂关节炎的征象。大多数患者在6个月内恢复，但在衣原体尿道炎后发生的反应性关节炎多病程长，且反复发作。抗感染药物有助于缓解症状，但旨在消除滑液中微生物抗原的长疗程抗感染治疗的作用尚有争议。

成人急性风湿热的常见表现为游走性关节炎和发热（参见第7章）。这种表现与链球菌感染后发生的反应性关节炎不同，后者也发生在A族链球菌感染后，但关节炎呈非游走性，持续时间超过急性风湿热典型的最长病程3周，且对阿司匹林治疗无效。

假体关节感染

1%~4%的全关节置换会合并感染。绝大多数感染是手术中或手术刚结束时的切口或感染引起。关节置换之后发生感染者少见，这种感染是由血行播散或直接种植所致。临床上表现为急性发作，伴发热、疼痛及局部的炎症表现，尤其是由金黄色葡萄球菌、化脓性链球菌和肠杆菌引起的感染时。由毒力较弱的病原菌如凝固酶阴性葡萄球菌或类白喉菌引起的感染可能持续数月或数年而不引起全身症状。这种隐匿感染常在关节置入时获得，在评估原因不明的慢性疼痛时或在X线片提示假体松动时才被发现。这些患者的血沉及C反应蛋白水平通常是升高的。

最好的确诊方法是关节穿刺抽液；但在穿刺过程中必须小心以防带入病原菌。由于其他炎症过程极少累及假体，因此若滑液中出现以多形核白细胞为主的细胞增多时则高度提示发生了感染。关节液培养及革兰染色常可检出致病原。超声降解置入假体材料可能提高培养的阳性率，可能是因为破坏了假体表面的细菌生物膜所致。如果常规检查及厌氧培养均是阴性时，则有必要使用特殊的培养基来培养少见的病原菌如真菌、非典型分枝杆菌及支原体。

治疗　假体关节感染

治疗包括手术和大剂量的静脉抗生素，由于常常有骨受累，所以抗生素应使用4～6周。大多数情况下必须更换假体才能治愈感染。最好在数周或数月后再置入新的假体，因为在这段时间内极易发生感染复发。由于有些患者不可能再次置入假体，因此患者必须接受没有关节、接受关节融合，甚至截肢。极少情况下可不去除假体而治愈感染，如链球菌或肺炎球菌引起的感染、没有假体松动的影像学证据时。在这种情况下，必须在感染发生的几天内给予抗生素治疗，并且应通过关节切开术或关节镜对关节进行彻底的引流。对于一些想避免关节去除和再次置入可能面临的高致残率的患者，使用抗生素控制感染也是一个合理的目标。有报道，病程短的葡萄球菌引起的假体关节感染，口服利福平和环丙沙星联合治疗3～6个月，可在保留假体关节的同时获得较高的治愈率。这种治疗方案的依据是利福平可以杀灭黏附于假体上并处于生长稳定期的病原菌，但还需前瞻性的研究来进一步证实该治疗的有效性。

预防

为避免感染所带来的灾难性后果，应谨慎选择进行关节置换的患者。类风湿关节炎、以前做过关节手术的患者及患有需要进行免疫抑制治疗的疾病的患者，发生感染的危险性尤其高。围术期预防性使用抗生素（常用头孢唑林），采用减少术中污染的措施如层流，在许多医疗中心可将围术期的感染率降至<1%。在假体置入后，应采取有效措施来预防或迅速治疗可能引起血行播散至假体的关节外感染。在牙科操作后，进行预防性抗生素治疗是否可以防止血行感染尚未得到证实，事实上，草绿色链球菌及其他口腔菌群成分极少引起假体关节感染。因此，美国牙科协会和美国骨科医师学会并不推荐对大多数全关节置换患者在牙科操作后预防性地使用抗生素。但他们建议对发生血行感染的高危患者预防性使用抗生素，包括炎性关节病患者、免疫抑制者、1型糖尿病患者、在过去2年内接受过关节置换者、曾有假体关节感染者、营养不良和血友病者。推荐的预防治疗方案为在菌血症发生率高的牙科操作前1h给予阿莫西林（2g，口服）治疗，对青霉素过敏者给予克林霉素（600mg，口服）。

致谢

非常感谢詹姆斯·H·马奎尔和已故的史葛·泰勒对较早版本的《哈里森内科学精要》中本章节所做出的贡献。

（张　莉　译　田新平　曾小峰　审校）

第22章

纤维肌痛症

Leslie J. Crofford

定义

纤维肌痛症（fibromyalgia，FM）以慢性、弥漫性的肌肉骨骼疼痛和压痛为特征。虽然其主要是以一种疼痛综合征来定义的，但FM患者通常也会伴有一些相关的神经心理症状，如疲劳、不能恢复体力的睡眠、认知功能障碍、焦虑和抑郁。FM患者与疼痛和疲劳相关的其他综合征的患病率也是升高的，包括慢性疲劳综合征、颞下颌关节紊乱、慢性头痛、肠易激综合征、间质性膀胱炎/膀胱疼痛综合征和其他的盆腔疼痛综合征。现有的证据表明中枢神经系统是FM患者中维持疼痛和其他FM核心症状及相关状况的关键，FM的存在对患者的身体和社会功能都会带来明显的负面影响。

流行病学

FM在女性比男性要常见得多，女性与男性约9:1的比例。在世界范围内以人群为基础的研究中，人们普遍认为FM的患病率接近2%~3%，在初级保健机构的患病率接近5%~10%。其患病率在各社会经济阶层基本相似。文化因素可能在有FM症状时患者决定是否就医方面起一定作用；然而，即使在预期再度获益不起明显作用的文化中，FM的患病率仍保持在这个范围内。

临床表现

疼痛和压痛

FM患者最常见的主诉是"全身疼痛"。FM患者的典型疼痛通常累及身体两侧、腰部上下及中轴骨骼（颈部、背部或胸部）。FM引起的疼痛通常没有明确的定位、难以忽视、强度严重，并与功能状态下降有关。疼痛应该在大多数时间里的大部分时间都存在，且至少存在3个月。

FM的临床疼痛与对诱发疼痛的刺激的敏感性增高有关。在临床实践中，这是由压痛点检查来确定的，检查压痛点时检查者使用拇指施加约4kg/m²的压力，或者使拇指指甲尖变白的压力按压明确的肌腱部位（图22-1）。过去美国风湿病学会（ACR）的FM分类标准要求在18个压痛点中至少有11个压痛为阳性才能做出FM的诊断。在实践中，压痛是一个连续的变量，严格应用分类阈值来进行特异的诊断不再是必需的。疼痛的敏感性增加不仅可以体现在临床上采用机械压力能够诱发的疼痛，也可表现为非肌肉的机械压力、热、冷和其他感官刺激也能够诱发疼痛。这强化了这样的观点，即FM的致病机制与特定的肌肉骨骼病理并不相关，而与疼痛的处理过程发生改变相关。新的分类标准去除了压痛点，重点关注广泛疼痛的临床症状和神经心理症状。

FM患者常有外周疼痛发生器，被认为是作为归于中枢神经系统因素的更广泛的疼痛触发器。应通过病史和体格检查来发现潜在的疼痛来源如关节炎、滑囊炎、肌腱炎、神经病和其他炎症或退行性疾病。更微妙的疼痛发生器可能包括关节活动过度和脊柱侧弯。患者也可能有因感染性、代谢或精神因素引起的慢性肌痛，可以触发FM的发生。这些疾病常存在于FM患者的鉴别诊断中，一个主要挑战是要区分是触发疾病的活动还是FM是自身就应该进行治疗的合并症的结果。

神经精神症状

除了广泛的疼痛以外，典型的FM患者还会出现疲劳、僵硬、睡眠障碍、认知功能障碍、焦虑和抑郁等不适。这些症状在大多数FM患者中都以不同的程度存在着，但并不是在每一个患者或在任何时候都存在。然而，这样的症状对患者的功能和生活质量有同等的或更大的影响。疲劳在最终被诊断为FM的在初级保健医师那里就诊的患者中是非常普遍的

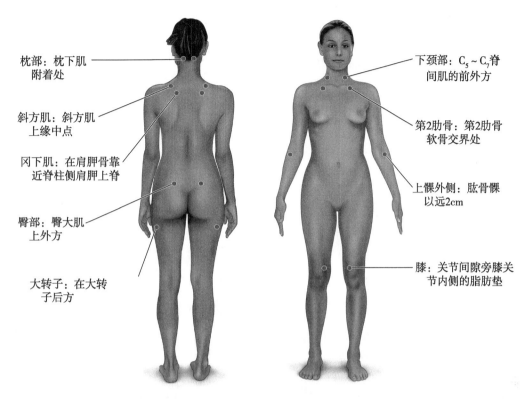

图22-1 FM患者的关节压痛评估

症状。疼痛、僵硬、疲劳往往因运动或不习惯的活动而恶化（劳力后全身不适）。睡眠障碍包括入睡困难、难以入睡及早醒；无论是否有特殊的主诉，患者都会在醒来后感觉不到精神恢复。FM患者可能符合不安腿综合征和睡眠呼吸障碍的诊断标准，甚至可以出现明显的睡眠呼吸暂停。认知障碍的特点是大脑的处理速度慢、注意力难于集中、找词困难、短时的记忆丧失。研究表明，FM患者在这些方面的认知功能是有改变的，尽管其脑组织的处理速度与其年龄还是匹配的。焦虑和抑郁的症状很常见，FM患者在其一生中心境障碍的患病率接近80%。虽然抑郁对FM的诊断既不必要也不充分，但是通过询问情感低落和快感缺乏来筛选重度抑郁性疾病是很重要的。对有可能造成FM的遗传易患因素进行分析发现，FM患者与心境障碍有着共同的神经生物通路，为这两种疾病的合并存在提供了依据。

重叠综合征

因为FM可以与其他慢性疼痛性疾病重叠存在，因此系统回顾往往可以发现患者有头痛、面部/下颌疼痛，尤其是累及颈部或背部的局部肌筋膜疼痛及关节炎。累及胃肠道、膀胱、骨盆或会阴部的内脏痛也常出现。患者可能符合或不符合特定的综合征的定义标准。重要的是，患者要理解存在介导症状的共同通路，因此可以通过对其中一种疾病的有效治疗，可起到对其整体症状帮助作用。

合并疾病

FM经常会合并慢性肌肉骨骼、感染、代谢或精神疾病。FM的患病率在一般人群中为2%~5%，然而，在患有退行性或炎性风湿性疾病患者中可高达20%或更高，这可能是因为这些疾病可以作为外周疼痛发生器而改变了疼痛的中枢处理途径。同样，与肌肉骨骼疼痛相关的慢性感染、代谢或精神疾病也可以模拟FM和（或）触发FM的发生。作为临床医师特别重要的是要对这些合并症的疼痛管理有高度的敏感性，这样才能在出现了FM时能够发现FM的存在。这些特征性的表现，包括超过触发疾病可以合理解释的特征性的疼痛、出现神经精神症状，或体格检查时出现的压痛点；这时应针对中枢性对疼痛的处理过程进行治疗，而不是继续专注于治疗外周疼痛或引起疼痛的炎症性疾病。

社会-心理因素

FM的症状通常在高强度的真实的或感觉到的压力存在时发生与加重，这可能反映了中枢性应激生理、警惕或焦虑与中枢性疼痛处理途径之间的相互作用。了解患者正在面对的社会-心理压力，将有助于对患者的管理,因为加重症状的许多因素不能通过使用药物来解决。此外,FM和患有相关疾病的患者,既往人际关系冲突的发生率和其他形式的暴力的暴露度很高。如果创伤后的应激障碍是引发疾病的问题,临床医师应该能够意识到,并考虑相应的治疗方案。

功能障碍

评价FM的症状对功能和角色完成度的影响是非常重要的。在定义治疗策略是否成功时,功能改善是一个关键的指标。功能评估应包括身体、精神和社会领域,了解角色功能完成度下降会有助于制订治疗目标。

鉴别诊断

因为肌肉骨骼疼痛是非常常见的主诉,因此FM的鉴别诊断也是很广泛的,表22-1列出了一些在鉴别诊断时应考虑的比较常见的情况。应根据特征性的病史、体格检查结果,以及实验室或影像学检查,识别出因炎症性疾病引起广泛疼痛的患者。

实验室或放射学检查

FM患者的常规实验室和放射学检查都是正常的,因此,诊断检查的重点是排除其他诊断及评估是否存在疼痛发生器或合并疾病(表22-2)。大多数出现新发慢性广泛性疼痛的患者,在鉴别诊断时都应对最常见的疾病进行评估。放射学检查应尽量少用,仅用于诊断炎症性关节炎时。在对患者进行彻底的评估后,除非患者的症候群发生了变化,不鼓励对患者进行重复检查。特别是不鼓励对脊柱进行先进的影像学检查(磁共振成像),除非有提示炎症性脊柱疾病或神经系统症状的疾病表现时。

遗传和生理学

与大多数复杂疾病一样,可能有一些基因与FM的易感性相关。至今为止,这些基因似乎是在控制疼痛敏感性和应激反应的通路中。一些在FM中起重要作用的基因与其他慢性疼痛性疾病是共有的。如控制突触去甲肾上腺素和多巴胺水平的儿茶酚-O-甲基转移酶,与一般人群的疼痛敏感性相关;一些基因多态性或单倍型与FM、慢性疲劳综合征和颞下颌关节紊乱相关。β-肾上腺素能受体和多巴胺受体的多态性也与FM和其他慢性疼痛性疾病有关。与5-羟色胺和其他单胺类神经递质的代谢、转运和受体相关的基因也与FM和重叠疾病相关联。总之,已在FM患者中发现的基因多态性通路,进一步表明,中枢神经系统因素是介导了导致FM临床表现的生理学改变。

在FM患者中进行的心理测试已经证明,疼痛感觉的传入处理过程的改变,以及下行有害刺激抑制控制系统受损共同导致了痛觉过敏和痛觉超敏。功

表22-1 应与纤维肌痛症相鉴别的常见疾病

炎症性疾病
 风湿性多肌痛
 炎症性关节炎:类风湿关节炎、脊柱关节炎
 结缔组织病:系统性红斑狼疮、干燥综合征

感染性疾病
 丙型肝炎病毒
 人类免疫缺陷病毒(HIV)
 莱姆病
 微小病毒B19
 EB病毒

非炎症性疾病
 退行性关节/脊柱/椎间盘疾病
 肌筋膜疼痛综合征
 滑囊炎、肌腱炎、重复性劳损

内分泌性疾病
 甲状腺功能减低或甲状腺功能亢进症
 甲状旁腺功能亢进症

神经系统疾病
 多发性硬化
 神经病性疼痛综合征

精神疾病
 重度抑郁症

药物
 他汀类药物
 芳香酶抑制剂

表22-2 有纤维肌痛症状患者的实验室和放射学检查

常规
 红细胞沉降率(ESR)和C反应蛋白(CRP)
 全血细胞计数(CBC)
 全部的生化代谢指标
 促甲状腺激素(TSH)

根据病史和体格检查结果来决定
 抗核抗体(ANA)
 抗SSA和抗SSB
 类风湿因子和抗环瓜氨酸化肽抗体(抗CCP)
 肌酸激酶(CPK)
 病毒和细菌血清学
 脊柱与关节放射学检查

能磁共振成像和其他研究成像技术已经清楚地表明，FM患者中参与对外来刺激产生疼痛体验的脑部区域被激活，而这些刺激对非FM者来说是无害的。FM患者对疼痛的感觉会受到情感和认知方面的影响，如控制的灾难化和感知控制，形成了认知和行为治疗策略的牢固基础。

FM的诊治策略

FM较为常见，并对机体功能和健康相关的生活质量影响很大；然而，FM的症状和影响可以由内科医师和其他医务人员进行有效的管理。与FM患者建立伙伴关系，目标是使患者了解治疗策略、一起实施治疗策略及选择适当的非药物治疗和药物治疗，这对改善FM的预后是至关重要的。

治疗　纤维肌痛症

非药物治疗对于有慢性疼痛、疲劳和其他神经心理症状的患者需要建立一个了解对其机体功能和生活质量有如此重要影响的症状的框架。在这个框架下为患者提供对FM的遗传学、触发因素和生理学的解释，对缓解FM相关的焦虑是一个重要的辅助措施，同时也可以降低整体的医疗成本；另外，患者必须接受有关对治疗期望的教育。医生应该把重点放在改善机体功能和生活质量方面，而不是消除疼痛上。不鼓励患者的疾病行为，重点放在改善功能的行为。

治疗策略应该包括提高机体的适应性，鼓励从低强度的有氧锻炼开始，缓慢但持续提高。对于以前不太进行体力活动或出现活动后全身不适的患者最好在有专业人员指导下进行锻炼，或者从水中锻炼活动开始，包含改善身体功能与放松的治疗方法，结合改善机体功能和放松的治疗，如瑜伽和太极拳也可能会有所帮助。在患者已经达到其运动目标或有氧运动目标后，推荐开始力量训练。锻炼有助于减少压痛和增强自我效能。改善睡眠卫生和减少疾病行为的认知行为训练也对患者的治疗有帮助。

药物治疗　临床医师必须治疗合并存在的任何触发疾病，向患者明确说明每种药物的治疗目标。如糖皮质激素或非甾体抗炎药可能有助于处理炎症性触发因素，但对治疗FM相关症状无效。目前，对于FM患者来说，已经证明最成功的是以上行或下行痛觉传导通路为靶目标的治疗方法。表22-3列出了已经证明有效的药物。需要特别强调的是，FM患者应避免应用阿片类镇痛药。这些药物对FM是无效的，且阿片类药物可以诱发痛觉过敏，这会加重患者的症状和功能。美国FDA强烈鼓励使用一种药物来治疗多种疾病相关症状。如果患者的症候群主要是疼痛和睡眠障碍，使用一种同时具有镇痛和改善睡眠作用的药物是比较理想的。这些药物包括具有镇静作用的抗抑郁药物如阿米替林，或者$\alpha_2\delta$配体如加巴喷丁、普瑞巴林等。对于疼痛伴有疲劳、焦虑或抑郁的患者，同时具有镇痛、抗抑郁/抗焦虑作用的药物，如盐酸度洛西汀或米那普仑，可能是最好的首选药物。

表22-3　治疗纤维肌痛症的有效药物

抗抑郁药物：5-羟色胺与去甲肾上腺素再摄取平衡抑制剂
阿米替林
度洛西汀[a]
米那普仑[a]
抗惊厥药：电压依赖性钙通道的$\alpha_2\delta$亚基配体
加巴喷丁
普瑞巴林[a]

[a] 美国食品药品监督物管理局批准用于治疗纤维肌痛的药物

（吴庆军　译　田新平　审校）

第23章
Chapter 23
系统性疾病相关的关节炎和其他类型的关节炎

Carol A. Langford   Brian F. Mandell

系统性疾病相关的关节炎

肢端肥大症相关的关节病

肢端肥大症由于脑垂体前叶的腺瘤产生的过量的生长激素所致。过度分泌的生长激素和胰岛素样生长因子I刺激软骨、关节周围结缔组织和骨骼增生，导致骨骼肌肉问题，包括骨关节炎、腰背痛、肌无力和腕管综合征。

骨关节炎是其中常见的表现，最常累及的关节为膝关节、肩关节、髋关节和手部关节，可累及单个或多个关节。早期的关节影像学改变为关节间隙增宽，为软骨增厚所致。新合成的软骨尤其容易可出现裂隙、溃烂和破坏，关节韧带松弛会进一步导致骨关节炎的进展。随后出现软骨退化、关节间隙变窄和软骨下硬化及骨赘形成。关节检查时，可发现骨擦音和韧带松弛，关节滑液呈非炎性改变。一些患者的软骨中可发现钙焦磷酸盐二水合晶体，当这些晶体脱落到关节内时，可诱发假性痛风发作，在影像学上可见软骨钙质沉着。腰背痛非常常见，可能是由脊柱过度运动所致。脊柱影像学检查可以是正常的，或可以看到椎间盘间隙增宽、前部的骨赘增生和韧带钙化。这些改变和弥漫性特发性骨肥厚患者的表现相似。脊柱后凸连同增长的肋骨导致了在肢端肥厚患者中看到的桶状胸形成。因为软组织增生，因此患者的手和足变大、手指增厚、在手指远端出现像铲子一样的蹼。约1/3的患者出现足跟垫增厚，近25%的患者出现雷诺现象，近50%的患者会出现腕管综合征。腕管综合征是由于腕管中出现过多的结缔组织压迫正中神经所致。肢端肥大症患者还可出现近端肌无力，有学者认为这是由于生长激素对肌肉的影响造成的。此类患者的血清肌酸激酶水平和肌电图检查是正常的。肌肉活检显示肌纤维有粗细异常，但无炎症表现。

血色素沉着症相关的关节病

血色素沉着症是一种铁储存障碍性疾病。过量的铁经肠道吸收，引起铁在机体的实质细胞内沉积，从而导致器官功能障碍。血色素沉着症通常始于40~60岁，但也可能会在更早的年龄起病。20%~40%的血色素沉着症患者可出现关节病，通常在50岁以后出现，也可为血色素沉着症的首发临床表现。这类关节病是一种与骨关节炎相类似的疾病，累及手部小关节，随后累及膝、踝、肩和髋关节等大关节。双手的第2、3掌指关节通常是最先受累，也是最主要的受累关节，这一点通常为诊断血色素沉着症提供重要的线索，因为这些关节不是"常规"骨关节炎主要累及的关节部位。受累的关节常增大并伴有轻度的压痛。影像学检查显示有关节间隙狭窄、软骨下硬化、软骨下囊肿形成及关节旁骨质增生，通常表现为钩状样骨赘形成。关节滑液呈非炎性改变。滑膜有富含铁离子的内层衬里细胞轻中度增生、纤维细胞和单核细胞的浸润。在约50%的患者中，有焦磷酸钙沉积存在的证据，一些患者会发生急性假性痛风发作。

铁可通过数种途径造成关节软骨损伤。铁催化依赖过氧化物的脂质过氧化反应，这在关节损伤中起一定作用。动物模型研究发现，三价铁离子能抑制胶原形成，促进滑膜中细胞溶酶体酶的释放。体外实验证实，铁离子可抑制滑膜组织中的焦磷酸酶，从而导致软骨的钙质沉着。

治疗	血色素沉着症相关的关节病

血色素沉着症治疗的主要方式是反复进行静脉切开手术。不幸的是，这种治疗方式对已经形成的关节炎，尤其是合并软骨钙质沉着者基本无

效，这种病变会随着软骨钙化而进展。如果患者能够耐受的话，关节炎的对症治疗主要包括应用对乙酰氨基酚和非甾体类药物（NSAIDs）。急性假性痛风发作可应用大剂量的非甾体类药物或者短期的糖皮质激素来治疗。对于晚期的关节病变，可考虑行髋关节或膝关节置换术。

血友病相关的关节病

血友病是一种以凝血因子Ⅷ（血友病A或经典血友病）或凝血因子Ⅸ（血友病B或Christmas病）缺乏或者缺失为特点的性链锁隐性遗传病。85%的患者罹患的是血友病A。自发性关节积血是这两类血友病的共同问题，都可导致致畸形关节炎。该血友病相关关节炎的发病率和严重性与凝血因子缺乏的程度有关。在其他凝血异常性疾病如血管性血友病、Ⅴ因子缺乏症、华法林治疗相关出血性疾病或血小板减少症中，关节积血并不常见。

关节积血常出现在患儿1岁以后，当孩子开始能走、能跑时。按照受累的关节频率依次为膝关节、距小腿关节、肘关节、肩关节和髋关节。手和足的小关节很少受累。

在关节病的起始阶段，关节积血表现为关节局部皮温升高、明显肿胀和疼痛，受累关节常呈屈曲位，向任何方向的活动都受到限制。由于缺乏内在的凝血因子及滑膜内组织促凝血酶原激酶的缺失，关节内的血液始终保持为液态。根据关节积血量的不同，滑液内的血要经过1周或者更长的时间才能吸收。而关节功能约在2周内可恢复至正常或关节积血发作前的水平。关节积血时可伴有体温的轻度升高，但若是体温超过101华氏度，则需考虑是否合并关节腔感染。

复发性关节积血可导致慢性关节炎。受累的关节肿胀持续存在，可出现屈曲畸形；关节活动会受限，关节功能严重受限。疾病终末期时则主要表现为关节活动受限、关节松弛和半脱位。

肌肉和软组织内出血也会引起肌肉骨骼疾病。当髂腰肌出血时，髋关节会因为疼痛而固定于屈曲位，从而导致髋关节屈曲挛缩。髋关节的旋转功能尚好，这一点也是有别于关节积血或者其他能引起髋关节滑膜炎的疾病之处。若不进行治疗，血肿扩大则会压迫股神经从而导致股神经病。发生在密闭组织腔隙内的出血，如小腿或者前臂掌侧肌间隔，可造成肌肉坏死、神经病及距小腿关节、腕关节和手指的屈曲畸形。当骨膜或者骨内出血时，可形成痛性假瘤。在儿童中，假瘤常发生在肘关节或膝关节远端，预后较好，可随着血友病的治疗而逐渐好转。但如果假瘤继续扩大，则需手术切除。成人的假瘤见于股骨和骨盆，且治疗效果通常不佳。当肌肉中发生出血时，肌肉中可形成囊肿。此时禁止对囊肿进行穿刺抽吸，因为这会导致出血加重。但如果继发感染，则需在纠正凝血因子缺乏后尝试穿刺抽吸。

感染性关节炎是血友病的少见合并症，且体格检查上很难与急性关节积血相鉴别。如果高度怀疑受累关节发生了关节腔感染，应立即进行关节穿刺，且应立即对关节液进行培养，同时应用广谱抗生素治疗，抗生素应该能覆盖葡萄球菌属，直到培养结果出来再进行调整。当然，在关节腔穿刺之前应该纠正凝血因子缺乏以减少发生创伤性出血的危险。

关节影像学可用于评估疾病所处的阶段。早期仅表现为关节囊扩张；随后表现为关节周围骨质减少、边缘骨侵蚀和软骨下囊肿形成；疾病晚期会出现关节间隙变窄、与骨关节炎相似的骨质过度增生。

治疗 血友病相关的关节病

当发现关节或者肌肉出血时，就应该立即开始针对肌肉骨骼系统出血的治疗——输注因子Ⅷ或Ⅸ。对于那些体内已有产生凝血因子抑制物的患者，关节受损的风险更高，对于这些患者，进行重组活性凝血因子Ⅶ或者浓缩活化的凝血酶原复合物治疗则可能会受益。如果患者可以耐受的话，应该将关节置于强迫伸直位，以避免发生关节挛缩。应该进行镇痛治疗，理想的情况是尽量避免使用非选择性的NSAIDs，因为这些药物会抑制血小板功能有增加关节出血的风险。选择性环氧化酶-2抑制剂不干扰血小板的功能，因此，选择选择性环氧化酶-2抑制剂作为镇痛药物更为适合。虽然增厚的滑膜富含血管且容易出血，但开放性或者经关节镜的滑膜切除术均用于治疗有症状的慢性滑膜增生和反复关节积血的患者。这两种滑膜切除术均能减少关节积血发作的次数。但开放手术可能会一定程度上影响关节的活动度。两种手术均需积极地预防出血。若不能进行滑膜切除术时，可考虑采用钇-90硅酸盐或者磷-31胶体的放射滑膜切除术来治疗。若关节破坏严重或者疼痛无法耐受时可行全关节置换术。

血红蛋白病相关关节病

镰状细胞病

镰状细胞病与多种骨骼肌肉异常相关（表23-1）。5岁以下的儿童可出现持续1~3周的手足弥漫性肿胀、压痛和皮温增高。这种表现称为镰状细胞性指（趾）炎或者手足综合征，在地中海贫血中也可见到。有学者认为，指炎是由于骨髓和骨皮质梗死引起的骨膜炎和软组织肿胀所致。影像学检查显示骨膜突起、骨膜下新骨形成、出现放射透亮性区域和掌骨、跖骨、近段指（趾）骨的密度增高。这些骨的改变在几个月之后会消失，很少或无遗留破坏。随着年龄增长，患者手、足部的小骨头的红细胞造血停止，故该综合征很少在5岁以上的儿童中出现。

镰状细胞危象常伴有关节周围疼痛，偶尔表现为关节积液。关节和关节周围区域通常有压痛和皮温增高。最常受累的是膝关节和肘关节，但其他关节也可累及。关节积液通常为非炎性改变。急性滑膜梗死引起滑液的中性粒细胞数目增高，但为无菌性积液。滑膜活检可看到内层衬里细胞轻度增生和微血管血栓和栓塞。放射性核素检查示受累关节附近骨髓摄取减低。该症状治疗同危象本身的治疗。

镰状细胞病的患者似乎容易发生骨髓炎，骨髓炎常累及长的胫骨，沙门菌是其最常见的致病菌。受累部位的早期影像学改变为骨膜突起，随后出现骨皮质破坏。感染治愈后骨损伤方可愈合。镰状细胞病更易引起骨梗死，继发于红细胞镰状化所致的血管闭塞。血红蛋白镰状细胞病和镰状细胞性地中海贫血亦可以引起骨梗死。因为合并骨梗死和骨髓梗死，镰状细胞危象患者常会出现骨痛。在儿童，骨骺生长板的梗死可影响受累肢体的正常发育。影像学表现上，骨皮质的梗死会导致骨膜突起和骨皮质的不规则增厚。骨髓梗死则可导致骨溶解、纤维化和新骨形成。从临床上鉴别骨梗死和骨髓炎很困难，这时影像学检查能帮助鉴别。

不到5%的患者可出现股骨头的缺血性坏死。这种表现也可发生在肱骨头，较少累及股骨远端、胫骨内外髁、桡骨远端、椎体和其他关节旁部位。股骨头和其他关节表面的不规则常会引起退行性关节病。受累关节最初的影像学表现为斑片状透光亮区，此后出现骨的扁平变。磁共振成像对发现早期的缺血性坏死和其他部位的骨梗死非常敏感。这些患者可考虑进行全髋关节置换术或放置其他关节假体来改善关节功能和缓解关节疼痛。

镰状细胞病患者较少发生感染性关节炎（参见第21章），一旦发生则多个关节会受累。关节感染可能是由于脾功能紊乱或者邻近区域的骨髓炎所致的菌血症所致。最常见的微生物包括金黄色葡萄球菌、链球菌和沙门菌。与骨髓炎相比，沙门菌引起感染性关节炎的概率相对较低。急性痛风性关节炎较少见于镰状细胞病患者，但近40%的镰状细胞病患者有高尿酸血症。然而，一些在通常情况下不易罹患痛风的患者中（如年轻的患者，女性患者）可以发生痛风，由于红细胞更新过快和肾小管分泌尿酸欠佳，导致尿酸产生过多而形成高尿酸血症。痛风发作可能累及多个关节，可进行关节腔穿刺作为诊断性检查来鉴别感染是来源于痛风还是滑膜梗死。

镰状细胞病相关的骨髓增生会导致骨髓腔增宽、骨皮质变薄、骨小梁增粗和椎体中心凹陷。这些改变在血红蛋白镰状细胞病和镰状细胞性地中海贫血中都可以见到，但程度较轻。正常人的红骨髓大部分位于中轴骨骼，但是在镰状细胞病患者中，红骨髓可出现在四肢的骨骼中，甚至掌骨、跖骨中也可见到。椎体压缩可导致脊柱后凸，髋臼骨软化可导致髋臼前凸。

β珠蛋白生成障碍性贫血

β珠蛋白生成障碍性贫血是一种以因血红蛋白β链合成异常导致血红蛋白合成障碍的遗传性疾病。β珠蛋白生成障碍性贫血患者可以出现骨和关节病变，在重度和中度患者中最常见。一项研究显示，近50%的β珠蛋白生成障碍性贫血患者出现对称性踝关节病，以踝关节钝痛为特征，负重时加重。最常见的起病年龄为20~30岁。这些患者不同，患踝关节的疼痛程度不一。一些患者表现为自限性的踝关节疼痛，疼痛仅出现在剧烈活动后出现，一般持续数天

表23-1 镰状细胞病相关的肌肉骨骼疾病

镰状细胞指/趾炎	缺血性坏死
镰状细胞危象时出现的关节积液	继发于骨髓增生的骨改变
骨髓炎	化脓性关节炎
骨梗死	痛风性关节炎
骨髓梗死	

至数周；另一些患者表现为慢性踝关节疼痛，行走时加重；少数患者的疼痛最终会减轻；一些患者的踝关节、跟骨、前足趾关节在挤压时会出现疼痛。从两位患者中抽取的滑液均是非炎性的。踝关节影像学检查显示骨质减少、骨髓腔增宽、皮质变薄和骨小梁增粗。这些检查所见主要是由于骨髓增多导致的。关节间隙仍然能够保留。从3位患者获得的骨活检发现有骨软化、骨质减少和微骨折形成，在骨表面，成骨细胞增多、骨重吸收灶增多。在骨小梁、骨样组织和粘合线中可见到有染色的铁。滑膜检查显示，有滑膜衬里细胞增生，这些衬里细胞含有沉积的含铁血黄素。这种关节病的发生被认为与骨的组织病理有关。铁的超负荷和异常的骨代谢在这种关节病发病机制中的作用尚不十分清楚。使用镇痛药和夹板固定来治疗这种关节病，有时也会给患者输血治疗以减少造血和骨髓扩增。

患有重度和中度β珠蛋白生成障碍性贫血的患者通常也可有其他关节受累，包括膝关节、髋关节和肩关节。有文献报道描述了1例地中海贫血患者同时也出现了获得性血色素沉着病相关关节病。痛风性关节炎和化脓性关节炎也可发生。β珠蛋白生成障碍性贫血的患者不会出现缺血性骨坏死，因为这种疾病的红细胞不会发生镰刀状变形，不会形成血栓和梗死。

轻型β珠蛋白生成障碍性也会出现关节表现。可表现为慢性血清阴性寡关节炎，主要累及踝、腕和肘关节。这些患者只有轻度的持续性滑膜炎，不会出现大量的关节积液，不会出现关节侵蚀。有文献报道一些患者会出现反复发作的急性非对称性关节炎，发作持续时间少于1周，受累关节为膝、踝、肩、肘、腕和掌指关节。这种关节病的发病机制目前尚不清楚。非甾体抗炎药的治疗效果不是很好。

高脂血症相关的肌肉骨骼疾病

骨骼肌肉或者皮肤症状可能是特殊脂蛋白代谢遗传性疾病的首发表现。家族性高胆固醇血症的患者（既往称为Ⅱ型高脂蛋白血症），可有复发性游走性多关节炎，累及膝关节和其他大的外周关节，外周小关节受累程度较轻。关节痛程度不一，多为中等至无法耐受。受累关节出现皮温增高、红斑、肿胀和压痛。关节炎通常为突然发作，持续几天至2周，但不引起关节损伤。急性发作时可能会被认为是急性痛风发作。每年可有数次发作。受累关节的滑液为非炎性改变，所含白细胞数量极少，没有结晶形成。受累关节病变实际上为炎性关节周围炎或者肌腱周围炎，而非真正的关节炎。反复发作的、一过性的关节炎可能会提示为风湿热，尤其是因为高脂蛋白血症的患者也会出现血沉增快、抗链球菌溶血素O滴度增高，因为风湿热非常常见。跟腱炎或膝腱炎的症状可逐渐出现，持续数天；也可呈急性发作。发作时症状并不对称。跟腱炎发作，包括大的肌腱如跟腱和髌韧带炎症，可逐渐出现，仅持续数日，而且可以是急性发作，如前所述。在发作间期患者可以是没有症状的。跟腱炎和其他关节表现通常在黄色瘤之前出现，可能是高脂蛋白血症的首发症状。肌腱炎发作可以在降脂药物治疗后发生。随着时间推移，跟腱、髌韧带和手、足伸指（趾）肌腱处会出现肌腱黄色瘤。有报道，也可在腓骨肌腱、足掌腱膜和覆盖胫骨远端的骨膜出出现黄色瘤，黄色瘤常位于肌腱纤维内。结节性黄色瘤是软的皮下肿物，位于肘关节、膝关节、手和髋关节的伸肌表面。纯合子患者在儿童时期结节性黄色瘤，而杂合子患者是在30岁以后才出现。极低密度脂蛋白（VLDL)）和三酰甘油升高（既往称为Ⅳ型高脂蛋白血症）的患者，也可有轻度的炎性关节炎表现，累及大小外周关节，通常是非对称的，一次可能仅有数个关节受累。关节液发作通常出现在中年期，关节炎可以是持续性的，也可以是反复发作的，每次发作持续数日至数周。一些患者的关节疼痛非常严重。一些患者可能会出现晨僵，也可出现关节压痛和关节周围痛觉过敏及滑膜肥厚。关节液呈非炎性改变且没有晶体沉积，但可有白细胞计数升高，主要以单核细胞升高为主。影像学检查可以看到关节周围骨质疏松和囊性变。少数患者可出现大的骨囊肿。在其他脂蛋白疾病中也可见到黄色瘤和骨囊肿。家族性高胆固醇血症或极低密度脂蛋白和三酰甘油水平升高的患者中，关节炎的发病机制尚不明确。非甾体类药物或者镇痛药通常可以充分缓解患者的症状，这些药物可以按需使用。

使用降脂药物治疗的患者的临床症状可以改善；但是，使用羟甲基戊二酸单酰辅酶A还原酶抑制剂治疗的患者可能会出现肌痛，少数患者会出现肌病、肌炎，甚至横纹肌溶解。因为存在潜在的肌肉疾病，服用他汀类药物治疗时出现肌炎的患者更容易出现这种不良反应，因此在停药后应重新评估。有报道使用烟酸治疗也可以引起肌炎，但比肌痛要少见（参见第17章）。

肌肉骨骼综合征与在临床实践中更常见的混合

型高脂蛋白血症之间的相关性还不太清楚。

其他类型的关节炎

神经源性关节病

神经源性关节病（夏科关节病）是一类伴有痛觉或本体感觉丧失，甚至两者同时丧失的进行性、毁损性关节炎。在患有这种疾病的患者中，调节关节运动的正常肌反射减弱。因为失去了这些保护机制，因此关节容易遭受反复的创伤，从而导致进行性的软骨和骨损伤。1868年由Jean-Martin Charcot首先描述了在脊髓梅毒患者中出现的神经源性关节病的。"夏科关节"一词常与"神经源性关节"互换使用。糖尿病是目前引起神经源性关节病最常见的病因（图23-1）。其他多种会引起神经性关节炎的疾病包括麻风病、雅司病、脊髓空洞症、脊髓脊膜膨出、先天性无痛觉症、腓侧肌萎缩症和淀粉样变。曾报道1例与神经源性关节病的关节炎类似的患者，该患者的负重关节腔内频繁进行糖皮质激素注射治疗，但这是很罕见的并发症。神经源性关节病的受累关节分布依据所患神经疾病的不同而不同（表23-2）。在脊髓梅毒患者中，最常受累的是膝关节、髋关节和踝关节；脊髓空洞症患者中，受累的关节则是盂肱关节、肘关节和腕关节；而在糖尿病患者中，最常受累关节为跗关节和跖跗关节。

病理学和病理生理学

神经源性关节病的病理改变与严重骨关节炎的关节改变类似，表现为关节软骨断裂和最终消失及软骨下方骨的象牙变，在关节边缘可出现骨赘。随着疾病的进展，关节面出现骨质破坏。也可出现骨折、死骨、关节腔内游离体及骨和软骨的微骨折。

据研究至少有两种机制可能与神经源性关节炎的发病有关。认为自主神经系统异常可能导致与供应关节的血流调节异常，随后出现骨吸收。骨丢失，尤其在糖尿病足中，可能是这种关节病的首发表现。随着深感觉、本体感觉及保护性神经肌肉反射的消失，会使关节容易受到反复的微创伤，最终导致韧带撕裂和骨折。有学者认为反复关节腔内注射糖皮质激素导致骨损伤的机制可能是糖皮质激素的镇痛作用会导致已经发生损伤的关节的过度使用，这会引起软骨破坏加速。虽然在动物中糖皮质激素诱导的软骨损伤比人类更常见，但为什么只有少数患有神经病变的患者会出现明显的神经源性关节病的临床表现，目前尚不清楚。

临床表现

神经源性关节病通常以单关节起病，随后出现其他关节明显受累，受累的关节依其原发病的不同而不同。因为骨的过度增生和滑膜积液的产生受累关节逐渐肿大。关节腔内可触及游离体。随着疾病进展，可出现关节不稳、半脱位和骨擦音。神经源性关节病可快速进展，在数周或数月内，患者的关节组织可完全紊乱，伴多发骨碎片形成。可从患者关节受损的程度来预测患者感受到的疼痛程度，关节内骨赘或骨髁骨折导致患者突然出现疼痛。

神经源性关节炎最常见于糖尿病患者，估测发病率约为0.5%。通常发病年龄在50岁以上，常在患糖尿病数年后出现，但也有例外。跗关节和跖跗关节是糖尿病患者常受累的关节，其次是跖趾关节和距胫关节。膝关节和脊柱偶可被累及。患者常把关节疼痛的出现归因为以前的外伤如扭伤足踝。在足部骨折或者脱位后，可快速出现神经性关节病变，常会出现足部和踝部肿胀。跗骨向下塌陷会导致足底上凸，称为"镰刀足"。大的骨赘从足部顶部向上突起，跖骨头上常会形成胼胝，引起感染性破溃和骨髓炎。嵌入物

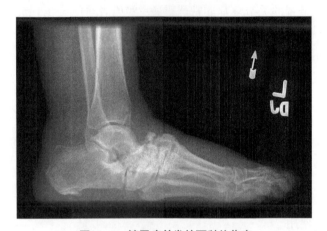

图23-1 糖尿病并发的夏科关节病

足侧位像显示由于骨的碎片化和足中部脱位，足弓完全丧失（Courtesy of Andrew Neckers, MD and Jean Schils, MD; with permission.）

表23-2 与神经源性关节病相关的疾病

糖尿病	淀粉样变性病
脊髓梅毒	麻风病
脊髓脊膜膨出	先天性无痛觉症
脊髓空洞症	腓侧肌萎缩症

和矫正器的保护性作用及规律的足部检查在治疗中的作用都很有限。影像学检查可显示远端跖骨的吸收和变尖。Lisfranc骨折脱位一词，有时可用来描述跖跗关节的破坏性改变。

诊断

神经源性关节炎的诊断是基于临床特点和特征性的影像学检查表现及已有的感觉神经病变的原发病来做出的。神经源性关节炎的鉴别诊断取决于疾病进展的严重程度及一些其他表现，包括骨髓炎、骨坏死、晚期骨关节炎、应力性骨折和焦磷酸钙沉积症。神经源性关节炎的早期影像学表现为类似关节炎的表现，如关节间隙狭窄、软骨下骨硬化、骨赘形成和关节积液等，随后会出现明显的关节破坏及增生样改变。从影像学上很难将神经源性关节炎与骨髓炎区分开，尤其是糖尿病足的患者。神经源性关节病的关节边缘是清晰的，而骨髓炎则是模糊的。影像学检查对区分两者有一定帮助，但常需要对关节组织进行培养方可排除骨髓炎。骨髓炎中，MRI和碘-111标记白细胞或碘-111标记免疫球蛋白G的骨扫描可见病变的高摄取值，而在神经源性关节病中则无高摄取，这一点对两者的区分是有帮助的。锝标记的骨扫描不能区分神经源性关节炎和骨髓炎，因为这两种疾病病变的摄取都会增加。神经源性关节炎的关节积液是非炎性的，可为黄色或者甚至是血性液体，还可能含有滑膜、软骨和骨质的碎片。若在关节液中发现二水焦磷酸钙结晶，则支持晶体性关节病的诊断。若无这些晶体，白细胞计数升高提示可能是骨髓炎。

治疗　神经源性关节病

最重要的治疗是稳定关节。对已有引起神经性关节原发病的治疗，即使治疗是能成功的，也通常不能逆转关节病变。绷带和夹板很有帮助，但对这些辅助措施的使用需要密切监督，因为感受到来自一个没有调节到位的支具产生的压力。在糖尿病患者中，早期发现并治疗夏科足，减少受累足部的负重至少8周以上，可预防发展成严重的疾病。将不稳定的关节融合，可改善关节功能、减少疼痛；但不融合很常见，尤其是在关节制动不充分时更容易发生。

肥大性骨关节病和杵状指

肥大性骨关节病（Hypertrophic osteoarthropathy，HOA）是一种以杵状指为特征、在晚期阶段可见骨膜处新骨形成和滑膜积液的疾病。HOA可以为原发性或家族性的，儿童期即可起病。继发性HOA可伴有胸腔内恶性肿瘤、化脓性肺部疾病和一些缺氧性肺部疾病、先心病和多种其他疾病相关。几乎所有肥大性骨关节病的患者都有杵状指，但也可以是独立的临床表现（图23-2）。单纯的杵状指可能为先天性表现，或HOA的早期阶段或HOA临床表现谱中的一个表现。单独的杵状指的临床意义与杵状指合并骨膜炎的临床意义相似。

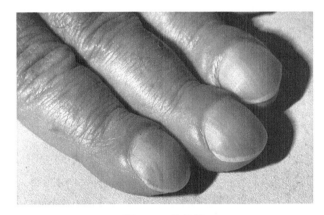

图23-2　杵状指

(Reprinted from the Clinical Slide Collection on the Rheumatic Diseases, Copyright 1991, 1995. Used by permission of the American College of Rheumatology.)

获得性HOA的病理学和病理生理学

在HOA中，肢体远端的骨改变通常从骨膜炎开始，接着为新骨形成。在这个阶段，可观察到在新骨膜和邻近的皮质之间有一放射性透亮区域；随着疾病的发展，可以出现多层新骨沉积，与邻下的皮质相连续，从而导致骨皮质增厚。骨的外部外观出现分层表现，而表面是不规则的。起初，骨膜新骨的形成常累及胫骨、腓骨、桡骨和尺骨骨干的近端和远端；其次累及的是股骨、肱骨、跖骨和指（趾）骨；偶尔也会累及肩胛骨、锁骨、肋骨和骨盆骨，附近的骨间膜也常骨化。骨表现的分布通常为两侧受累及对称性的。覆盖在前臂和腿远端1/3的软组织常会增厚。甲床和掌（趾）垫结缔组织增生使远端指骨呈现杵状指的外观。杵状指内的小血管扩张、管壁增厚，另外，动静脉吻合数目也是增加的。

目前已提出多种假说来解释肥大性骨关节病的发病机制，但多数已被推翻或者不能解释所有能够引起HOA的临床疾病。既往提出的神经源性和体液理论被认为不能解释HOA。近期有研究提示，血小板在HOA的发病中起作用。在静脉循环中观察到有巨核细胞和大血小板颗粒，当通过正常的肺时被裂解成碎片。发绀型先心病和其他患有右向左分流性疾病的患者中，这些大的血小板颗粒通过肺到达肢体远端，与内皮细胞发生相互作用，经过肺后到达四肢远端，并与内皮细胞相互作用。在四肢远端部分的血小板-内皮细胞激活，可以引起血小板-生长因子和其他会引起结缔组织和骨膜增生的细胞因子的释放。血小板生长因子刺激纤维母细胞和转化生长因子β，促进细胞生长和胶原合成。无论在原发性的还是继发性肥大性骨关节病的患者中，都发现血浆中血管假性血友病因子抗原水平都是升高的，提示有内皮细胞被激活或受到了损伤。在原发性HOA患者中证实受累皮肤中存在胶原合成异常。毫无疑问HOA的发病机制中还有许多未知的因素参与，还需要进一步研究来更好地了解这种疾病。

临床表现

原发性或家族性HOA，又被称为厚皮厚骨病或戈莱塞尔-都兰综合征，通常在青春期隐匿起病。少部分患者于出生后第1年起病。这种疾病是以常染色体显性遗传三联征的形式遗传的，有不同的表型，男孩发病率为女孩的9倍。约1/3患者有原发性HOA的家族史。

原发性HOA临床表现为杵状指、骨膜炎和少见的皮肤表现为特征。少部分患有这种综合征的患者可以没有杵状指。皮肤改变和骨膜炎为该综合征的突出表现。患者的皮肤增厚、粗糙；鼻唇沟加深、前额褶皱增多，类似皱眉状。患者可以出现眼睑增重的感觉和下垂，皮肤通常感觉很油腻，同时手和足部多汗。患者还会出现痤疮、脂溢性皮炎和毛囊炎。少数患者的头皮明显增厚、褶皱，因此"脑回样头皮"一词就是用来描述这种情况的。由于新骨和软组织增生导致远端肢体增厚，尤其是腿部；当病变过程广泛时，下肢远端可呈现大象腿样表现。由于骨膜炎通常是HOA继发的，因此患者通常不会出现疼痛。手指杵状变可以很广泛，造成手指的大的、球形畸形和运动不灵活，足趾也可以出现杵状趾。患者会出现关节或关节周围疼痛，尤其是在膝、踝关节；因为关节周围骨的过度生长，关节活动也会受到轻微的限制。腕关节、膝关节和踝关节会出现非炎性关节积液。但不会出现滑膜增厚。在原发性HOA患者中还能观察到其他脏器受累，包括肥厚性胃病、骨髓衰竭、女性面具脸、男性乳房发育、颅骨缝愈合不良。在原发HOA患者中，这些症状在患者成年之后会消失。

继发于其他原有疾病的HOA比原发HOA更为常见。它常伴发于多种疾病，且其症状可以先于基础病的临床表现数月出现。伴有其他疾病的继发HOA患者中，杵状指比HOA的全部症状更常出现。杵状指可在数月内出现，通常是无症状的，常被医师首先发现，而不是患者先注意到。患者常感觉指尖有灼烧感。杵状指的特点为指尖增宽、远端掌（趾）垫增大、甲周轮廓变凸和近段指甲与角质层之间正常的15°消失。指端指甲基底部的厚度比远端指间关节的厚度更厚。确定杵状指的客观检查方法为测量指甲基底部和10个远端指间关节的直径，当每个手指的比率（指甲的基底部与远端指间关节的直径之比）相加总和>10，则证明有杵状指存在。在床旁，可以采用将第4指的指甲背面和第4手指远端背对背放在一起，正常情况下，相对的指甲底部可以看到有缝隙存在，而当有杵状指时这个缝隙就看不到了。挤压杵状指的指甲底部时有海绵感，指甲很容易在甲床上松动。到杵状指晚期，手指外观类似鼓槌，远端指间关节可出现过伸。肢体远端的骨膜受累可产生烧灼样或较深部位的刺痛。这种疼痛程度可能会较重，不能忍受，可因肢体下垂而加重，可随着受累肢体抬高而减轻。对前臂和腿的远端加压，或轻长骨，如胫骨，出现明显的疼痛。

HOA患者会出现关节痛，多为踝关节、腕关节和膝关节。可能会有关节积液，但通常量少且为非炎性积液。手部的小关节受累罕见。当HOA是继发于肺部恶性肿瘤时，患者的首发症状是出现严重的关节痛或长骨疼痛患者严重的关节或长骨痛，且这些症状会在杵状指出现之前就出现。另外，当HOA继发于恶性肿瘤，最突出的是支气管肺癌时，HOA进展迅速。在出现杵状变和远端骨膜炎之前，患者会出现非炎性的关节积液，但会有不同程度的疼痛的关节痛。与原发性HOA不同，继发性HOA患者中，多汗、皮肤油脂分泌过多和面部皮肤增厚并不常见。

HOA见于5%~10%的胸腔内恶性肿瘤的患者中，最常见的为支气管肺癌和胸膜肿瘤（表23-3）。胸腔转移癌很少引起HOA。胸腔内感染包括肺脓肿、脓胸、支气管扩张和慢性阻塞性肺疾病也可能导致HOA，但肺结核继发HOA者并不

表23-3　肥大性骨关节病相关疾病

肺部疾病	心血管疾病
支气管肺癌和其他肿瘤	发绀型先天性心脏病
肺脓肿、脓胸、支气管扩张	亚急性细菌性心内膜炎
	人工动脉感染[a]
慢性间质性肺炎	主动脉瘤[b]
囊性纤维化	肢体大动脉瘤[a]
慢性阻塞性肺病	动脉导管未闭[b]
结节病	肢体大血管动静脉瘘[a]
胃肠道疾病	甲状腺疾病（甲状腺肢端病）
炎性肠病	甲状腺功能亢进（Graves病）
腹泻	
肿瘤：食管癌、肝癌、肠道肿瘤	

[a] 单侧受累；[b] 双下肢受累

常见。HOA还可能伴发于慢性间质性肺炎、结节病和囊性纤维化。在后者，杵状指比引起HOA的全部其他疾病更为常见，包括右向左分流的先天性心脏病、感染性心内膜炎、克罗恩病、溃疡性结肠炎、口炎性腹泻及食管、肝、小肠和大肠和肠肿瘤。在右向左分流的先心病患者中，单独杵状变较HOA全部症状的出现更常见。

单侧杵状指与肢体大动脉瘤、植入的动脉感染或上臂血管的动静脉瘘相关。足部的杵状趾而非手指的杵状指则与腹部动脉瘤感染或动脉导管未闭有关。单个手指的杵状指可继发于创伤，有报道单个手指的杵状指可见于有痛风石的痛风和结节病患者。尽管在大部分疾病中，杵状指比HOA全部症状更为常见，但在人工动脉感染的患者中受累肢体出现了骨膜炎，但无杵状指。

甲状腺功能亢进（Graves病），无论治疗与否，有时均可能出现杵状指和手及足部骨的骨膜炎。这种情况被称为甲状腺肢体病。骨膜炎可能没有症状，发生在掌骨和指（趾）骨骨干中间段和干骺端。患者会出现严重的手痛，但随着甲状腺功能紊乱得到成功的治疗，手痛也会好转。四肢长骨很少受累。在这些患者的血清中可以检测到长效甲状腺刺激素水平升高。

实验室检查

实验室检查异常反应的是引起HOA的原发病表现。受累关节滑液的白细胞计数少于500/μl，以单核细胞为主。影像学检查可见新形成的骨膜骨下骨下方有一条较弱的可透过X线的线，沿着长骨骨干的远端走行。这些改变在踝骨、腕部和膝部最常见。远端指趾骨可见骨质吸收。核素检查可在影像学出现异常前就出现异常，表现为沿着长骨皮质边缘的皮质线样的摄取异常。

治疗　HOA

HOA的治疗是明确引起HOA的原发病，并对其进行相应的治疗。随着肿瘤切除、有效化疗药物的使用、抗生素的使用或慢性肺部感染灶的引流，HOA的症状和体征会彻底消失。一些患者的症状可以通过迷走神经切除或者迷走神经的皮下阻断来缓解。非甾体类药物或者镇痛药物有助于控制HOA的症状。

反射性交感神经营养不良综合征

依据国际疼痛研究协会的最新分类，反射性交感神经营养不良综合征属于I型复合型局部疼痛综合征。该综合征以疼痛、肿胀（通常是肢体远端），为特征性表现，同时伴有血管舒缩功能不稳定、皮肤营养性改变和快速进展的骨质疏松。

Tietze综合征和肋软骨炎

Tietze综合征主要表现为一个或多个肋软骨关节部位的疼痛性肿胀。通常在40岁之前发病，男女比率相似。大部分患者仅有单个关节受累，常为第2、3肋软骨关节。起病可为突发或逐渐出现的前胸痛。疼痛可放射到手臂或者肩部，可因喷嚏、咳嗽、深呼吸或者胸部的扭转运动而加重。肋软骨炎通常与Tietze综合征互换使用，但有学者将前者局限于形容肋软骨关节部位疼痛但无肿胀。肋软骨炎通常见于40岁以上的患者，通常累及第3、4、5肋软骨关节，更多见于女性。这两种综合征会模拟心源性或腹部来源的疼痛。类风湿关节炎、强直性脊柱炎和反应性关节炎均可累及肋软骨关节，但可依据这些疾病的其他特点来区分。其他可引起前胸疼痛的骨骼疾病还包括剑突痛和肋骨滑脱综合征，后者通常累及第10肋。恶性肿瘤如乳腺瘤、前列腺癌、浆细胞瘤和肉瘤可以侵蚀肋骨、胸椎或者胸壁，引起Tietze综合征样的临床症状。骨软化症患者可能出现严重的肋骨疼痛，伴或不伴有能够被证实的微骨折。这些疾病需要根据影像学、骨扫描、维生素D测量检测或活检来进行鉴别。镇痛药物、抗炎药物或局部注射糖皮质激素可缓解Tietze综合征/肋软骨炎的临床症状。应避免在急性胸痛的患者中过度诊断这些综合征；许多患者在被多次肋软骨关节触诊时会出现肋软骨关节的明显压痛。

肌筋膜疼痛综合征

肌筋膜疼痛综合征以多部位的局灶性骨骼肌肉疼痛和伴有压痛点的压痛为特征。疼痛较为深在，常伴灼热感。肌筋膜疼痛为局灶性的，常继发于外伤、过度使用或一个肌肉或肌群的长时间的静止性收缩，如伏案阅读、写作或在电脑前工作时所致。另外，该综合征可与颈部或后背的骨关节炎伴发。疼痛可以从压痛点牵涉至远离最初压痛点的部位。触诊压痛点可再现或者加重疼痛。压痛点通常位于背部肌肉肌腹中心，但也可在其他部位如胸肋关节、剑突、韧带或肌腱附着骨骼处、筋膜及脂肪区域出现压痛。触诊肌肉的压痛点区域可感到局部肌肉紧绷、质硬，同时按压压痛点可引起肌肉收缩。但这些表现并不是肌筋膜疼痛综合征的特异性表现。因为在一项对照研究中发现，这些表现也可出现在正常人。肌筋膜疼痛最常累及颈部、腰背部、肩部和胸部。后颈部的慢性疼痛可产生从颈部竖脊肌或上斜方肌肌肉的压痛点至头部的牵涉痛，导致持续数天的头痛。腰背部脊旁肌上的压痛点可引起至臀部的牵涉痛。牵涉痛可以从臀中肌的压痛点沿着大腿向下放射，可以模拟坐骨神经痛。冈下肌处的压痛点可产生局灶性的疼痛，牵涉性痛经三角肌的外侧向下到上肢的外侧，直到手部。将局部麻醉药物如1%的利多卡因注射至压痛点处疼痛可得到暂时的缓解。另一种有效的措施为喷射氯乙烷，从压痛点到牵涉痛的区域，然后牵拉肌肉。这种治疗需重复多次。按摩受累部位和受累部位的超声波治疗也是有效的。同时应指导患者在工作和娱乐时如何防止肌肉拉伤并教给他们方法。姿势和休息时的体位在防止肌肉拉伤上非常重要。大部分患者的预后较好，但有一部分局灶性肌筋膜疼痛综合征的患者可进展为更广泛的纤维肌痛（参见第22章）。异常睡眠或精力不能恢复的睡眠是这类患者的常见伴随症状，需要另行治疗。

肿瘤和关节炎

滑膜的原发性肿瘤和滑膜的类肿瘤性疾病都不常见，但在单关节疾病的鉴别诊断中应该考虑到。另外，骨的转移瘤和关节附近的原发性骨肿瘤也可能引起关节症状。

色素沉着绒毛结节性滑膜炎（pigmented villonodular synovitis, PVNS）是一种以滑膜组织的缓慢进展、滑膜组织繁茂增殖的良性增殖为特征的疾病，通常为单关节受累。最常见的发病年龄为30多岁，女性的发病率稍高于男性，病因至今不明。

PVNS患者的滑膜为褐色的、有很多的手指样的绒毛融合形成带蒂的结节。在绒毛的间质中，滑膜细胞增生明显，巨噬细胞的细胞质和间质组织中有含铁血黄素颗粒和脂质。增生的滑膜逐渐生长进入滑膜下组织并侵入邻近的软骨和骨。

色素沉着绒毛结节性滑膜炎的临床表现为隐匿起病的、受累关节的持续肿胀和疼痛，膝关节是最常累及的关节。其他受累的关节包括髋关节、踝关节、跟距关节、肘关节和手足的小关节。该病还可累及手部或手指的屈肌腱鞘，较少累及腕部、踝部或者足部的腱鞘。起初疼痛、一种被抓住的感觉、间断出现的关节僵直比较轻和间断出现，可在患者就医之前数年出现。影像学检查可见关节间隙变窄，骨质侵蚀和软骨下囊性变。关节滑液常为血性的，呈暗红色或几乎为黑色。关节滑液中可见到包含脂质的巨噬细胞。如果没有出血的话，关节液可为透明的。一些患者可有多关节受累。

PVNS的治疗是将滑膜完整切除。若滑膜没有完整切除，则色素沉着绒毛结节性滑膜炎还可能复发，且组织的增长速度较最初会更快。一些患者对受累关节进行放疗也能成功治疗。

滑膜软骨瘤病（synovial chondromatosis）是一种以滑膜或腱鞘内有外观正常的软骨的多灶性化生生长。软骨片段疏松、碎裂，后以游离体的形式持续生长。当游离体出现次钙化和骨化时，这种疾病就称为滑膜骨软骨瘤病。这种疾病通常累及单个关节，青年至中年个体人群发病。滑膜软骨瘤病最常累及膝关节，其次为髋关节、肘关节和肩关节。症状包括疼痛、肿胀和关节运动活动度减低。影像学检查显示关节腔内多发圆形钙化。治疗包括滑膜切除，但与色素沉着绒毛结节性滑膜炎类似，肿瘤仍会复发。

滑膜肉瘤（synovial sarcoma）是一种恶性肿瘤，通常生长在上肢或下肢的大关节附近，以下肢更为常见。肿瘤很少起源于关节本身。滑膜肉瘤约占软组织肉瘤的10%。有学者认为这种肿瘤起源于可分化为上皮细胞和（或）梭形细胞的原始间质组织。肿瘤组织中可出现小的钙化灶。该病主要受累人群为年轻人，男性更为多见。临床表现为关节附近的缓慢生长的深部肿物，疼痛不明显。膝关节最常受累，随后是足、踝、肘和肩关节；其他原发部位还包括臀部、腹壁、腹膜后和纵隔。肿瘤沿组织间隙播散，最常见的转移脏器为肺。该病的诊断需要进行活检。治疗为广泛切除肿瘤，包括肿瘤邻近的肌肉和局部淋巴结，其次为化疗和放疗。有时需要对受累肢体进行截肢。在已转移的一些患者中，化疗可能会有效。孤立的肺部转移灶可进行手术切除。患者的5年生存率依据肿瘤的分期不同而不同，可为25%~60%或更高。滑膜肉瘤倾向于局部复发，也可转移到局部淋巴结、肺部和骨骼肌。

除了罕见的实体瘤细胞直接转移至血供丰富的滑膜以外，来源于非关节部位的肿瘤还可以通过其他途径累及关节。儿童急性白血病可模拟儿童炎性关节炎，引起关节的剧烈疼痛和发热。成人的慢性和急性髓细胞性白血病很少浸润到滑膜。罕见的毛细胞性白血病有引起发作性炎性寡关节炎和腱鞘炎的倾向，这种周期性发作可以模拟急性痛风的发作。患者对糖皮质激素的强力抗感染治疗有效，随着白血病的缓解，症状可消失。肿瘤还可引起多种副肿瘤关节综合征，如肺性肥大性骨关节病（见上述）。伴多关节炎的急性掌筋膜炎是一种被详细描述的很少与某种的肿瘤相关的疾病，但如果相关的话，多为腺癌。在临床上，这种疾病的发作非常快，会出现掌指关节和近段指间关节突发疼痛，由于手掌屈肌肌腱的增厚，快速出现手指挛缩。糖尿病可出现类似表现。副肿瘤关节炎已经被详细描述，常有以下几种表现形式：非对称的以下肢关节受累为主的关节炎和对称的以手关节受累为主的关节炎。通常在关节炎出现之后才发现肿瘤，虽然许多患者此前一段时间已感身体不适或体重减轻。起病突然，患者多为老年男性，出现这些表现时需怀疑关节炎是由有潜在的恶性肿瘤（或者病毒感染如丙肝病毒感染）引起的。在一项患者的系列研究中，成功治疗恶性肿瘤后关节炎随之消失，且在肿瘤复发时没有出现关节炎。皮肌炎也是被详细报道的一种副肿瘤综合征，可引起关节痛和关节炎。恶性肿瘤相关的关节炎对非甾体抗炎药和针对原发肿瘤的治疗均有效。

（杨华夏　田新平　审校）

第24章

肢体关节周围软组织疾病

Carol A. Langford　　Bruce C. Gilliland

在过去的二三十年里，一些关节周围疾病日益增多，部分原因是由于越来越多的不同年龄的人参与娱乐休闲运动。关节周围疾病主要累及膝关节或肩关节。除滑囊炎以外，髋关节痛主要是由原关节病变引起的，或者是累及其他结构的疾病引起的牵涉痛（参见第18章）。本章讨论一些较常见的关节周围疾病。

滑囊炎

滑囊炎是发生在滑囊的炎症，滑囊是一种覆盖滑膜组织的薄壁的囊，滑囊的作用是便于肌腱和肌肉在运动时跨过骨性突起。过度使用、创伤、全身性疾病（如类风湿关节炎、痛风）或感染等过多的摩擦力可导致滑囊炎。肩峰下滑囊炎（三角肌下滑囊炎）是最常见的滑囊炎。肩峰下滑囊，邻近三角肌下滑囊，位于肩峰下方和肱骨头下方，上有三角肌覆盖。滑囊炎是由反复的手臂抬高过头顶的运动所致，常伴有肩袖肌腱炎。另一种常见的滑囊炎是大转子滑囊炎，累及臀中肌在股骨大转子附着点周围的滑囊。患者出现髋关节外侧疼痛及大腿上方疼痛，大转子后方有压痛。髋关节外旋和抵抗外力的外展运动可引发疼痛。鹰嘴滑囊炎可见于肘后方，当该部位出现急性炎症时，应抽取滑液、行革兰染色、滑液培养，并检验尿酸盐结晶，以除外感染及痛风。跟腱滑囊炎累及位于肌腱附着跟骨处上方的滑囊，往往由过度使用和穿过紧的鞋引起。跟骨后滑囊炎累及位于跟骨及跟腱后方之间的滑囊，患者出现足后跟疼痛及跟腱的内侧和（或）外侧面肿胀。发病与脊柱关节病、类风湿关节炎、痛风、创伤有关。坐骨滑囊炎（纺织工臀）累及臀中肌与坐骨结节间的滑囊，常由久坐于坚硬的表面并旋转引起。髂腰肌滑囊炎累及髂腰肌与髋关节之间的滑囊，位于股血管外侧。表现为此部位疼痛，当髋关节伸展及屈曲时疼痛加重。鹅滑囊炎是缝匠肌滑囊的炎症，缝匠肌滑囊位于膝下胫骨内侧及联合腱的下方，表现为上楼时出现疼痛。在缝匠肌、骨薄肌、半腱肌联合腱附着处会有压痛。髌前囊炎（女佣膝）累及髌骨与皮肤之间的滑囊，常由跪于坚硬的表面所致，痛风或感染也可能累及该部位。滑囊炎的治疗包括防止加重病情的情况、让病变部位休息、根据患者的个人情况给予适宜的非甾体抗炎药（NSAID）或局部注射糖皮质激素等。

肩袖肌腱炎和撞击综合征

肩袖肌腱炎是引起肩痛的主要原因，目前认为是由肌腱的炎症所致。肩袖由冈上肌、冈下肌、肩胛下肌腱和小圆肌腱及其在肱骨结节附着点组成。在组成肩袖的肌腱中，冈上肌腱最易受累，可能是由于其位于肱骨头和上方的肩峰与喙肩韧带前下1/3之间并反复受到撞击（撞击综合征），以及当手臂外展时血供减少所致（图24-1）。通常冈下肌腱及肱二头肌长头腱较少受累。起病时表现为肩袖水肿和出血，进而发展为纤维增厚，最终发生肩袖退行性变，伴有肌腱撕裂及骨刺形成。该疾病还可伴有肩峰下滑囊炎，通常在损伤或劳累后出现症状，尤其是在做一些手臂上抬并伴一定程度的前屈的动作时会出现症状。参加棒球、网球、游泳运动的人或需要反复抬高手臂职业的人常会发生撞击综合征。40岁以上的人群尤其容易患病。患者诉肩部钝痛，甚至会影响睡眠。当手臂主动外展至高于头部时可致剧烈疼痛，外展角度在60°～120°时疼痛尤为明显。在肩峰下肱骨头侧方会出现压痛。NSAIDs局部注射糖皮质激素和物理治疗可以缓解症状。对非手术治疗效果不好的患者，必要时可行肩峰下手术减压治疗。

当患者手臂处于外展位快速摔倒或上举重物时，可能会造成急性冈上肌腱撕裂。表现为为疼痛，伴有肩关节外展和外旋无力，可进展为冈上肌萎缩。确诊有赖于关节造影、超声或磁共振检查。对

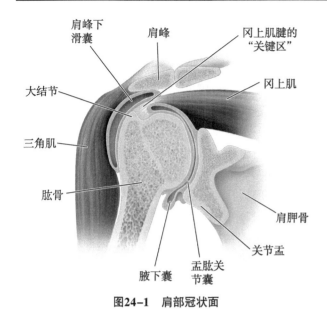

图24-1 肩部冠状面

显示盂肱关节、关节囊、肩峰下滑囊，肩袖（冈上肌腱）之间的关系（源自：F Kozin, in Arthritis and Allied Conditions, 13th ed, WJ Koopman[ed]. Baltimore, Williams & Wilkins, 1997.获得允许）

非手术治疗效果不好的患者必要时可行外科修补治疗。中度至重度撕裂及功能丧失的患者，是外科治疗的指征。

钙化性肌腱炎

本病以钙盐在肌腱内的沉积为特征，主要是羟磷灰石。钙化的确切机制不明，但病变可能是由于肌腱的缺血或退行性变引起。由于冈上肌频繁受到撞击及在上臂外展时血供减少，因此冈上肌腱最易受累。本病易发生于40岁以上的人群。肌腱内钙化可能引起急性炎症，造成肩关节突发的剧痛。但也可是无症状的，或患者出现无关症状。

二头肌腱炎和撕裂

二头肌腱炎或腱鞘炎是由于二头肌长头肌腱在通过二头肌槽时产生的摩擦所致。在发生急性炎症时，患者表现为肩关节前方的疼痛，疼痛可沿二头肌放射至前臂。前臂的外展和外旋时会出现疼痛且活动受限。二头肌腱槽处触痛明显。当肘部成90°弯曲、前臂抵抗外力进行旋后运动时可引发沿肌腱走行方向的疼痛（Yergason旋后征）。手臂剧烈运动时可能会引起急性肌腱撕裂，常伴有疼痛。对年轻患者应行外科修复治疗，而对于老年患者，肌腱撕裂可能伴有轻微疼痛或为无痛性的，但可通过由于二头肌长头收缩所致的二头肌（"Popeye"肌肉）持续性肿胀来识别。这种情况通常不需要进行外科治疗。

DE QUERVAINS腱鞘炎

本病为拇长展肌和拇短伸肌的炎症，是当这些肌腱通过位于桡骨茎突处的纤维腱鞘时产生的炎症所致。常见原因是腕关节的反复扭转运动。可见于孕妇，也见于张开拇指抱着孩子的母亲。患者表现为用拇指抓握时疼痛，如拧掐东西时。桡骨茎突常有肿胀和触痛，Finkelstein征阳性，即让患者将拇指置于手掌，然后握拳使其他手指在拇指上面。然后腕部向尺侧偏斜，在桡骨茎突处的受累腱鞘出现疼痛。最初的治疗包括夹板固定腕部及使用NSAID药物。当病情严重或非手术治疗无效时，注射糖皮质激素会非常有效。

髌骨肌腱炎（跳高者膝）

髌骨肌腱炎累及髌韧带附着在髌骨下缘处的韧带。患者在跳跃如打篮球、排球时、上楼或做膝深蹲动作时均可出现疼痛。体检时在髌骨下极可以触到压痛。治疗包括休息、冷敷、NASIADs药物，随后进行的治疗包括进行伸展和增加柔韧性的练习。

髂胫束综合征

髂胫束是由髂骨延伸至腓骨的厚韧筋膜。患有髂胫综合征的患者最常表现为髂胫束跨过膝关节外上髁处的疼痛或烧灼痛；疼痛还可放射至大腿，直至髋关节。髂胫束综合征的诱因包括膝内翻畸形、跑的距离过长、穿着不合适的鞋子或在不平坦的路上持续奔跑等。治疗包括休息、NSAIDs、理疗、纠正发病的危险因素如鞋子和跑步场地。在疼痛部位注射糖皮质激素可缓解症状，但注射糖皮质激素后至少2周内应避免跑步。极少的患者当非手术治疗措施无效时，需要行髂胫束减压手术，这种手术会有帮助。

粘连性关节囊炎

粘连性关节囊炎也被称为"冻结肩"，以肩部疼痛及活动受限为特征，通常患者并无内在的肩部疾病。粘连性关节囊炎可继发于肩部的肌腱炎或滑囊炎，也可能与系统性疾病如慢性肺病、心肌梗死和糖尿病伴发。手臂长时间制动可能与粘连性关节囊炎的发病有关。在病理上，出现肩关节囊增厚，可以出现轻微的慢性炎症渗出及纤维化。

粘连性关节囊炎更常见于50岁以上的妇女，疼痛、僵硬通常是逐渐出现的，但一些患者的病情进展迅速。受累肩关节常见夜间痛，甚至可影响睡眠。在触诊时患者肩部有压痛，主动和被动活动均受限。肩关节的X线检查有骨质疏松，典型的情况下，可以通过体格检查来做出诊断，必要时可以通过进行关节造影术来确诊（进行关节造影术时向肩关节内注射有限的对比剂，通常是15ml以下，加压注射入肩关节）。

绝大多数患者在发病1~3年病情可自然缓解。虽然疼痛通常可以缓解，但许多患者遗留有部分肩部活动的受限。在肩部损伤后尽早进行手臂活动可以防止本病的发生。理疗是治疗粘连性关节囊炎的基础。局部注射糖皮质激素和NSAIDs也可缓解症状。向肩关节内缓慢而加压注射造影剂可以消除粘连并牵拉关节囊，使肩部运动得到改善。在麻醉下进行手法治疗也是有帮助的。

外上髁炎（网球肘）

外上髁炎或网球肘，是肘外侧软组织受累的疼痛性疾病。疼痛起源于或附着在外上髁的伸肌及其周围，可放射至前臂及手腕背侧。由于伸肌反复的伸展和对抗外力进行旋后运动，因此疼痛常出现在工作后或娱乐活动后。绝大多数患者并非是在打网球时造成的伤害，而是在拔草、提手提箱或使用螺丝刀时造成的。网球运动时造成的损伤通常发生在当肘部屈曲打反手球时。握手及开门动作可引发疼痛。用坚实的物体撞击肘外侧也可引发疼痛。

本病的治疗通常是休息，同时给予NSAID。超声、冷敷和按摩也可减轻疼痛。疼痛剧烈时，可用吊带或夹板使肘保持90°屈曲位。如果疼痛是急性发作和局限性的，用细针局部注射糖皮质激素通常有效。注射后，应建议患者休息患臂至少1个月，避免可能加重肘部症状的活动。一旦症状消失，患者就应该开始康复治疗，在开始使用患臂进行体力活动前，伸展伸肌并增加伸肌的柔韧性。在肘下2.5~5.0cm处用护臂有助于减少伸肌附着于外上髁的张力。建议患者少做需要用力伸展和手腕旋后的动作。症状改善可能需要几个月，患者可能会有持续的轻微疼痛，但只要注意保护，通常能够避免疼痛再现。少数患者需要手术松解伸肌腱膜来缓解症状。

内上髁炎

内上髁炎是一种过度使用综合征，导致从肘中部放射至前臂的疼痛。由于腕部在肘关节处于屈曲位和旋前位时反复抵抗外力，导致旋前圆肌和前臂屈肌，尤其是桡侧腕屈肌起始端的微小撕裂和肉芽组织形成所致。这种过度使用综合征多见于35岁以上的人群，发病远少于外上髁炎。本病最常出现在与工作相关的反复性活动，但也可见于进行一些休闲运动如挥动高尔夫球杆（高尔夫球肘）或投掷棒球的人。体检时，在内上髁远端的前臂屈肌起始处会出现压痛。在肘伸展时手腕抵抗外力进行屈曲和旋前动作时可再次引发疼痛。X线检查通常是正常的。有肘内侧症状的患者的鉴别诊断包括旋前圆肌撕裂、急性内侧副韧带撕裂和内侧副韧带不稳定。25%~50%内上髁炎患者合并有尺神经炎，同时伴有肘部尺神经压痛及手的尺侧出现感觉减退及感觉异常。

内上髁炎的初始治疗是非手术治疗，包括休息、NSAIDs、按摩、超声和冷敷。一些患者需要夹板治疗。疼痛部位注射糖皮质激素也有效。应建议患者至少休息1个月，而且，一旦疼痛消失，应立即开始物理治疗。对于已经治疗至少1年但仍无效的症状明显的慢性内上髁炎患者，有必要进行屈肌起点处外科松解术，通常是有效的。

跖筋膜炎

跖筋膜炎是引起成人足痛的常见原因，发病高峰年龄为40~60岁，在一些年轻人中也比较常见，如跑步的人、有氧运动的舞蹈者、芭蕾舞者等。疼痛开始于跖筋膜在跟骨内侧结节的附着点或其周围。多种因素会增加发生跖筋膜炎的风险，如肥胖、扁平足（平足或站立时足弓消失）、高弓足（足弓过高）、距小腿关节背屈受限、长时间站立、在坚硬路面上行走及鞋子不合适等。对跑步的人来说，过度跑步及在坚硬路面上跑步都可诱发跖筋膜炎。

根据病史和查体即可诊断跖筋膜炎。患者晨起后或日间休息后迈出的前几步会伴随严重的足痛。在白天负重活动后疼痛一般会减轻，只在持续活动后可能会加重，赤足行走或上楼梯时亦可加重疼痛。查体时，按压足跟下方跖筋膜附着点时可以诱发疼痛，疼痛也最明显。

诊断不明时，可以进行影像学检查。X线片可能看到跟骨骨刺形成，对诊断意义不大。超声检查可发现筋膜增厚及弥漫的低回声，提示在跟骨跖筋膜附着点处出现了水肿。磁共振是发现跖筋膜炎的较为敏感的检查，但通常不需要进行MRI检查来进行诊断。

足跟下方疼痛的鉴别诊断包括跟骨的应力性骨折、脊柱关节炎、类风湿关节炎、痛风关节炎、肿瘤性或浸润性骨病，以及神经压迫/卡压综合征等。

超过80%的跖筋膜炎患者在1年内症状会缓解。应告知患者减少或停止可加重跖筋膜炎的活动。初始治疗包括冰敷、热敷、按摩、牵伸运动。伸展跖筋膜和小腿肌肉的运动较为常用，并且是有效的。矫形鞋可起到支撑足弓的作用，因此对这些患者是有效的。通常可以将足部包扎固定，有些患者通过使用特殊设计的只在夜间使用的夹板使距小腿关节保持在中位，也是有效的。当获益超过风险时，可以给予患者短期使用NSAIDs。局部注射糖皮质激素也已证实是有效的，但此法有增加跖筋膜断裂的风险。仅在那些经过至少6~12个月的非手术治疗仍然无效的患者，考虑进行跖筋膜切开术。

（刘金晶　译　田新平　审校）

附 录
APPENDIX

复习和自测

Charles wiener　Cynthia.Brown　Anna R.Hemnes

问题

说明：选择一个最佳答案

1. 以下均为固有免疫系统的主要特征，除了（　）
   A.为脊椎动物所特有
   B.其重要细胞有巨噬细胞和自然杀伤细胞
   C.不识别无害外来分子或微生物
   D.通过种系编码的宿主分子进行识别
   E.识别微生物的主要致病因子但不识别自身分子

2. 一位29岁的男性，患有发作性腹痛及应激性的嘴唇和舌的水肿，偶尔有喉头水肿，这有可能是以下哪种蛋白的功能降低或绝对水平降低导致的（　）
   A.C1酯酶抑制因子
   B.C5A（补体途径）
   C.环氧化酶
   D.IgE
   E.T细胞受体，α链

3. 以下哪一条对人类主要组织相容性复合物（MCH）Ⅰ类和Ⅱ类基因编码蛋白功能的描述最为贴切（　）
   A.激活补体系统
   B.与粒细胞和巨噬细胞表面受体结合，启动吞噬作用
   C.通过非特异性地与抗原结合将抗原递呈给T细胞
   D.B细胞活化后可以与特异抗原结合，促进中和作用和沉淀

4. 以下哪个自身抗体最容易出现在系统性红斑狼疮患者中（　）
   A.抗dsDNA抗体
   B.抗RNP抗体
   C.抗Ro抗体
   D.抗磷脂抗体
   E.抗核糖体P抗体

5. 一位23岁女性，在收听广播中的公众健康宣传后担心自己患有系统性红斑狼疮，来到她的初级保健医生处进行评估。她没有既往病史，仅偶尔服用布洛芬。她没有性生活，在一个杂货店工作。她说自己间断发生口腔溃疡和右膝疼痛。体格检查没有发现脱发、皮疹、关节肿胀或炎症。她的血液检查发现抗核抗体（ANA）阳性，滴度1∶40，没有发现其他异常。以下哪一项陈述是正确的（　）
   A.诊断系统性红斑狼疮需要满足4条标准，此患者满足3条
   B.诊断系统性红斑狼疮需要满足4条标准，此患者满足2条
   C.如果尿检发现蛋白尿，就可以满足系统性红斑狼疮的分类标准
   D.她已满足系统性红斑狼疮的分类标准，因为已符合其中3条
   E.仅ANA阳性已足以诊断系统性红斑狼疮

6. 一位已被诊断为系统性红斑狼疮多年的32岁女性正由她的风湿科医师进行常规随访。听诊发现有新发的心脏杂音，并进行了超声心动图检查。患者感觉良好，无发热、体重下降或既往心脏疾病。检查发现有二尖瓣赘生物。下列哪一项陈述是正确的（　）
   A.血培养不太会有阳性发现
   B.糖皮质激素治疗已被证明会改善这种情况
   C.常伴发心包炎
   D.病变导致栓塞的风险较低
   E.此患者在偷偷进行静脉吸毒

7. 一位24岁女性，新近被诊断为系统性红斑狼疮，以下哪个脏器的并发症在她一生的病程中最有可能发生（　）
   A.心肺
   B.皮肤

C.血液

D.肌肉骨骼

E.肾

8. 一位27岁女性,处于系统性红斑狼疮(SLE)的缓解期,目前的治疗是硫唑嘌呤75mg/d和泼尼松5mg/d。去年她经历过一次危及生命的病情复发。她现在强烈渴望妊娠。以下哪一项措施是最不适宜的( )

　A.告知她自发流产的风险很高

　B.警告她怀孕前3个月和产后可能出现病情恶化

　C.告诉她新生儿患有狼疮的可能性不大

　D.向她告知如果血清中检测到抗心磷脂抗体,则失去胎儿的可能性较高

　E.在她准备尝试怀孕前停用泼尼松

9. 一位45岁的非洲裔美国女性,系统性红斑狼疮(SLE)患者,因主诉头痛和乏力而就诊于急诊。她以往的SLE表现包括关节痛、溶血性贫血、颊部皮疹和口腔溃疡,另外她有高滴度的抗双链DNA抗体。她现在服用泼尼松每日5mg,羟氯喹每日200mg。就诊时她的血压是190/110mmHg,心率98次/分。尿液检查提示尿红细胞25个/高倍视野,尿蛋白2+,未见红细胞管型。她的血尿素氮为88mg/dl,肌酐2.6mg/dl(正常0.8 mg/dl)。她没有以往SLE导致的肾病变,也没有在服用非甾体抗炎药。她否认近期疾病、口服药物减量或腹泻。对此患者的处理下一步最恰当的是( )

　A.开始环磷酰胺治疗,500mg/m²体表面积,静脉用药,计划每月1次,持续3~6个月

　B.开始透析治疗

　C.开始大剂量激素治疗(静脉甲泼尼龙每日1000mg,共3d,序贯口服泼尼松每日1mg/kg体重)和吗替麦考酚酯每日2g

　D.开始血浆置换

　E.进行肾活检前暂缓各种治疗

10. 一位25岁的非洲裔美国女性,从6个月前被诊断为SLE起一直在门诊随访。发病时她有轻度关节病变、光过敏、颊部皮疹和ANA、抗dsDNA阳性,肾功能和尿检正常。她一直在服用对乙酰氨基酚和羟氯喹维持治疗。她因为最近曾和朋友一起去过海滩来急诊就诊,在就诊前2d,她感觉到明显的乏力和晨僵,且尿液呈淡红色。体格检查发现日晒部位皮疹及腕、膝、距小腿关节滑膜增厚的表现。血小板计数从正常范围降至45 000/ml,并有新发的白细胞减少。另外,她的血清肌酐是2.5mg/dl,尿中也发现了红细胞管型。急诊肾活检符合活动性弥漫性狼疮肾炎。在接受了甲泼尼龙1g,静脉注射共3d的治疗后,以下治疗中不恰当的是( )

　A.泼尼松60mg/d

　B.泼尼松60mg/d加硫唑嘌呤

　C.泼尼松60mg/d加环磷酰胺

　D.泼尼松60mg/d加吗替麦考酚酯

　E.利妥昔单抗

11. 一位27岁女性,入院前3d产下一足月婴儿,现被收入重症监护室。患者有左侧偏瘫和左手发紫。体格检查也发现有网状青斑。实验室检查发现血白细胞计数为10.2/ml,血细胞比容35%,血小板13 000/ml,BUN 36mg/dl,肌酐2.3mg/dl。虽然此次妊娠过程平稳,但她之前的3次妊娠都因早期胎儿流失而告终。外周血涂片没有发现红细胞碎片。下列哪一项检查最能够明确她的潜在病因( )

　A.抗心磷脂抗体谱

　B.抗核抗体

　C.左上肢动脉系统多普勒超声

　D.超声心动图

　E.脑MRI

12. 一位28岁女性因右下肢疼痛、肿胀,加重1d来急诊就诊。2d前她徒步从旅行地返回,途中驾车8h,之后就发现右腿疼痛。开始时她以为是由于活动引起的,但症状全天都在加重。她唯一的既往病史是很难受孕,且有2次自然流产史。体格检查显示生命体征及心肺检查正常。她的右大腿从大腿中部开始向下肿胀并有触痛。多普勒超声证实股静脉及髂静脉内有巨大血栓一直延伸至盆腔。治疗前的实验室检查显示电解质、白细胞及血小板计数正常,凝血酶原时间正常,活化的凝血活酶时间为正常值的3倍。妊娠检查阴性。在急诊室已开始低分子肝素治疗,后续治疗应包括( )

　A.利妥昔单抗每周375 mg/m²共4周

　B.华法林抗凝3个月,INR目标值2.0~3.0

　C.华法林抗凝12个月,INR目标值2.0~3.0

　D.终身应用华法林,INR目标值2.5~3.5

　E.华法林抗凝12个月,INR目标值2.5~3.5,后续终身服用阿司匹林

13. 以下哪一个是类风湿关节炎(RA)最常累及的部位( )

　A.远端指间关节

　B.髋关节

　C.膝关节

　D.脊柱

E.腕关节

14.在确诊的类风湿关节炎患者中,以下的肺部影像学表现都可以用原发病解释,除了( )
A.双侧间质浸润影
B.支气管扩张
C.肺叶浸润影
D.孤立性肺部结节
E.单侧胸腔积液

15.以下哪一项是类风湿关节炎最早期的X线片表现( )
A.关节旁骨质减少
B.无异常
C.软组织肿胀
D.软骨下骨侵蚀
E.对称性关节间隙变窄

16.以下哪项关于类风湿关节炎的叙述是正确的( )
A.非洲人和非洲裔美国人最常见的是有Ⅱ类主要组织相容性复合物等位基因HLA-DR4
B.女性患病风险比男性高3倍,且这种情况会持续终身
C.类风湿关节炎最早期的病变是滑膜衬里细胞增生伴微血管损伤
D.与Ⅱ类主要组织相容性复合物等位基因HLA-B27相关
E.类风湿因子滴度对于预测疾病严重程度或关节外表现无意义

17.一位46岁女性来到门诊,她有多种主诉,包括乏力和全身不适2~3个月,她缺乏食欲,并感觉体重在不经意间下降了约5.5kg。最近她注意到双手指有疼痛和僵硬,在早晨和反复活动会加重。她的祖母和一个姐姐患有类风湿关节炎,她非常担心自己现在也患了RA。她的哪些主诉可以代表类风湿关节炎最常见的表现( )
A.乏力和厌食超过2个月且伴有关节痛
B.关节晨僵持续>1h
C.对称性关节痛,活动后加重
D.两位亲属患有RA的阳性家族史
E.疾病活动期体重下降超过4.5kg

18.以下均为类风湿关节炎典型的关节外表现,除了( )
A.贫血
B.皮肤血管炎
C.心包炎
D.继发干燥综合征
E.血小板减少

19.下列药物都显示对类风湿关节炎具有改善病情抗风湿药物(DMARD)的作用,除了( )
A.英夫利昔单抗
B.来氟米特
C.甲氨蝶呤
D.萘普生
E.利妥昔单抗

20.以下哪一项是急性风湿热(ARF)最常见的临床表现( )
A.心肌炎
B.舞蹈症
C.环形红斑
D.多关节炎
E.皮下结节

21.一位19岁的来自埃塞俄比亚的新近移民,来到诊所进行初级保健。她目前感觉良好,她的既往史中值得注意的是近期曾因新发的房颤而住院治疗。儿时她在埃塞俄比亚曾患一种导致她无法控制地挥舞肢体和伸舌的疾病,持续了约1个月。她还在青少年时期有过3次游走性大关节炎发作,在她服用从药房拿的药物后可以缓解。她现在在服用美托洛尔和华法林,没有药物过敏史。体格检查发现心律绝对不齐,血压正常,心尖最强搏动点(PMI)位于锁骨中线,范围正常。心尖部可闻及舒张早期隆隆样杂音及3/6级的全收缩期杂音,左第3肋间可闻及柔和的收缩早期杂音。你让她去心脏科就诊评估超声心动图及瓣膜置换指征。现在你还需要考虑的其他处理是( )
A.糖皮质激素
B.每日服用阿司匹林
C.每日服用多西环素
D.每月注射青霉素G
E.每次咽痛时注射青霉素G

22.一位有弥漫皮肤受累的硬皮病患者出现恶性高血压、少尿、水肿、溶血性贫血和肾衰竭就诊。你诊断为硬皮病肾危象(SRC)。推荐的治疗是( )
A.卡托普利
B.卡维地洛
C.可乐定
D.地尔硫䓬
E.硝普钠

23.一位有抑郁症和偏头痛的57岁女性,主诉口干、眼干多年。她最主要的主诉是无法再食用她喜爱的

饼干了。进一步的问诊发现她还有光过敏和眼烧灼感,没有其他相关症状。检查发现口腔黏膜干燥、发红并有口腔黏膜发黏感。此患者以下检查可能为阳性,除了( )

A.抗La/SSB抗体

B.抗Ro/SSA抗体

C.Schirmer Ⅰ试验

D.抗Scl-70抗体

E.唾液流率

24.以下哪一项是干燥综合征最常见的腺体外受累表现( )

A.关节痛/关节炎

B.淋巴瘤

C.周围神经病变

D.雷诺现象

E.血管炎

25.一位44岁女性因口干及眼干来就诊。她首先注意到这些症状是在5年前,之后逐渐加重。她描述说她的眼睛有磨砂感,像进了沙子一样。有时她的眼睛有烧灼感,并且说在阳光明媚时难以外出。另外她的嘴非常干,她的工作需要经常进行商业演讲,但她发现越来越难以完成一个30～60min的演讲,她随时都要带着水。虽然她说她的口腔卫生习惯很好,最近也没有任何变化,但最近3年因为龋齿她的牙医不得不给她做了两次填充。她仅有的既往史是20多岁时在东南亚参加和平工作队时感染的结核病,已经经过了治疗。她平时不服用任何药物也不吸烟。眼科检查发现,经孟加拉玫瑰红染色发现有点状角膜溃疡,Schirmer试验结果显示>5mm/5min。她的口腔黏膜干燥,并有厚的黏液分泌物,双侧腮腺肿大。实验室检查发现抗Ro和抗La(抗SS-A和抗SS-B)抗体阳性。另外,生化检查提示血钠为142mEq/L,血钾2.6mEq/L,血氯115mEq/L,碳酸氢根15mEq/L。引起此患者低钾血症和酸血症最可能的原因是什么( )

A.腹泻

B.远端(Ⅰ型)肾小管酸中毒

C.醛固酮减少症

D.因隐瞒的神经性厌食自行催吐所致

E.肾对慢性呼吸性碱中毒的代偿

26.一位6年前确诊为原发性干燥综合征患者,因为缓解症状需要一直接受人工泪液替代治疗。她注意到最近3个月出现持续的腮腺肿大。她还发现了颈后淋巴结的肿大。检查发现白细胞减少和补体C4降低。最可能的诊断是( )

A.淀粉样变性

B.慢性胰腺炎

C.HIV感染

D.淋巴瘤

E.继发干燥综合征

27.组织相容性抗原HLA-B27在强直性脊柱炎患者中的阳性率为( )

A.10%

B.30%

C.50%

D.90%

E.100%

28.以下哪一项是强直性脊柱炎最常见的关节外表现( )

A.前葡萄膜炎

B.主动脉瓣反流

C.炎症性肠病

D.肺纤维化

E.三度心脏传导阻滞

29.一位25岁男性,因为下腰痛到他的初级保健医师处就诊。疼痛程度较重,晨起更加明显,运动后可减轻,休息后会加重,特别是夜间让他难以入睡。他早晨会感到腰部明显发僵,至少要持续30min。他的下腰部MRI显示骶髂关节有活动性炎症。进一步的问诊发现他大约在2年前曾有一侧眼睛发红并应用激素治疗。HLA-B27检测结果为阳性。以下哪一项是适合他病情的一线治疗( )

A.英夫利昔单抗

B.萘普生

C.泼尼松

D.利妥昔单抗

E.曲马多

30.一位27岁的男性,因右膝痛性关节炎伴手指弥漫肿胀就诊于初级保健医师。他平日体健,但回忆起3～4周前曾患过一次严重的腹泻,后来自行缓解。体格检查发现右膝关节炎症和指炎,泌尿生殖系统检查是正常的。他被诊为反应性关节炎。以下哪种病原体是引起他腹泻的最可能病因( )

A.空肠弯曲杆菌

B.难辨梭菌

C.大肠埃希菌

D.幽门螺杆菌

E.福氏志贺菌

31.一位28岁女性,因体重下降及血性腹泻就诊,最终被诊断为克罗恩病。在过去6个月内她曾被诊断为指炎及双侧骶髂关节炎。她正准备在2周内开始使用英夫利昔单抗来治疗克罗恩病。关于英夫利昔单抗对她的关节炎的疗效以下叙述哪项是正确的( )
   A.虽然英夫利昔单抗可以改善她的关节症状,但应首先尝试NSAIDs治疗
   B.虽然英夫利昔单抗对克罗恩病非常有效,但对她的关节炎无效
   C.她的关节炎与克罗恩病无关,所以她在应用免疫抑制治疗前应接受全面的感染评估
   D.英夫利昔单抗对此类关节炎非常有效
   E.以上全不对

32.以下哪项关于Whipple病所致关节炎的叙述是正确的( )
   A.关节炎在Whipple病中很少见
   B.关节表现常与胃肠道症状及吸收不良相伴发
   C.影像学检查常能发现关节侵蚀
   D.关节滑液检查一般不会出现多形核细胞
   E.以上全不对

33.一位35岁的男性患有严重的强直性脊柱炎,对NSAID治疗无反应,被推荐使用英夫利昔单抗治疗。现在他想知道该药物的潜在不良反应。以下均为本药常见的不良反应,除了( )
   A.脱髓鞘病变
   B.播散性结核
   C.充血性心力衰竭加重
   D.过敏性肺炎
   E.全血细胞减少

34.以下哪一定义最符合附着点炎( )
   A.关节联合部位的病变导致关节表面不能够完全接触
   B.肌腱或韧带与骨连接处的炎症
   C.关节周围关节囊的膜性衬里结构的炎症
   D.关节旁用来减少摩擦的囊状结构的炎症
   E.关节活动时引出的可以触摸到的震颤感或爆裂感

35.一位35岁女性,因全身和关节疼痛就诊于她的初级保健医师。当被问及哪些关节症状最重时,她回答"全部"。她没有关节僵硬、发红或肿胀,也没有察觉到雷诺现象,但偶尔有手指和足趾的麻木。患者主诉有慢性疼痛,并感觉由于疼痛导致睡眠质量很差。她之前曾因与紧张相关的慢性头痛而门诊就诊。她曾试服用非处方药物布洛芬,每日2次,但疼痛并无缓解。她没有其他疾病。体格检查时患者看起来很好。她的关节活动度良好且没有关节炎症的表现。她有双侧枕下肌附着点、C_5颈椎、肱骨外上髁、臀部外上象限、膝关节内侧靠近关节线的脂肪垫及右侧第2肋处均有压痛。红细胞沉降率为12mm/h,抗核抗体为斑点型1:40阳性,HLA-B27为阳性,类风湿因子为阴性。颈椎、髋部、肘部X线均正常。她最可能的诊断是( )
   A.强直性脊柱炎
   B.播散性淋球菌感染
   C.纤维肌痛
   D.类风湿关节炎
   E.系统性红斑狼疮

36.一位42岁男性,因皮疹和关节痛就诊。他在6个月前第1次发现皮疹,皮疹主要出现在双手(见下图)、肘关节伸侧、膝关节、下腰部和头皮。虽然他有这些皮疹的主诉,但这些皮损不痛亦不痒。他之前没有因皮疹就诊过,但近期他发现甲床有改变。过去两周里患者感到手指远端和足趾关节出现严重的疼痛并逐渐加重。他的双手因为明显的疼痛,以至于造成书写及握住器皿困难。他否认发热、体重下降、乏力、咳嗽、气促或排尿、排便习惯改变。他最可能的诊断是( )
   A.炎症性肠病相关关节炎
   B.痛风
   C.骨关节炎
   D.银屑病关节炎
   E.类风湿关节炎

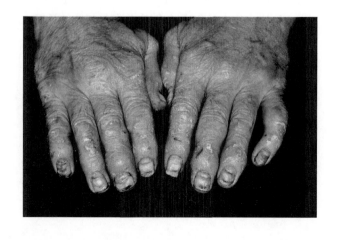

37. 以下血管炎综合征均被认为是由免疫复合物沉积所引起的,除了（ ）
    A.冷球蛋白血症性血管炎
    B.IgA血管炎（过敏性紫癜）
    C.乙型肝炎相关的结节性多动脉炎
    D.血清病
    E.肉芽肿性多血管炎（韦格纳肉芽肿）

38. 一位53岁男性,因以鼻中隔穿孔、肾小球肾炎、嗜酸性细胞计数正常为表现的血管炎综合征就诊,他的抗中性粒细胞胞质抗体（c-ANCA）为阳性,胞质型。他最有可能患以下哪一种综合征（ ）
    A.嗜酸性肉芽肿性多血管炎（Churg-Strauss综合征）
    B.IgA血管炎（过敏性紫癜）
    C.显微镜下多血管炎
    D.溃疡性结肠炎
    E.肉芽肿性多血管炎（韦格纳肉芽肿）

39. 一位40岁男性,因少量咯血2d就诊于急诊。他自诉每天咳出2~5汤匙的血,伴有轻度胸痛、低热和体重下降。另外,他近1年有严重的上呼吸道症状,包括频繁的鼻出血及脓性分泌物,曾经接受过多轮抗生素治疗。除了轻度高脂血症外,他没有其他疾病。他服用的药物只有每日阿司匹林和洛伐他汀。体格检查显示生命体征正常,上呼吸道检查可见鞍鼻畸形,肺部听诊正常。胸部CT显示有多发结节伴空洞,尿液检查可见红细胞。以下哪一项检查对于确诊最有意义（ ）
    A.深部皮肤活检
    B.经皮肾活检
    C.肺血管造影
    D.手术肺活检
    E.上气道活检

40. 一位84岁的女性,因严重头痛就诊于她的初级保健医师。症状于几周前出现,逐渐加重。虽然没有视觉先兆,但近期她的左眼会有间断出现视觉丧失。她否认新近有乏力或麻木,但进食时有下颌痛。既往史包括10年前因冠心病进行了冠状动脉旁路移植手术、糖尿病、高脂血症和轻度抑郁。系统回顾发现患者有盗汗和轻度下腰痛,晨起最明显。以下哪一项是后续最适宜的处理（ ）
    A.阿司匹林每日975mg口服
    B.红细胞沉降率测定
    C.每日泼尼松60mg
    D.转诊进行颞动脉活检
    E.转诊进行颞动脉超声

41. 一位54岁的男性,因皮肤血管炎和周围神经病变来就诊。由于并发的肾功能异常,他接受了肾活检,结果显示为肾小球肾炎。外周血可发现有冷球蛋白。应进行下述哪些实验室检查以确定病因（ ）
    A.乙型肝炎表面抗原
    B.胞质ANCA
    C.丙型肝炎聚合酶链反应（PCR）
    D.HIV抗体
    E.类风湿因子

42. 一位54岁的男性,因7个月前开始出现的持续下腹及腹股沟疼痛来住院。住院前2个月他因急性腹痛疑诊胆囊炎而行腹腔镜探查,发现有坏死的网膜组织和胆囊周围炎,因此行网膜切除术和胆囊切除术。但疼痛并没有缓解。他现在感觉疼痛位于脐周并放射至腹股沟和双腿,进食会使之加重。患者还有发作性的严重睾丸疼痛、排便次数增多、恶心、呕吐和多尿。他的体重在过去的6个月中下降了约22.7kg。既往史有严重的高血压,近期变得难以控制。入院时服用的药物包括阿司匹林、氢氯噻嗪、氢吗啡酮、兰索拉唑、美托洛尔和喹那普利。体格检查时患者一般情况尚可,血压为170/100mmHg,心率为88次/分,无发热。第一心音和第二心音正常,未闻及杂音,但可听到第四心音。没有颈动脉、肾动脉、股动脉或腹部血管杂音。肺部听诊音清。肠鸣音正常,腹部触诊有弥漫的轻微压痛,没有反跳痛和肌卫,未触及肿块。大便隐血阴性。检查过程中患者的右手出现了雷诺现象,持续数分钟。神经系统检查正常。入院时实验室检查发现红细胞沉降率为72mm/h,BUN为17mg/dl,肌酐0.8mg/dl,无蛋白尿或血尿。抗核抗体、抗双链DNA抗体及抗中性粒细胞胞质抗体均为阴性。肝功能检查结果异常,AST为89U/L,ALT为112U/L。乙型肝炎表面抗原和e抗原为阳性。肠系膜血管造影显示肠系膜上、下静脉有小串珠样血管瘤。最可能的诊断是什么（ ）
    A.肝细胞肝癌
    B.缺血性结肠炎
    C.显微镜下多血管炎
    D.混合性冷球蛋白血症
    E.结节性多动脉炎

43. 一位18岁男性,因30min前突发的剧烈胸骨后撕裂样疼痛被收入院,他诉说疼痛向颈部和右上肢放射。他平素身体健康,是所在高中仪仗队中的小号手,但平素不规律进行有氧锻炼。体格检查发现他多汗且呼吸急促,血压为100/48mmHg,心率为110次/分,心脏检查提示心跳节律正常但有心动过速,心尖部可闻及2/6级全收缩期杂音,向腋下传导,双下肺底可闻及啰音。心电图显示胸前导联ST段抬高4mm。进一步询问既往病史时他想起曾被告知2岁时曾因心脏的一些问题住院治疗。他的母亲陪他一起来住院,说他那时医师给他进行了阿司匹林和丙种球蛋白治疗,之后他定期进行超声心动图随诊。此患者急性冠状动脉综合征最可能的病因是（　　）

　A.主动脉根部和左冠脉开口处形成夹层
　B.左前降支肌桥
　C.冠状动脉瘤内血栓形成
　D.吸食可卡因导致的血管痉挛
　E.左前降支血管炎

44.以下哪一项是诊断白塞病所必需的（　　）

　A.大血管炎
　B.针刺试验
　C.复发性口腔溃疡
　D.复发性生殖器溃疡
　E.葡萄膜炎

45.一位25岁女性,因痛性口腔溃疡就诊。她说这些溃疡较浅,可持续1~2周。这种情况已出现了6个月。近2d患者出现了眼睛疼痛发红,她没有生殖器溃疡、关节炎、皮疹或光过敏。体格检查显示患者发育良好,无病容,体温37.6℃（99.7℉）,心率86次/分,血压126/72mmHg,呼吸频率16次/分。口腔黏膜检查在颊黏膜发现两个黄色基底的浅溃疡。眼科检查符合前葡萄膜炎。心肺检查正常。她没有关节炎,但在右大腿内侧大隐静脉处可触及一条索。实验室检查发现红细胞沉降率为68s,白细胞计数为10 230/ml,分类显示多形核细胞占68%,淋巴细胞占28%,单核细胞占4%。抗核抗体和抗dsDNA抗体阴性。C3为89mg/dl,C4为24mg/dl。最可能的诊断是（　　）

　A.白塞病
　B.瘢痕性类天疱疮
　C.盘状红斑狼疮
　D.干燥综合征
　E.系统性红斑狼疮

46.对第45题中患者的最佳初始治疗是（　　）

　A.秋水仙碱
　B.病灶内注射干扰素α

　C.全身使用糖皮质激素和硫唑嘌呤
　D.沙利度胺
　E.外用糖皮质激素包括泼尼松龙眼药水

47.复发性多软骨炎可为原发性或与其他风湿性疾病伴发。以下疾病均可与复发性多软骨炎伴发,除了（　　）

　A.骨髓增生异常综合征
　B.原发性胆汁性肝硬化
　C.硬皮病
　D.脊柱关节炎
　E.系统性红斑狼疮

48.一位47岁男性,因反复双耳肿胀1年就诊,发作时耳部疼痛,且右耳变软。他既往体健且自述无不良嗜好。他在办公室工作,唯一的体育运动是网球。体格检查发现他的左耳为牛肉般的红色,耳廓柔软而肿胀,耳垂轻微肿胀但并不发红,无压痛。以下哪一项最能解释患者病情（　　）

　A.白塞病
　B.Cogan综合征
　C.血红蛋白病
　D.反复创伤
　E.复发性多软骨炎

49.一位25岁的非洲裔美国女性,因在行经腹腔镜胆囊切除术前的常规胸部X线检查中发现双侧肺门淋巴结肿大而就诊。她接受了纵隔镜检查,淋巴结活检发现了多发非干酪样肉芽肿。以下均可解释患者病情,除了（　　）

　A.肺泡蛋白沉积症
　B.非典型分枝杆菌
　C.铍中毒
　D.组织胞浆菌病
　E.恶性肿瘤
　F.结节病

50.一位34岁的女性,有皮肤结节病病史,在过去5年一直接受羟氯喹治疗。她因发作性右侧腹部疼痛和血尿被确诊为肾结石。以下哪一项关于她的肾结石的叙述是正确的（　　）

　A.结节病患者外源性维生素D及日光暴露可加重高钙血症并与肾结石相关
　B.高钙血症在结节病中罕见,且与本患者的肾结石关系不大
　C.结节病患者由于皮肤产生的1,25-双羟维生素D增加会导致高钙血症
　D.如果她要口服钙剂治疗肾结石,在治疗前及开

始治疗后应检测24h尿磷酸盐水平

E.以上全不对

51.以下药物均已被证明可改善结节病患者的症状或脏器功能,除了（　　）

A.依那西普

B.羟氯喹

C.英夫利昔单抗

D.甲氨蝶呤

E.泼尼松

52.以下关于结节病临床表现的叙述均是正确的,除了（　　）

A.心脏受累发生于25%的患者

B.典型的眼部受累表现为前葡萄膜炎

C.肝受累的典型表现是碱性磷酸酶升高

D.肺部受累发生于90%以上的患者

E.皮肤受累发生于约1/3的患者

53.你正在接诊一位主诉关节疼痛、发僵的56岁女性。以下症状或体征可能会提示关节病变为炎症性,除了（　　）

A.红细胞沉降率升高

B.乏力、发热或体重减轻

C.持续大于6周

D.受累关节周围软组织肿胀

E.晨僵时间较长

54.一位22岁的男性,因在棒球比赛中肩部受伤就诊。他在投球时感到左肩有撕断的声音后出现急性疼痛。以下哪一项与肩袖肌撕裂最为相关（　　）

A.被动外展后无法使手臂维持在90°

B.在前屈时无法主动抬举手臂超过90°

C.手臂内旋及外旋时触诊肱二头肌间沟时有触痛

D.手臂内旋及外旋时在前部向关节施加压力时有触痛

E.手臂被动外展时出现疼痛

55.一位62岁白种人男性,主诉右膝肿痛就诊。既往病史包括肥胖,体重指数（BMI）34kg/m²;2型糖尿病,饮食控制治疗;高血压,他服用的药物包括氢氯噻嗪及在疼痛时使用对乙酰氨基酚。体格检查的主要发现是右膝中等量积液,关节活动度受限于屈90°~160°,几乎没有关节发红和皮温升高,关节活动时有摩擦音。在负重情况下他的双腿会向外弯曲。右膝X线显示骨赘形成和关节间隙狭窄。以下哪一项是关节液检查最可能的发现（　　）

A.革兰染色可见成簇的阳性球菌

B.白细胞计数为1110/μl

C.白细胞计数为22 000/μl

D.偏振光显微镜下可见到正性双折光晶体

E.偏振光显微镜下负性双折光晶体

56.一位32岁女性,因右侧拇指及手腕疼痛并加重数周来就诊。当她用大拇指与其他手指对捏时会出现疼痛。她仅有的个人史是她刚做了母亲,有一个8周大的婴儿。体格检查发现桡骨茎突轻度肿胀及压痛,当她将拇指对掌并用其他四指握住拇指时可引出疼痛。Phalen试验阴性。最可能的诊断是（　　）

A.腕管综合征

B.De Quervain腱鞘炎

C.第一掌指关节痛风性关节炎

D.手掌筋膜炎

E.类风湿关节炎

57.一位62岁女性因双手疼痛一年且逐渐加重来就诊。她曾在一家制作手套的工厂作为针线工35年余。你怀疑她患有骨关节炎,以下病史或体格检查发现均为本病的特征,除了（　　）

A.仅累及双侧腕关节,出现腕关节肿胀和皮温升高

B.X线可见近端及远端指间关节关节间隙狭窄及骨赘

C.做饭时疼痛加重

D.出现赫伯登（Heberden）结节

E.受累较重的关节在短暂休息后僵硬加重及偶尔出现关节绞锁

58.一位73岁有肥胖及糖尿病病史的女性,因逐渐加重的右膝痛到你的门诊就诊,疼痛在行走或站立时加重。她曾服用非处方非甾体抗炎药,但并无缓解。她想知道她的膝盖出了什么问题及其原因。对她进行了X线检查,发现软骨丢失及骨赘形成。以下哪一项是导致骨关节炎发生的最强的危险因素（　　）

A.年龄

B.性别

C.遗传易感性

D.肥胖

E.既往关节损伤

59.一位53岁男性,因双膝痛就诊于你的门诊。他说疼痛在行走时加重而休息时消失。他的间断膝痛已有数月,且使用非处方镇痛药后没有缓解。他有高血压和肥胖病史。他在上高中和大学时踢足球和打

篮球。以下哪一项是对此患者最好的初始治疗策略（ ）
A.避免行走数周
B.每日少量行走锻炼
C.小剂量长效中枢镇痛药物
D.口服激素
E.减重

60.一位74岁男性在痛风急性发作后6周就诊于他的初级保健医师。他以往有痛风病史，在过去6个月曾有两次类似发作。既往病史包括充血性心力衰竭、高脂血症及慢性肾脏病（CKD）3期，他在服用普伐他汀、阿司匹林、呋塞米、美托拉宗、赖诺普利和美托洛尔缓释片。他的肾小球滤过率为38ml/min，肌酐为2.2mg/dl，尿酸水平为9.3mg/dl。他想知道是否可以减少他的痛风发作的治疗方法。以下哪一种药物对于此患者的治疗最为合适（ ）
A.别嘌醇每日800mg
B.秋水仙碱0.6mg，每日2次
C.非布司他每日40mg
D.吲哚美辛25mg，每日2次
E.丙磺舒250mg，每日2次

61.一位64岁患有充血性心力衰竭的男性，因急性发作的严重右足疼痛到急诊就诊。疼痛在夜间开始发作，将他从沉睡中痛醒。他说疼痛非常剧烈，以至于他不能穿鞋或袜子来医院。他现在服用的药物，包括呋塞米40mg，每日2次；卡维地洛6.25mg，每日2次，坎地沙坦8mg，每日1次及阿司匹林325mg，每日1次。体格检查发现，他发热38.5℃（101.3°F），右足第一趾发红且有剧烈触痛，第一跖趾关节有明显肿胀及积液，其他关节未受累。关节腔穿刺应有以下哪一发现（ ）
A.葡萄糖水平低于25mg/dl
B.革兰染色阳性
C.偏振光显微镜可见强的负性双折光阴性针状晶体
D.偏振光显微镜可见弱的正性双折光阳性菱形晶体
E.白细胞（WBC）计数大于100 000/μl

62.一位24岁女性，因发热及右膝关节肿痛住院。在出现这些症状前3周，患者有全身症状，包括发热、寒战及累及手、腕、膝、髋、踝关节的游走性关节痛，那时她注意到上胸部和手部有少量丘疹。这些症状随后缓解。她没有明显的既往史。她现在是一名园林设计师，回想不出最近曾被蜱或昆虫叮咬。她仅有的用药是口服避孕药。她未婚，但有多个性伴侣。体格检查发现患者的体温为38.4°C（101.2°F），心率为124次/分，呼吸频率为24次/分，血压为102/68mmHg。她的右膝有发红、皮温升高、肿胀和活动时疼痛。关节腔穿刺关节液检查发现白细胞计数为66 000/μl（90%为中性粒细胞），未见晶体或微生物。以下哪一项检查最可能帮助得出正确的诊断（ ）
A.宫颈细菌培养
B.关节液细菌培养
C.血培养
D.抗伯氏疏螺旋体
E.类风湿因子

63.一位有类风湿关节炎和左膝频繁发作的假性痛风病史的66岁女性，因盗汗和左膝痛2d来就诊。她目前所用的药物包括甲氨蝶呤每周15mg，叶酸每日1mg，泼尼松每日5mg及疼痛时服用布洛芬800mg，每日3次。体格检查发现，她的体温是38.6℃（101.5°F），心率为110次/分，血压为104/78mmHg，室温时氧饱和度为97%。她的左膝肿胀、发红、疼痛、皮温升高，关节屈曲或伸展5°时就会出现剧烈的疼痛。她的手、膝和脊柱有慢性关节畸形。外周血白细胞（WBC）计数为16 700/μl，中性粒细胞占95%。左膝关节诊断性穿刺关节液检查显示白细胞为168 300/μl，中性粒细胞占99%，可见弥漫针状双折光晶体。革兰染色可见少量成簇革兰阳性球菌。处理包括以下所有项目，除了（ ）
A.血培养
B.糖皮质激素
C.关节液针吸
D.请骨外科会诊
E.万古霉素

64.一位42岁的女性，因全身疼痛和乏力就诊于她的初级保健医师。她难以将疼痛定位于某一关节或部位，但描述疼痛累及她的上肢、下肢、颈部和髋部，疼痛程度可达到10分（10分制）。她感觉关节僵硬，但未发现在晨起更重。疼痛已出现6个月，且逐渐加重。她已试用非处方药布洛芬及对乙酰氨基酚，疼痛并无明显缓解。患者感到疼痛使她无法安睡，也难以集中精神。她是一名饭馆的女服务员，但已数日不能上班，因此担心她会丢掉工作。她有抑郁和肥胖的病史，现在在服用文拉法辛缓释片每日150mg。她的母亲患有类风湿关节炎。她每日吸烟1包。体格检查发现生命体征正常，体重指数为36kg/m²。关节检查未见发红、肿胀或积液。在枕下肌止点、斜方肌上缘中点、第2肋骨软骨交界处、肱骨上髁外侧和膝内侧的脂肪垫处均有压痛。以下关于引起此患者弥漫疼痛原因的叙述都是正确的，除了（ ）

A.认知功能障碍、睡眠障碍、焦虑和抑郁是常见的神经心理共患疾病

B.此综合征中疼痛与痛觉敏感性增加有关

C.此综合征中疼痛常定位于特定关节

D.普通人群中此综合征的发生率为2%~5%，但在退行性或炎症性风湿病患者中发生率可增至20%或更高

E.女性比男性患此综合征的概率高9倍

65.一位36岁女性，因全身弥漫性疼痛伴有乏力、失眠及难以集中注意力而就诊。她感到疼痛难以定位，程度为7~8分（10分制），服用非甾体抗炎药无法缓解疼痛。她有长期的焦虑病史，正在服用舍曲林每日100mg及氯硝西泮1mg每日2次治疗。体格检查发现在多个肌肉骨骼部位有压痛。实验室检查显示全血细胞计数、基本的生化代谢指标、红细胞沉降率和类风湿因子均正常。你的诊断为纤维肌痛。以下均为推荐的纤维肌痛治疗方案中的一部分，除了（ ）

A.包括力量训练、有氧运动和瑜伽在内的锻炼计划

B.针对失眠的认知行为治疗

C.米那普仑

D.羟考酮

E.普瑞巴林

66.一位53岁女性，因乏力和全身疼痛并加重2年就诊于你的门诊。她还说自己易被激惹及睡眠不佳，并担心自己患有抑郁。她说自己最近与丈夫分居了，且工作压力很大。下列病史和体格检查中的哪一项符合美国风湿病学会的纤维肌痛诊断标准（ ）

A.慢性弥漫性疼痛和睡眠异常

B.没有其他原因的弥漫性疼痛及重度抑郁

C.重度抑郁、生活压力大、慢性疼痛及女性性别

D.重度抑郁及18个压痛点中6个有压痛

E.广泛的慢性疼痛及18个压痛点中11个有压痛

67.一位42岁男性，在查体时发现有下图所示表现。下列疾病均与此表现有关，除了（ ）

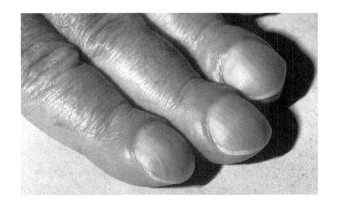

A.慢性阻塞性肺疾病

B.发绀型先天性心脏病

C.囊性纤维化

D.肝细胞性肝癌

E.甲状腺功能亢进

68.一位64岁女性，因髋部疼痛约1周就诊于她的初级保健医师。她的疼痛局限于右髋外侧，她形容疼痛的性质为锐痛，活动时加重，且由于疼痛难以右侧卧位。疼痛是在她打理花园后不久就发生的。她有肥胖、膝关节骨关节炎和高血压的病史。她的用药，包括氯沙坦每日50mg和氢氯噻嗪每日25mg。因为疼痛她会在需要时服用布洛芬600mg，可稍有或明显缓解。体格检查发现患者无发热，生命体征平稳。进行髋关节检查时，发现髋关节外旋和对抗阻力外展时可引出疼痛。直接按压股骨上部外侧靠近髋关节处可再次诱发疼痛。此患者最可能的诊断是什么（ ）

A.髋关节缺血性坏死

B.髂胫束综合征

C.感觉异常性股痛

D.化脓性关节炎

E.大粗隆滑囊炎

69.一位32岁女性，因左膝痛就诊。她喜爱长跑并且正在为一次马拉松做训练准备，她平均每周要跑30~40英里。她现在感到左膝外侧酸痛，且沿大腿外侧有烧灼感。她否认任何膝部外伤，也没有感觉到关节发热或肿胀。她平素身体健康，除植物保健品外不服用其他药物。膝部查体发现股骨外侧髁压痛，屈膝时加重。当患者右侧卧位右髋右膝屈曲90°、左髋伸展、左腿在右腿后方缓慢下放至内收位时可再次引出左膝关节疼痛。可以向该患者推荐以下所有治疗，除了（ ）

A.评估患者的跑鞋以确定鞋子是合适的

B.注射糖皮质激素以不影响患者继续准备即将

到来的马拉松

C.布洛芬每6小时600~800mg,疼痛时服用

D.转诊进行物理治疗

E.如非手术治疗失败,则转诊进行手术松解

70.一位58岁女性,因右肩疼痛就诊。她回忆不出之前有任何外伤,但发现在最近数月内肩部变得越来越僵硬。她之前有过多次右肩滑囊炎,均经NSAIDs和注射激素治疗后好转。既往史还包括糖尿病,正在服用二甲双胍和格列本脲控制糖尿病。体格检查发现她的右肩没有皮肤发红或皮温升高,但有触痛,主动和被动活动度都有屈、伸和外展受限。右肩X线片可见骨质减少,无关节侵蚀或骨赘的证据。最可能的诊断是什么(   )

A.粘连性关节囊炎

B.缺血性坏死

C.二头肌肌腱炎

D.骨关节炎

E.肩袖撕裂

71.一位64岁非洲裔美国男性,因充血性心力衰竭、肾衰竭和多发性神经病就诊。入院体格检查有上述病症的相关表现,并在腋下和腹股沟区可见蜡样丘疹。入院时实验室检查显示血尿素氮为90mg/dl,肌酐为6.3mg/dl,总蛋白为9.0g/dl,白蛋白为3.2g/dl,血细胞比容为24%,白细胞和血小板计数正常。尿液检查显示尿蛋白3+,无细胞管型。进一步行超声心动图检查发现左室肥厚,收缩功能尚可。下列哪一种检查最可能明确引起患者临床表现的疾病诊断(   )

A.骨髓活检

B.肌电图(EMG)及神经传导检查

C.脂肪垫活检

D.右心导管

E.肾超声

72.下列哪一种血清酶的升高是肌炎最敏感的指标?

A.醛缩酶

B.肌酸激酶

C.谷草转氨酶

D.谷丙转氨酶

E.乳酸脱氢酶

73.一位64岁女性,因无力来就诊。她已有几周无法刷牙和梳头,还发现脸部有皮疹。体格检查发现有向阳疹和近端肌肉无力。血清肌酸激酶(CK)升高。患者被诊断为皮肌炎。经过风湿科医师评估后发现她有抗Jo-1抗体。她还可能有下列哪些表现(   )

A.强直性脊柱炎

B.炎症性肠病

C.间质性肺病

D.原发性胆汁性肝硬化

E.银屑病

74.一位63岁女性,因眼周皮疹和乏力1个月就诊。她描述自己的手臂和腿部力量下降,并有持续的乏力感,但没有发热或盗汗。她还发现眼睛周围皮肤变红。她有甲状腺功能减低,但没有其他病史。体格检查发现她有向阳疹和近端肌无力。经检查发现有血清肌酸激酶升高及有确诊性的EMG表现后,患者被诊断为皮肌炎。还应进行下列哪一项检查以发现伴发的疾病(   )

A.乳腺X线片

B.血清抗核抗体测定

C.大便寄生虫和虫卵检查

D.促甲状腺素免疫球蛋白

E.水痘-带状疱疹病毒抗体滴度

75.你在为你的多发性肌炎患者进行随诊。他已服用大剂量泼尼松2个月,你在最近一次随诊时已加用吗替麦考酚酯来协助激素减量。2周前他开始激素减量。他的症状主要集中在下肢和面部,现已有明显改善。他不再需要拐杖而且他的声音也恢复了正常。实验室检查显示肌酸激酶(CK)为1300U/L,与2个月前没有变化。此患者下一步的处理最合适的是(   )

A.继续目前治疗

B.继续大剂量激素,不减量

C.将霉酚酸酯更换为甲氨蝶呤

D.重复肌活检

答案

1.A。(第1章)从系统发生学上来说,固有免疫系统(先天免疫系统)是最古老的免疫防御系统,自无脊椎动物继承而来。固有免疫系统利用种系编码蛋白来识别病原体相关分子模式。固有免疫系统的细胞包括巨噬细胞、树突状细胞和自然杀伤淋巴细胞。固有免疫系统的关键组成部分包括通过种系编码的宿主分子进行识别、识别微生物的致病因子的关键毒性因子但不识别自身分子,以及不识别无害性外来分子或微生物。获得性免疫仅见于脊椎动物,它基于由基因重排而产生的T和B淋巴细

胞表面的抗原受体，这使得每个T或B细胞表面都表达独特的抗原受体，能够识别不同环境中的各种抗原。

2. A。（第1章）由大量血浆和细胞膜蛋白级联相互作用而形成的补体途径在炎症反应中起着重要作用。经典的补体激活途径由抗原抗体反应启动。第一个补体系统成分（C1，一个由3个蛋白组成的复合物）由C1q介导被激活后与免疫复合物结合。然后活化的C1启动补体C2和C4的裂解并同时被活化。活化的C1由一种被称为C1酯酶抑制因子的血浆蛋白酶抑制剂所破坏。这一分子同时调控凝血因子XI和激肽释放酶。有C1酯酶抑制因子缺陷的患者可出现血管性水肿，有时可因窒息而致死，应激或外伤可能引起发作。除了C1酯酶抑制因子的抗原性低或功能水平低以外，具有这种常染色体显性遗传的患者可能表现为C1和C3水平正常而C4和C2水平降低。达那唑治疗可以显著提高许多患者的这种重要的抑制因子水平并缓解症状。据报道由C1酯酶抑制因子缺乏所致的获得性血管性水肿，可见于自身免疫性疾病或恶性肿瘤。

3. C。（第2章）人类主要组织相容性复合物基因定位于6号染色体上一个4兆碱基区域。MHC复合物基因的主要功能是合成能够通过结合抗原并将其提呈至T细胞而在形成特异性免疫反应中发挥重要作用的蛋白。这一过程并无特异性，HLA分子与特异蛋白结合的能力取决于特异蛋白的氨基酸序列与MHC分子上相应结构域的分子契合程度。

一旦与肽段结合后，MHC-肽复合物就与T细胞受体结合，之后T细胞必须要启动免疫应答。如果抗原与内源性蛋白相似，则潜在的抗原将被识别为自身肽段，并将继续对这一抗原免疫耐受。MHC I 类和 II 类复合物与很多自身免疫性疾病的发生有关，当T细胞不能将肽段识别为自身肽段时，就会发生自身免疫反应。MHC I 类和 II 类基因在移植组织的相容性及产生免疫介导的排异中有重要作用。其他答案指的都是免疫球蛋白的功能。免疫球蛋白的可变区是B细胞对抗原的特异性应答，它通过聚集和沉淀来促进对抗原的中和。免疫球蛋白的恒定区可以通过激活补体和促进中性粒细胞及巨噬细胞的吞噬作用来非特异性地激活免疫系统。

4. A。（第4章）抗核抗体在系统性红斑狼疮患者中非常普遍，90%的患者存在抗核抗体。另外还有多种其他抗体，仅次于抗核抗体常见的就是抗dsDNA抗体和抗组蛋白抗体。抗dsDNA抗体对SLE非常特异，并与疾病活动度、肾炎和血管炎相关。抗组蛋白抗体更常见于药物性SLE。抗磷脂抗体可见于约50%的SLE患者，其他抗体仅见于不足50%的患者。

5. B。（第4章）系统性红斑狼疮有公认的分类标准，需要满足表4-3中的4条或更多。对患者的描述不符合关节炎的标准，所以她仅满足口腔溃疡和ANA弱阳性2条。

6. A。（第4章）该患者患有SLE所致的Libman-Sacks心内膜炎。这是纤维蛋白性心内膜炎，可导致瓣膜关闭不全，最常见于二尖瓣或主动脉瓣，也可引起栓塞。通常Libman-Sacks心内膜炎并不常伴发心包炎，虽然心包炎也是系统性红斑狼疮的另一种常见心脏表现。虽然糖皮质激素和抗炎治疗的疗效尚未得到证实，但仍然常用于治疗此种病变，常与支持疗法联合使用。由于Libman-Sacks心内膜炎是血培养阴性的心内膜炎，因此认为并非微生物感染所致，所以血培养不会出现阳性。

7. D。（第4章）系统性红斑狼疮是一种多系统疾病，可累及多个脏器，在一个器官系统内也可造成多种不同表现。最常累及的系统是肌肉骨骼系统，95%的患者有受累，通常表现为关节痛或肌痛。关节炎也较常见，而且是SLE分类标准中的一条标准。皮肤和血液系统病变发生于80%～85%的患者。神经系统和心肺病变见于约60%的患者，而肾和胃肠道病变的发生率不足50%。

8. E。（第4章）虽然大多数医师认为女性SLE患者如有疾病活动或晚期肾或心脏病变时不应妊娠，但SLE疾病本身并非妊娠的绝对禁忌。受孕时处于疾病缓解期的女性妊娠的预后最好，但即使对于疾病不活动的患者，也可能出现病情恶化（多发生于妊娠前3个月和刚刚生产后）。25%～40%的这种妊娠会以自发流产告终。有狼疮抗凝物或抗心磷脂抗体的患者失去胎儿概率较高。应预先考虑到病情复发，并积极应用糖皮质激素进行治疗。整个孕期应用糖皮质激素一般对胎儿没有不良反应。在这个病例中，患者在1年前刚经历了危及生命的病情恶化，不应在这个时候停药。新生儿狼疮一般表现为血小板减少、皮疹和心脏阻滞，很少发生，但在母亲有抗Ro抗体时可以出现。

9. C。（第4章）该患者具有急性狼疮肾炎的表现，表现为血尿、蛋白尿和肌酐的急性升高。和感染一样，肾炎是在SLE患者诊断后的第一个十年中最常见的导致死亡的原因，应及时予以免疫抑制治疗。评估其他潜在的导致急性肾功能损伤的可逆因素十分重要，但此患者既没有其他急性疾病的表现，也没有服用可能导致肾衰竭的药物。尿液检查发现血尿和蛋白尿证明有活动性肾炎存在。即使没有红细胞管型，但对于这样一个SLE诊断明确又存在相符的临床症状和尿检发现的患者，不应因等待肾活检结果而不进行治疗。此患者还有其他预测发生狼疮肾炎的危险因素，包括高滴度的抗dsDNA抗体及非洲裔美国血统。对于任何危及生命或危及脏器功能的SLE表现，大剂量全身糖皮质激素是最主要的治疗手段。加用细胞毒药物或其他免疫抑制药（环磷酰胺、硫唑嘌呤、吗替麦考酚酯）被推荐用于治疗SLE的严重并发症，但它们这些药物需要3~6周后才能起效，而糖皮质激素在24h内即可开始起效。所以，不应单用此类药物来治疗SLE的急性、重症表现。细胞毒药物的选择取决于医师的考虑。环磷酰胺联合激素治疗被证明在预防进展至终末期肾病上优于激素单药治疗。同样，霉酚酸酯联合激素也可预防终末期肾病的发生，一些研究显示非洲裔美国人对于霉酚酸酯的治疗反应比环磷酰胺更好。血浆置换在狼疮肾炎的治疗中没有指征，但对于SLE相关的严重溶血性贫血或血栓性血小板减少性紫癜有效。此患者没有急诊透析的指征，而且经过治疗肾功能有可能恢复。

10.E。（第4章）很明显此患者是由于暴露紫外线诱发的SLE复发，这是狼疮复发的常见诱因。据认为紫外线可以诱导皮肤细胞凋亡从而引起狼疮复发。另外，此患者有严重的急性狼疮肾炎，积极应用大剂量甲泼尼龙能够挽救生命，并给肾以最好的恢复机会。重症狼疮的治疗是借鉴于狼疮肾炎的研究结果。这些研究结果显示，在静脉大剂量甲泼尼龙冲击后序贯泼尼松治疗有利于肾恢复。此外还进行了细胞毒药物联合激素治疗狼疮肾炎的研究。这些研究结果表明环磷酰胺、吗替麦考酚酯和硫唑嘌呤在重症患者的病情改善上是有效的。非洲裔美国人似乎对吗替麦考酚酯的治疗反应更好。接受环磷酰胺或霉酚酸酯治疗1~2年的患者中，80%的狼疮肾炎会明显好转；但很多患者会有疾病复发并更容易进展至终末期肾病。生物制剂，如利妥昔单抗等在SLE中的疗效正在进行积极研究。有人根据开放性研究的结果提倡在一些难治性患者中使用生物制剂。由于此患者为首次出现狼疮肾炎，因此现在并无应用利妥昔单抗的适应证。

11.A。（第5章）此患者具有手部和颅内动脉血栓形成的多种临床表现，结合前3次妊娠显示胎盘功能不全的病史，抗磷脂抗体综合征的可能性较大。另外，她有急性肾损伤的证据，提示有多系统病变。血小板减少可由溶血性贫血引起，但未见红细胞碎片使得血栓性血小板减少性紫癜的可能性变得很小。虽然她的头颅磁共振和肢体多普勒超声可以明确血栓的存在，但无法诊断抗磷脂综合征。抗心磷脂抗体谱筛查可以发现存在抗心磷脂和β$_2$糖蛋白Ⅰ的抗体的证据。其他通过凝血检查来检测狼疮抗凝物的检查如蝰蛇毒时间、RPR假阳性和aPTT也是有用的。由于抗磷脂抗体综合征常合并系统性红斑狼疮存在，故抗核抗体很可能是阳性，但没有特异性。

12.D。（第5章）此患者有抗磷脂综合征（APS）的典型表现，包括深静脉血栓（DVT）、自发流产史及狼疮抗凝物造成的单独的aPTT延长。其他APS累及动脉或静脉循环的临床表现包括网状青斑（24%）、肺栓塞（14%）、脑卒中（20%）、短暂性脑缺血发作（TIA）（10%）、心肌梗死（10%）、偏头痛（20%）、子痫前期（10%）、血小板减少（30%）和自身免疫性溶血性贫血（10%）。实验室标准包括狼疮抗凝物阳性（aPTT延长且无法用混合方法纠正）加抗心磷脂抗体或抗β$_2$糖蛋白Ⅰ抗体两次阳性并间隔3个月以上。在诊断APS导致的血栓事件后，患者应终身接受华法林单药抗凝治疗，目标INR为2.5~3.5，或联合每日服用阿司匹林。妊娠期间患者应应用肝素加阿司匹林。在有效抗凝治疗下仍发生反复血栓的患者可能应用静脉丙种球蛋白5d或利妥昔单抗治疗4周是有效的。对于没有血栓事件的APS患者的最佳治疗方案尚不清楚。但是，对于有抗磷脂抗体的SLE患者每日阿司匹林（80mg）可以预防血栓事件的发生。对有已知可逆诱因的DVT患者，推荐华法林抗凝3个月，目标INR值为2.0~3.0。对于首次发生特发性DVT的患者，推荐华法林抗凝6~12个月，目标INR值为2.0~3.0。

13.E。（第6章）一旦类风湿关节炎的疾病过程启动后，最常累及的关节包括腕关节、掌指关节和近端指间关节。远端指间关节受累很少是由于类风湿关节炎造成的，而多是由相伴发的骨关节炎所致。

14.C。（第6章）RA有累及多个器官系统的潜能。最常见的肺部并发症是胸腔积液，典型的为渗出性，伴有胸痛和呼吸困难。RA可以伴发的弥漫性间质性肺疾病中的一类，表现为呼吸困难及双侧间质浸润影，间质浸润可以很广泛，可进展至蜂窝肺。RA相关的肺部结节可为孤立或多发，多与皮肤结节伴发。支气管扩张和呼吸性细支气管炎也可由RA所引起。这些病变中许多对免疫抑制治疗是有效的。还没有发现RA本身可导致肺叶浸润影,这种表现更多见于急性感染,常是RA患者进行免疫抑制治疗后的并发症。

15.A。(第6章)关节影像学对于RA的诊断和病情评估都是重要的手段。普通X线由于很普及且简单易行,而且易于对比而成为最常进行的影像检查。RA最早的征象是关节旁骨量减少,虽然这可能在较新的数字化X线片上难以辨认。其他表现包括软组织肿胀、对称性关节间隙变窄和软骨下骨侵蚀,大多发生于腕关节、掌指关节、近端指间关节和跖趾关节。

16.C。(第6章)RA的患病率为0.8%,女性患病风险为男性的3倍,但随着人口老化,患病率升高而性别差异减小。RA在全世界都有发病,并可见于所有种族。发病高峰在35~50岁。家族研究发现RA有明显的遗传倾向,一级亲属患RA的概率约为常人的4倍。其他RA发病的危险因素还包括Ⅱ类主要组织相容性抗原HLA-DR4。约70%的RA患者有HLA-DR4,但在非洲人或非洲裔美国人并非如此,这些人群中75%的人都没有此等位基因。此等位基因在RA发病机制中的作用尚不清楚,因为引起RA的病因本身是不清楚的。RA最早期的病变是微血管损伤和滑膜衬里细胞增生。在滑膜衬里可以见到单核细胞数量增多,而这被认为是受$CD4^+$T淋巴细胞调控的。随着炎症的持续,关节基质被炎症细胞产生的胶原酶和组织蛋白酶降解。炎症细胞产生的其他细胞因子还包括IL-1和TNF-α。随着时间的推移,骨和软骨也逐渐被破坏,造成终末期的临床表现。类风湿因子(RF)是抗IgG的Fc段的IgM分子,见于2/3的RA患者。但此分子也可见于约5%的正常人和10%以上的60岁以上人群。还不清楚RF在发病是否起作用,但RF的滴度可预测疾病临床表现的严重程度或是否会出现关节外表现。

17.C。(第6章)类风湿关节炎是慢性、对称性、炎症性多关节炎。在2/3的患者中,首发临床表现为乏力、食欲缺乏和虚弱,这会在关节症状之前出现。在确诊RA患者中(如已知诊断为RA的患者)最常见的表现是受累关节疼痛,活动后加重。这些患者中晨僵在1h或以上也非常常见,但需要注意的是凭这一表现无法鉴别是炎症性的关节炎还是非炎症的关节炎。关节痛来源于关节囊本身,关节囊有神经支配并对牵拉非常敏感。10%的RA患者的一级亲属会患病。体重下降是一个非特异的症状,而且并不一定与疾病活动相关。

18.E。(第6章)贫血在RA患者中较常见,并与C反应蛋白和血沉所显示的炎症水平相平行。典型的Felty综合征见于控制不佳的晚期患者,其特征性表现为白细胞减少、脾大和类风湿结节三联征。类风湿血管炎并不常见,典型的类风湿血管炎见于长病程患者,与低补体血症相关。其典型的皮肤表现为血管炎性病变伴可触性的紫癜、指端梗死、网状青斑和溃疡。心包炎见于10%的患者,其中约有50%的患者是经超声心动图或尸检发现的。继发性干燥综合征表现为干燥性角结膜炎或口干燥症,可见于约10%的RA患者。RA还增加发生B细胞淋巴瘤的风险,为正常人群的2~4倍。患淋巴瘤的风险似乎与病情活动度高或出现Felty综合征有关。RA中典型的血小板变化是因急性炎症反应而导致的血小板升高,免疫性血小板减少罕见。

19.D。(第6章)由于改善病程药物的发展,RA的治疗在过去的20年中发生了戏剧性的改变。甲氨蝶呤是治疗早期RA的首选DMARD。其他传统DMARDs包括羟氯喹、柳氮磺吡啶和来氟米特。来氟米特是一种嘧啶合成的抑制剂,单药或联合甲氨蝶呤治疗均有效。羟氯喹和柳氮磺吡啶多用于治疗轻症的患者。生物类DMARDs在过去十年中戏剧性地改善了RA的治疗。现有的包括英夫利昔单抗在内的5种抗TNF药物被批准用于RA患者的治疗。利妥昔单抗是一种抗CD20的抗体,已被批准与甲氨蝶呤联合用于治疗难治性RA,它对血清阳性患者比对血清阴性患者更有效。其他被批准用于RA的生物制剂包括阿那白滞素(IL-1受体拮抗剂)、阿巴西普(CD28/CD80/86拮抗剂)和托珠单抗(IL-6拮抗剂)。包括萘普生在内的非甾体抗炎药曾经是RA治疗的核心药物,但现在用于缓解症状的辅助治疗。

20.D。(第7章)到目前为止,急性风湿热(ARF)几乎都是由A组链球菌病引起的,尽管实际上几乎所有的链球菌病都可能诱发风湿热。虽然皮肤感染可能会引起风湿热,但绝大多数风湿热患者都是由前驱的咽炎引起的。从出现咽痛到发生ARF之间的潜伏期约为3周。最常见的临床表现是发热和多关节炎,后者可见于60%~75%的患者。患者也会出现心脏炎,但发生率略低,见于50%~60%的患者。舞蹈症或进展缓慢的心脏炎可以呈亚急性表现。舞蹈症见于2%~30%的患者,环形红斑和皮下结节较为罕见。60%的ARF患者会进展为风湿性心脏病, 心内膜、心包和心外膜都可受累。所有ARF患者都应使用足量抗生素来治疗A组链球菌感染。

21.D。(第7章)此患者的病史高度提示为复发ARF,体格检查发现二尖瓣反流、二尖瓣狭窄和主动脉瓣反流的证据,这些证据加上房颤病史,意味着该患者是严重的风湿性心脏病。患这种疾病的危险因素包括贫困和居住条件拥挤,所以ARF在发展中国家要常见得多。每日服用阿司匹林是针对ARF的常见表现如游走性大关节炎和发热的治疗方法。医生有时也会在急性心脏炎发作期间尝试使用激素来控制炎症反应,但这种治疗还存在争议,且在ARF复发间期没有作用。每日口服青霉素进行二级预防,更佳方案为每月肌内注射青霉素,被认为是预防ARF再发,从而防止发生进一步瓣膜损伤的最好方法。按需要使用青霉素作为一级预防治疗也同样可以有效预防心脏炎发作,但是大多数咽痛发作过于轻微,患者不会去找医师就诊,所以目前认为对已有严重瓣膜损害的患者进行二级预防更为适宜。多西环素并非针对诱发ARF的A组链球菌的一线治疗药物。

22.A。(第8章)硬皮病肾病变患者的预后很差。对SRC患者及时应用ACE抑制剂可能逆转急性肾衰。在近来的研究中发现应用ACEI治疗可以使61%的患者的肾功能得到部分改善,且不需要长期透析治疗。据估计8年的生存率为80%~85%。在需要透析的患者中,在应用ACEI后有50%以上的患者可在3~18个月后脱离透析。所以,即使对于需要透析治疗的患者也应使用ACEI治疗。

23.D。(第9章)此患者因干燥综合征的典型症状口干和眼干来就诊。此病可以是原发的,如本例,也可继发于另外一种结缔组织病如硬皮病、类风湿关节炎。干燥综合征患者血清中可检测出多种自身抗体,包括抗Ro/SSA、抗La/SSB等。唾液流率检查可以发现唾液生成减少,也可行主要唾液腺的MRI或磁共振腮腺造影。眼部受累导致的泪液生成减少可由SchirmerⅠ试验来证实。抗Scl-70抗体与硬皮病相关,在原发性干燥综合征中不应为阳性。

24.A。(第9章)虽然干燥综合征最常累及眼睛和口腔,但也有很多常见的腺体外部位受累。其中最常见的是关节炎或关节痛,可在高达60%的病例中并发。雷诺现象是第二常见的腺体外受累表现。肺部受累和血管炎仅见于不足20%的患者。淋巴瘤,虽然是干燥综合征相关的严重并发症,但相对少见,仅见于约6%的干燥综合征患者。

25.B。(第9章)本例中的患者因严重的口、眼干就诊,伴有抗Ro和La(既SS-A和SS-B,可提取的核和胞质抗原)的自身抗体,符合干燥综合征的诊断。这种自身免疫性疾病是由于外分泌腺的淋巴细胞浸润,导致泪液和唾液分泌减少,这是最突出的症状。干燥综合征女性的发病率比男性高9倍,多发于中年。其他自身免疫性疾病常会伴发口干燥症和眼干(继发性干燥综合征)。高滴度的抗Ro和抗La抗体与长病程、腮腺肿大、腺体外受累特别是皮肤血管炎和脱髓鞘病变相关。1/3的干燥综合征患者有腺体外受累,最常见于肺部和肾。本患者有酸血症和低钾血症,应考虑干燥综合征肾病变的可能性。间质性肾炎是干燥综合征肾受累的常见表现。远端(Ⅰ型)肾小管酸中毒也较常见,可见于25%的干燥综合征患者。诊断可通过尿液电解质检查证实尿阴离子间隙升高而确立,肾活检并非必需。治疗上也不需要免疫抑制治疗,酸血症可用碳酸氢盐替代治疗。腹泻可引起类似的电解质紊乱和非阴离子间隙升高型酸中毒,但患者应有相应症状。另外,胃肠道症状在干燥综合征中并不常见。醛固酮减少症与Ⅳ型肾小管酸中毒相关,可导致高钾血症和非高阴离子间隙型酸中毒。肾对呼吸性碱中毒的代偿不会导致低钾血症。因神经性厌食催吐可导致低钾血症并增加发生龋齿的风险,但应造成碱中毒而非酸中毒。

26.D。(第9章)已知淋巴瘤可以见于干燥综合征,尤其是晚期患者。这一恶性疾病的常见临床表现为持续的腮腺肿大、紫癜、白细胞减少、冷球蛋白血症和补体C4降低。大多数淋巴瘤表现为结外受累、边缘带B细胞性、低度恶性。可能在唇腺活检时偶然发现低度恶性的淋巴瘤。伴有B组症状(发热、盗汗和体重减轻)、淋巴结>7cm、组织学分级为高级或中级的患者死亡率较高。

27.D。(第10章)强直性脊柱炎与组织相容性抗原HLA-B27密切相关。在北美洲的白种人中,B27阳性率为7%,但在强直性脊柱炎患者中的阳性率为90%。并非所有B27阳性者都会出现强直性脊柱炎,HLA-B27阳性的患者中只有1%~6%的人会发病。

28.A。(第10章)虽然强直性脊柱炎最严重的脊柱并发症是骨折,但本病还有很多重要的关节外表现。前葡萄膜炎最为常见,见于40%的强直性脊柱炎患者。有报道炎症性肠病经常伴发强直性脊柱炎。少见的并发症包括主动脉瓣关闭不全、三度心脏传导阻滞、肺部结节和上肺纤维化、心功能不全、腹膜后纤维化、前列腺炎和淀粉样变性。

29. B。(第10章)非甾体抗炎药是强直性脊柱炎的一线治疗药物,本患者有的强直性脊柱炎典型的临床表现。已证明非甾体抗炎药可减轻疼痛和压痛,并增加活动度,甚至有证据表明这些药物可以减慢疾病进程。因其已被证实的有效性、耐受性和安全性,此类药物仍是一线治疗药物。据报道抗TNF-α药物对强直性脊柱炎有戏剧性的疗效,英夫利昔单抗、依那西普、阿达木单抗及戈利木单抗治疗强直性脊柱炎都是成功的。但因其潜在的不良反应,包括严重感染、过敏反应和其他不良反应等,此类药物应仅用于NSAIDs治疗失败的患者。

30. E。(第10章)反应性关节炎是一种在身体其他部位感染后发生的急性、非化脓性关节炎。反应性关节炎多在腹泻期后的1~4周发生,多为下肢关节的炎症,反应性关节炎还能引起葡萄膜炎、结膜炎、指炎、泌尿生殖系统病变等表现及其典型的皮肤黏膜病变,即脓溢性皮肤角化病。与反应性关节炎最为相关的微生物是志贺菌属,其他如耶尔森菌、衣原体,以及在很少的病例中沙门菌及弯曲杆菌属也有报道。

31. D。(第10章)本患者患有与炎症性肠病相关的脊柱关节综合征的表现,包括附着点炎和骶髂关节炎。这种常见的相关性称为肠病性关节炎。一般来说,肠病性关节炎对治疗胃肠道病变的抗TNF-α药物如英夫利昔单抗等反应良好。其他治疗炎症性肠病的药物如糖皮质激素和柳氮磺吡啶对缓解关节炎也有效。NSAIDs可能有帮助,但其会引起炎症性肠病复发及诱发溃疡是大家所担心的。

32. E。(第10章)Whipple病是一种罕见的慢性胃肠道细菌感染,最常见于中年男性。关节炎是本病常见的早期表现,可先于胃肠道症状5年甚至更长时间出现。大小关节均可受累,骶髂关节受累常见。关节炎多为游走性,持续数日后可自行缓解。关节滑液多为炎症性的。影像学检查可以偶见骶髂关节炎的表现,但很少会出现关节侵蚀。在活检组织中,利用PCR扩增检测到病原体Tropheryma whippelii的遗传物质可以诊断Whipple病。最常进行活检的部位是肠道。

33. D。(第10章)虽然抗TNF-α药物,如英夫利昔单抗等,作用强且相对安全,但也有数种不良反应且不罕见。这些不良反应包括严重的感染,如播散性结核、真菌(组织胞浆菌、曲霉菌、肺孢子菌)和细菌(军团菌、肺炎球菌)感染,血液系统异常如全血细胞减少、脱髓鞘病变、出现系统性红斑狼疮相关自身抗体,以及潜在的淋巴瘤等风险。另外,充血性心力衰竭的临床表现加重、过敏反应或注射部位的局部反应、严重的肝损伤等均有报道。有一些过敏性肺炎的个案报道,但这可能因同时应用有肺毒性的药物而很难鉴别。

34. B。(第10章)附着点病变或附着点炎一词是指肌腱或韧带与骨连接处的炎症。这种类型的炎症最常见于血清阴性脊柱关节病及多种感染,特别是病毒感染的患者。题目中的其他定义是骨科或风湿科检查中的其他名词。半脱位是指关节的对位发生改变,导致关节面间不能完全接触。滑膜炎是关节周围形成关节囊衬里的膜性结构的炎症。关节旁用来减少摩擦的囊状结构的炎症则为滑囊炎的定义。最后,骨摩擦感是关节在活动时引出的可触及的震颤感或爆裂感。

35. C。(第10章)该患者主诉的症状与纤维肌痛症的诊断相符。纤维肌痛的患者通常主诉全身弥漫性疼痛、僵硬、感觉异常、睡眠障碍、易疲劳和头痛。女性纤维肌痛症的患病率约为3.4%,男性为0.5%。该疾病被认为是一种疼痛感觉异常。睡眠障碍伴有4期睡眠消失与本病的发病有关。脑脊液中5-羟色胺水平也较常见,且可能在发病中起一定作用。可根据美国风湿病学会的标准来做出纤维肌痛症的诊断,该标准结合了症状和体格检查。患者必须有全身所有部位的弥漫性疼痛及18个特定的压痛点中11个在触诊时有压痛。这些压痛点包括枕部、斜方肌、颈椎、肱骨外上髁、冈上肌、第2肋、臀肌、大转子和膝部。手指触诊时应施加适当的力度。关节检查应没有炎性关节病的表现。没有具有诊断特异性的实验室检查。抗核抗体可以阳性,但与正常人群的阳性率相同。HLA-B27在白种人中的阳性率为7%,但只有1%~6%的HLA-B27阳性的人会患强直性脊柱炎。这些纤维肌痛症患者的X线检查是正常的。

36. D。(第10章)该患者的表现为典型的银屑病关节炎。50%~10%的银屑病患者会出现与皮疹相关的关节炎。在60%~70%的患者中诊断之前已有皮疹,但另外15%~20%的患者会以关节主诉为银屑病的首发症状。典型的情况下,从40~50岁开始发病。银屑病关节炎有多种关节表现,通常被描述为5种关节受累类型:①远端指间(DIP)关节炎;②非对称性寡关节炎;③类似于RA的对称性多关节炎;④中轴受累;⑤以"笔帽征"为典型的手部X线表现的毁损性关节炎。最终几乎所有患者都会出现侵蚀性关节病变，且其中大多数会致残。90%的银屑性关节炎患者有明显的指甲改变，常见的改变包括指甲凹陷、水平皱纹、指甲剥离、甲缘淡黄褪色及营养不良性角化过度。银屑病关节炎的诊断主要为临床诊断。所以，当患者的关节症状出现在皮疹之前时，通常会被漏诊，直到出现了皮疹或指甲改变时才被诊断。银屑病家族史对于确定不能明确诊断的炎症性多关节炎的确诊十分重要。DIP关节炎的鉴别诊断不多，仅骨关节炎和痛风常累及这些关节。放射学检查可以显示典型的改变，特别是对于有毁损性关节炎的患者。治疗应同时针对皮损和关节病变。近来的研究显示，抗TNF-α治疗对皮肤及关节表现均有效。其他的治疗包括甲氨蝶呤、柳氮磺吡啶、环孢素、维A酸衍生物及补骨脂素加紫外线光疗。

37.E。（第11章）虽然对大多数血管炎综合征的分子病理机制还很缺乏了解，但普遍认为免疫复合物沉积在IgA血管炎（过敏性紫癜）、丙型肝炎相关冷球蛋白血症性血管炎、血清病和皮肤血管炎综合征、乙型肝炎病毒相关结节性多动脉炎等血管炎的发病中起重要作用。目前认为肉芽肿性多血管炎（韦格纳肉芽肿）、嗜酸性肉芽肿性多血管炎（Churg-Strauss综合征）、显微镜下多血管炎是由于产生了抗中性粒细胞胞质抗体所致。致病性T淋巴细胞反应也与巨细胞动脉炎、大动脉炎、肉芽肿性多血管炎（韦格纳肉芽肿）、嗜酸性肉芽肿性多血管炎（Churg-Strauss综合征）发病相关。

38.E。（第11章）ANCA是针对中性粒细胞和单核细胞胞质颗粒中蛋白质产生的抗体。cANCA，既胞质型ANCA，是针对蛋白酶3的抗体，蛋白酶3是一种中性粒细胞嗜天青颗粒中的蛋白酶。90%以上的肉芽肿性多血管炎（韦格纳肉芽肿）患者cANCA阳性。cANCA也可见于显微镜下多血管炎和嗜酸性肉芽肿性多血管炎（Churg-Strauss综合征）患者。核周型ANCA既pANCA，是指染色更局限于核周的染色类型，最常见的是针对髓过氧化物酶的抗体，但也有针对其他抗原的报道。据报道pANCA在显微镜下多血管炎、嗜酸性肉芽肿性多血管炎（Churg-Strauss综合征）、肉芽肿性多血管炎（韦格纳肉芽肿）及其变异型中的阳性率各不相同。另外，已有报道在其他多种疾病，包括风湿性或非风湿性自身免疫性疾病和炎症性肠病中，pANCA核型并非是由抗髓过氧化物酶的抗体所致。本题目中描述的患者有cANCA阳性及鼻中隔穿孔、肾小球肾炎，而嗜酸性细胞计数正常，与非显微镜下多血管炎或酸性肉芽肿性多血管炎（Churg-Strauss综合征）相比，这种情况与肉芽肿性多血管炎（韦格纳肉芽肿）更相符。

39.D。（第11章）本患者有典型的肉芽肿性多血管炎（韦格纳肉芽肿）的表现。肉芽肿性多血管炎诊断时的平均年龄为40岁，男性多见。上呼吸道症状常先于肺部或肾表现出现，甚至可以出现鼻中隔穿孔。确诊依赖于活检证实有坏死性肉芽肿性血管炎存在。肺组织活检的阳性率最高。上气道活检通常显示有肉芽肿性炎症，但很少能看发现血管炎。肾活检可表现为寡免疫复合物性肾小球肾炎。

40.C。（第11章）本患者具有巨细胞动脉炎伴风湿性多肌痛的典型表现，包括头痛、间歇性下颌运动障碍和视觉障碍。她的年龄也高度符合此诊断。诊断可由颞动脉活检来确立，但对于有眼部症状的患者，不应因等待活检而延迟治疗，因为即使在经过糖皮质激素治疗约14d后活检仍可为阳性，延误治疗则有导致不可逆性视力丧失的风险。另外，戏剧性的治疗反应也进一步支持巨细胞动脉炎的诊断。首选治疗是泼尼松每日40～60mg，共1个月，之后逐渐减量。虽然红细胞沉降率在本病中几乎都是升高的，但并不具有诊断特异性。颞动脉超声可能有提示作用，但不能确诊。

41.C。（第11章）冷球蛋白血症性血管炎最常见的表现是皮肤血管炎、关节炎、周围神经病变和肾小球肾炎。证实循环中的存在冷沉淀物是诊断的重要依据，类风湿因子阳性也常见。由于丙型肝炎病毒感染见于绝大多数冷球蛋白血症性血管炎的患者，所有有此类临床综合征的患者均应进行丙肝感染的筛查。

42.E。（第11章）此患者为乙型肝炎病毒感染相关的结节性多动脉炎。结节性多动脉炎（PAN）是一种累及肌性小血管及中等大小血管的血管炎，典型的情况下会累及肌性肠系膜动脉和肾动脉，肺动脉不受累。经典的PAN是一种罕见病，由于报道的病例常合并其他血管炎如显微镜下多血管炎，因此其确切发病率尚不清楚。在1992年Chapel Hill共识会议之前，显微镜下多血管炎和PAN被认为是同一种疾病，但现在已经认识到这是两个独立的疾病，其血清标志物及所累及血管均有不同。PAN的临床表现通常比较隐匿，患者常在诊断前已患病数月。症状包括乏力、体重下降、腹痛、头痛和高血压。PAN的病理改变是小和中等肌性动脉的坏死性炎症，诊断依赖于活检发现此病变。但是在无法轻易获得活检组织时，在临床表现相符的情况下，肠系膜血管造影发现多发动脉瘤样扩张高度提示PAN的诊断。对于PAN来说,没有诊断性的血清学检查。PAN中pANCA或cANCA阳性者非常少见。有趣的是,30%的PAN患者会伴有活动性乙型肝炎感染,正如此患者一样。有人认为循环免疫复合物被在本病的发病中起作用。不同于PAN,显微镜下多血管炎(MPA)除小动脉外还累及小静脉和毛细血管。MPA的组织病理改变为仅有极少量免疫复合物沉积的寡免疫复合物性坏死性血管炎。典型的表现为急进性的肾小球肾炎和肺出血,而这些在PAN中十分少见。MPA患者的抗髓过氧化物酶抗体(pANCA)常为阳性。混合性冷球蛋白血症是一种小血管的血管炎,最常与丙型肝炎感染相关,白细胞破碎性血管炎的皮肤病变和可触性紫癜是最常见的表现,增殖性肾小球肾炎可见于20%~60%的患者,是最常见的导致发病的原因。缺血性结肠炎的典型表现为与体征不相称的腹痛症状,本题目中描述的患者即有类似表现,但本例患者的肠系膜血管造影会显示动脉硬化性狭窄,而非动脉瘤样扩张。肝细胞性肝癌与血管炎无关,典型表现为隐匿的腹痛和梗阻性黄疸。

43.C。(第11章)此患者既往有川崎病病史,他的急性冠状动脉综合征最可能的病因是冠状动脉瘤内血栓形成。川崎病是一种主要发生于5岁以下儿童的急性多系统疾病。儿童期的临床表现为非化脓性颈部淋巴结炎,指端脱皮,口腔、唇及手掌红斑。约25%的患者在疾病恢复期会出现冠状动脉瘤。早期(发病7~10d)应用静脉免疫球蛋白及大剂量阿司匹林可将发生冠状动脉瘤的风险降至约5%。即使出现了冠状动脉瘤,若瘤体<6mm,则大多数在第一年内可以复原,但>8mm的动脉瘤则不易复原。持续存在的冠状动脉瘤的并发症包括破裂、血栓形成及再通,以及流出部位的狭窄。主动脉根部和左冠脉开口处形成夹层是马方综合征的常见死因,也可见于大动脉炎导致的主动脉炎。本题目中描述的患者没有高血压的病史、没有肢体缺血或能提示活动性血管炎的全身症状,此外,也没有大动脉炎患者应该出现的其他缺血症状。冠状动脉肌桥经常在尸检时才发现,很少导致缺血。对于一个出现心肌缺血的年轻人来说,应该考虑有可卡因导致的心肌缺血的可能,但对于此病例,结合病史,可卡因引起缺血其可能性较小。

44.C。(第12章)复发性口腔溃疡是白塞病诊断所必需的。溃疡可为单发或多发,溃疡较浅,但为痛性,有黄色坏死性基底。溃疡一般较小,直径<10mm。白塞病的诊断还需要以下条件中的两条:复发性生殖器溃疡、眼部病变、皮肤病变和针刺反应。任何搔抓或真皮内注射盐水引起的非特异性皮肤炎症反应常见且具有诊断特异性。

45.和46.答案分别为 A 和 C。(第12章)白塞综合征是一种以口腔和生殖器溃疡及眼部受累为特征的病因不明的多系统疾病。男女发病率相等,在地中海、中东和远东人群中更为常见。约50%的患者循环中存在针对口腔黏膜的自身抗体。临床表现多种多样。复发性阿弗他溃疡为诊断所必需。绝大多数患者以口腔溃疡为主,但生殖器溃疡对诊断更为特异。溃疡多为痛性,可浅可深,持续1~2周。也可出现其他皮肤受累,包括毛囊炎、结节红斑和血管炎。眼部受累是最可怕的并发症,因其可快速进展导致失明。眼部的常见表现有全葡萄膜炎、虹膜炎、视网膜血管闭塞或视神经炎。此患者还有浅静脉血栓。而浅静脉和深静脉血栓可见于1/4的患者。神经系统受累约占10%。实验室检查发现不具有特异性,可以有红细胞沉降率和白细胞计数升高。治疗根据疾病的严重程度而有所不同。仅有黏膜受累的患者对外用激素即有效,对更加严重或难治性病例,沙利度胺有效。皮肤黏膜病变的其他治疗选择包括秋水仙碱和病变内注射干扰素α。眼部或神经系统受累需要全身使用糖皮质激素联合硫唑嘌呤或环孢素。除非出现神经系统病变,否则患者的生存期多与常人相同。眼部病变常为进展性的,导致失明。

47.C。(第13章)复发性多软骨炎是一种病因不明的以耳、鼻及喉气管支气管树软骨炎症为特征的疾病。本病虽然可以为原发疾病,但也经常与多种其他疾病伴发,包括系统性血管炎、系统性红斑狼疮、干燥综合征、脊柱关节炎、白塞病、炎症性肠病、原发性胆汁性肝硬化及骨髓增生异常综合征。但本病与硬皮病无关联性,后者可导致显著的非炎症性皮肤病变,而与软骨炎症性疾病无关。

48.E。(第13章)复发性多软骨炎最常见的表现为反复发作的耳部痛性肿胀。虽然其他部位的软骨如鼻及气管支气管树也可受累,但相对少见。耳部病变的反复发作可导致耳部变软,典型表现为耳廓受累而耳垂不受累,因耳垂没有软骨成分。科根综合征是一种罕见的血管炎综合征,可导致听力丧失,但软骨炎症并非其特征。应该考虑反复的创伤或刺激,但与本患者的病史不符,且较少为双侧受累及炎症表现,也较少耳垂受累。

49.A。(第14章)非干酪样肉芽肿高度提示结节病，但不能确诊。确立特异的诊断需要两个或更多器官受累，但具有提示性的X线表现和活检阳性常足以做出诊断。然而，在确诊之前应排除其他可引起非干酪样肉芽肿的病因。这些病因包括：铍暴露，多见于从事核工业工作的工人；非典型分枝杆菌感染；组织胞浆菌等真菌感染。很多恶性肿瘤，包括睾丸恶性肿瘤及多种淋巴瘤也可出现肉芽肿，特别是在靠近肿瘤组织的反应部位。组织样本必须足够，以确保除外恶性肿瘤。肺泡蛋白沉积症是一种以PAS染色阳性的蛋白质在肺泡腔内沉积为特征的疾病，在没有继发感染的情况下一般不伴有急性或慢性炎症。

50.A。（第14章）高钙血症和（或）高钙尿症可见于约10%的结节病患者，被认为是由于肉芽肿本身产生的1,25-双羟维生素D增加，从而导致肠道对钙的吸收增加所致。日光暴露和摄入外源性维生素D可加重病情，因此肾结石相对较常见。如果结节病患者要开始补充钙剂，在治疗前及开始治疗后应检测24h尿钙排泄情况。一般小剂量糖皮质激素足以控制病情。

51.A。（第14章）结节病的治疗是根据其为急性或慢性来决定的。在很多患者中，不伴有神经系统、心脏、眼部或代谢系统异常的急性病变者可能不需要治疗。全身治疗的主要药物仍为糖皮质激素。在慢性患者中，治疗取决于对皮质激素的治疗反应及减量至低剂量（<10mg/d）后的耐受性。羟氯喹已被证明对结节病引起的皮肤病变有效。甲氨蝶呤在约2/3的患者中是有效的，无论其在临床上为何种表现。硫唑嘌呤是另一种经常被用于治疗慢性疾病的细胞毒药物，虽然支持这种治疗方法的证据大多为回顾性研究。在这些患者中进行的有关依那西普和英夫利昔单抗的前瞻性研究显示，依那西普作为辅助激素减量药物的作用非常有限。相反，在泼尼松联合细胞毒药物的方案中加入英夫利昔单抗可改善肺功能。这种对抗TNF药物的不同反应可能是由于作用机制不同所致（受体拮抗剂vs.抗体）

52.A。（第14章）结节病通常是无症状的患者因常规行胸部X线检查时发现有双侧肺门淋巴结肿大而发现的。尽管CT更加敏感，但根据标准胸部X线片的Scadding分期仍在应用。1期为仅有肺门淋巴结肿大（伴或不伴右侧气管旁淋巴结肿大）；2期为淋巴结肿大伴肺实质浸润；3期为仅有肺实质浸润；4期为肺纤维化。当出现肺实质病变时，常以上叶为主，与大多数其他肺部疾病不同。皮肤受累表现为结节红斑、斑丘疹、色素沉积或色素脱失、瘢痕瘤形成、皮下结节和冻疮样皮疹。结节红斑通常见于结节病的急性型，通常预示预后良好。肝受累很难评估。结节病的患者中，超过50%的肝活检可以见到肉芽肿，但仅有约20%的患者有实验室检查异常。表现为碱性磷酸酶升高，这是所有类型的肉芽肿性肝炎的典型表现。一些人可能会伴有转氨酶升高。最常见的眼部病变是前葡萄膜炎，但也可发生后节（视网膜或扁平部睫状体炎）受累。结节病的眼部受累有明显的人种差异。在日本，超过70%的患者有眼部病变，而在美国的患病率为30%（在非洲裔美国人中比白种人更常见）。心脏受累的人种差异非常大。在美国和欧洲，发生心脏病变者不足5%，而在日本的患病率则超过25%。白种人和非洲裔美国人之间没有差异。心脏表现为因肉芽肿性炎症和肉芽肿浸润引起的传导系统异常和心脏的收缩功能异常。

53.C。（第18章）炎症性关节炎可由多种病因引起，可为急性或慢性，可累及单关节或多关节。最常见的引起急性关节炎症的病因包括感染（奈瑟淋球菌、化脓性关节炎、莱姆病）和晶体引发的关节病变（痛风、假性痛风）。慢性炎症性关节炎更可能与类风湿关节炎、反应性关节炎或银屑病关节炎等自身免疫性疾病相关。炎症性关节病变常见的特征是出现晨僵。炎症性关节炎引起的僵硬在长时间休息后会更严重，这就是其典型表现为症状晨起较重的原因。僵硬可持续一小时甚至更久，程度较重，活动后可缓解。相反，非炎症性关节炎如骨关节炎的典型关节僵硬表现为短暂休息后出现，持续时间少于60min，活动后加重。炎症性关节炎患者也常会出现全身症状如乏力、发热、皮疹或体重减轻。体格检查时，医生应该检查受累关节是否有炎症的体征，包括红、肿、热及活动时疼痛。实验室检查常可见炎症的非特异性表现，包括红细胞沉降率升高、C反应蛋白和血小板计数升高，慢性病性贫血或低白蛋白血症。

54.A。（第18章）肩袖肌腱炎或撕裂是引起肩痛的常见原因。肩袖由四块附着于肱骨的肌肉的肌腱组成。这些肌肉负责使肱骨稳定于肱盂关节内，并在手臂抬举、旋转，特别是外展时起重要作用。组成肩袖的肌肉有冈上肌、冈下肌、小圆肌及肩胛下肌。在年轻人中肩袖完全撕裂很少见，除非受到外伤。在大多数患者中，肩袖肌腱炎是肩袖损伤引起疼痛的更常见原因。肩袖肌腱炎表现为手臂主动外展而非被动外展时出现疼痛，其他肩袖肌腱炎的症状包括三角肌外侧疼痛、夜间痛及撞击征。如果手臂前屈不到180°就引发疼痛,则为撞击征阳性。但是,进行使肩袖反复受到应力的活动可导致肌腱撕裂而需手术治疗。此类活动包括棒球、划船和网球。评估肩袖撕裂时将手臂被动外展并嘱被检查者维持手臂于外展位,如果无法维持手臂处于外展90°则为试验阳性。触诊肱二头肌间沟时有触痛是肱二头肌肌腱炎的表现。手臂内旋及外旋时在前部触诊有触痛是肱盂关节病变的表现。

55.B。(第18章)此患者患有退行性关节炎。肥胖使其易患退行性关节病变,负重大关节的退行性关节病变更重。体格检查发现关节的活动度减低、有摩擦音及负重加重的内翻畸形则符合退行性关节病变的诊断。膝关节X线可发现关节间隙狭窄伴骨赘形成。偶尔可见关节积液,特别是在过度使用造成的损伤后。退行性关节病患者的关节液检查为清亮的黏性关节液,白细胞计数少于2000/μl。偏振光显微镜下出现的正性双折光晶体见于假性痛风,而负性双折光晶体则为痛风的典型表现。在此类炎症性病变中关节液白细胞计数通常少于50 000/μl,且典型性状为黄色浑浊的。化脓性关节炎表现为发热及关节明显的皮温升高和压痛,关节液可完全是脓性的且不透明,白细胞计数常高于50 000/μl,可见到革兰染色阳性的病原体。

56.B。(第18章)拇长展肌及拇短伸肌在桡骨茎突腱鞘处的腱鞘炎症称为De Quervain腱鞘炎(桡骨茎突狭窄性腱鞘炎)。腕关节反复扭转可导致此病变。在握住拇指时出现疼痛并沿腕关节桡侧传导至桡骨茎突。母亲常因张开拇指抱婴儿而出现这种腱鞘炎。De Quervain腱鞘炎患者的Finkelstein征(握拳尺偏试验)为阳性,如果将拇指对掌,其他四指握住拇指,腕关节尺偏时出现疼痛则为Finkelstein征阳性。De Quervain腱鞘炎的治疗包括非甾体抗炎药和夹板固定。糖皮质激素注射可能有效。Phalen动作可用于诊断腕管综合征,且不会引发疼痛。将腕关节屈曲60s以压迫正中神经可引发麻木、烧灼感或刺痛感。痛风性关节炎表现为急性炎症性关节炎,关节液中富含晶体。类风湿关节炎为系统性疾病,有其典型的关节滑膜炎表现及放射学特征。

57. A。(第19章)骨关节炎(OA)是老年人致残最常见的原因之一,女性较男性更多见。典型的OA仅累及一些关节,而其他关节不受累。手部OA最常受累的是远端和近端指间关节及拇指根部,OA累及腕关节者少见。另外,OA也常累及髋关节、膝关节、颈椎及腰骶椎。OA引起的疼痛发生于关节活动时或关节刚刚活动后,休息后逐渐缓解。所以可以预测OA引起的手部疼痛会在做饭(选项C)或缝纫时加重。OA的关节僵硬不像炎症性关节炎一样晨起为著,相反,僵硬在短暂休息后最为明显。OA也可出现凝胶现象,即在短暂休息后可出现关节绞锁。手部体格检查时可见双手远端及近端指间关节有骨性膨大,分别被称为赫伯登(Heberden)结节及布夏尔(Bouchard)结节。当病史和体格检查符合OA的诊断时,不常规需要血液检查来进行评估。如果行放射学检查,可发现由软骨丢失造成的关节间隙狭窄,另外可见骨赘及骨性膨大。关节肿胀、皮温升高及发红更常见于炎症性病因,此外,OA不太会仅累及腕关节。

58.A。(第19章)骨关节炎(OA)是受累关节所有结构均发生病理改变的关节功能衰竭的代表性疾病。OA的核心病理改变是关节软骨丢失。导致OA发病的因素可分为增加关节负荷的因素和增加关节易感性的因素两类,其中OA最强的危险因素是年龄,年龄也可增加关节的易感性。OA的影像学证据在年龄40岁以下的患者中很少见,但年龄>70岁的人群中有超过50%的人有OA的相关影像学改变。

年轻的关节具有原位保护机制,使之可以耐受过度负重而不形成持续损伤。具体来说,年轻的关节的软骨更能承担力学负重,而老年人的关节软骨则丧失了对力学负荷的反应性,导致软骨基质破坏。女性比男性更易患OA,特别是在50岁之后,但性别不如年龄与OA的相关性那么强。关节损伤是很强的预测未来发生骨关节炎的因子。肥胖是众所周知的髋和膝关节骨关节炎的危险因素,因肥胖增加了关节的负荷。肥胖在手部OA的发病中也起作用,这说明肥胖有机械和代谢两方面的作用机制。OA的遗传学情况尚不很清楚,遗传多态性似乎在手和髋关节OA发病中起作用,但在其他关节中则未见到。

59.E。(第19章)此患者的症状提示其诊断为OA。OA是一种主要由机械损伤导致的疾病,非药物治疗应作为轻度或有间断症状患者的一线治疗。避免导致疼痛和关节负荷过重的活动、训练和增强关节附近肌肉群、使用支具或拐杖以支持或去除关节负担均是以逆转OA的病理生理改变为目的的基础治疗方法。对于本题目中描述的此患者,减重应为治疗的首要目标,因体重每增加0.4536kg都会使负重关节的负荷增加3~6倍。此患者可从每日最小负重锻炼联合以缓慢持续减重为目的的饮食控制中获益。避免行走是不现实的,可使用拐杖或支持设备来减轻关节负重。糖皮质激素和中枢镇痛药在此患者中没有使用的指征。

60.C。(第20章)此患者近期有3次痛风急性发作,且有复发的危险因素,包括慢性肾病及需要利尿治疗。在这种情况下,患者出现血尿酸水平升高。当考虑开始降尿酸治疗时,应考虑发作次数、非急性发作期血清尿酸水平,以及患者坚持终身治疗的意愿。另外,有尿酸结石或痛风石的患者也应接受降尿酸治疗。目前常用于治疗高尿酸血症的药物包括促尿酸排泄药物和黄嘌呤氧化酶抑制剂。丙磺舒是最常用的促尿酸排泄药物,初始剂量为250mg每日2次,但可逐渐增加至每日3g的高剂量,但当血清肌酐>2.0mg/dl时一般来说无效。苯溴马隆是在肾衰竭患者中更为有效的促尿酸排泄药物,但在美国没有该种药物。最常用于复发性痛风患者的药物是别嘌醇,这种黄嘌呤氧化酶抑制剂在尿酸生成过多的患者中可降低血清尿酸水平,但有多种相关毒性,包括中毒性表皮坏死松解、骨髓抑制及肾衰竭。常用的初始剂量为每日300mg,每日可加量至800mg,但是肾衰竭患者必须慎用。非布司他是一种新型的化学结构与别嘌醇无关的黄嘌呤氧化酶抑制剂,已证明它的降尿酸效果与别嘌醇相当。非布司他的初始剂量是每日40~80mg,在轻至中度肾衰竭患者中不需调整剂量。秋水仙碱是一种微管稳定剂,可减轻急性痛风发作时的炎症反应,不影响尿酸水平,但常被用于防止尿酸下降过程中痛风发作的辅助治疗。吲哚美辛是一种常用于治疗急性痛风发作的非甾体抗炎药,在高尿酸血症或非发作期的治疗中没有作用。肾功能不全患者在应用非甾体抗炎药时应谨慎。

61.C。(第20章)急性痛风性关节炎常见于在进行利尿治疗的患者。利尿药会在容量不足的情况下,通过使肾的近端小管对尿酸盐的重吸收增加而引起高尿酸血症。很多人中高尿酸血症是无症状的,但也可表现为急性痛风。急性痛风为强烈的炎症性关节炎,常于夜间发作,所有关节均可受累,但首发症状常发生于踇趾的跖趾关节,常伴有关节肿胀、积液、发红和剧烈触痛。典型的患者会诉说疼痛非常剧烈以至于他或她无法穿袜子或在脚上盖上床单或毯子。关节腔穿刺可见炎症性浑浊液体。痛风的确诊依据是在中性粒细胞内或中性粒细胞外发现有单钠尿酸盐结晶。单钠尿酸盐结晶在偏振光显微镜下为强负性双折光,典型为针状或杆状结构。WBC计数常<50 000/μl。而白细胞>100 000/μl更多见于化脓性关节炎。同样,极低的葡萄糖水平和革兰染色阳性并非急性痛风的表现,而常见于化脓性关节炎。二水合焦磷酸钙晶体为弱正性双折光菱形晶体,见于假性痛风。

62.A。(第21章)此患者的病史符合由淋球菌感染所致的真正的化脓性关节炎。虽然在过去几十年中淋球菌感染发生率已逐渐降低,但年龄<40岁的人中约70%的急性感染性关节炎为奈瑟淋球菌所致。女性发生播散性淋球菌感染的概率比男性高2~3倍,可能与女性有较多的无症状宫颈感染有关。女性在月经期或孕期发生播散性淋球菌感染的风险最高。播散性淋球菌感染的表现为发热、寒战、游走性关节炎和腱鞘炎及躯干和肢体远端伸侧的丘疹,可进展为出血性脓疱疹。关节症状和皮疹被认为是免疫复合物沉积的表现。在播散性淋球菌感染中,炎症关节的关节液中白细胞计数常仅为10 000~20 000/μl。在这种情况下,滑液培养为阴性,血培养阳性率不足45%。对于此患者,单关节受累及高的白细胞计数(>50 000/μl)为真正的化脓性关节炎的证据。由奈瑟淋球菌引起的化脓性关节炎比播散性淋球菌感染少见,但几乎总是在其后出现。在本患者的临床表现中,在单关节化脓性炎前3周出现发热、寒战、游走性关节炎和皮疹症状。血培养几乎均为阴性,滑液培养阳性率不足40%。应选择的诊断策略是在可能发生感染的黏膜部位进行培养,包括宫颈、尿道或咽部。未治疗的莱姆病患者常会出现关节症状,最常见的表现为时轻时重的单关节炎或寡关节炎。若不治疗,10%的患者会发展为炎症性破坏性关节炎,导致关节的破坏性病变。此患者的症状与莱姆病关节炎不符,伯氏疏螺旋体检测并无指征。同样,该患者表现为单关节炎,与类风湿关节炎不符,类风湿因子检测并无指征。

63.B。(第21章)虽然晶体提示患者可能有活动性的假性痛风,但更重要的问题是化脓性关节炎。根据关节液白细胞计数大于100 000/μl、多形核细胞比例高及革兰染色阳性均高度提示此诊断极为可能。典型的晶体性、类风湿及其他非感染性关节炎的WBC计数范围为30 000~50 000/μl。惰性感染性关节炎如真菌或分枝杆菌关节炎中的WBC计数范围常为10 000~30 000/μl。化脓性关节炎的细菌常是经滑膜毛细血管通过血行播散进入关节的。由于慢性的关节炎症及应用糖皮质激素治疗,类风湿关节炎患者患金黄色葡萄球菌性化脓性关节炎的风险很高。同时发生的假性痛风并不妨碍化脓性关节炎的诊断。在成人中,最常见的致病菌是奈瑟淋球菌和金黄色葡萄球菌。抗生素、及时的外科评估引流，以及行血培养以除外菌血症均有指征。及时应用局部及全身抗感染治疗可防止软骨破坏及关节稳定性降低或畸形。没有必要向关节内直接注入抗生素。如果涂片未见病原体，三代头孢菌素是合理的经验性治疗用药。在出现成簇的革兰阳性球菌时，应根据甲氧西林耐药菌的社区患病率及近期住院史（这更倾向于经验性应用万古霉素）开始抗葡萄球菌治疗。典型的情况下，假性痛风的急性发作可常规使用糖皮质激素治疗，但是这在存在感染的情况下预示着更高的风险。非甾体抗炎药可作为一种选择，但需根据患者的肾功能和胃肠道疾病史来决定。

64.C。（第22章）此患者有典型的纤维肌痛的病史，纤维肌痛是一种与痛觉敏感性增加相关的弥漫性疼痛综合征。目前认为纤维肌痛潜在的病理生理与中枢神经系统对痛觉的处理发生改变有关。在流行病学上，女性患病的概率比男性高9倍，世界范围内纤维肌痛的患病率为2%~3%，但在初级保健中的患病率可达5%~10%，而在退行性或炎症性风湿病患者中更为常见，可达20%或更高。最常见的主诉是难以定位的弥漫性疼痛，在腰部以上及以下的身体均有疼痛，可累及肢体和中轴骨骼，但不能定位于特定的关节。疼痛程度严重，无法忽略，且影响日常工作。本题目中描述的患者出现多个压痛点的疼痛，美国风湿病学会的纤维肌痛诊断标准中已不再包括对压痛点的评估，相反，新标准更关注于广泛疼痛的临床症状及神经心理症状至少存在3个月。在纤维肌痛中常见的一些神经心理疾病包括睡眠障碍、认知功能障碍、乏力、僵硬、焦虑和抑郁。纤维肌痛患者发生情感障碍的终身患病率为80%。睡眠障碍包括入睡困难、早醒、睡眠后体力和精力不能恢复等。

65.D。（第22章）纤维肌痛是一种常见疾病，2%~5%的人群可能发病，表现为弥漫性疼痛综合征伴有神经心理症状，包括抑郁、焦虑、疲劳、认知功能障碍和睡眠障碍。纤维肌痛的治疗应包括联合非药物和药物治疗。针对本病的患者教育很重要，为患者了解其症状打下基础。治疗的重点不应该是消除疼痛，而是改善患者的功能和生活质量。良好的身体状态是改善功能和提高生活质量的重要组成部分，应包括多方面的锻炼计划，涵盖有氧运动、力量训练及放松技巧的锻炼，如瑜伽或太极。认知行为治疗有助于改善睡眠障碍，也有助于减少病态行为。纤维肌痛的药物治疗是针对疼痛传导通路的传入和传出路径的，治疗纤维肌痛最常用的两类药物是抗抑郁药和抗惊厥药。阿米替林、度洛西汀及米那普仑均已被用于纤维肌痛并显示有一些效果。度洛西汀和米那普仑已被美国食品药品监督管理局批准用于纤维肌痛的治疗。用于纤维肌痛治疗的抗惊厥药物主要是电压门控钙通道α-2-δ亚单位配体类药物，这些药物有加巴喷丁和普瑞巴林，也已被FDA批准用于纤维肌痛的治疗。抗炎药物和糖皮质激素对纤维肌痛无效，但如果同时存在类风湿关节炎等诱发因素，那么针对这些触发疾病的治疗对控制纤维肌痛的症状也很重要。应避免应用羟考酮等阿片类镇痛药，这些药物对纤维肌痛无效，而且可能会引起痛觉过敏，导致疼痛和功能恶化。

66.A。（第22章）纤维肌痛以慢性广泛性肌肉骨骼疼痛、僵硬、感觉异常、睡眠障碍和易疲劳为特征。男女发病比例为9∶1，纤维肌痛不局限于任一地区、种族或气候带。纤维肌痛的发病机制尚不清楚，可能与睡眠障碍和疼痛感觉异常有关。纤维肌痛的诊断依靠、超过3个月的广泛肌肉骨骼疼痛病史，以及神经心理功能障碍（疲劳，睡醒时感到体力和精力未得到恢复，或认知症状）。在之前的诊断标准中，需要18个压痛点中11个有压痛，但在更新的标准中已被去除摒弃，因为对疼痛阈值的严格限定可能会导致漏诊。除了压痛外，纤维肌痛患者的神经和肌肉骨骼检查均是正常的。精神心理疾病，特别是抑郁和焦虑，是此类患者常见的共患疾病，但不能帮助满足任何诊断标准。

67.A。（第23章）本题图所示为典型的杵状指。杵状指发生于手指远端，典型表现为指尖变宽，指甲轮廓变凸，指甲近端与皮肤间正常的15°成角消失。临床上有时难以确定是否存在杵状指。诊断杵状指的一种方法是测量全部10个手指指甲基部及指尖处的直径，计算每个手指指甲基底部宽度和指尖宽度之比，如果10个手指之和>1，则考虑存在杵状指。一个简单的方法是将患者双手的第四指远端

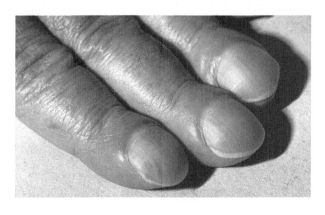

背侧对在一起，正常人应有一个菱形空隙，在有杵状指的患者中，这个空隙消失。杵状指最常发生于晚期肺部疾病，特别是支气管扩张、囊性纤维化及间质性肺病，如结节病或特发性肺纤维化。杵状指最初是在脓胸患者中被描述，它可发生慢性肺部感染，包括肺脓肿、结核或真菌感染。肺血管疾病及肺癌也会伴有杵状指形成。但是慢性阻塞性肺疾病不会引起杵状指。形成杵状指的原因不仅限于肺部疾病。杵状指可为一种良性的家族性改变，也可与多种其他疾病伴发，包括发绀性先天性心脏病、亚急性细菌性心内膜炎、克罗恩病、溃疡性结肠炎、乳糜泻及食管、肝、小肠和大肠癌。在未治疗的甲状腺功能亢进患者中，可发生杵状指伴骨膜炎，这种情况称为甲状腺杵状指。虽然这许多的相关疾病已经被描述了几个世纪，但杵状指的发病机制仍不清楚。

68.E。（第24章）大转子滑囊炎是引起髋部疼痛的常见原因，是臀中肌附着于股骨大转子周围的滑囊炎症。滑囊遍布全身各处，其功能是帮助肌腱和肌肉在骨性突起上活动。引起滑囊炎的原因很多，包括过度使用、外伤、全身性疾病或感染。大转子滑囊炎的典型表现为急性或亚急性髋部疼痛，可为不同性质。疼痛可以局限在髋部外侧和大腿上部，直接按压大转子后方可使疼痛再发，患侧卧位睡觉时常出现疼痛，疼痛也可由髋关节外旋和对抗阻力外展而引出。大转子滑囊炎的治疗包括使用非甾体抗炎药和避免关节的过度使用。如果疼痛持续存在，直接向受累的滑囊内注射激素可能有效。其他导致髋部疼痛的原因包括骨关节炎、缺血性骨坏死、感觉异常性股痛、化脓性关节炎、隐匿性髋部骨折及腰椎疾病引起的牵涉痛。在确实存在髋关节病变如骨关节炎、缺血性坏死和隐匿性髋部骨折的患者中，疼痛最常定位于腹股沟区。感觉异常性股痛（股外侧神经卡压综合征）可引起大腿外上部神经性疼痛，伴有从刺痛感到烧灼痛不等的一系列症状。当退行性脊柱疾病是引起的髋部牵涉痛的原因时，同时也会伴有背部疼痛。另外，触诊关节外侧不会使疼痛再发。髂胫束综合征引起的是膝部外侧疼痛而非髋部疼痛。

69.B。（第24章）髂胫束由厚的结缔组织构成，沿大腿外侧从髂骨连接到腓骨。当髂胫束绷紧或出现炎症时，疼痛最常出现于髂胫束其经过膝部股骨外侧髁处，导致这个区域的烧灼痛或酸痛，这种疼痛可向大腿外侧放射。这种过度使用性损伤最常见于跑步者，可由鞋子不合适、在不平坦的路面上跑步及跑步过度所致，在有膝内翻（弓形腿）的个体中也更常见。髂胫束综合征的治疗包括休息、NSAIDs、物理治疗及去除危险因素，如不合适的鞋子或在不平坦的路面上跑步。在股骨外侧髁处注射糖皮质激素可缓解疼痛，但注射后2周必须严格避免跑步。在难治病例中，手术松解髂胫束可能有益。

70.A。（第24章）粘连性关节囊炎以肩关节疼痛和活动受限为特征，通常肩关节本身没有病变，包括骨关节炎和缺血性坏死等，但在既往曾有滑囊炎或肌腱炎的患者中更为常见，也常见于患有其他全身性疾病的患者，如慢性肺部疾病、缺血性心脏病、糖尿病等。粘连性关节囊炎的病因不明，但似乎发生于长期制动的情况下。反射性交感神经营养不良也可见于粘连性关节囊炎。临床上本病更常见于50岁以上的女性，疼痛和僵硬在数月至数年内逐渐出现。体格检查时，受累关节有触痛及活动受限。诊断金标准是关节造影时可注入的造影剂的量明显受限，少于15ml。在大多数患者中，粘连性关节囊炎可在1~3年自行好转。NSAIDs、注射糖皮质激素、物理治疗和手臂早期活动是有效的治疗方法。

71.A。（第16章）此患者有多系统受累，包括心、肾和周围神经等，体格检查发现有提示淀粉样变性的典型皮肤褶皱处出现典型的蜡样丘疹。实验室检查结果的突出特征为不明原因的肾衰竭伴有大量的蛋白尿，但无细胞管型。丙种球蛋白比例升高和血细胞比容降低提示肾衰竭的病因可能是单克隆丙种球蛋白病，可能通过淀粉样物质AL沉积引起肾衰竭。这也可以解释超声心动图上发现的心脏扩大和周围神经病变。大多数报道脂肪垫活检对淀粉样变的敏感性为60%~80%，但不能诊断此患者就患有的骨髓瘤。右心导管可能会证明患者存在淀粉样变性继发的限制性心肌病，但它也不能诊断潜在的浆细胞病。虽然因为需除外尿路梗阻应该进行肾脏超声，但它也不是确诊性的。同样，肌电图和神经传导检查都不是诊断性的。骨髓活检发现淀粉样物质的敏感性为50%~60%，但可以评估骨髓中浆细胞的比例并可以做出多发性骨髓瘤的诊断。约20%的多发性骨髓瘤患者存在AL型淀粉样物质。轻链常会在全身器官中沉积，沉积于心、肾、肝和神经系统，导致器官功能障碍。在这些器官中，活检可以发现典型的嗜酸性物质，刚果红染色后呈现特征性的苹果绿色双折光。

72.B。（第17章）当患者表现为近端肌无力和肌炎时，无论是多发性肌炎、皮肌炎还是包涵体肌炎，确诊都依靠血清肌酶谱、EMG表现和肌肉活检。最敏感的酶是肌酸激酶（CK），在活动性病变中可升高50倍。CK水平通常与疾病活动度相平行，但在一些包涵体肌炎或皮肌炎的患者中也可正常。CK在活动性多发性肌炎中几乎都会升高，因此被认为最为敏感，其他酶也可升高，包括谷草转氨酶、谷丙转氨酶、乳酸脱氢酶和醛缩酶。

73.C。（第17章）多达20%的炎症性肌病患者可出现多种针对核抗原的抗体，如ANAs和抗细胞质抗原的抗体。抗细胞质抗原的抗体是针对与蛋白质合成（抗合成酶抗体）或翻译转运（抗信号识别颗粒抗体）相关的核糖核蛋白。针对组氨酰转运RNA合成酶的抗体称为抗Jo-1抗体，占所有抗合成酶抗体的75%。它在临床上很有意义，因为多达80%有此抗体的患者会出现间质性肺病。具有抗Jo-1抗体的患者还会有雷诺现象、非侵蚀性关节炎及MHC分子DR3和DRw52阳性。与抗Jo-1抗体相关的间质性肺病即使应用环磷酰胺或其他免疫抑制剂积极治疗，也经常会快速进展并致命。

74.A。（第17章）多达15%的皮肌炎患者会伴发恶性肿瘤，所以当诊断皮肌炎时应根据年龄进行相应的肿瘤筛查，但不推荐过于详尽的筛查。皮肌炎有时会与硬皮病和混合性结缔组织病伴发，但很少与系统性红斑狼疮、类风湿关节炎或干燥综合征伴发，这些疾病更容易与多发性肌炎或包涵体肌炎（IBM）伴发。病毒感染可能与IBM和多发性肌炎相关，但没有证据表明其与皮肌炎有关。绦虫和线虫等寄生虫及细菌感染与多发性肌炎相关，但与其他类型的炎症性肌病无关。最后，没有发现促甲状腺免疫球蛋白与皮肌炎有关。

75.A。（第17章）治疗炎症性肌病时一个常见的错误是"追逐CK"而非根据临床治疗反应来调整治疗。治疗的目标是改善肌肉力量，如果达到了目标就不需要再加强治疗。本题目描述的这个患者，治疗方案应转为用免疫抑制剂维持治疗并继续按计划进行激素减量。没有比较霉酚酸酯与甲氨蝶呤治疗多发性肌炎的长期疗效的对照性临床试验，当没有出现霉酚酸酯的不良反应时不应改变治疗。尽管CK升高，但治疗有效的多发性肌炎患者不需要重复肌活检。

（姜　楠　蒋　颖　史群　译
　　　　　　田新平　审校）

彩 图

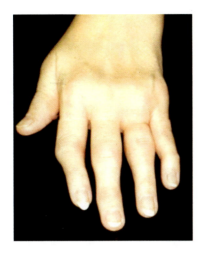

图6-1 RA患者出现的掌指关节和近端指间关节肿胀
[图片来自美国风湿病学会（ACR）图片库]

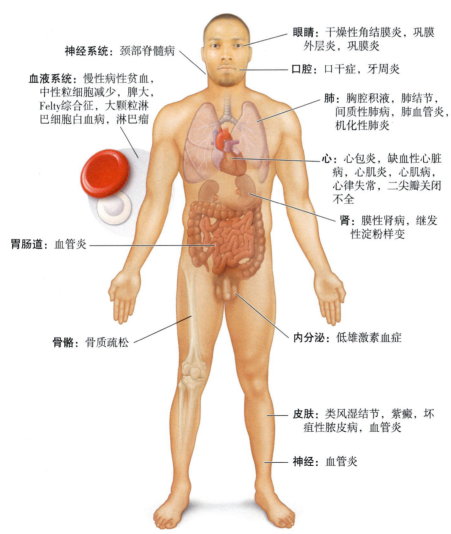

图6-2 RA关节外表现

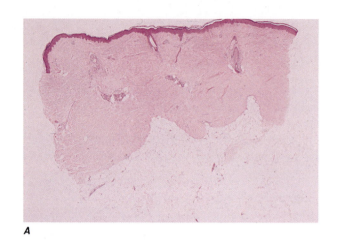

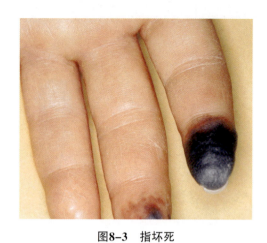

图8-3 指坏死

一个患有局限皮肤型系统性硬化症（SSc）伴发严重雷诺现象的患者，其指尖出现的边界清晰的坏死

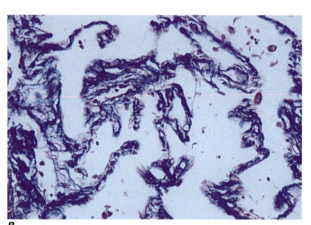

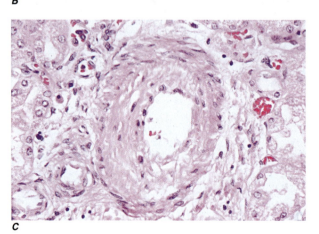

图8-2 系统性硬化症（SSc）的病理表现

A.表皮硬化。由于真皮的明显扩张导致皮肤增厚。致密堆积的胶原形成厚的束带，取代皮肤附属器。B.早期间质性肺病。肺泡间隔的弥漫纤维化和慢性炎细胞浸润。三色染色。C.肺动脉闭塞性血管病。在一例局限皮肤型SSc的患者中，小的肺动脉显著的内膜增生及管腔狭窄，伴极少的间质纤维化

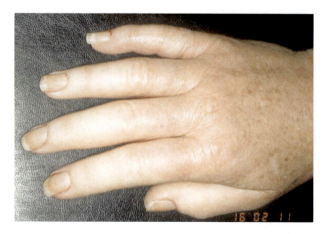

图8-4 硬指

请注意这是一个局限皮肤型系统性硬化症（SSc）患者的手指皮肤硬化，近端指间关节固定的屈曲挛缩

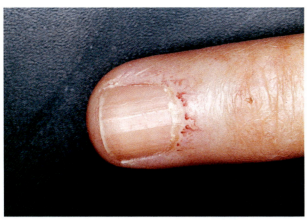

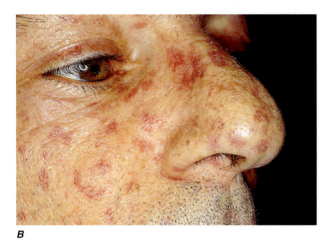

图8-5 皮肤血管改变

A.一个局限皮肤型系统性硬化症（lcSSc）患者甲褶毛细血管改变；B.面部毛细血管扩张

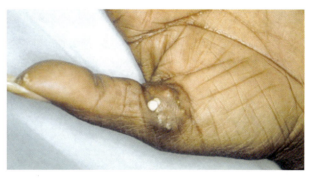

图8-7 皮肤钙化

请注意这是一例局限皮肤型系统性硬化症（lcSSc）患者出现的大的钙化沉积，发生破溃，穿透皮肤

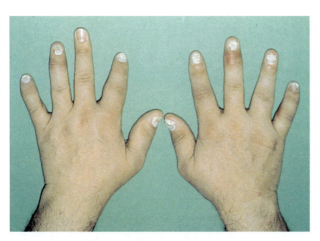

图10-3 银屑病关节炎特征性损害

明显炎症在远端指间关节（DIP）（左侧第5、4、2；右侧第2、3和5）和近端指间关节（PIP）（左侧第2，右侧第2、4和5）。左侧示指和拇指存在指炎，伴左侧示指明显的望远镜征。指甲营养不良（角化过度、甲剥离）影响到除了左侧第3指外的其余各指，也是唯一没有关节炎的手指。（Courtesy of Donald Raddatz, MD：已许可）

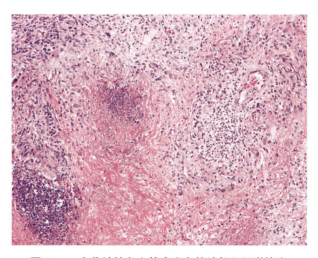

图11-2 肉芽肿性多血管炎患者的肺部组织学检查

活检显示坏死性血管炎伴肉芽肿形成。该断面显示坏死区有一个由组织细胞形成的匐行边缘及在一个中心坏死带周围有巨细胞包绕。血管炎也表现为在小动脉管壁出现中性粒细胞及淋巴细胞浸润（右上方）。（经William D. Travis, MD允许后使用）

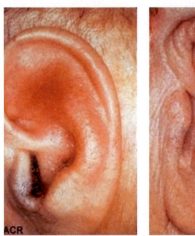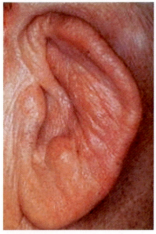

图13-1 左:耳阔发红、肿胀和压痛,因为耳垂没有软骨,所以没有受累。右:耳廓变厚、畸形。软骨的破坏造成耳变软

[版权:Clinical Slide Collection on the Rheumatic Diseases ©1991,1995,1997,1998,1999,经美国风湿病学会(American College of Rheumatology)许可选用]

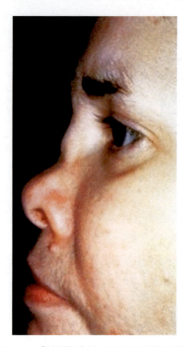

图13-2 鼻软骨破坏、塌陷后引起的鞍鼻

[版权:Clinical Slide Collection on the Rheumatic Diseases ©1991,1995,1997,1998,1999,经美国风湿病学会(American College of Rheumatology)许可选用]

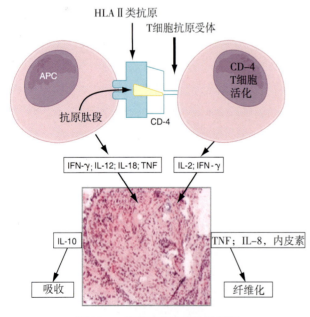

图14-1 结节病起病时的示意图

抗原递呈细胞和辅助T细胞形成的复合物导致多种细胞因子的释放,形成肉芽肿。随着时间的推移,肉芽肿可能会消失或发展为慢性病变,包括纤维化。APC.抗原递呈细胞;HLA.人白细胞抗原;IFN.干扰素;IL.白介素;TNF.肿瘤坏死因子

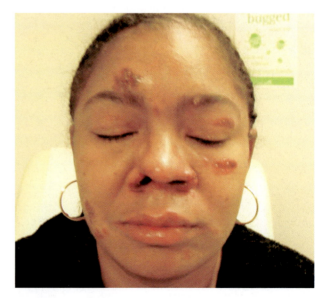

图14-4 患者鼻部、眼部和颊部的慢性炎症性皮损,称为冻疮样狼疮样皮疹

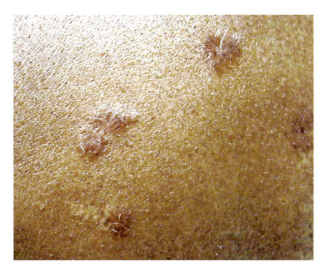

图14-5 结节病患者躯干部位的斑丘疹样皮损

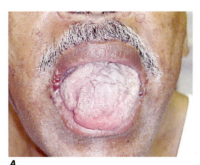
A

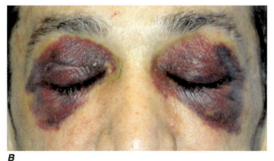
B

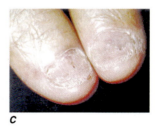
C

图16-2 AL型淀粉样变的体征
A.巨舌；B.眶周瘀斑；C.指甲营养不良

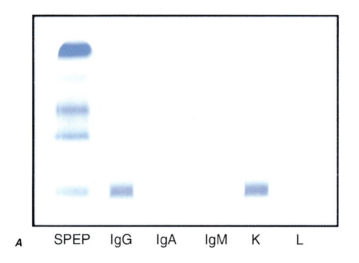

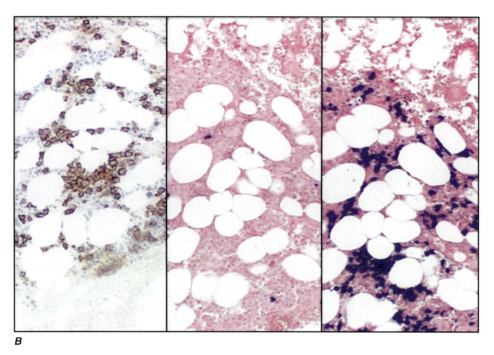

图16-3 AL淀粉样变性的实验室特征

A.该例中血清免疫固定电泳发现有IgGκ单克隆蛋白,而血清蛋白电泳常常是正常的。B.另一患者的骨髓活检切片,以免疫组化行CD138(蛋白多糖,在浆细胞中有高表达)抗体染色(左图),中间和右图是用荧光标记的探针(Ventana医疗系统)分别标记结合浆细胞中κ和λ的mRNA,采并用原位杂交再染色(显微镜图片为C. O'Hara馈赠并允许)

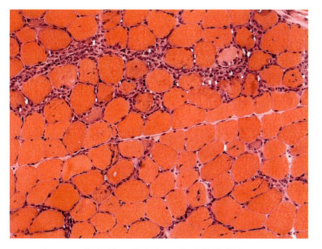

图17-3　多发性肌炎患者肌肉活检的横断面图

显示有散在的或围绕肌肉纤维的、有淋巴细胞侵入的炎性病灶。注意没有在包涵体肌炎中看到的慢性肌病特点（结缔组织增多、萎缩或肥大纤维）

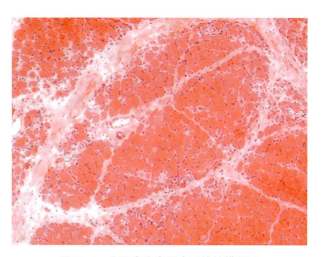

图17-4　皮肌炎患者肌肉活检的横断面

显示在肌束周围的纤维萎缩（束周萎缩）

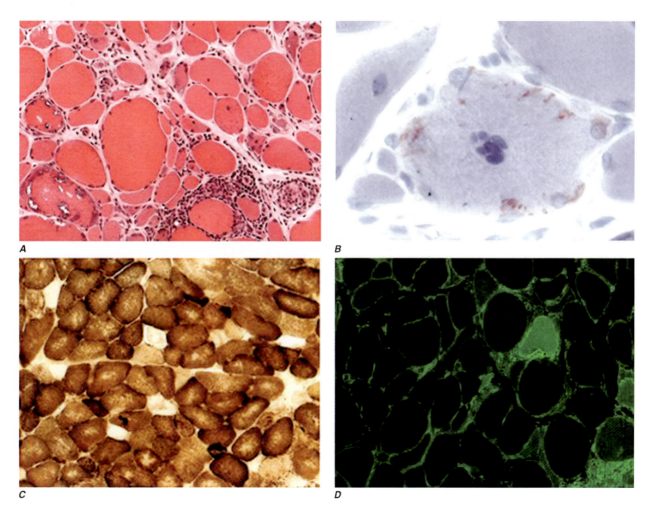

图17-5　包涵体肌炎患者的肌肉活检横断面

显示在非空泡或坏死纤维周围有典型的空泡伴有淋巴细胞浸润（A），结晶紫染色下可见在肌内膜沉积的小的淀粉样物质（B）、细胞色素氧化酶阴性纤维，提示存在线粒体功能异常（C）和所有纤维周围普遍存在的MHC-I表达（D）

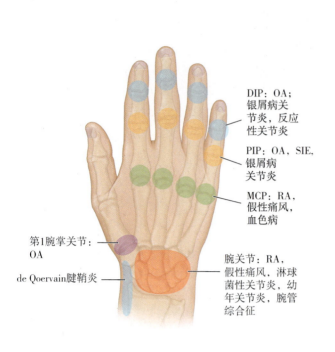

图18-3 手和腕的受累部位及其相应疾病

DIP.远端指间关节;PIP.近端指间关节;MCP.掌指关节;OA.骨关节炎;RA.类风湿关节炎;SIE.系统性红斑狼疮［引自 JJ Cush et al:Evaluation of musculoskeletal complaints, in Rheumatology: Diagnosis and Therapeutics, 2nd ed, JJ Cush et al（eds）. Philadelphia, Lippincott Williams & Wilkins, 2005; 3-20 with permission.］

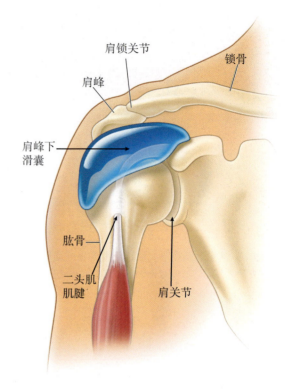

图18-4 肩痛的来源

肩部示意图,指示箭头为最常见原因和肩痛的部位

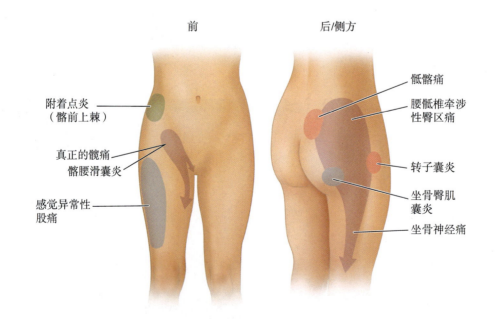

图18-5 髋痛和感觉迟钝的来源

［引自 JJ Cush et al:Evaluation of mus-culoskeletal complaints, in Rheumatology: Diagnosis and Therapeutics, 2nd ed, JJ Cush et al（eds）. Philadelphia, Lippincott Williams & Wilkins, 2005, pp 3-20 with permission.］

彩 图

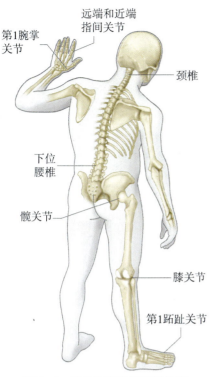

图19-1 骨关节炎常见受累关节

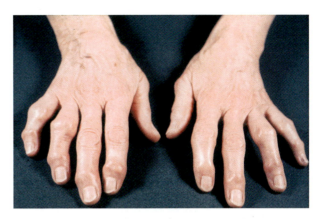

图19-2 骨关节炎严重的手部受累表现

可见远端指间关节受累（Heberden结节）和近端指间关节受累（Bouchard结节）。在其他常见的手部受累部位，如拇指基底部，未见明显的骨性膨大

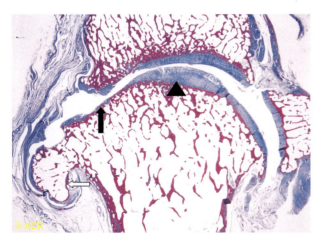

图19-6 OA患者的足趾关节病理改变

注意软骨的不均匀丢失（箭头和实线箭），骨面软骨下厚度增加（实线箭）和骨赘（开放箭）（源自美国风湿免疫学会）

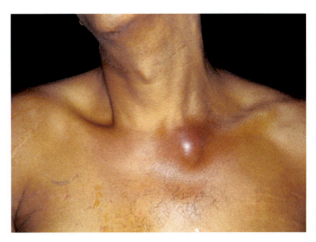

图21-1 胸锁关节的急性化脓性关节炎

一位有肝硬化病史的40多岁男性，新发发热和下颈部疼痛。他没有静脉吸毒病史和导管留置病史。体检发现黄疸和左胸锁关节区域有一个部位有肿痛。入院时的血培养为B族链球菌。患者经静脉青霉素治疗后痊愈（由波士顿布莱根妇女医院弗朗西斯科·M·马蒂博士提供，已经获许）

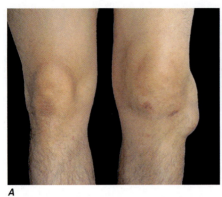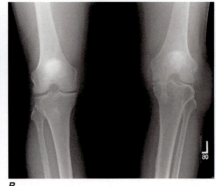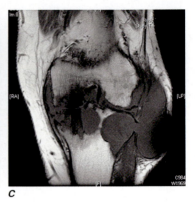

图21-2 荚膜组织胞浆菌病引起的左膝关节慢性关节炎

A.一位来自圣萨尔瓦多的60多岁男性表现为进行性的膝关节疼痛、行走困难数年。症状出现7年前,他因半月板撕裂进行了关节镜手术(症状未缓解),并接受了几次糖皮质激素关节内注射。随时间推移,患者出现了明显的膝关节畸形,包括膝关节的大量积液。B.膝关节X线片显示多种异常表现,包括严重的膝关节内侧间隙狭窄,胫骨和髌股骨关节面几处大的软骨下囊性变,髌上囊大量积液和自膝关节侧面突出的大的软组织包块。C.MRI进一步证实了这些异常病变,并显示了膝关节侧面的囊性变的性质。滑膜活检显示为伴有巨细胞的慢性炎症,培养3周后有荚膜组织胞浆菌生长。经伊曲康唑治疗1年后所有的囊性变和渗出均吸收。最终患者进行了左侧全膝置换术(由波士顿布莱根妇女医院弗朗西斯科·M·马蒂博士提供,已经获许)

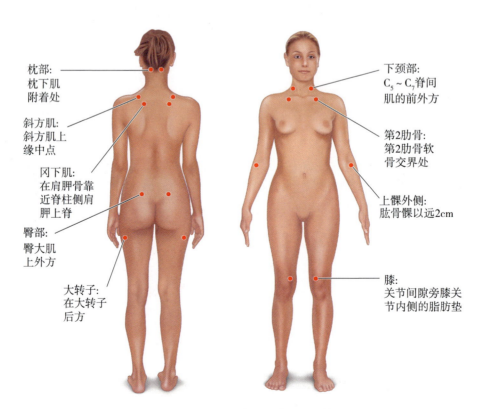

图22-1 FM患者的关节压痛评估

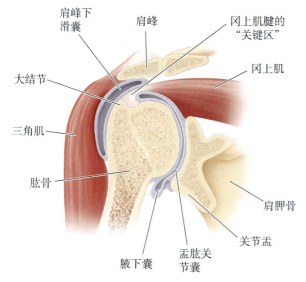

图24-1 肩部冠状面

显示盂肱关节、关节囊、肩峰下滑囊、肩袖（冈上肌腱）之间的关系（源自：F Kozin, Arthritis and Allied Conditions, 13th ed, WJ Koopman [ed]. Baltimore, Williams & Wilkins, 1997. 获得允许）

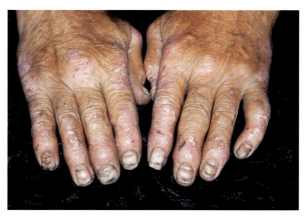

彩图36